A. Wirth

**Adipositas**

# Springer

*Berlin
Heidelberg
New York
Barcelona
Hongkong
London
Mailand
Paris
Singapur
Tokio*

ALFRED WIRTH

# Adipositas

Epidemiologie, Ätiologie,
Folgekrankheiten, Therapie

2., überarbeitete und erweiterte Auflage

Mit 139 Abbildungen und 46 Tabellen

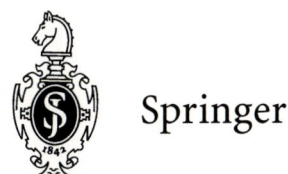 Springer

Prof. Dr. med. ALFRED WIRTH
Teutoburger-Wald-Klinik
Teutoburger-Wald-Straße 33
D-49214 Bad Rothenfelde

ISBN 3-540-66164-6  Springer-Verlag Berlin Heidelberg New York

ISBN 3-540-61150-9  1. Aufl. Springer-Verlag Berlin Heidelberg New York

Die Deutsche Bibliothek – CIP Einheitsaufnahme
Wirth, Alfred: Adipositas : Epidemiologie, Ätiologie, Folgekrankheiten, Therapie / Alfred Wirth. –
2. Aufl. - Berlin ; Heidelberg ; New York ; Barcelona : Hongkong : London ; Mailand : Paris : Singapur ;
Tokio : Springer, 2000
    ISBN 3-540-66164-6

Dieses Werk ist urheberrechtlich geschützt. Die dadurch begründeten Rechte, insbesondere die der Übersetzung, des Nachdrucks, des Vortrags, der Entnahme von Abbildungen und Tabellen, der Funksendung, der Mikroverfilmung oder der Vervielfältigung auf anderen Wegen und der Speicherung in Datenverarbeitungs-anlagen, bleiben, auch bei nur auszugsweiser Verwertung, vorbehalten. Eine Vervielfältigung dieses Werkes oder von Teilen dieses Werkes ist auch im Einzelfall nur in den Grenzen der gesetzlichen Bestimmungen des Urheberrechtsgesetzes der Bundesrepublik Deutschland vom 9. September 1965 in der jeweils geltenden Fassung zulässig. Sie ist grundsätzlich vergütungspflichtig. Zuwiderhandlungen unterliegen den Strafbestimmungen des Urheberrechtsgesetzes.

© Springer-Verlag Berlin Heidelberg 2000
Printed in Germany

Die Wiedergabe von Gebrauchsnamen, Handelsnamen, Warenbezeichnungen usw. in diesem Werk berech-tigt auch ohne besondere Kennzeichnung nicht zu der Annahme, daß solche Namen im Sinne der Warenzeichen- und Markenschutz-Gesetzgebung als frei zu betrachten wären und daher von jedermann benutzt werden dürften.

Produkthaftung: Für Angaben über Dosierungsanweisungen und Applikationsformen kann vom Verlag keine Gewähr übernommen werden. Derartige Angaben müssen vom jeweiligen Anwender im Einzelfall anhand anderer Literaturstellen auf ihre Richtigkeit überprüft werden.

Herstellung: PRO EDIT GmbH, D-69126 Heidelberg
Umschlaggestaltung: de'blik, Berlin
Satz: Zechner Datenservice und Druck, D-67346 Speyer

Gedruckt auf säurefreiem Papier    SPIN: 10733118    18/3134 hs    5 4 3 2 1 0

Für meine liebe Familie

*Chris,*
*Thomy (Graphiken und „Lektorat"),*
*Matthy (Graphiken)*
*und Nicky*

Meinen schwedischen Freunden
in Dankbarkeit

*Per Björntorp, Lars Sjöström,*
*Marcin Krotkiewski, Jan Kral, Ulf Smith,*
*Göran Holm, Tom-William Olsson*

# Inhaltsverzeichnis

| | | |
|---|---|---|
| **1** | **Einleitung** | 1 |
| **2** | **Definition und Klassifikation** | 3 |
| 2.1 | Anthropometrische Klassifikation | 3 |
| 2 1.1 | Einteilung nach Gewicht – Längen-Indizes: Untergewicht – Normalgewicht – Übergewicht – Adipositas | 3 |
| 2.1.2 | Einteilung nach Umfangsmessungen: Abdominale Adipositas – periphere Adipositas – Risikoklassifizierung nach dem Taillenumfang | 8 |
| 2.2 | Ätiologische Klassifikation | 10 |
| 2.3 | Andere Klassifikationen | 10 |
| **3** | **Untersuchungsmethoden** | 13 |
| 3.1 | Anamnese | 13 |
| 3.2 | Körperliche Untersuchung | 14 |
| 3.3 | Laborchemische und technische Untersuchungen | 15 |
| 3.4 | Bestimmung der Körperzusammensetzung | 17 |
| 3.4.1 | Grundlagen | 18 |
| 3.4.2 | Anthropometrie | 20 |
| 3.4.3 | Dichtemessung (Densitometrie) | 23 |
| 3.4.4 | Impedanzmessung | 25 |
| 3.4.5 | Duale Photonen- bzw. duale „X-ray-Absorptionsmetrie" (DPA und DXA) | 27 |
| 3.4.6 | Isotopenverdünnungsmethoden | 28 |
| 3.4.7 | In-vivo-Neutronenaktivierungsanalyse (IVNAA) | 29 |
| 3.4.8 | Infrarotspektrometrie (NIRI) und Lipometer | 29 |
| 3.4.9 | Ultraschall | 29 |
| 3.4.10 | Computer- und Kernspintomographie (CT und NMR) | 31 |
| 3.4.11 | Bestimmung der viszeralen Fettmasse | 32 |
| 3.4.12 | Vergleich der Untersuchungsmethoden | 33 |

## 4 Epidemiologie ... 37

- 4.1 Häufigkeit ... 37
- 4.2 Mortalität ... 41
- 4.2.1 Studien mit erhöhter Mortalität ... 42
- 4.2.2 Studien ohne erhöhte Mortalität ... 45
- 4.2.3 Änderung der Mortalität durch Gewichtsänderung ... 45
- 4.3 Morbidität ... 46
- 4.4 Lebensqualität ... 50
- 4.5 Sozialmedizinische Aspekte ... 51
- 4.5.1 Sozialer Status, Ausbildung und Einkommen ... 51
- 4.5.2 Vorzeitige Berentung ... 53
- 4.6 Kosten ... 54

## 5 Ätiologie ... 57

- 5.1 Genetik ... 57
- 5.1.1 Tiermodelle ... 57
- 5.1.2 Genetische Befunde beim Menschen ... 58
- 5.1.3 Energieverbrauch ... 61
- 5.1.4 Genetische Syndrome ... 62
- 5.2 Energieaufnahme ... 64
- 5.2.1 Neurohumorale Regulation von Hunger und Sättigung ... 64
- 5.2.2 Alimentäre Adipositas ... 71
- 5.2.3 Psychosoziale Aspekte der Energieaufnahme ... 85
- 5.3 Energieverbrauch ... 93
- 5.3.1 Komponenten des Energieverbrauchs ... 94
- 5.3.2 Methoden zur Erfassung ... 95
- 5.3.3 Prädiktoren für Gewichtszunahme ... 98
- 5.3.4 Experimentelle Adipositas ... 106
- 5.4 Sekundäre Adipositas ... 108
- 5.4.1 Krankheiten mit Adipositas ... 108
- 5.4.2 Pharmaka mit adipogener Wirkung ... 111
- 5.4.3 Lebensstil und Lebensphasen ... 114

## 6 Fettgewebe ... 115

- 6.1 Methoden zur Beurteilung der Lipogenese und der Lipolyse ... 116
- 6.1.1 In-vivo-Methoden ... 116
- 6.1.2 In-vitro-Methoden ... 117

| | | |
|---|---|---|
| **6.2** | **Lipogenese** | 118 |
| 6.2.1 | Fettsäuresynthese | 118 |
| 6.2.2 | Lipoproteinlipase | 119 |
| 6.2.3 | Bildung von Depottriglyzeriden | 120 |
| **6.3** | **Lipolyse** | 121 |
| 6.3.1 | Adrenerge Regulation | 121 |
| 6.3.2 | Regulatoren | 122 |
| 6.3.3 | Regulation bei Adipositas und beim Metabolischen Syndrom | 124 |
| **6.4** | **Das Fettgewebe als stoffwechselaktives Organ: Produktion von Substraten, Enzymen und Hormonen** | 126 |
| 6.4.1 | Substrate und Enzyme | 126 |
| 6.4.2 | Hormone und Zytokine | 127 |
| **6.5** | **Fettzellentwicklung** | 130 |
| **6.6** | **Fasten und Reduktionskost** | 133 |
| 6.6.1 | Lipogenese | 133 |
| 6.6.2 | Lipolyse | 134 |
| **6.7** | **Bewegungstherapie** | 135 |
| 6.7.1 | Lipogenese | 135 |
| 6.7.2 | Lipolyse | 135 |
| **6.8** | **Braunes Fettgewebe** | 136 |

## 7 Assoziierte Krankheiten .... 141

| | | |
|---|---|---|
| **7.1** | **Metabolisches Syndrom** | 142 |
| 7.1.1 | Definition und Pathogenese | 142 |
| 7.1.2 | Faktoren der Insulinresistenz | 143 |
| 7.1.3 | Auswirkungen der vermehrten Fettmasse und der Insulinresistenz | 146 |
| **7.2** | **Diabetes mellitus** | 148 |
| 7.2.1 | Prävalenz und Inzidenz bei Adipositas | 148 |
| 7.2.2 | Mechanismen des adipositas-assoziierten Diabetes | 149 |
| 7.2.3 | Therapie | 152 |
| **7.3** | **Fettstoffwechselstörungen** | 159 |
| 7.3.1 | Epidemiologische Untersuchungen | 159 |
| 7.3.2 | Lipide, Lipoproteine und Apolipoproteine | 160 |
| 7.3.3 | Enzyme des Fettstoffwechsels (LPL, HTGL, LCAT, CETP) | 164 |
| 7.3.4 | Synopsis: Fettstoffwechselstörungen und abdominale Adipositas | 164 |
| 7.3.5 | Therapie | 165 |
| **7.4** | **Gerinnung** | 169 |
| 7.4.1 | Fibrinogen | 170 |
| 7.4.2 | Plasminogen-Aktivator-Inhibitor Typ 1 (PAI-1) | 171 |

| | | |
|---|---|---|
| **7.5** | **Arterielle Hypertonie und Kardiomyopathie bei Adipositas** | 172 |
| 7.5.1 | Hypertonie | 172 |
| 7.5.2 | Hämodynamische, morphologische und funktionelle Adaptationen | 175 |
| 7.5.3 | Pathogenese der adipositas-assoziierten Hypertonie | 178 |
| 7.5.4 | Therapie | 182 |
| **7.6** | **Koronare, zerebrale und periphere Arteriosklerose** | 191 |
| 7.6.1 | Koronare Herzkrankheit und Herzinfarkt | 191 |
| 7.6.2 | Apoplex | 196 |
| 7.6.3 | Periphere arterielle Verschlußkrankheit | 197 |
| 7.6.4 | Besonderheiten der Diagnostik bei kardiovaskulären Erkrankungen | 197 |
| **7.7** | **Gastrointestinale Erkrankungen** | 200 |
| 7.7.1 | Gallensteine | 200 |
| 7.7.2 | Pankreatitis | 201 |
| 7.7.3 | Fettleber und Fettleberhepatitis | 201 |
| 7.7.4 | Verschiedene Krankheiten | 202 |
| **7.8** | **Respiratorisches System** | 203 |
| 7.8.1 | Beeinträchtigung der Lungenfunktion | 203 |
| 7.8.2 | Schlafbezogene Atmungsstörungen | 204 |
| **7.9** | **Bewegungsapparat** | 207 |
| 7.9.1 | Arthrosen | 208 |
| 7.9.2 | Dorsopathien | 209 |
| 7.9.3 | Osteoporose | 210 |
| 7.9.4 | Knochenfrakturen | 210 |
| **7.10** | **Bösartige Erkrankungen** | 211 |
| **7.11** | **Fertilität, Schwangerschaft, Geburt** | 213 |
| 7.11.1 | Fertilität | 213 |
| 7.11.2 | Schwangerschaft | 215 |
| 7.11.3 | Geburt und post partum | 216 |
| **8** | **Therapie** | **219** |
| **8.1** | **Therapiemanagement** | 219 |
| 8.1.1 | Indikationen zur Behandlung | 220 |
| 8.1.2 | Prädiktoren für Therapieerfolg/-mißerfolg | 221 |
| 8.1.3 | Therapieziele | 223 |
| 8.1.4 | Prinzipien des Therapiemanagements („10 Gebote") | 224 |
| **8.2** | **Diätetische Maßnahmen** | 224 |
| 8.2.1 | Auswirkungen einer energiereduzierten Kost | 225 |
| 8.2.2 | Kostformen/Diäten | 234 |

| | | |
|---|---|---|
| **8.3** | **Bewegungstherapie** | 249 |
| 8.3.1 | Gewichtsreduktion und Gewichtserhaltung | 250 |
| 8.3.2 | Körperzusammensetzung | 252 |
| 8.3.3 | Nahrungsaufnahme und Training | 254 |
| 8.3.4 | Grundumsatz und Thermogenese | 255 |
| 8.3.5 | Herzfunktion und Leistungsfähigkeit | 257 |
| 8.3.6 | Praktische Gesichtspunkte | 257 |
| **8.4** | **Psychotherapie/Verhaltensmodifikation** | 261 |
| 8.4.1 | Psychodynamische Therapie | 262 |
| 8.4.2 | Verhaltenstherapie | 262 |
| **8.5** | **Medikamentöse Therapie** | 268 |
| 8.5.1 | Bedingungen und Indikationen einer Pharmakotherapie | 268 |
| 8.5.2 | Appetithemmer/Sättigungsverstärker | 269 |
| 8.5.3 | Hemmer der gastrointestinalen Digestion/Resorption | 275 |
| 8.5.4 | Stimulatoren des Energieverbrauchs | 278 |
| 8.5.5 | Pharmaka mit diversen Wirkmechanismen | 280 |
| **8.6** | **Magenballon** | 281 |
| **8.7** | **Operative Therapie** | 283 |
| 8.7.1 | Auswahl des Patienten | 284 |
| 8.7.2 | Malabsorptionstechniken | 284 |
| 8.7.3 | Magenrestriktionen | 285 |
| 8.7.4 | Kombination von Magenrestriktion mit Malabsorptionstechniken | 289 |
| 8.7.5 | Kosmetische Operationen | 290 |
| 8.7.6 | Weitere Methoden | 291 |
| **8.8** | **Programme zur Gewichtsreduktion** | 292 |
| 8.8.1 | AOK-Programme | 292 |
| 8.8.2 | Bundeszentrale für gesundheitliche Aufklärung (BZgA) | 295 |
| 8.8.3 | Deutsche Gesellschaft für Ernährung (DGE) | 295 |
| 8.8.4 | Deutsche Gesellschaft für gesundes Leben (DGGL) | 296 |
| 8.8.5 | Optifast-Programm | 297 |
| 8.8.6 | Treffpunkt-Diät | 300 |
| 8.8.7 | Tri-fit | 300 |
| 8.8.8 | ReducTeam (Knoll) | 302 |
| 8.8.9 | „Weight Watchers" | 302 |
| 8.8.10 | Xeni-*Cal*culiertes Abnehmen | 304 |
| 8.8.11 | Programme in Rehabilitations- und Kurkliniken sowie Sanatorien | 304 |
| **9** | **Adipositas in der Kindheit und im Jugendalter** | 307 |
| **9.1** | **Definition und Häufigkeit der Adipositas** | 307 |
| **9.2** | **Ätiologie** | 308 |

| 9.3 | Organmedizinische und psychosoziale Folgen der Adipositas | 310 |
| --- | --- | --- |
| 9.4 | Prävention und Therapie | 312 |

**Literatur** . . . . . . . . . . . . . . . . . . . . . . . . . . . . . . . . . . 315

**Sachverzeichnis** . . . . . . . . . . . . . . . . . . . . . . . . . . . . . 339

# Abkürzungsverzeichnis

| | | | |
|---|---|---|---|
| ACE | „Angiotensin converting enzyme" | DM | Diabetes mellitus |
| ACTH | adrenokortikotropes Hormon | ECM | „extracellular mass" = extrazelluläre Masse |
| ADH | antidiuretisches Hormon | FAD | Flavin-Adenin-Dinukleotid |
| ADP | Adenosin-Diphosphat | FDA | Food and Drug Aministration |
| ASGB | „adjustable silicon gastric band" | FFS | freie Fettsäuren |
| ASP | „Acylation stimulating protein" | FFM | „fat free mass" = fettfreie Masse |
| ATP | Adenosin-Triphosphat | FS | Fettsäuren |
| AVK | arterielle Verschlußkrankheit | FSH | follikelstimulierendes Hormon |
| BCM | „body cell mass" = Körperzellmasse | GLP | „glucagon like peptide" |
| BfA | Bundesversicherungsanstalt für Angestellte | GLUT4 | Glukosetransporter 4 |
| BIA | Bioelektrische Impedanzanalyse | GnRH | „gonadotropine releasing hormone" |
| BMI | „body mass index" = Körper-Masse-Index | GTP | Guanosin-Triphosphat |
| BMR | „basal metabolic rate" | HDL | „high density lipoprotein" |
| cAMP | zyklisches Adenosin-Monophosphat | HSL | hormonsensitive Lipase |
| CCK | Cholezystokinin | HTGL | hepatische Triglyzerid-Lipase |
| CEPT | Cholesterin-Ester-Transfer-Protein | IDL | „intermediate density lipoprotein" |
| CRF | „corticotropin releasing factor" | IGF | „insulin like growth factor" |
| CT | Computertomographie | IRI | „infrared interactance" = Infrarot-Methode |
| DGE | Deutsche Gesellschaft für Ernährung | KH | Kohlenhydrate |
| DHP | Deutsche Herz-Kreislauf-Präventionsstudie | KHK | koronare Herzkrankheit |
| | | LCAT | Lecithin-Cholesterin-Acyl Transferase |
| DHEA | Dehydroepiandrosteron | LDL | „low density lipoprotein" |
| | | LH | luteotropes Hormon |
| | | LH | lateraler Hypothalamus |
| | | LPL | Lipoprotein-Lipase |

| | | | |
|---|---|---|---|
| LV | linksventrikulär | RAAS | Renin-Angiotensin-Aldosteron-System |
| LVA | Landesversicherungsanstalt | REE | „resting energy expenditure" |
| LVH | linksventrikuläre Hypertrophie | REM | „rapid eye movement" |
| LVM | linksventrikuläre Masse | RMR | „resting metabolic rate" = Ruheenergieumsatz |
| MTS | Metabolisches Syndrom | RNS | Ribonukleinsäure |
| MONICA | Monitoring of International Trends and Determinants in Cardiovascular Disease | RQ | respiratorischer Quotient |
| | | RV | Rentenversicherung |
| | | SAD | „sagittal abdominal deapth" |
| MRI | „magnetic resonance imaging" | SHBG | „sex hormone binding globuline" |
| NAA | Neutronenaktivierung | SNS | sympathisches Nervensystem |
| NAD | Nicotin-Amin-Dinukleotid | STH | somatotropes Hormon |
| NHS | Nurses' Health Study | $T_3$ | Trijod-Thyronin |
| NIH | National Institute of Health | $T_4$ | Tetrajod-Thyronin |
| | | TBK | „total body potassium" |
| NMR | „nuclear magnetic resonance" | TBW | „total body water" |
| | | TG | Triglyzeride |
| NPY | Neuropeptid Y | TEF | „thermic effect of food" (nahrungsinduzierte Thermogenese) |
| OSAS | „obstructive sleep apnoe syndrome" | | |
| PAI | Plasminogen-Aktivator Inhibitor | tPA | „tissue plasminogen activator" |
| PCOS | polyzystisches Ovar-Syndrom | TRH | „thyrotropin releasing hormone" |
| PDE | Phospho-Diesterase | TSH | „thyreotropin stimulating hormone" |
| PDGF | „platelet derived growth factor" | UCP | „uncoupling protein" |
| PROCAM | Prospective Cardiovascular Münster Study | VBG | „vertical banded gastroplasty" |
| PSMF | proteinsubstituiertes modifiziertes Fasten | VHM | ventromedialer Hypothalamus |
| PUFA | „polyunsaturated fatty acids" = mehrfach ungesättigte Fettsäuren | VLCD | „very low calorie diet" |
| | | VLED | „very low energy diet" |
| | | VT | Verhaltenstherapie |
| PVN | Nucleus paraventricularis im Hypothalamus | WHR | „waist-to-hip ratio" |

# 1 Einleitung

Bei Ärzten und Gesundheitspolitikern spielt die Adipositas bisher eine untergeordnete Rolle. Das hängt zum einen mit bestimmten Wertschätzungen in unserem Gesundheitssystem zusammen, zum anderen mit der Krankheit selbst. Die zunehmende Anzahl von Übergewichtigen und Adipösen wird jedoch, nicht zuletzt wegen der steigenden Kosten, zu einem Umdenken zwingen. Schon jetzt sind ca. 6% der Krankheitskosten (ca. 30 Mrd. DM pro Jahr) der Adipositas zuzuschreiben.

Auch Ärzte tun sich mit der gesundheitlichen Beurteilung der Adipositas schwer. Viele behandeln vorwiegend die Begleit- und Folgekrankheiten und praktizieren damit eine symptomatische oder palliative Medizin, wo doch eine ursächliche angebracht wäre. Am besten kann dies beim Diabetes-mellitus-Typ-2 und bei degenerativen Gelenkveränderungen verdeutlicht werden. Die Adipositas hat an der Entstehung dieses Diabetestyps einen Anteil von ca. 60%; bei etwa 2/3 aller Diabetiker verschwindet die Krankheit mit einer Gewichtsnormalisierung. Wer jedoch die Diskussion über den Diabetes bei uns – auch in Fachkreisen – verfolgt, gewinnt nicht den Eindruck, daß die Adipositas dort als Hauptproblem erkannt wurde. Ähnlich ist es beim „Kniegelenksverschleiß", der oft mit allen möglichen physikalischen Methoden und Injektionen behandelt wird, was wenig nutzt und hohe Kosten verursacht.

Gesundheitspolitiker und Vertreter von Krankenkassen und Rentenversicherungen sehen in der Behandlung der Adipositas oft nur zusätzliche Kosten. Vermutlich beurteilen sie, wie viele Laien, die Adipositas vorwiegend als kosmetisches Problem. Ungenügende Kenntnisse über die Krankheitszusammenhänge verhindern eine adäquate Gewichtung. Dieses „Mißverständnis" will dieses Buch abbauen.

Die Therapie ist auch heute noch wie bei fast jeder anderen chronischen Krankheit schwierig. Sie ist wenig spektakulär, aber effizient und benötigt eine interdisziplinäre Zusammenarbeit von Ärzten, Ernährungsberaterinnen, Bewegungstherapeuten und Psychotherapeuten. Die Adipositas kann geradezu als Beispiel par excellence für eine Krankheit mit organischen sowie psychosozialen Ursachen und Auswirkungen gelten, die den Therapeuten enorm beansprucht. Die häufige Apostrophierung der Behandlung als „Abspecken" verrät wenig Fachkompetenz und bagatellisiert das gesundheitliche Problem. Nicht zuletzt die Entdeckung einer häufig genetischen Verankerung der Adipositas schärft unseren Sachverstand dahingehend, daß es sich um einen chronischen Zustand handelt, der chronisch behandelt werden muß.

Die Betreuung des Adipösen fordert den Arzt in vielfältiger Hinsicht. Zum Verständnis der Krankheit sind v. a. Kenntnisse des Stoffwechsels, des Endokriniums, der Kardiologie und der Psychologie notwendig. Für die Behandlung muß der behandelnde Arzt Wissen und Fähigkeiten der Ernährungsphysiologie, der Sportmedizin, der Pharmakologie und der Psychotherapie besitzen –

welche Anforderung! Dieses Profil kontrastiert zu der immer noch gängigen Ansicht, die Adipositas sei medizinisch „einfach".

In den letzten Jahren gab es eine Fülle von neuen wissenschaftlichen Erkenntnissen hinsichtlich der Entstehung der Adipositas, ihrer organischen und psychosozialen Folgen sowie bezüglich der Therapie; diese „neue" Sicht will das Buch vermitteln. Wünschenswert wäre eine vermehrte Forschung auch in Deutschland, da kulturelle Aspekte in vieler Hinsicht eine Rolle spielen. Es gibt jedoch – trotz 16 Millionen Adipöser – noch nicht einmal einen medizinischen Lehrstuhl für Adipositas an einer Hochschule oder Universität in Deutschland; in Schweden, einem Land mit der Einwohnerzahl Bayerns, gibt es 3.

# 2 Definition und Klassifikation

**INHALT**

2.1 Anthropometrische Klassifikation 3
2.1.1 Einteilung nach Gewicht-Längen-Indizes: Untergewicht – Normalgewicht – Übergewicht – Adipositas 3
2.1.2 Einteilung nach Umfangsmessungen: Abdominale Adipositas – periphere Adipositas – Risikoklassifizierung nach dem Taillenumfang 8
2.2 Ätiologische Klassifikation 10
2.3 Andere Klassifikationen 10

Die Begriffe Fettsucht, Fettleibigkeit, Übergewicht, Obesitas und Adipositas werden in Deutschland häufig synonym gebraucht. Alle Bezeichnungen beschreiben Menschen, die „schwerer" sind als andere und meistens ein vermehrtes Körperfett aufweisen. Den Begriff Fettsucht sollte man nicht mehr verwenden, da er eine Diskriminierung impliziert und auch medizinisch nicht korrekt ist.

Eine Klassifizierung verfolgt folgende Ziele:
- Sie muß die Morbidität und Mortalität vorhersagen. Die verwendeten Indizes müssen daher in großen prospektiven Studien gewonnen sein und hinsichtlich Alter, Geschlecht und Rasse differenzieren.
- Die Indizes müssen biologisch interpretierbar sein, d.h. die zugrunde liegenden Mechanismen sollten die Entwicklung von Krankheiten verständlich machen.
- Die Indizes müssen veränderbar und in großen Studien evaluiert worden sein.
- Die Indizes müssen einfach meßbar und für jedermann verständlich sein.

## 2.1 Anthropometrische Klassifikation

Eine Klassifizierung der Adipositas sollte so einfach wie möglich sein, um schnell und ohne großen Aufwand zu einer klinisch brauchbaren Diagnose zu kommen. Es bieten sich anthropometrische Größen zum Körpergewicht, der Körperlänge und Umfangsmessungen an.

### 2.1.1 Einteilung nach Gewicht-Längen-Indizes: Untergewicht – Normalgewicht – Übergewicht – Adipositas

*Durchschnittsgewicht*

Dieses Gewicht läßt sich am einfachsten definieren. Das Durchschnittsgewicht ist das Gewicht innerhalb einer Bevölkerungsgruppe, welches dem Mittelwert oder Median entspricht. Es sagt nichts über die gesundheitliche Bedeutung des Körpergewichtes aus. Demnach hat es keine klinische Bedeutung, es ist nur eine normative Größe. Da das Gewicht vom Alter, Geschlecht und soziokulturellen Einflüssen abhängig ist, muß auch das Durchschnittsgewicht hinsichtlich dieser 3 Variablen angegeben werden.

In Deutschland liegen zum Durchschnittsgewicht aus jüngster Zeit 3 epidemiologische Untersuchungen vor, die DHP-Studie (Bergmann et al. 1989), die VERA-Studie (Heseker et al. 1992) und die MONICA-Studie (Filipiak 1993). Beim MONICA-

Projekt Augsburg wurden in Augsburg und Umgebung 1984 und 1989 je 664 Frauen und Männer pro Lebensjahrzehnt untersucht. Tabelle 2.1 gibt die Daten zum Körpergewicht und BMI (Body-mass-Index, s. unten), differenziert nach Alter und Geschlecht, wieder. Man sieht, daß Gewicht und BMI mit dem Alter ansteigen; im letzten Lebensjahrzehnt (65–74 Jahre) ist jedoch eine Abnahme zu verzeichnen. Frauen wiegen zwar weniger, ihr BMI liegt jedoch nur bei jüngeren Jahrgängen geringfügig unter dem von Männern.

## *Idealgewicht und Wohlfühlgewicht*

Den Begriff „Idealgewicht" sollte man verlassen, da er mißverständlich ist. Er wurde ursprünglich eingeführt, um das Gewicht mit der niedrigsten Sterblichkeit zu charakterisieren; so wird er auch noch heute teilweise im englischen Sprachgebrauch benutzt („ideal body weight"). In Deutschland wird er jedoch mit kosmetischen Vorstellungen assoziiert; für klinische Zwecke ist er daher nur mißverständlich und nicht brauchbar.

Mit dem „Wohlfühlgewicht" kann man klinisch ebenfalls nichts anfangen. Er ist sogar irreführend, da er suggeriert, man könne ein gesundheitlich optimales Gewicht fühlen. Er verschleiert regelrecht das mit der Adipositas verbundene Gesundheitsrisiko, da eine vermehrte Körperfettmasse bis zu einem gewissen Ausmaß das Wohlfühlen nicht beeinträchtigt und viele Begleitkrankheiten wie z. B. der erhöhte Blutzucker nicht unangenehm sind. Dennoch werben Krankenkassen bei uns mit diesem Begriff und sehen im Wohlfühlgewicht etwas Erstrebenswertes.

## *Wünschenswertes Gewicht*

Unter einem wünschenswerten Gewicht („desirable weight") versteht man das Gewicht mit der niedrigsten Sterblichkeit und der größten Lebenserwartung. Wie oben erwähnt, hat diese (etwas holprige) Bezeichnung den Begriff „Idealgewicht" abgelöst.

Die Daten zum wünschenswerten Gewicht unterliegen einem gewissen Zeitwandel, da zum einen ständig neue Veröffentlichungen zu diesem Thema erscheinen und zum anderen sich möglicherweise die Bedeutung des Gewichtes hinsichtlich Morbidität und Mortalität ändert. Die ersten brauchbaren Daten hierzu stammen von der METROPOLITAN LIFE INSURANCE COMPANY und wurden anhand der BUILD AND BLOOD PRESSURE STUDY 1959 erhoben (Society of Actuaries 1959). Insgesamt wurden 4,9 Mio. Policen der Jahre 1935–1953

**Tabelle 2.1.** Körpergewicht und BMI („body mass index") in Augsburg und Umgebung 1989/90 (MONICA-Projekt; Filipiak et al. 1993)

| Kollektiv | Altersgruppe (Jahre) | Gewicht [kg] | | Body-mass-Index [kg/m$^2$] | |
|---|---|---|---|---|---|
| | | $\bar{x}$ | Median | $\bar{x}$ | Median |
| Frauen | 25–34 | 63,7 | 61,0 | 23,5 | 22,4 |
| | 35–44 | 66,0 | 64,0 | 24,9 | 24,0 |
| | 45–54 | 69,6 | 67,9 | 26,6 | 25,9 |
| | 55–64 | 71,0 | 70,0 | 28,1 | 27,6 |
| | 65–74 | 69,1 | 68,4 | 28,1 | 27,6 |
| | 25–74 | 67,5 | 65,8 | 26,0 | 25,1 |
| Männer | 25–34 | 80,4 | 78,8 | 25,2 | 24,9 |
| | 35–44 | 83,1 | 82,0 | 26,7 | 26,5 |
| | 45–54 | 82,6 | 81,0 | 27,3 | 27,1 |
| | 55–64 | 82,5 | 81,3 | 28,0 | 27,7 |
| | 65–74 | 80,3 | 79,5 | 27,9 | 27,7 |
| | 25–74 | 81,1 | 80,4 | 26,9 | 26,6 |

ausgewertet. Die Tabellen wurden nach Größe, Alter und Geschlecht erstellt (s. auch Ciba-Geigy 1985). Das Gewicht mit der niedrigsten Mortalität (BMI) lag bei Frauen bei 21,5 und bei Männern bei 22,0 kg/m². In der FRAMINGHAM-Studie bezog man die Morbidität und Mortalität auf diese Ergebnisse. In einer 26jährigen Beobachtung stiegen Morbidität und Mortalität ab 110% des „Metropolitan relative weight" (MRW) merkbar an, was einem BMI-Grenzwert von 24,4 kg/m² entsprach (Hubert et al. 1983). 80% der Männer und 70% der Frauen über 40 Jahre lagen oberhalb dieses Wertes. Die Daten der METROPOLITAN LIFE INSURANCE COMPANY von 1959 wurden lange Zeit für das Gewicht mit der geringsten Sterblichkeit herangezogen und werden auch heute noch häufig als Referenzwert erwähnt.

Die Ergebnisse der BUILD STUDY (Society of Actuaries 1979) waren für die METROPLITAN LIFE INSURANCE COMPANY 1983 Anlaß, ihre Empfehlungen zu ändern (Tabelle 2.2). Im Vergleich zu den Ergebnissen von 1959 zeigte sich, daß das wünschenswerte Gewicht bei Männern und Frauen etwas höher einzustufen ist.

Andres et al. (1985) führten eine Metaanalyse zur Frage mit der geringsten Sterblichkeit durch (Tabelle 2.3). Man sieht, daß das Idealgewicht, beurteilt nach dem BMI, zwischen Frauen und Männern nur geringfügig differiert, mit dem Alter jedoch deutlich zunimmt. In jüngeren Jahren sollte man einen BMI von 19–25 kg/m², in mittleren Jahren einen von 22–27 kg/m² und im höheren Alter einen von 24–29 kg/m² anstreben.

**Tabelle 2.2.** Gewichtstabellen der Metropolitan Life Insurance Company 1983. Gewicht mit der geringsten Sterblichkeit bei Männern und Frauen in Abhängigkeit von der Körpergröße und dem Körperbau. Der Körperbau wurde durch die Breite am Ellenbogen (Epicondylus medialis – Epicondylus lateralis) ermittelt. (Nach Society of Actuaries 1979)

| Größe ([cm] in Schuhen[a]) | Männer ([kg] mit Kleidern[b]) | | | Frauen ([kg] mit Kleidern[b]) | | | Größe ([cm] in Schuhen[a]) |
|---|---|---|---|---|---|---|---|
| | Leicht | Mittel | Schwer | Leicht | Mittel | Schwer | |
| 148–149 | – | – | – | 46–51 | 50–55 | 54–60 | 148–149 |
| 150–151 | – | – | – | 47–52 | 50–56 | 54–61 | 150–151 |
| 154–155 | – | – | – | 48–54 | 52–59 | 56–64 | 154–155 |
| 156–157 | – | – | – | 49–54 | 53–60 | 57–65 | 156–157 |
| 158–159 | 58–61 | 60–64 | 63–69 | 49–56 | 54–61 | 58–66 | 158–159 |
| 160–161 | 59–62 | 60–65 | 64–70 | 50–57 | 55–62 | 59–67 | 160–161 |
| 162–163 | 60–63 | 61–66 | 64–71 | 51–58 | 56–63 | 60–69 | 162–163 |
| 164–165 | 60–64 | 62–67 | 65–72 | 52–59 | 57–64 | 61–70 | 164–165 |
| 166–167 | 61–64 | 62–68 | 66–74 | 54–60 | 58–65 | 63–72 | 166–167 |
| 168–169 | 62–65 | 63–69 | 66–75 | 55–61 | 59–66 | 64–73 | 168–169 |
| 170–171 | 62–66 | 64–70 | 67–77 | 56–62 | 60–67 | 65–74 | 170–171 |
| 172–173 | 63–67 | 65–71 | 68–78 | 57–63 | 61–68 | 66–76 | 172–173 |
| 174–175 | 64–68 | 66–72 | 70–80 | 58–64 | 62–69 | 67–77 | 174–175 |
| 176–177 | 65–70 | 67–73 | 71–81 | 59–65 | 63–70 | 68–78 | 176–177 |
| 178–179 | 65–71 | 69–75 | 72–82 | 60–66 | 64–71 | 69–79 | 178–179 |
| 180–181 | 66–72 | 70–76 | 73–84 | 61–67 | 66–72 | 70–80 | 180–181 |
| 182–183 | 67–73 | 71–77 | 74–85 | 62–68 | 67–74 | 71–81 | 182–183 |
| 184–185 | 68–74 | 72–79 | 75–87 | – | – | – | 184–185 |
| 186–187 | 69–75 | 73–80 | 77–88 | – | – | – | 186–187 |
| 188–189 | 70–77 | 74–81 | 78–90 | – | – | – | 188–189 |
| 190–191 | 71–78 | 75–83 | 79–82 | – | – | – | 190–191 |
| 192–193 | 73–80 | 77–85 | 81–94 | – | – | – | 192–193 |

[a] Schuhhöhe 2,5 cm.
[b] Kleider mit 1,4 kg.

# KAPITEL 2 Definition und Klassifikation

**Tabelle 2.3.** Empfohlenes Gewicht in Abhängigkeit vom Alter. „Body mass index" (BMI) mit der geringsten Sterblichkeit bei Männern und Frauen unterschiedlichen Alters

| Alter (Jahre) | Body-mass-Index [kg/m²] | | |
|---|---|---|---|
| | Bereich | Männer[a] | Frauen[a] |
| 19–24 | 19–24 | 21,4 | 19,5 |
| 25–34 | 20–25 | 21,6 | 23,2 |
| 35–44 | 21–26 | 22,9 | 23,4 |
| 45–54 | 22–27 | 25,8 | 25,2 |
| 55–64 | 23–28 | 26,1 | 26,0 |
| >65 | 24–29 | 26,6 | 27,3 |
| Alle Altersklassen | 20–25 Männer[b] ($\bar{x}=22,0$) | | |
| | 19–26 Frauen[b] ($\bar{x}=21,5$) | | |

[a] Nach Andres (1985).
[b] Nach Metropolitan Life Insurance Company (1959).

## Untergewicht

Bei einem BMI von <18,5 kg/m² spricht man von Untergewicht (Abb. 2.1). Lange Zeit war unklar, ob Untergewicht per se die Mortalität erhöht oder sekundäre Phänomene eine Rolle spielen. Klarheit brachte erst die Nurses' Health Study 1995 (Manson et al. 1995) mit der Feststellung, daß die erhöhte Mortalität bei untergewichtigen Personen auf Zigarettenrauchen und Neoplasien zurückzuführen ist (Abb. 4.4). Untergewicht ist demnach per se kein krankhafter Zustand. Viele Models z. B. haben einen BMI unterhalb dieser Größe und sind offensichtlich gesund.

## Übergewicht

Von Übergewicht spricht man, wenn das Körpergewicht, beurteilt nach Gewicht-Längen-Indizes, erhöht ist. Über viele Jahre galten die BMI-Kriterien der Surveys NHANES I und später NHANES II. Männer waren nach diesen Studien ab einem BMI >27,8 und Frauen ab einem BMI >27,3 kg/m² übergewichtig (deutlicher Anstieg der Morbidität). Diese Definition stimmt nicht mit Daten der FRAMINGHAM STUDY überein, wonach die kardiovaskuläre Morbidität und Mortalität ab einem BMI >24,4 kg/m² merklich zunimmt (Hubert et al. 1983). Insbesondere die Ergebnisse der NURSES' HEALTH STUDY (Manson et al. 1995) zeigen, daß die Morbidität ab einem BMI >25 kg/m² und die Mortalität ab einem BMI >27 kg/m² erheblich ansteigt. Die WHO empfiehlt daher in ihrem neuesten Report INTERNATIONAL OBESITY TASK FORCE (IOTF), das Übergewicht ab einem BMI >25 kg/m² zu definieren (Abb. 2.1; WHO 1997). Diesem Vorschlag sind inzwischen viele Fachgesellschaften weltweit gefolgt. Auch die in Deutschland erschienenen evidenzbasierten Leitlinien haben die Empfehlungen des WHO-Reports übernommen (Lauterbach et al. 1998 ?).

Der BMI wird folgendermaßen ermittelt:

$$\text{BMI (kg/m}^2\text{)} = \frac{\text{Körpergewicht (kg)}}{(\text{Körperlänge (m)})^2}$$

Beispiel: Ein Mann mit 100 kg und 180 cm Körpergröße hat folgenden BMI: 100 : 1,8 : 1,8 = 30,8. Um schnell und ohne zu rechnen eine Klassifikation vorzunehmen, kann das Nomogramm in Abb. 2.2 verwendet werden. Firmen bieten inzwischen Schublehren und

**Abb. 2.1.** Definition der Gewichtsklassen mittels Body-mass-Index (BMI) und der Fettverteilung mittels der Taille-Hüft-Relation („waist-to-hip ratio", WHR) sowie des alleinigen Taillenumfangs

| Gewicht-Längen-Index | |
|---|---|
| Klassifikation | BMI (kg/m²) |
| Untergewicht | < 18,5 |
| Normalgewicht | 18,5 - 25 |
| Übergewicht | > 25 |
| Präadipositas | 25 - 30 |
| Adipositas | > 30 |
| Adipositas Grad I | 30 - 35 |
| Adipositas Grad II | 35 - 40 |
| Adipositas Grad III | > 40 |

| Umfangmessungen | | |
|---|---|---|
| Taille-Hüft-Relation (WHR) | Frauen | Männer |
| abdominale A. | >0,85 | >1,0 |
| periphere A. | <0,85 | <1,0 |
| Taillen-Umfang(cm): | Frauen | Männer |
| Risiko mäßig erhöht | >80 | >94 |
| Risiko deutl. erhöht | >88 | >102 |

**Abb. 2.2.** Nomogramm zur Ermittlung des Body-mass-Indexes (BMI)

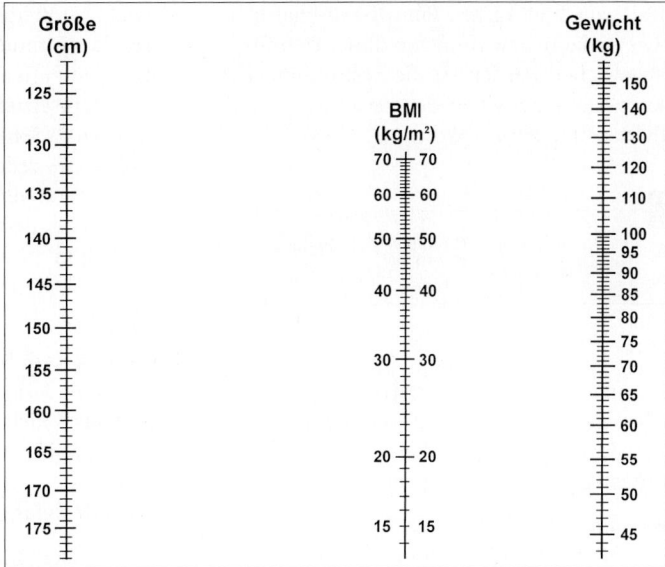

Drehscheiben an, mit deren Hilfe man ebenfalls bequem den BMI ermitteln kann.

Die Klassifizierung mit dem BMI ist nicht unproblematisch und unkritisch zu sehen. Personen mit erhöhtem Körpergewicht aufgrund einer erhöhten Muskelmasse werden mit einem „übergewichtigen" BMI oft falsch charakterisiert, da Übergewicht nur über Gewicht-Längen-Indizes, nicht jedoch über die Körperfettmasse definiert ist. Wer ganz sicher sein will, ob einem BMI >25 kg/m$^2$ krankhafte Bedeutung zukommt, sollte zudem den Bauchumfang messen oder Methoden zur Ermittlung der Körperzusammensetzung (Kap. 3) anwenden. Übergewichtig sind in Deutschland etwas mehr als die Hälfte der Bevölkerung (Kap. 4).

Die in Deutschland immer noch übliche Methode, mit Hilfe des Broca-Indexes das Übergewicht zu charakterisieren, sollte aus mehreren Gründen aufgegeben werden. Zum einen verwenden alle internationalen Veröffentlichungen den BMI. Auch alle Empfehlungen bezüglich Therapieindikation und Behandlung basieren auf dem BMI. Zum anderen korreliert der BMI mit Parametern der Morbidität und Mortalität sowie der Fettmasse besser als der Broca-Index; man sollte den Broca-Index daher verlassen.

*Adipositas*

Sie liegt vor, wenn der Anteil des Körperfettes an der Körpermasse erhöht ist. Im Unterschied zum Übergewicht ist daher die Adipositas über die Körperfettmasse definiert. Aufgrund aufwendiger bzw. unzuverlässiger Methoden zur Bestimmung der Körperzusammensetzung wurde bei epidemiologischen Untersuchungen zur Morbidität und Mortalität nur selten der Körperfettanteil bestimmt, sondern meist nur Gewicht-Längen-Indizes herangezogen. Die Ergebnisse zeigen (s. Kap. 4), daß ab einem BMI von >30 kg/m$^2$ die Mortalität deutlich ansteigt (Abb. 4.3, S. 42 und Abb. 4.4.d, S. 44). Somit besteht eine klinische Notwendigkeit, zwischen Übergewicht und Adipositas zu unterscheiden; bei der Adipositas will man bezüglich der Therapieindikation auf der ganz sicheren Seite sein. Aus diesen Gründen wird als Limit für den Körperfettanteil bei Frauen >25% und bei Männern >20% favorisiert; diese Grenze entspricht in der Regel einem

BMI von >30 kg/m². Für wissenschaftliche Zwecke kann bzw. muß von dieser Definition abgewichen werden, da die Bestimmung des Körperfettanteils von der verwendeten Methode abhängt (s. Abschn. 3.1., S. 13).

> Der BMI ist *das* Maß zur Klassifizierung der Adipositas.

Bei der Adipositas werden verschiedene Klassen unterschieden. Die Einteilung wurde vorwiegend aufgrund therapeutischer Konsequenzen wie folgt vorgenommen.

- *Adipositas: BMI>25<30 kg/m²*: Man führte diesen Begriff ein, um zu verdeutlichen, daß solche Personen zwar noch nicht mit dem gesundheitlichen Risiko eines Adipösen behaftet sind, mit großer Wahrscheinlichkeit jedoch eines Tages adipös werden. Diese Annahme kommt nicht von ungefähr, nehmen doch die Menschen in Industrieländern innerhalb von 10 Jahren im Durchschnitt ca. 5 kg zu. Diese Zunahme reicht oft schon zum Übergang in eine manifeste Adipositas.
- *Adipositas Grad I: BMI>30<35 kg/m²*: Bei diesem Adipositasgrad ist aufgrund der erheblich gesteigerten Morbidität und Mortalität eine Behandlungsindikation in jedem Fall gegeben. Zur Anwendung kommen nichtmedikamentöse Maßnahmen, beim Scheitern auch medikamentöse.
- *Adipositas Grad II: BMI >35<40 kg/m²*: Das Gesundheitsrisiko ist bei diesem Zustand massiv erhöht. Sollte die Basistherapie einschließlich pharmakologischer Intervention versagen und schwerwiegende Folgekrankheiten vorliegen, sollte auch eine operative Therapie in Erwägung gezogen werden.
- *Adipositas Grad III: BMI >40 kg/m²*: Bei diesem Grad der Adipositas – es handelt sich meist um Personen mit einem Gewicht >130 kg – sind fast immer gravierende Komorbiditäten vorhanden, die meisten Patienten sind multimorbide. Da eine konservative Therapie in der Regel nur bei 1–3% der Patienten das Gewicht um >15% reduziert, sollte grundsätzlich eine operative Therapie erwogen werden. Ca. 1% der Bevölkerung haben einen BMI >40 kg/m².

### 2.1.2
### Einteilung nach Umfangsmessungen: Abdominale Adipositas – periphere Adipositas – Risikoklassifizierung nach dem Taillenumfang

#### Taille-Hüft-Relation (WHR)

Mitte der 80er Jahre setzte sich die Einteilung der Fettverteilung aufgrund von Umfangsmessungen weltweit durch. Schon 1947 machte Vague (1947) die Entdeckung, daß die androide Fettverteilung mit metabolischen Komplikation korrelierte, während dies bei der gynoiden (weiblichen) Form nicht der Fall war. Er differenzierte Personen mit Hilfe von Umfangs- und Hautfaltendickemessungen und stellte fest, daß die gynoide Form häufig zu Wasserretention, Veneninsuffizienz und Immobilität führt, während die androide Form oft mit Hypertonie, Diabetes, Cholelithiasis, Gefäßkrankheiten und koronarer Herzkrankheit vergesellschaftet ist. Diese für das heutige Verständnis der Adipositas grundlegenden Erkenntnisse wurden 1982 von Kissebah (Kissebah et al. 1982) und 1983 von Krotkiewski (Krotkiewski et al. 1983) „wiederentdeckt". Seitdem wird in nahezu jeder Publikation zur Adipositas auf diese Unterscheidung eingegangen, da sie klinisch bedeutsam ist, wenngleich die pathophysiologischen Zusammenhänge nur bruchstückhaft bekannt sind.

Bei der peripheren (*gynoiden, gluteal-femoralen*, "lower body obese") Adipositas besteht eine Fettvermehrung vorwiegend im Bereich der Hüften und der Oberschenkel

**Abb. 2.3.** Phänomenologie der abdominalen (androiden, zentralen, viszeralen) und der peripheren (gynoiden, glutealfemoralen) Adipositas. Beide Formen sind sowohl bei Frauen als auch bei Männern möglich

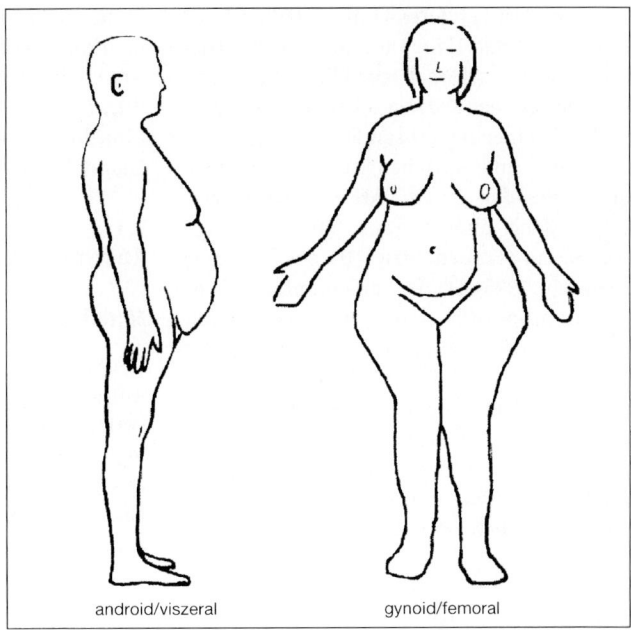

android/viszeral          gynoid/femoral

(Abb. 2.3). Sie wurde auch Birnenform („pear type") genannt. „Gynoid" drückt aus, daß sie häufig bei adipösen Frauen (ca. 85%) vorkommt, wenngleich sie auch bei Männern (ca. 20%) präsent sein kann. Bei dieser Fettverteilungsform sind metabolische Begleitkrankheiten nur geringgradig häufiger anzutreffen als bei Normalgewichtigen. Andere Krankheiten, die vorwiegend mit der vermehrten statischen Belastung zusammenhängen, wie die Gonarthrose, sind ebenso häufig anzutreffen wie bei der abdominalen Form. Die Untersuchungstechnik ist in Abschn. 3.4.2 beschrieben.

Die *abdominale (androide, zentrale, viszerale, „upper body obese") Adipositas* ist die typische „Stammfettsucht" mit einer Fettvermehrung im Abdominalbereich (Abb. 2.3). Sie wird auch Apfelform („apple type") genannt. Die Bezeichnung „android" kommt daher, weil diese Form bei ca. 80% der Männer, aber auch 15% der Frauen anzutreffen ist. Der Begriff „abdominal" drückt aus, daß eine Fettvermehrung im Abdomen, weniger subkutan als vielmehr intraabdominal vorliegt (s. Abschn. 3.4.11). Auch die pathogenetischen Vorstellungen beziehen sich überwiegend auf die Vermehrung von intraabdominalem Fett. Aus diesem Grund wird heute eher von der abdominalen bzw. viszeralen als von der androiden Form der Adipositas gesprochen.

Die regionale Fettverteilung läßt sich durch Umfangsmessungen abschätzen. Ist das Verhältnis von Taille zu Hüfte („waist-to-hip ratio") >0,85 bei Frauen und >1,0 bei Männern, spricht man von einer abdominalen/androiden Adipositas; liegen die Quotienten darunter, von einer peripheren/gynoiden (Abb. 2.1). Bei vielen Adipösen kann die Fettverteilung allein durch Inspektion festgestellt werden.

### Taillenumfang

Eine Risikobeurteilung kann auch mit der alleinigen Bestimmung des Taillenumfanges vorgenommen werden (Abb. 2.1). Der Taillenumfang ist nicht nur ein Maß für das intraabdominale Fett, sondern auch für die Körperfettmasse. Letzteres kommt dadurch zustande, daß der Taillenumfang mit der Körperlänge nur schwach korreliert; bei Männern beträgt der Korrelationskoeffizient 0,19 und bei Frauen 0,06 (Lean et al. 1995).

In einer holländischen Studie wiesen 15% der Probanden einen BMI <30 kg/m² auf, 21% jedoch überschritten Taillenumfänge von 88 cm (Frauen) bzw. 102 cm (Männer; Lean et al. 1998). Da der Taillenumfang strenger mit Adipositas-assoziierten Krankheiten und Beeinträchtigungen der Lebensqualität korreliert als der BMI und die WHR, werden mit ihm mehr Risikopersonen identifiziert. Wie erwähnt, reflektiert der Taillenumfang beides, Körperfett und abdominale Adipositas. Die Klassifikation nach dem Taillenumfang wird auch von der WHO empfohlen (WHO 1997).

## 2.2
## Ätiologische Klassifikation

Hinsichtlich einer Einteilung der Adipositas aufgrund ursächlicher Faktoren wurden eine Reihe von Vorschlägen gemacht. Eine Klassifikation in endogene und exogene Ursachen ist möglich. Bekannt ist die Einteilung von Bray (1992).

Einzelheiten dieser Ursachen sowie deren Diagnostik sind in Abschn. 5.4 besprochen.

## 2.3
## Andere Klassifikationen

### Einteilung nach der Fettzellularität

In den 60er Jahren wurde begonnen, bei der Adipositas aufgrund der Fettzellgröße und Fettzellanzahl eine hyperplastische und eine hypertrophe Form zu unterschieden. Eine *hypertrophe Adipositas* besteht, wenn die Fettzellen nur vergrößert (>130 µm), ihre Anzahl jedoch nicht vermehrt ist. Diese Adipositasform beginnt meistens im Erwachsenenalter oder nach Schwangerschaften und ist häufig mit einer stammbetonten (abdominalen) Adipositas vergesellschaftet. Sie spricht auf therapeutische Maßnahmen relativ gut an.

Eine *hyperplastische (hyperzelluläre) Adipositas* weist einer vermehrte Anzahl ($>60 \times 10^9$) von Fettzellen auf. Sie beginnt meist schon in der Kindheit, kann sich aber auch später entwickeln. Eine Adipositas mit einer Vermehrung der Fettzellen ist meist nur dann präsent, wenn das Idealgewicht um >75% überschritten wird. Eine hyperplastische Adipositas spricht weniger gut auf eine Therapie an, sei es in Form von Energierestriktion oder vermehrter Aktivität (Björntorp et al. 1975; Björntorp 1976). Die Einteilung der Adipositas nach der Fettzellularität spielt nicht mehr dieselbe Rolle wie vor 20 Jahren.

### Kindliche Adipositas
(„childhood-onset obesity")

Diese Form tritt typischerweise im 1. Lebensjahr, zwischen dem 4. und 11. Lebensjahr sowie in der Pubertät auf (Bray 1992).

---

**Ätiologische Klassifikation der Adipositas (mod. nach Bray 1992)**

- Genetische Syndrome (unvollständig)
  - Prader-Willi-Syndrom
  - Bardet-Biedl-Syndrom
  - Ahlström-Syndrom
- neuroendokrine Adipositas
  - Hypothyreose
  - M. Cushing
  - hypothalamischer Symptomenkomplex
  - Stein-Leventhal-Syndrom
  - Wachstumshormonmangel
  - Insulinom und Hyperinsulinämie
- iatrogene Adipositas
  - Pharmaka
  - hypothalamische Operationen
- Überernährung
- Inaktivität

Physiologische Erklärungen für die Entstehung einer Adipositas in bestimmten Entwicklungsphasen sind bisher wenig überzeugend, wenngleich neuere Erkenntnisse hinsichtlich der Fettzellentwicklung Erklärungshilfen bieten. Sicherlich spielen auch psychosoziale Faktoren eine wichtige Rolle. Die kindliche Adipositas hat klinische Bedeutung, weil sie sich häufig lebenslang aus physiologischen oder psychosozialen Gründen fortsetzt (Mossberg 1989). Einzelheiten sind im Kap. 9 nachzulesen.

# 3 Untersuchungsmethoden

| INHALT | | |
|---|---|---|
| 3.1 | Anamnese | 13 |
| 3.2 | Körperliche Untersuchung | 14 |
| 3.3 | Laborchemische und technische Untersuchungen | 15 |
| 3.4 | Bestimmung der Körperzusammensetzung | 17 |
| 3.4.1 | Grundlagen | 18 |
| 3.4.2 | Anthropometrie | 20 |
| 3.4.3 | Dichtemessung (Densitometrie) | 23 |
| 3.4.4 | Impedanzmessung | 25 |
| 3.4.5 | Duale Photonen- bzw. duale „X-ray-Absorptionsmetrie" (DPA und DXA) | 27 |
| 3.4.6 | Isotopenverdünnungsmethoden | 28 |
| 3.4.7 | In-vivo-Neutronenaktivierungsanalyse (IVNAA) | 29 |
| 3.4.8 | Infrarotspektrometrie (NIRI) und Lipometer | 29 |
| 3.4.9 | Ultraschall | 29 |
| 3.4.10 | Computer- und Kernspintomographie (CT und NMR) | 31 |
| 3.4.11 | Bestimmung der viszeralen Fettmasse | 32 |
| 3.4.12 | Vergleich der Untersuchungsmethoden | 33 |

Wie bei jeder klinischen Untersuchung kommen auch bei der Adipositas 3 verschiedene Methoden zur Anwendung:

- die Anamnese,
- die körperliche Untersuchung und
- technische Hilfsmittel.

Für klinische Zwecke genügt oft allein die Inspektion, um die Diagnose zu stellen. Die Anamnese ist wichtig, um die Genese zu verstehen und Hinweise für einen therapeutischen Ansatz zu erhalten. Die körperliche Untersuchung dient vorwiegend dem Nachweis von Begleitkrankheiten, aber auch dem Ausschluß von sekundären Ursachen. Technische Untersuchungen sind ebenfalls zum Ausschluß/Nachweis von assoziierten Krankheiten und Organschäden notwendig. Zudem haben sie Bedeutung für die exakte Erfassung und Klassifikation der Adipositas sowie für wissenschaftliche Fragestellungen.

## 3.1 Anamnese

### Familienanamnese

Sie sollte man nie vergessen, da bei ca. 40% aller Adipösen eine familiäre Disposition besteht (s. Abschn. 5.1). Eine „positive" Familienanamnese belegt allerdings nicht eine genetische Ursache. Schließlich ist allgemein bekannt, daß es familiäre Traditionen hinsichtlich der Ernährung, des Eßverhaltens und der körperlichen Aktivität gibt, die zur Adipositas führen können. Es ist daher wichtig, sich ein Gesamtbild von der Familie unter Einbeziehung psychosozialer Gegebenheiten zu verschaffen. Vor allem bei adipösen Kindern ist die Familienanamnese von Wichtigkeit.

### Gewichtsanamnese

Diese bezieht sich auf

- den Zeitpunkt der Entstehung des Übergewichtes,
- die Dauer,
- den Verlauf,
- das maximale Gewicht.

Allein durch das systematische Abfragen der Gewichtsanamnese kommen oft ursächliche Gesichtspunkte wie Fehlernährung im Elternhaus, Aufgabe einer Sportart, Lebenskrisen (z. B. Gewichtszunahme nach Trennung vom Partner) und ein bestimmtes Selbstbild ans Tageslicht. Bestehen Zweifel an der Richtigkeit der Angaben, kann man sich Fotos aus verschiedenen Lebensphasen zeigen lassen; auch das Aktenstudium kann aufklären.

*Medikamentenanamnese*

Die Frage nach Pharmaka ist unerläßlich, da eine Reihe von Medikamenten zu einer positiven Energiebilanz führen. Zu ihnen gehören vor allen Dingen Glukokortikoide, Östrogene, Antidepressiva, Insulin und Sulfonylharnstoffe (s. Abschn. 5.4.2).

*Befinden, Beschwerden und Lebensqualität*

Eine Adipositas allein macht in der Regel keine Beschwerden, von Belastungsdyspnoe, eingeschränkter Beweglichkeit und Schwitzen abgesehen; Beschwerden sind fast immer durch Folgekrankheiten verursacht. Das Befinden hingegen ist nahezu bei jedem Adipösen beeinträchtigt und sollte gezielt befragt werden. Adipös wird häufig mit abnorm gleichgesetzt; die psychosozialen Folgen sind oft schwerwiegend. Häufig sind eine Verminderung des Selbstwertgefühls, Identitätskrisen, Depressivität, Partnerprobleme und soziale Diskriminierung in Beruf, Familie, Nachbarschaft und Bekanntenkreis festzustellen (s. Abschn. 4.4). Fragebögen zur Ermittlung der Lebensqualität Adipöser stehen bisher nicht zur Verfügung. Gebräuchliche wie z. B. der SF 36 erfassen die Probleme Adipöser nur sehr unzureichend.

*Ernährungsanamnese*

Hier interessieren sowohl Art und Menge der Nahrung als auch das Eßverhalten. Die Schilderung des Patienten liefert oft nicht nur inhaltliche Hinweise für eine Fehlernährung, sondern auch für eine Eßstörung (Kap. 5.3.2). Heutzutage stehen für diese Aufgabe eine Reihe von Hilfsmitteln zur Verfügung. Die Nahrungsmenge und -art kann semiquantitativ mit Hilfe von Protokollen und durch Schilderung typischer Gerichte oder der Mahlzeiten im Tagesablauf („recall") erfaßt werden (s. Abschn. 5.2.2).

*Aktivitätsanamnese*

Die Erfassung der körperlichen Aktivität wird häufig vergessen, wenngleich evident ist, daß eine Adipositas durch eine positive Energiebilanz entsteht, wofür auch eine körperliche Inaktivität verantwortlich sein kann. Wie bei der Ernährung machen Adipöse häufig wenig verläßliche Angaben; sie berichten zuviel Bewegung (Lichtman et al. 1992). Ein Bewegungsprotokoll verbessert die Zuverlässigkeit der Angaben (Abschn. 5.3).

## 3.2 Körperliche Untersuchung

Die körperliche Untersuchung dient dem Ausschluß bzw. Nachweis von Komorbiditäten sowie einer sekundären Ursache der Adipositas. Auf die körperliche Untersuchung von Komorbiditäten der Adipositas kann hier nicht eingegangen werden; zu berücksichtigen sind die Begleit- und Folgekrankheiten in Abschn. 4.3.

Bei jeder Adipositas muß man ernsthaft die Frage nach einer sekundären Ursache stellen. Eine Hypothyreose fällt oft nicht auf, da Adipöse ohnehin behäbig und verlangsamt wirken (Tabelle 3.1). Der typische Habitus beim M. Cushing (s. Abschn. 5.4.1) kommt bei einer massiven Adipositas mitunter kaum zur Geltung, da die subkutanen Fettmassen das äußere Erscheinungsbild mehr oder weniger stark verändern. Beide Krankheitsbilder müssen daher immer la-

**Tabelle 3.1.** Sekundäre und regionale Adipositas

| Krankheit | Symptome | Diagnostik |
|---|---|---|
| **A) Sekundäre Adipositas** | | |
| 1. Hypothyreose | Trockene Haut, Myxödem, Kälteintoleranz, Schwäche, Obstipation, Verlangsamung | Bei der primären (nicht bei der sekundären und tertiären) Hypothyreose ist das basale und TRH-stimulierte TSH erhöht; $T_3$ und $T_4$ sind erniedrigt. |
| 2. M. Cushing | Vollmondgesicht, Stammfettsucht, Striae rubrae, Osteoporose, Muskelschwäche | 1. Erhöhte Kortisolspiegel im Tagesprofil. 2. Erhöhte Ausscheidung von freiem Kortisol im 24 h-Urin. 3. Positiver Dexamethasonhemmtest |
| 3. Polyzystisches Ovar-Syndrom | Hirsutismus, Virilisierung, Amenorrhö/Dysmenorrhö, Infertilität | Ultraschall/Laparoskopie: polyzystische Ovarien; erhöhtes LH (relativ zu FSH), Hyperandrogenismus, azyklische Östrogenproduktion |
| 4. Hypothalamischer Symptomenkomplex | Hypothalamus- und Hypophyseninsuffizienz, Hypogenitalismus, Diabetes mellitus, Diabetes insipidus | Hypothalamusschädigung durch destruktive Prozesse: Röntgen, CT, Gonadotropine, STH |
| **B) Regionale Adipositas** | | |
| 1. Symmetrische Lipomatose | Lokale Fettansammlungen häufig am Rücken und Oberschenkeln, manchmal schmerzhaft (M. Decrum) | |
| 2. Madelung-Fetthals | Massiver, adipöser Hals. Sonderform der symmetrischen Lipomatose | |

bortechnisch ausgeschlossen werden, ebenso ist es beim Vorliegen eines hypothalamischen Symptomenkomplexes. Zu Fehleinschätzungen kommt es oft bei der Beurteilung der männlichen Geschlechtsorgane, da die vermehrte Fettummantelung der Genitalien einen Hypogonadismus vortäuschen kann. Bei Verdacht auf ein polyzystisches Ovar-Syndrom (s. Abschn. 5.4.1) bei virilen Frauen sollte immer eine gynäkologische Untersuchung einschließlich vaginaler Ultraschalluntersuchung erfolgen. Zu den sekundären Formen zählen auch die genetischen Syndrome. Hier kommt es v. a. darauf an, den Körperbau, die Gonaden, die Behaarung, die Finger und Zehen sowie die geistige Entwicklung zu beurteilen (s. Abschn. 5.1.4; vgl. Tabelle 5.2).

Regionale Adipositasformen dürfen nicht mit einer generellen Adipositas verwechselt werden. Nicht selten bestehen auch bei schlanken Personen lokale Fettansammlungen (Lipome), bevorzugt am Rücken und den Oberschenkeln, die harmlos sind und nur bei Größenzunahme operativ entfernt werden sollten (Tabelle 3.1). Diese Fettansammlungen (benigne Geschwülste) können auch schmerzhaft sein (M. Decrum). Besteht eine Fettakkumulation vorwiegend im Halsbereich, spricht man in deutschen Sprachraum von einem Madelung-Fetthals. Es handelt sich um eine symmetrische Lipomatose mit morphologisch unauffälligen Adipozyten. Hinsichtlich der Fettmobilisation besteht kein Defekt. Beim Fasten besteht allerdings eine partielle Resistenz, die sich laborchemisch in einer verminderten β-adrenergen Ansprechbarkeit der Lipomzellen zeigt (Kather u. Schröder 1982).

## 3.3
## Laborchemische und technische Untersuchungen

Medizintechnische Untersuchungen werden zum Ausschluß von sekundären Ursachen der Adipositas sowie zum Ausschluß von Begleitkrankheiten durchgeführt.

## Ausschluß von sekundären Ursachen

Obligatorisch sollte ein basaler TSH-Spiegel (Hypothyreose) bestimmt werden. Kann TSH nicht sensitiv bestimmt werden, sollte eine Stimulation mit TRH vorgenommen werden; damit kann auch eine latente Hypothyreose diagnostiziert werden. Ein Dexamethasonhemmtest ist nur indiziert, wenn klinisch Verdacht auf einen M. Cushing besteht. Beim Dexamethasonhemmtest werden am Vorabend z. B. 2 mg Fortecortin oral verabreicht. Am nächsten Morgen wird das (supprimierte) Kortisol bestimmt. Ist die Kortisolkonzentration >4 µg/dl, wird der Test eine Woche später mit 8 mg wiederholt. Andere Untersuchungen sind nur notwendig, wenn sich ein klinischer Verdacht ergibt (Tabelle 3.1).

## Begleitkrankheiten

Eine systematische Suche ist immer erforderlich (Tabelle 3.2). *Obligat* sind technische Untersuchungen zu Krankheiten des metabolischen Syndroms. Der Bestimmung der Nüchternglukose und der Glukosebelastung kommt hier eine bedeutende Rolle zu. Sie wird nicht nur unter dem Gesichtspunkt eines „drohenden" Diabetes durchgeführt, sondern v. a. deshalb, um Hinweise auf eine gestörte Homöostase des Nüchternblutzuckers oder eine gestörte Glukosetoleranz zu erhalten; diese sind typisch für eine Insulinresistenz. Bei der peripheren Adipositas besteht allerdings hinsichtlich dieser Störungen eine geringe Wahrscheinlichkeit. Jeder zweite Adipöse leidet an einer Fettstoffwechselstörung. Typisch ist die Konstellation von erhöhten Triglyzeriden und niedrigem HDL-Cholesterin. Wichtig ist daher die Bestimmung von diesen beiden Parametern einschließlich Gesamtcholesterin; LDL-Cholesterin läßt sich mit der Friedewald-Formel ziemlich zuverlässig errechnen. Auch auf die Messung von Fibrinogen, einem gesicherten kardiovaskulären Risikofaktor, sollte nicht verzichtet werden.

**Tabelle 3.2.** Medizinisch-technische Untersuchungen bei Adipositas zum Ausschluß/Nachweis von häufigen Folgeerkrankungen

|  | Parameter | Krankheit |
|---|---|---|
| Obligat | Blutdruck | Hypertonie |
|  | Blutzucker | Diabetes mellitus |
|  | Orale Glukosebelastung | Glukoseintoleranz/Insulinresistenz |
|  | Gesamtcholesterin, HDL-/LDL-Cholesterin, Triglyzeride | Dyslipidämie |
|  | Harnsäure | Hyperurikämie |
|  | Fibrinogen | Hyperfibrinogenämie |
|  | Basales TSH | Hypothyreose |
|  | Dexamethasonhemmtest | M. Cushing |
| Fakultativ | Ruhe-EKG, Ergometrie | Koronare Herzkrankheit |
|  | 24 h-Blutdruck | Hypertonie |
|  | Echokardiographie | Herzinsuffizienz, linksventrikuläre Hypertrophie |
|  | Schlafapnoe-Screening | Schlafapnoe |
|  | Lichtreflexionsrheographie, Venendopplersonographie | Veneninsuffizienz |
|  | Oberbauchsonographie | Cholezystolithiasis, Fettleber, Nierenveränderungen, Aortensklerose |
|  | Spirometrie | Restriktive Ventilationsstörung |
|  | Röntgen | Gonarthrose, Koxarthrose, degenerative Wirbelsäulenveränderungen, Fersensporn, Sprunggelenksarthrose |

*Fakultativ* kommen Untersuchungen in Frage, für deren Existenz es klinische Hinweise gibt (Tabelle 3.2). Das EKG liefert selten Erkenntnisse zur Adipositas oder zu Komorbiditäten. Großzügig sollte man dagegen die Ergometrie einsetzen, weil sie nicht nur Hinweise für eine Belastungskoronarinsuffizienz gibt, sondern auch für einen Belastungshypertonus und die Leistungsfähigkeit; letztere steht in enger Beziehung zur Herzinsuffizienz. Die Echokardiographie wird bei Adipösen ebenfalls zu selten eingesetzt, vielleicht auch deshalb, weil sich Adipöse oft schlecht untersuchen lassen, ca. 10% überhaupt nicht. Da jeder zweite Adipöse eine vermehrte linksventrikuläre Muskelmasse aufweist und viele eine KHK oder bereits einen Herzinfarkt hinter sich haben, sollte die Indikation für diese Methode großzügig gestellt werden. Die Oberbauchsonographie dient vorwiegend der Diagnostik einer Cholezystolithiasis und einer Fettleber.

Schwierigkeiten bereitet oft die Differentialdiagnose bei Dyspnoe und bei Beinödemen. Häufig steckt eine Herzinsuffizienz auf dem Boden einer Hypertonie oder einer koronaren Herzkrankheit dahinter; es kann aber auch eine adipöse Kardiomyopathie vorliegen (s. Abschn. 7.5). Dyspnoe und Beinödeme können allerdings auch bei einer restriktiven Ventilationsstörung aufgrund abdominaler Fettakkumulation und gleichzeitiger Veneninsuffizienz bestehen. Ödeme sind bei Adipösen oft auch ohne eine Störung der venösen Hämodynamik vorhanden; sie sind dann meist teigig. Nicht unterschätzen sollte man die Häufigkeit degenerativer Veränderungen an den Gewicht-tragenden Gelenken, insbesondere an den Hüft-, Knie- und Kniegelenken, die häufig eine röntgenologische Abklärung erfordern.

Auf Besonderheiten von technischen Untersuchungen hinsichtlich des Herz-Kreislauf-Systems wird in Abschn. 7.6.4 eingegangen.

## 3.4 Bestimmung der Körperzusammensetzung

Aus klinischer Sicht ist die Bestimmung der Körperzusammensetzung im wesentlichen aus 2 Gründen notwendig. Zum einen sind für die Entstehung von kardiovaskulären Risikofaktoren nicht das Körpergewicht, sondern die Körperfettmasse bzw. die Fettverteilung entscheidend. Der BMI erfaßt nicht die Körperfettmasse; die Klassifizierung der Adipositas nach dem BMI ist daher immer dann unzureichend, wenn Personen hinsichtlich ihres Körperfettgehaltes nach oben (muskulär dystrophe Personen) oder unten (z. B. Krafttrainierte) abweichen. Vielen Patienten kann man in der Tat die Körperzusammensetzung nicht unmittelbar ansehen. Segal et al. (1987) führte zu dieser Fragestellung eine differenzierte Untersuchung durch, die inzwischen mehrfach bestätigt wurde. Sie fanden, daß Männer mit einem BMI von 30 kg/m$^2$, aber einem Fettanteil von Normalgewichtigen (<15%), sich hinsichtlich kardiovaskulärer Risikofaktoren nicht von Kontrollpersonen unterschieden; die eigentlich Adipösen (BMI >30 kg/m$^2$, Fettanteil 30%) hingegen hatten wesentlich mehr Risikofaktoren.

Zum anderen spielt die Fettverteilung hinsichtlich der Morbidität eine wichtige Rolle. Die Unterteilung in abdominale (androide) und periphere (gynoide) Adipositas ist Grundlage zur Beurteilung der Morbidität und seit den wegweisenden Untersuchungen von Kissebah et al. (1982) und Krotkiewski et al. (1983) nicht mehr umstritten.

Die Körperzusammensetzung kann unter Gewichtskonstanz und nach Gewichtsreduktion untersucht werden. Vor allem Letzteres kann mit einer Reihe von Problemen vergesellschaftet sein, da einige Methoden von Konstanten ausgehen, die sich unter Gewichtsreduktion verändern. Um Methoden sicher anwenden zu können, ist daher die Kenntnis der Meßprinzipien unerläßlich.

## 3.4.1 Grundlagen

Die Beurteilung der Zusammensetzung des menschlichen Körpers ist nicht einfach. Das hängt zum einen mit der Kompliziertheit der Materie zusammen, andererseits aber auch mit der Nomenklatur. Jede derzeitig zur Verfügung stehende Methode liefert nur Aussagen hinsichtlich einzelner Parameter. Verwirrend ist v. a., daß die einzelnen Methoden sich oft auf unterschiedliche Modelle der Körperzusammensetzung beziehen. Einige Größen werden zudem oft nicht gemessen, sondern nur aus anderen errechnet. Die Körperfettmasse wird z. B. bei der Impedanzanalyse aus der Differenz von Körpergewicht und errechneter fettfreier Masse kalkuliert; gemessen wird physikalisch im wesentlichen das Wasser. Bei der Computertomographie werden die anatomischen Anteile einschließlich Fett flächenmäßig an einzelnen Körperstellen gemessen; die Fettmasse wird mit Hilfe mathematischer Modelle errechnet. Zum Verständnis der z. Z. gebräuchlichen Untersuchungsmethoden sind daher Basiskenntnisse erforderlich.

### Chemische Komponenten

Der menschliche Organismus besteht v. a. aus Wasser, Fett, Proteinen und Mineralien (Abb. 3.1). *Wasser* hat den größten Anteil mit einem Prozentsatz von ca. 60% bei Schlanken und weniger als 55% bei Adipösen. Wasser befindet sich zu 55% intrazellulär und zu 45% extrazellulär; im extrazellulären Kompartment sind wiederum 20% in der Lymphe, 7,5% im Plasma, 15% in Bindegewebe, Knorpel und Knochen sowie 2,5% transzellulär vorhanden (Heymsfield et al. 1992). Wasser wird an verschiedene Gewebsprotei-

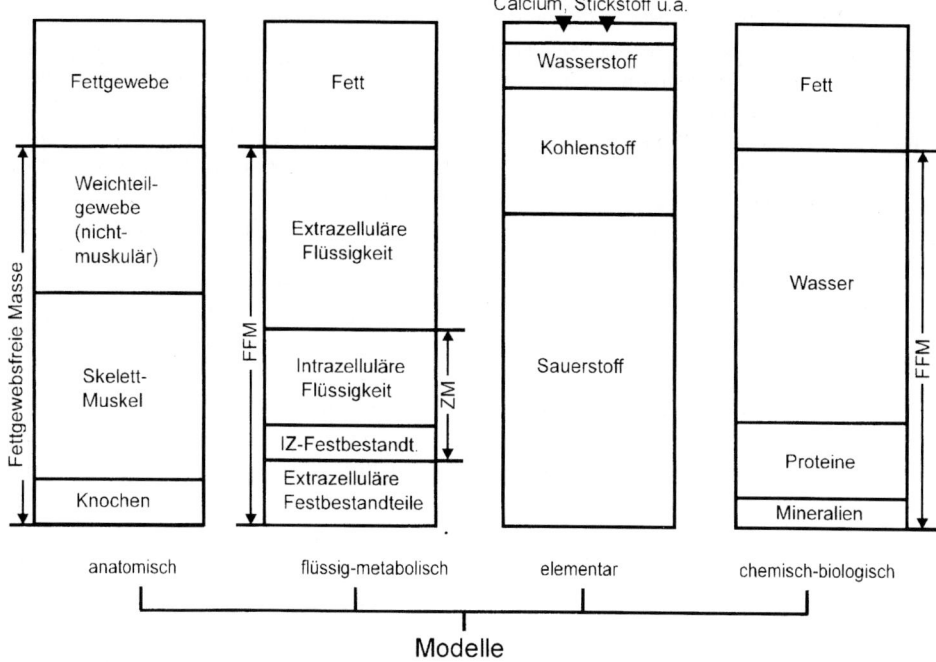

**Abb. 3.1.** Verschiedene Modelle der Körperzusammensetzung: anatomisch, biochemisch, elementar und metabolisch. *FFM* fettfreie Masse, *ZM* Zellmasse, *IZ* intrazellulär. (Nach Heymsfield et al. 1992)

ne, Glykogen, Knochenmineralien und andere Stoffe gebunden. *Fett* (Triglyzeride) ist vorwiegend in Adipozyten vorhanden. Der Fettanteil beträgt bei Schlanken <20% bei Männern und <25% bei Frauen, bei morbid Adipösen übersteigt er nicht selten 50%. Fettgewebe besteht intrazellulär aus Triglyzeriden, Proteinen und Flüssigkeit, extrazellulär aus Flüssigkeit, Elektrolyten, Kollagen und Strukturproteinen. Es enthält ca. 80% Lipide, 15% Wasser und 5% Protein. *Proteine* sind im Körper mit 4–15 kg ebenfalls intra- und extrazellulär vertreten. Im Muskel sind vorwiegend kontraktile Aktomyosinproteine, im Bindegewebe Strukturproteine vorhanden. Neuerdings ist es möglich, den Proteingehalt über den Körperstickstoff mittels Neutronenaktivierung in vivo zu bestimmen. Da der Stickstoffanteil in Proteinen relativ konstant ist (16%), lassen sich damit der Eiweißgehalt und damit wiederum die Muskelmasse relativ verläßlich bestimmen.

Die *Mineralien* sind vorwiegend im Knochen und im Weichteilgewebe verteilt. Kalium (ca. 140 g) und Chlor sind ausschließlich im Weichteilgewebe vorhanden, Kalzium (ca. 1.000 g) hingegen nur im Knochen. Die Verteilung von Kalium ist hier insofern von Wichtigkeit, weil die Bestimmung des Ganzkörperkaliums zur Ermittlung der Fettmasse herangezogen werden kann (s. S. 26).

**Modelle der Körperzusammensetzung**

Da man eine exakte Bestimmung der Körperzusammensetzung nur durch Untersuchung der Leiche erhält, ist man im klinischen Alltag und bei wissenschaftlichen Untersuchungen auf In-vivo-Berechnungen der Körperzusammensetzung angewiesen. Alle Meßmethoden liefern nur Annäherungswerte. In den letzten Jahren sind eine ganze Reihe von Modellen entwickelt worden, die zum Verständnis der Körperzusammensetzung hilfreich sind. Vor- und Nachteile einer Meßmethode können bei Kenntnis der theoretischen Grundlagen besser abgeschätzt werden. Im folgenden werden 4 Modelle von Heymsfield et al. (1992) vorgestellt.

*Elementarmodell*
Es erfaßt die Elemente; 6 von ihnen repräsentieren 99% der Gewebeteile (Abb. 3.1). Wenngleich sich heutzutage eine solche Analyse, wenn auch aufwendig, durchführen läßt, bringt sie hinsichtlich des Körperfettes wenig Information, da im Fettgewebe nahezu alle Elemente vorhanden sind.

*Chemisch-biologisches Modell*
Bei ihm werden 4 Kompartimente unterschieden: Fett, Wasser, Proteine und Mineralien; die 3 letzten werden als fettfreie Masse (Magermasse) bezeichnet. In der Adipositasforschung wird meistens mit einem Zweikompartimentmodell gearbeitet, wobei zwischen Fettmasse und fettfreier Masse („fat free mass", FFM) unterschieden wird. Bei der Ermittlung der einzelnen Kompartimente werden bestimmte Annahmen gemacht, die man kennen muß.

Es wird angenommen, daß das Gesamtkörperwasser ein fixer Anteil (K: Konstante) der fettfreien Masse ist:

a) $K = \dfrac{\text{Gesamtkörperwasser}}{\text{fettfreie Masse}} = 0{,}732$

b) $\text{fettfreie Masse} = \dfrac{\text{Gesamtkörperwasser}}{0{,}732}$

Die Fettmasse wird aus der Differenz des Körpergewichts und der fettfreien Masse ermittelt (Abb. 3.1). Die fettfreie Masse läßt sich aus dem Gesamtkörperwasser errechnen (s. oben). Das Gesamtkörperwasser kann mit Deuterium, Tritium oder über den elektrischen Widerstand ermittelt werden.

Kalium wird gemessen; es befindet sich fast ausschließlich in der fettfreien Masse:

a) $\text{Kalium} = \dfrac{\text{Gesamtkörperwasser}}{\text{fettfreie Masse}}$

b) $\text{fettfreie Masse} = \dfrac{\text{Gesamtkörperkalium}}{\text{Kalium}}$

Es wird angenommen, daß die Dichte von Fett und fettfreier Masse konstant ist. Die Dichte von Fett wird gewöhnlich mit 0,9 g/ml und die von fettfreier Masse mit 1,1 g/ml angegeben. Die Dichte wird üblicherweise durch Wägung im oder unter Wasser ermittelt (s. unten).

Die Bestimmung von 4 Kompartimenten ist heute bereits, wenn auch sehr aufwendig, in vivo möglich. Das Körperwasser läßt sich mit Hilfe von Isotopenverdünnungen (Deuterium, Tritium) und aufgrund des elektrischen Widerstandes relativ zuverlässig messen. Eiweiß bzw. Mineralien können mittels Neutronenaktivierung von Stickstoff bzw. Kalzium ziemlich exakt bestimmt werden. Nur die direkte Messung des Körperfetts bereitet Schwierigkeiten. Sind 3 Kompartimente bekannt, kann es natürlich aus der Differenz zum Körpergewicht errechnet werden.

## 3.4.2
## Anthropometrie

### Gewicht-Längen-Indizes

*Broca-Index*
Die Methode, die der französische Chirurg Broca im letzten Jahrhundert entwickelt hat, wird bis heute in Deutschland noch häufig verwandt. Nach Brocas Formel wird das Normalgewicht in kg wie folgt berechnet:

Normalgewicht = Körperlänge [cm] – 100,

der Broca-Index ist demnach: $\frac{\text{Körpergewicht}}{\text{Normalgewicht}}$

Relativgewicht nach Broca [%]:
$\frac{\text{Körpergewicht} \times 100}{\text{Normalgewicht}}$

Bei Frauen wird üblicherweise 10% subtrahiert. International und in der wissenschaftlichen Literatur spielt der Broca-Index keine Rolle mehr. Der Grund ist darin zu sehen, daß er relativ schlecht mit der Körperfettmasse bei kleinen und großen Personen korreliert. Auch bezüglich der Vorhersagbarkeit von Komorbiditäten ist er dem BMI unterlegen.

*Körper-Masse-Index*
(*„body mass index"*, BMI)
Er hat, nach seinem Erfinder auch Quetelet-Index (1870) genannt, den Broca-Index abgelöst:

$$\text{„body mass index" (BMI)} = \frac{\text{Körpergewicht}}{[\text{Körperlänge (m)}]^2}$$

*Beispiel*: Eine Frau wiegt 94 kg bei einer Größe von 168 cm. BMI = 94 dividiert durch $1,682^2$ (= 2,82) = 33,3 kg/m².

Mit Hilfe des BMI läßt sich die Körperfettmasse errechnen. Garrow u. Webster (1985) bestimmten bei 286 Frauen und Männern mit Hilfe der Körperdichte, des Körperwassers und des Körperkaliums (Standardmethoden) die Fettmasse. Aufgrund von Regressionsgleichungen stellten sie folgende Formeln zur Bestimmung der Körperfettmasse auf:

für Frauen
Körperfettmasse =
$(0{,}713 \times \text{BMI} - 9{,}74) \times \text{Körpergröße}^2$ [m²],

für Männer
Körperfettmasse =
$(0{,}715 \times \text{BMI} - 12{,}1) \times \text{Körpergröße}^2$ [m²].

Alle anderen Gewicht-Längen-Indizes wie der Ponderal-Index, Sheldon-Index oder Rohrer-Index spielen heutzutage keine Rolle mehr.

### Umfangsmessungen

Von Interesse sind vorwiegend die Messungen an *Taille* und *Hüfte*; aus beiden kann das Taille-Hüft-Verhältnis errechnet werden, die sog. „waist-to-hip ratio" (WHR). Zur Messung benötigt man ein nicht dehnbares Maßband von mindestens 1,5 m Länge; abgelesen wird auf 1,0 cm genau.

Der Meßvorgang erfolgt am entkleideten und stehenden Patienten in leichter Exspiration. Zur Messung der Taille wird das Maßband mit seitlicher Orientierung zwischen Rippenunter- und Beckenoberrand horizontal um den Patienten gelegt. Dort tastet man Weichteile zwischen Knochenstrukturen. Bei

Normalgewichtigen ist diese Linie in der Taille etwa in Nabelhöhe. Bei extrem Adipösen ist der Nabel im Stehen meist tiefer lokalisiert; auch eine Taille ist nicht mehr auszumachen. Am liegenden Patienten wird der Taillenumfang im Durchschnitt um 0,3 cm größer und der Hüftumfang um 3,8 cm kleiner gemessen (Williamson et al. 1993). Der Hüftumfang ist der größte Umfang über dem Trochanter major.

Folgende Klassifikation wird von den meisten Autoren vorgenommen (Abb. 2.1):

- abdominale Adipositas: Taille-Hüft-Relation bei Frauen >0,85, bei Männern >1,0,
- periphere Adipositas: Taille-Hüft-Relation bei Frauen <0,85, bei Männern <1,0.

Nach neueren Vorstellungen genügt zur Klassifizierung der Fettverteilung auch die alleinige Messung des Taillenumfanges. Eine abdominale Adipositas besteht bei folgenden Umfängen (Abb. 2.1):

- Frauen: >80 cm geringgradig;
  >88 cm deutlich,
- Männer: >94 cm geringgradig;
  >102 cm deutlich.

### Hautfaltendickemessung

*Gerät*
Gemessen wird mit einer Meßzange, auch Caliper genannt (Abb. 3.2). Sie besitzt 2 gebogene, bewegliche Branchen, deren Enden etwas verbreitert sind. Bei wissenschaftlichen Untersuchungen kommen häufig Caliper der Firmen Holtain, Harpenden oder Lange zur Anwendung. Diese Markengeräte garantieren einen gleichbleibenden Auflagedruck bei allen Öffnungsweiten. Die Öffnung der Branchen wird meist auf einer Rundskala abgelesen; inzwischen gibt es auch digitale Anzeigen mit und ohne Ausdruck. Der Branchendruck sollte auf 10 g/cm$^3$ justiert sein.

*Meßparameter*
Mit Zeigefinger und Daumen (der einen Hand) wird eine „Falte", d. h. eine doppelte Schicht aus Epidermis, darunterliegender Faszie und dem subkutanen Fettgewebe abgehoben und mit der Zange (in der anderen Hand) gemessen. Erfaßt wird somit vorwiegend die subkutane Fettschicht, deren Dicke von der Körperregion abhängt. Weit verbreitet sind die 4 Meßpunkte nach Durnin u. Womersley (1974): über dem M. triceps (Rückseite des Oberarms zwischen Olekranon und Akromion), über dem M. biceps (Vorderseite des Oberarms zwischen Ellenbeuge und Akromion), subskapular (lateraler unterer Skapulawinkel) und suprailiakal (über der Crista iliaca in der mittleren Axillarlinie). Wichtig dabei ist, die Hautfalte über dem Trizeps und Bizeps in der langen Achse der Extremität, suprailiakal horizontal und sub-

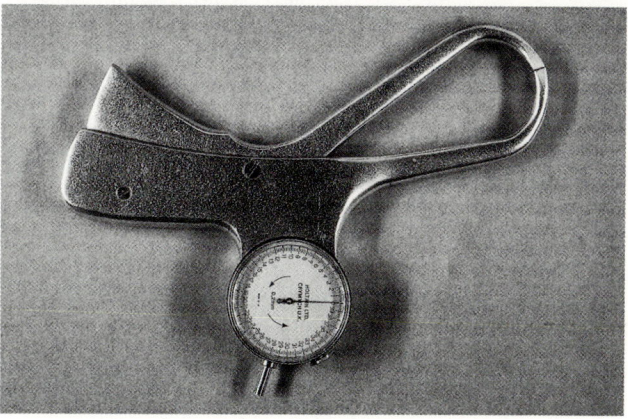

**Abb. 3.2.** Caliper zur Messung der Hautfaltendicke

skapular 45° zur Vertikalen abzuheben. zusätzliche Messungen an anderen Körperstellen, z. B. am Abdomen, Oberschenkel, Unterschenkel, an der vorderen Axillarlinie usw. sind möglich.

Mit der Hautfaltendickemessung wird die subkutane Fettmasse erfaßt, die ca. 75% der Gesamtkörperfettmasse ausmacht. Aus der Summe mehrerer Hautfaltendicken läßt sich die Fettmasse abschätzen (Durnin u. Womersley 1974). Die Angaben sind alters- und geschlechtsspezifisch (Tabelle 3.3). Werden Meßstellen am Arm mit denen am Stamm kombiniert, lassen sich Aussagen über die Fettverteilung machen.

*Genauigkeit*
An der Meßzange erfolgt die Ablesung auf 1 mm genau. Der Fehler wird bei gleichem Untersucher mit viel Erfahrung relativ gering mit 3–6% angegeben, was etwa 2–4 kg Körperfett entspricht; bei verschiedenen Untersuchern beträgt der Variationskoeffizient 10–20% (Garrow 1988; van der Kooy u. Seidell 1993). Gefordert werden an jeder Körperstelle 3 sukzessive Messungen. Das Hauptproblem liegt in der Kompression des zu untersuchenden Gewebes. Diese kann bis zu 40% variieren. Besonders kompressibel sind die suprailiakale Region und die Stelle am Oberarm (Kuczmarski et al. 1987).

*Anwendungsbereiche*
Die Caliper-Methode ist die am weitesten verbreitete Methode zur Bestimmung der Körperfettmasse. Da der Geräteaufwand minimal ist, ist die Hautfaltendickemessung für Feldversuche geradezu prädestiniert. Sie kann in der Klinik, der Praxis und bei wissenschaftlichen Untersuchungen gleichermaßen eingesetzt werden; in vielen großen Untersuchungs-Surveys kam sie zur Anwendung. Gut geeignet ist sie bei Kindern. Bei ca. 2/3 aller Adipösen kann jedoch die Hautfalte subskapular und suprailiakal nicht korrekt abgehoben werden, am Abdomen trifft das sogar für die meisten zu.

*Sagittaler abdominaler Durchmesser*
Die Messung der abdominalen Tiefe („sagittal abdominal depth",SAD) ist inzwischen wegen der Einfachheit weit verbreitet (Sjöström 1991). Beim auf dem Rücken liegenden Patienten wird in Höhe von L4 (über der

**Tabelle 3.3.** Relatives Körperfett (%) bei Männern und Frauen unterschiedlichen Alters. Die Hautfaltendicke ist die Summe aus 4 Messungen (Bizeps, Trizeps, subskapular, suprailiakal). (Nach Durnin u. Womersley 1974)

| Hautfaltendicke [mm] | Alter (Jahre) | Männer | | | | Frauen | | | |
|---|---|---|---|---|---|---|---|---|---|
| | | 17–29 | 30–39 | 40–49 | 50+ | 16–29 | 30–39 | 40–49 | 50+ |
| 20 | | 8,1 | 12,2 | 12,2 | 12,6 | 14,1 | 17,0 | 19,8 | 21,4 |
| 30 | | 12,9 | 16,2 | 17,7 | 18,6 | 19,5 | 21,8 | 24,5 | 26,6 |
| 40 | | 16,4 | 19,2 | 21,4 | 22,9 | 23,4 | 25,5 | 28,2 | 30,3 |
| 50 | | 19,0 | 21,5 | 24,6 | 26,5 | 26,5 | 28,2 | 31,0 | 33,4 |
| 60 | | 21,2 | 23,5 | 27,1 | 29,2 | 29,1 | 30,6 | 33,2 | 35,7 |
| 70 | | 23,1 | 25,1 | 29,3 | 31,6 | 31,2 | 32,5 | 35,0 | 37,7 |
| 80 | | 24,8 | 26,6 | 31,2 | 33,8 | 33,1 | 34,3 | 36,7 | 39,6 |
| 90 | | 26,2 | 27,8 | 33,0 | 35,8 | 34,8 | 35,8 | 38,3 | 41,2 |
| 100 | | 27,6 | 29,0 | 34,4 | 37,4 | 36,4 | 37,2 | 39,7 | 42,6 |
| 110 | | 28,8 | 30,1 | 35,8 | 39,0 | 37,8 | 38,6 | 41,0 | 42,9 |
| 120 | | 30,0 | 31,1 | 37,0 | 40,4 | 39,0 | 39,6 | 42,0 | 45,1 |
| 130 | | 31,0 | 31,9 | 38,2 | 41,8 | 40,2 | 40,6 | 43,0 | 46,2 |
| 140 | | 32,0 | 32,7 | 39,2 | 43,0 | 41,3 | 41,6 | 44,0 | 47,2 |
| 150 | | 32,9 | 33,5 | 40,2 | 44,1 | 42,3 | 42,6 | 45,0 | 48,2 |
| 160 | | 33,7 | 34,3 | 41,2 | 45,1 | 43,3 | 43,6 | 45,8 | 49,2 |
| 170 | | 34,5 | 34,8 | 42,0 | 46,1 | 44,1 | 44,4 | 46,6 | 50,0 |

Crista iliaca) bei leichter Exspiration die Distanz zur Unterlage gemessen. Die Liege sollte wenig komprimierbar sein. Die Bestimmung wird mit Hilfe einer Meßvorrichtung am Untersuchungstisch, einer Schublehre oder einem Caliper durchführt. Die Korrelation der Abdominaltiefe mit der durch CT ermittelten viszeralen Fettfläche wird sehr unterschiedlich mit r-Werten zwischen 0,46 und 0,96 angegeben (van der Kooy u. Seidell 1993). Sjöström (1991) und Tornaghi et al. (1994) fanden in aufwendigen Untersuchungen einen Korrelationskoeffizienten von 0,74 bzw. 0,89.

Der Fehler für die Bestimmung der Fettmasse wird mit ca. 10%, der für die fettfreie Masse mit ca. 20% im Vergleich zum CT angegeben. In der Baltimore Longitudinal Study on Aging (Seidell et al. 1994) wurde gezeigt, daß der sagittale Diameter ein besserer Prädiktor für die Gesamtsterblichkeit als auch für die Sterblichkeit aufgrund einer koronaren Herzkrankheit ist als das Gewicht bzw. der BMI.

Die anthropometrische Bestimmung des sagittalen abdominalen Diameters ist ein Maß für die viszerale Fettmasse. Diese Größe korreliert gut mit dem computertomographisch ermittelten sagittalen Durchmesser (r = 0,8–0,9) und mit kardiovaskulären Risikofaktoren und der Mortalität (s. Abschn. 3.4.11).

### 3.4.3
### Dichtemessung (Densitometrie)

*Meßprinzip*
Aus der Körpermasse und dem Körpervolumen wird die Körperdichte nach folgender Gleichung ermittelt:

$$\text{Körperdichte } (\varrho) = \frac{\text{Körpermasse (m)}}{\text{Körpervolumen (v)}}$$

Aus der Körperdichte kann auf das Körperfett geschlossen werden. Angenommen wird dabei, daß die Dichte von menschlichem Fett mit 0,9 g/cm³ und die der fettfreien Körpermasse mit 1,1 g/cm³ konstant ist. Der Dichtewert der fettfreien Masse variiert nur leicht hinsichtlich Alter, Geschlecht, Rasse und Trainingszustand (Garrow 1988). Nach Ermittlung der Dichte läßt sich das relative Körperfett nach der Formel von Siri (1956) berechnen:

$$\text{Körperfett (\%)} = \frac{4{,}95 \text{ g/cm}}{\text{Dichte } (\varrho)} - 4{,}5$$

Die Körpermasse läßt sich einfach und präzise durch Wägung bestimmen. Das Körpervolumen hingegen kann mit verschiedenen Methoden hinreichend ermittelt werden:

- Die Messung der reinen *Wasserverdrängung* wird aufgrund der hohen Meßunsicherheit nur noch selten praktiziert.
- Häufiger kommt die Volumenermittlung nach dem *Prinzip des Archimedes* zur Anwendung. Hierbei wird der Proband zunächst in Luft und dann völlig unter Wasser gewogen. Bei dieser „Unterwasserwägung" müssen die Gasvolumina im Respirations- und Gastrointestinaltrakt bestimmt bzw. geschätzt werden. Das Residualvolumen kann durch „Einwaschen" mit Helium oder durch „Auswaschen" des Stickstoffs in der Lunge bestimmt werden. Für den Gastrointestinalbereich werden gewöhnlich 100 ml Gas veranschlagt.
- In Ulm wurde eine Volumenmeßanlage nach Grundvorstellungen von Irsigler et al. (1975) entwickelt, die die Bestimmung des gasfreien Körpervolumens durch eine Kombination von Verdrängungsmessung und Anwendung der Zustandsgleichung der Gase erlaubt (Wenzel 1998). Dieses Verfahren („*Ulmer Faß*") wird im folgenden kurz beschrieben.

*Meßvorgang („Ulmer Faß")*
Das Kernstück der Volumenmeßanlage ist ein Faß aus Edelstahl, das durch einen Deckel mit einer Plexiglashaube vakuumdicht verschlossen werden kann (Abb. 3.3).

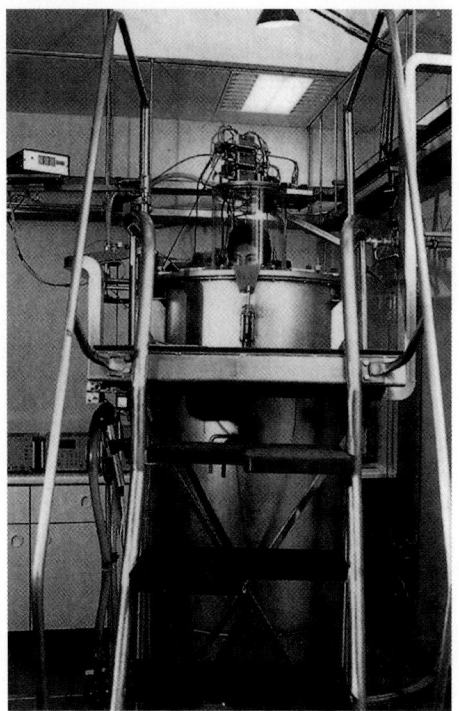

**Abb. 3.3.** Meßapparatur zur Dichtemessung („Ulmer Faß"); Einzelheiten s. Text. (Foto: Dr. Wenzel)

Zur Volumenmessung wird das „Ulmer Faß" zunächst mit Wasser bis zu einer bestimmten Höhe gefüllt. Auf diese Weise ist das oberhalb der Wasseroberfläche befindliche Haubenleervolumen exakt bestimmbar. Danach wird dem Faß eine meßbare Wassermenge entnommen, wodurch das Gasvolumen im geschlossenen Faß vor Einstieg des Probanden bekannt ist. Die entnommene Wassermenge wird so gewählt, daß der Wasserpegel dem Probanden – nach Einstieg ins Faß – im Halsbereich zu liegen kommt. Dann wird das Faß vakuumdicht verschlossen. Das gesamte im Faß verbleibende und im Menschen vorhandene Restgasvolumen wird in einem Unterdruckversuch unter Anwendung der Zustandsgleichung der Gase bestimmt. Das gasfreie Körpervolumen des Probanden ergibt sich aus der Differenz des Gasvolumens im geschlossenen Faß vor Einstieg und dem Restgasvolumen im Faß nach Einstieg des Probanden. Die Vorgänge Verdunstung, Atmung und Faßvolumenänderung werden durch Messung erfaßt und bei der Ermittlung der Körperdichte eingerechnet.

*Genauigkeit*
Bei Mehrfachmessungen mittels der Unterwasserwägung bewegt sich die Meßgenauigkeit um ±0,002–0,007 g/cm$^3$. Die Meßunsicherheit wird durch die schwierige Erfassung der Gasvolumina sowie durch Bewegungen des Probanden im Wasser verursacht. Mit dem „Ulmer Faß" wird eine Meßgenauigkeit von ±70 cm$^3$ für die Einzelmessung erreicht. Das macht eine Unsicherheit bei einem 100 kg schweren Menschen hinsichtlich der Körperfettmasse von ±325 g aus (Wenzel 1998).

*Anwendbarkeit*
Die Densitometrie ist – je nach Verfahrensart – mehr oder weniger belastend für den Probanden. Sie erfordert einen sehr hohen Aufwand hinsichtlich Meßapparatur und Zeit; sie ist damit wissenschaftlichen Fragestellungen vorbehalten. Die Densitometrie wird häufig als Referenzmethode („goldener Standard") für andere Methoden herangezogen. Die Berechnung der Körperfettmasse aufgrund der Dichte wird von einigen Autoren kritisch gesehen (Rochew u. Chumlea 1992), da insbesondere die Dichte der fettfreien Masse Schwankungen unterliegen kann. Diese Unsicherheit läßt sich weitgehend beseitigen, wenn die Densitometrie mit einer Methode zur Bestimmung des Körperwassers (z. B. $D_2O$) oder/und zur Messung der Knochenmasse (z. B. DXA) kombiniert wird. Dadurch kann ein Mehrkompartmentmodell zur Ermittlung der Körperzusammensetzung angewandt werden.

## 3.4.4 Impedanzmessung

### Tetrapolare bioelektrische Impedanzanalyse (BIA)

*Meßprinzip*

Die BIA-Methode mißt den elektrischen Wechselstromwiderstand im Körper. Üblicherweise wird ein Wechselstrom mit 50 kHz und einer Stromstärke von 800 µA an den Körper angelegt. Ströme mit niederen Frequenzen (<5 kHz) durchdringen die Zellmembranen aufgrund ihrer kapazitativen Eigenschaften nicht; gemessen wird damit nur extrazelluläres Wasser. Ströme mit höheren Frequenzen (>50 kHz) durchdringen – je höher die Frequenz desto besser – Zellmembranen und erfassen vorwiegend das Gesamtkörperwasser. Fett ist arm an Flüssigkeit und Elektrolyten und hat daher einen hohen elektrischen Widerstand. Die fettfreie Masse (Magermasse) enthält dagegen relativ viel Flüssigkeit; der angelegte Strom fließt daher hauptsächlich durch die fettfreie Körpermasse. Der Wassergehalt ist bei Gesunden ziemlich unabhängig vom Alter und vom Geschlecht; er ist umgekehrt proportional zum Widerstand. Der elektrische Widerstand hängt auch von der Körpertemperatur und der Körpergeometrie ab. Die genannten Prinzipien erklären, weshalb die Messung in einem gut temperierten Raum, nach Entleerung der Harnblase und ohne die akute Applikation eines Diuretikums durchgeführt werden sollte. Messungen bei Krankheiten mit Ödemen lassen natürlich keinen Rückschluß auf die Körperfettmasse zu.

*Meßvorgang*

Zwei Elektroden werden an einem Fuß angelegt; die distale Elektrode über den Zehenwurzeln II und III und die proximale an der Vorderseite in Höhe der tibialen und fibularen Malleole (Abb. 3.4). Die anderen beiden Elektroden werden an der gleichseitigen Hand plaziert, distal über den Fingerwurzeln in Verlängerung des Mittelfingers, proximal in Höhe der ulnaren und radialen Malleole. Der Elektrodenabstand soll jeweils mindestens eine Handbreite betragen. Der Stromeintritt erfolgt am Fuß, der Spannungsabfall tritt an den Handelektroden auf. Die Stromleitung ist zum Volumen und zur Länge des zu untersuchenden Objektes linear. Die Beziehung Körpergröße$^2$/Widerstand zur Bestimmung der fettfreien Masse korreliert gut mit Standardmethoden (Lukasi 1992).

Heutzutage werden tetrapolare Meßanordnungen bipolaren gegenüber bevorzugt, da sich der Eintrittswiderstand auf diese Weise verringern läßt. Gemessen werden 2 Größen: der Wechselstromwiderstand ($\Omega$) und die Phasenverschiebung des Stroms zur Spannung (Phasenwinkel $\alpha$). Aus diesen Meßgrößen lassen sich die Resistance und

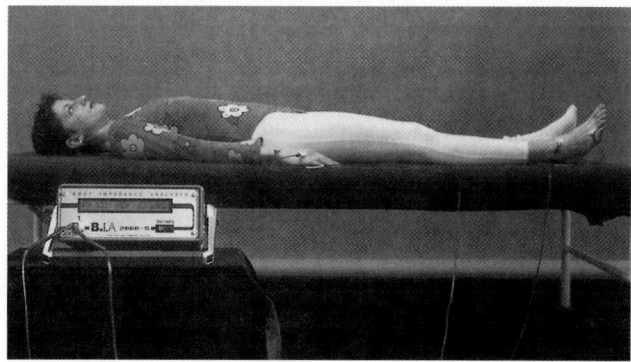

**Abb. 3.4.** Gerät zur Durchführung der bioelektrischen Impedanzanalyse (BIA)

die Reactance ermitteln. Die Resistance entspricht dem induktiven Widerstand und ist zum Wasservolumen und Elektrolytgehalt weitgehend linear (Lukasi 1992) Die Reactance spiegelt den kapazitativen Widerstand wider und entsteht durch Zellmembranen, die wie Kondensatoren wirken; sie ist proportional zum Zellvolumen.

Zwischen der Impedanz (Z) und der Resistance (R) sowie der Reactance (Xc) besteht folgende Beziehung:

$$Z^2 = R^2 + Xc^2$$

In letzter Zeit sind auch Multifrequenztechniken entwickelt worden. Ob diese der bisherigen Technik überlegen sind und zwischen Gesamtkörper- und extrazellulärem Wasser unterscheiden können, wird sich zeigen (Jebb u. Elia 1993).

*Meßgrößen*
Da der Strom vorwiegend durch Flüssigkeiten in der fettfreien Masse fließt, wird im wesentlichen das Körperwasser erfaßt. In den vergangenen Jahren sind eine Reihe Formeln aufgrund von Regressionsgleichungen entwickelt worden, mit deren Hilfe sich die fettfreie Masse und Fettmasse errechnen lassen. Durch Einbeziehung der Reactance kann die Körperzellmasse ermittelt werden; die fettfreie Körpermasse kann damit in eine intra- und extrazelluläre Komponente unterteilt werden (Abb. 3.1). Kommerzielle Geräte drucken gewöhnlich in Absolut- und Relativwerten das Körperwasser, die fettfreie Masse und die Fettmasse aus, manche zusätzlich die Körperzellmasse und die extrazelluläre Masse.

*Genauigkeit*
Vor allem Lukasi (1992) und Segal et al. (1985b) haben sich um die Validität dieser Methode bemüht. Verglichen mit der Densitometrie fanden sie Korrelationen zwischen 0,91 und 0,95 hinsichtlich des Körperfettes. Einige Formeln unterschätzen den Fettanteil bei deutlich Adipösen; neuere angeblich nicht mehr (Segal et al. 1985b). Der Fehler bei Wiederholungsmessungen an verschiedenen Tagen liegt zwischen 0,5 und 1,0%, der Variationskoeffizient beträgt ca. 2% (Lukasi 1992). Problematisch ist möglicherweise die Messung bei Änderung der Körpergewichts unter einer Reduktionskost (Deurenberg (1989) sowie bei anderen Zuständen mit Änderung der Körperhydratation (z. B. Ödemen). Bei Änderung des Gewichtes von 1,2 kg/Woche zeigte sich jedoch eine gute Übereinstimmung mit der Deuteriumverdünnungsmethode (r = 0,97; Kushner 1990).

Die Impedanzmethode ist für klinische Zwecke gut geeignet.

*Anwendungsbereich*
Die BIA-Methode kann inzwischen als etabliert gelten (Fischer 1991). Ein breiter Anwendungsbereich ist gerechtfertigt, weil die Methode relativ genau, reproduzierbar, schnell, angenehm und preisgünstig ist; das Gerät (Preis ca. 2.000–10.000 DM) ist tragbar. Die Methode kann auch bei Kindern problemlos angewendet werden. Im Unterschied zur Hautfaltendickemessung ist sie bei allen Patienten anwendbar, auch bei extrem Adipösen. Ob man mit der Impedanzmethode die Körperzellmasse („body cell mass", BCM) bei Adipösen valide bestimmen kann, ist noch nicht gesichert. Es gibt zwar Vergleichsuntersuchungen mit der Bestimmung des Ganzkörperkaliums (s. unten), die eine gute Übereinstimmung zeigen; 97% des Kalium befindet sich intrazellulär und reflektiert daher die Zellmasse verläßlich. Die Studien wurden allerdings an Gesunden, Nierenkranken bzw. HIV-Infizierten und nicht an Adipösen vor und nach Gewichtsreduktion durchgeführt. Die Bestimmung der Körperzellmasse bzw. des Verhältnisses der Extrazellulärmasse/Körperzellmasse zur Beurteilung einer Mangelernährung unter einer

Reduktionskost ist daher derzeitig nicht zulässig.

Zur Ermittlung der Körperzusammensetzung sollten Formeln eingesetzt werden, die zum einen an Adipösen evaluiert wurden und zum anderen geschlechtsspezifisch sind. Die Formeln von Segal (Segal et al. 1988) werden häufig verwendet:

> Männer: Fettfreie Masse (kg) = $0{,}00089 \times S^2 - 0{,}0299 \times R + 0{,}42688 \times W - 0{,}070 \times$ Alter $+ 14{,}5243$
>
> Frauen: Fettfreie Masse (kg) = $0{,}00091 \times S^2 - 0{,}01466 \times R + 0{,}2999 \times W - 0{,}07012 \times$ Alter $+ 9{,}37938$

**Ganzkörperleitfähigkeit (TOBEC, TRIM)**

Mit der *TOBEC* wird die elektrische Leitfähigkeit des Körpers („total body electrical conductivity") gemessen wird. Zur Messung wird der Körper durch eine zylindrische Spule geschoben, an die ein Wechselstrom mit 5 MHz zur Erzeugung eines elektrischen Feldes angelegt ist. Aufgrund des Dipolcharakters der menschlichen Körpers, bedingt durch Membranen und Elektrolyte, ändert sich der Widerstand in der Spule (Meßgröße).

*TRIM* („tissue resonance impedance measurement") unterscheidet sich insofern von TOBEC, als nicht die Widerstandsänderung (D R), sondern die Änderung der fraktionellen Resonanzfrequenz (D f/f) gemessen wird (Ryde 1993).

Beide Methoden wurden zur Ermittlung der Körperzusammensetzung inzwischen aus verschiedenen Gründen weitgehend verlassen.

### 3.4.5
### Duale Photonen- bzw. duale „X-ray-Absorptionsmetrie" (DPA und DXA)

*Meßprinzip*
Es kommen Geräte zur Anwendung, die auch für die Osteodensitometrie verwendet werden. Bei der dualen Photonenabsorptionsmetrie (DPA) werden von einer 153Gadoliniumquelle Strahlen mit unterschiedlichem Spektrum ausgesandt. Die mittleren Energien liegen bei 44 und 100 keV (Heymsfield 1989). Die unterschiedlichen Wellenlängen bedingen eine verschiedene Abschwächung der Strahlung beim Passieren des menschlichen Körpers. Während der Untersuchung liegt der Patient auf einer Liege. Die Strahlung (Untertisch) wird von einem Detektor (Übertisch) aufgenommen, der in longitudinalen und transversalen Schritten im Abstand von wenigen Zentimetern den Körper scannt. Die Untersuchungszeit beträgt 10–20 min. Bei der DXA („dual X-ray absorptiometry") ist eine Röntgenquelle vorhanden, die Strahlen mit einer Energie von 6,4–11,2 fJ emittiert. Das Meßprinzip ist identisch mit der DPA (van der Kooy u. Seidell 1993).

*Meßparameter*
Die Relation der Abschwächung beider Strahlungsbündel gibt Hinweise für die Zusammensetzung des untersuchten Gewebes (R-Wert). Unterschieden werden kann zwischen Knochenmineralien und Weichteilgewebe; eine weitere Differenzierung des Weichtgewebes in nichtknochen-/fettfreie Muskelmasse sowie Fett ist möglich. Bei Verwendung eines Dreikompartmentmodells kann zwischen Fett, Knochenmineralien und nichtknochen-/fettfreier Masse unterschieden werden (Heymsfield et al. 1989).

*Genauigkeit*
Die DXA gilt als außerordentlich exakte Methode. Die Reproduzierbarkeit wird mit 1% angegeben (Heymsfield et al. 1992).

*Anwendungsbereich*
Da bereits häufig DXA-Geräte in Klinik und Praxis vorhanden sind, ist es vorstellbar, daß in Zukunft auch die Körperzusammensetzung damit bestimmt wird. Die DPA- bzw. DXA-Methode hat im Vergleich zu etablierten Standardmethoden den Vorteil, daß regional (z. B. am Abdomen) gemessen werden

kann. Die DXA-Methode findet daher auch bei der Bestimmung der Fettverteilung und der Ermittlung der intraabdominalen Fettmasse Verwendung (Kap. 3.4.11). Nachteilig hingegen ist die, wenn auch mit ca. 1 mR geringe Strahlenbelastung.

## 3.4.6
## Isotopenverdünnungsmethoden

### Ganzkörperwasser
### (Deuterium, Tritium, 18-Sauerstoff)

*Meßprinzip*
Zur Bestimmung des Körperwassers bieten sich Substanzen an, die sich ausschließlich im Wasser verteilen. Die Verdünnung der Testsubstanzen ist proportional dem Verteilungsvolumen. Üblicherweise werden Deuterium ($D_2O$; stabiles, schweres Isotop von Wasserstoff), 18-Sauerstoff ($H_2^{18}O$; stabiles, schweres Isotop von Sauerstoff) oder Tritium ($^3H_2O$; radioaktives Isotop von Wasserstoff) verwendet. Die Substanzen werden gewöhnlich oral verabreicht. Aliquots könnten im Plasma, Urin oder Speichel bestimmt werden. Deuterium kann mit Hilfe der Gaschromatographie, der Infrarotabsorption oder der Massenspektrometrie bestimmt werden, 18-Sauerstoff nur mit der letzteren Methode. Tritium läßt sich einfach aufgrund der Radioaktivität in einem Szintillationszähler messen (Schoeller 1992).

*Meßparameter*
Gemessen wird die Verteilung des Isotops im Körperwasser. Da der Wassergehalt der fettfreien Masse mit 73% relativ konstant ist, können daraus die fettfreie Masse und aus der Differenz zum Körpergewicht das Körperfett errechnet werden. Nicht verwendbar ist die Messung bei akuter Diuretikatherapie oder Krankheitszuständen mit Ödembildung.

*Genauigkeit*
Der Meßfehler bei wiederholten Messungen liegt um 2%. Verschiedene Untersucher kommen zu Ergebnissen, die nur um 4% differieren. Verglichen mit der Densitometrie liegt die Korrelation hinsichtlich der fettfreien Masse bei r = 0,95.

*Anwendungsbereich*
Die Methode wird ausschließlich zu Forschungszwecken benutzt. Sie gilt als die beste zur Bestimmung des Körperwassers. Tritium ist wegen der Radioaktivität eingeschränkt einsetzbar.

### Ganzkörperkalium

*Meßprinzip*
Ein winziger Teil des Kaliums im menschlichen Körper, nämlich 0,012%, ist radioaktiv und stammt von dem natürlichen Isotop 40 K. Die ausgesandten γ-Strahlen mit 1,46 keV können in einem sog. Ganzkörperzähler erfaßt werden. Die Detektoren bestehen entweder aus einen flüssigen Szintillator oder kristallinen Elementen. Um die Umgebungsstrahlung zu minimieren, ist das Gerät von einem Mantel aus Stahl und Blei umgeben. Der Patient wird zur Messung auf einer Liege in den Ganzkörperzähler geschoben; die Meßzeit beträgt 30–60 min (Jebb u. Elia 1993).

*Meßparameter*
Gemessen wird Kalium, das vorwiegend in der fettfreien Masse vorhanden ist; 97% befindet sich intrazellulär. Da der Kaliumgehalt relativ konstant ist, läßt sich daraus die fettfreie Masse errechnen: bei Frauen sind es 60 mmol/kg und bei Männern 66 mmol/kg (Garrow 1988).

*Genauigkeit*
Die Messung ist mit einem Fehler von ca. 3% ziemlich präzise. Ein Problem ist jedoch die Kalibrierung, da ein Teil der Strahlung von 40 K vom Körper selbst absorbiert wird. Eine Kalibrierung mit geeigneten Phantomen ist daher notwendig. Beeinflussen Krankheiten oder Interventionen den Kaliumgehalt des Körpers, ist die Messung unzuverlässig.

*Anwendungsbereich*
Bedingt durch das aufwendige Meßgerät, ist diese Methode der Forschung vorbehalten. Durch Kombination mit der Neutronenaktivierung können muskuläre und nicht muskuläre Komponenten der fettfreien Masse differenziert werden (Rochew u. Chumlea 1992). Die Methode ist bei Kindern (zu hohe Background-Strahlung), Klaustrophobikern und bei Veränderungen des Kaliumgehaltes (*Cave:* Diuretika) nicht anwendbar.

### 3.4.7
### In-vivo-Neutronenaktivierungsanalyse (IVNAA)

Bisher gab es keine Methode, Proteine in vivo direkt zu messen. Neuerdings besteht jedoch die Möglichkeit, Stickstoff mit Hilfe der In-vivo-Neutronenaktivierungsanalyse (IVNAA) zu bestimmen (Jebb u. Elia 1993; Rochew u. Chumlea 1992). Da der Stickstoffgehalt von Proteinen mit 16% ziemlich konstant ist, kann der Proteingehalt errechnet werden. Proteine befinden sich fast ausschließlich im fettfreien Gewebe. Werden bestimmte Stoffe wie z. B. Stickstoff durch Neutronen aktiviert, werden sie vorübergehend radioaktiv und senden γ-Strahlen aus. Als Strahlenquelle kommen $^{238}$PuBe oder $^{252}$Cf in Frage, die Neutronenenergie liegt zwischen 0 und 11 MeV. Die Genauigkeit wird mit 3% angegeben. Die Meßdauer beträgt 20–30 min, währenddessen der Proband ruhig liegen muß.

### 3.4.8
### Infrarotspektrometrie (NIRI) und Lipometer

Die *NIRI* („near infrared-red interactance") ist eine vorwiegend in der Sportmedizin verbreitete Methode. Von einer Lichtquelle wird monochromatisches Licht mit 2 verschiedenen Wellenlängen, meist 916 und 1.026 nm, ausgesandt. Ein Teil der Strahlung wird vom Körper absorbiert, ein Teil reflektiert und analysiert. Da die Eindringtiefe des Lichtstrahls nur ca. 1 cm beträgt, ist eine exakte Erfassung der Fettmasse kaum vorstellbar. Bei kommerziellen Geräten wird über dem M. biceps gemessen; die Messung an mehreren Körperstellen bietet offensichtlich kaum Vorteile (Conway et al. 1984). Wenngleich die Messung sehr einfach, preiswert, schnell durchführbar und das Gerät tragbar ist, wird die Methode wegen ungenügender Evaluierung nicht empfohlen. Hinsichtlich der Genauigkeit sind Hautfaltendickemessung und BIA überlegen (Jebb u. Elia 1993).

Seit kurzem gibt es eine Methodenvariante (*Lipometer*), bei der im sichtbaren Bereich (660 nm) gemessen wird. Die Eindringtiefe soll 50 mm betragen, die Auflösung 0,1 mm (Sudi et al. 1998). Gemessen wird an 15 verschiedenen Körperstellen. Sollten die Angaben korrekt und die Ergebnisse reproduzierbar sein, ist diese Methode sicherlich der NRI überlegen, die häufig in der Sportmedizin eingesetzt wird. Ob sie auch der BIA überlegen ist, ist unklar. Sie ist zumindest viel aufwendiger als diese, allerdings mit dem Vorteil, weitgehend unabhängig von Flüssigkeitsschwankungen im Körper zu sein.

### 3.4.9
### Ultraschall

*Messung der subkutanen Fettschicht und Ermittlung der Gesamtkörpermasse*

*Meßprinzip*
Von einem Schallkopf wird Ultraschall in den Körper geschickt. Ein Teil der Energie wird an Grenzflächen von Geweben mit unterschiedlicher Dichte und akustischem Widerstand reflektiert. Fett unterscheidet sich hierbei deutlich von der Muskulatur, Faszien oder der Haut (Abb. 3.5). Die reflektierten Wellen werden hinsichtlich ihrer Eindringtiefe analysiert. B-Mode-Geräte werden zur Messung der subkutanen Fettschichtdicke mit 7,5-MHz-Schallköpfen ausgerüstet; bei Verwendung einer 5-MHz-Sonde sollte eine Wasservorlaufstrecke benutzt werden (Swo-

**Abb. 3.5.** Ultraschall (B-Bild) von einem Patienten vor (*oben*) und nach (*unten*) Gewichtsreduktion am Abdomen (unterhalb des Nabels). Man erkennt 3 Schichten: oben (*hell*): Haut und Unterhaut; Mitte (*dunkel*): Fettschicht; unten (*gesprenkelt*): Muskel

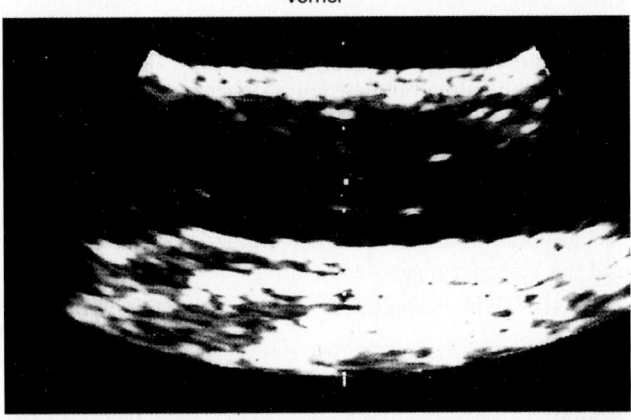

Vorher

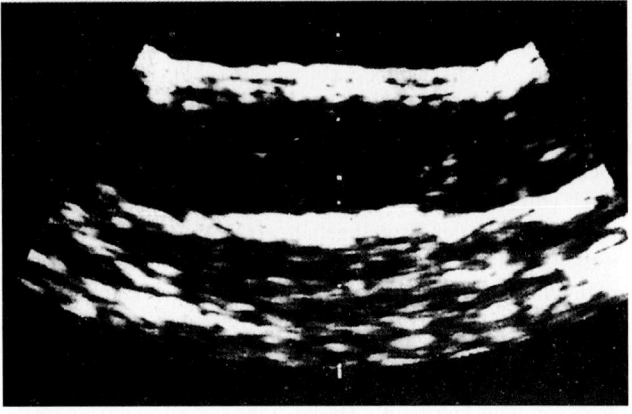

Nach 4 Wochen Gewichtsreduktion

bodnik et al. 1984; Bienek et al. 1990). Elektronische und mechanische Schallköpfe sind gleichermaßen verwendbar, auch die Form des Schallstrahls (Sektor- oder Linearkopf) spielt keine wesentliche Rolle.

*Meßparameter*
Die subkutane Fettschichtdicke wird an definierten Körperstellen gemessen. Diese entsprechen üblicherweise denen der Hautfaltendickemessung. Mit Hilfe von Formeln, die durch Regressionsgleichungen aufgrund von Standardverfahren (z. B. Hydrodensitometrie) ermittelt wurden, wird die Dichte errechnet (Swobodnik et al. 1984; Kuczmarski et al. 1987).

*Genauigkeit*
Die subkutane Fettschichtdicke läßt sich auf 2% genau messen. Die Übereinstimmung bei Messungen durch verschiedene Untersucher liegt um 95%. Beim Vergleich der Ultraschallmethode mit der Hautfaltendickemessung schneidet erstere hauptsächlich deshalb meist besser ab (Kuczmarski et al. 1987; Rochew u. Chumlea 1992), weil mit dem Caliper eine Kompression des Gewebes bewirkt wird. Wie bei der Hautfaltendickemessung wird auch hier vom subkutanen auf das Ganzkörperfett mittels Formeln geschlossen.

*Anwendungsbereich*
Ultraschall wird z. Z. nur ganz selten zur Bestimmung der Körperzusammensetzung eingesetzt. Der Grund hierfür ist vorwiegend im Zeitaufwand zu sehen. In einigen Kliniken wird sie auch zur Motivation des Patienten genutzt, da das B-Bild dem Patienten die vermehrte Fettmasse visuell vermittelt (Abb. 3.5).

**Bestimmung des sagittalen abdominalen Durchmessers (SAD)**

Zur Messung des sagittalen intraabdominalen Diameters (SAD) benötigt man B-Bildsonographiegeräte mit einer großen Eindringtiefe, wie sie Schallköpfe mit 3,5 MHz oder noch weniger gewährleisten. Gemessen wird von der Dorsalseite der Linea alba (Verbindung beider Teile des M. rectus abdominis) bis zur Dorsalwand der Aorta abdominalis. Da diese nicht in der Abdomenmitte, sondern leicht links-lateral liegt, wird die Senkrechte zu ihr vermessen (Armellini et al. 1990). Die Untersuchung wird in leichter Exspiration in Höhe von $L_4$ durchgeführt. Die intraabdominale Tiefe korreliert mäßig mit der im CT bestimmten Fettmasse ($r = 0,67$; Armellini et al. 1990). Das Hauptproblem liegt in der exakten Erfassung der Aorta; in einigen Fällen gelingt die Darstellung nicht. Wegen dieser Unzulänglichkeit wird sie von einigen Autoren nicht empfohlen (Bellisari et al. 1993). Tornaghi et al. (1994) hingegen fanden eine gute Korrelation mit dem CT ($r = 0,89$). Der inter- bzw. intraindividuelle Untersuchervariationskoeffizient betrug 7 bzw. 5%. Der SAD korreliert mit dem viszeralen Fett besser als die WHR. Ob er auch dem Taillenumfang überlegen ist, müssen zukünftige Studien noch zeigen.

### 3.4.10
### Computer- und Kernspintomographie (CT und NMR)

*Meßprinzip*
Bei der *Computertomographie (CT)* werden von einer um den Körper rotierenden Strahlenquelle Röntgenstrahlen emittiert. Diese werden in Abhängigkeit von der Dichte des Körpers absorbiert und in einem Detektor erfaßt. Der Grad der Abschwächung wird rechnerisch erfaßt und auf dem Bildschirm in Pixels dargestellt. Fett läßt sich relativ gut vom Weichteilgewebe und Knochen unterscheiden. Hounfield-Einheiten von $-190$ bis $-30$ entsprechen Fett; die Einheiten differieren von Gerät zu Gerät und sind zudem personenspezifisch. Auf dem Bildschirm entstehen Schnitte, auf denen das Fett mit einem Cursor umfahren werden kann (Abb. 3.6). Mit Hilfe von Computer-Software läßt sich

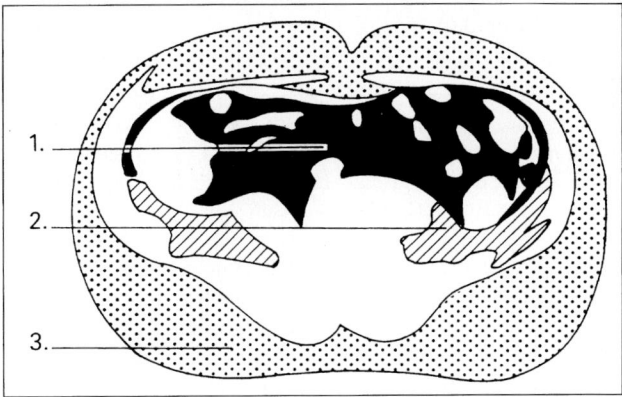

**Abb. 3.6.** Schematischer CT-Scan in Höhe von $L_4$–$L_5$ mit Angabe der einzelnen Teile des intraabdominalen Fettes. *1* omentales und mesenterales Fett, *2* retroperitoneales Fett, *1+2* viszerales Fett, *3* subkutanes Fett

die Fläche errechnen, bei Anfertigung mehrerer Schnitte das Volumen.

*Meßparameter*
Mit dem CT läßt sich Fett anatomisch erfassen, sowohl das subkutane als auch das viszerale. Dazu erfolgen Schnitte in Höhe von $L_3$–$L_4$ bzw. $L_4$–$L_5$ (etwa Nabelhöhe). Soll die Gesamtkörperfettmasse abgeschätzt werden, sind multiple Scans erforderlich.

*Genauigkeit*
Das CT hat mit einem Variationskoeffizienten von 1% eine sehr gute Präzision (van der Kooy u. Seidell 1993). Problematisch ist die Unterscheidung von retroperitonealem und intraperitonealem (omental, mesenterisch) Fett, da sich das Peritoneum nicht darstellt. Auch die Streustrahlung an Knochen kann ein Problem sein. „Multiple scans" sind einem „single scan" zur Ermittlung der intraabdominalen Fettmasse überlegen (Heymsfield et al. 1992; Sjöström 1991).

*Anwendbarkeit*
Das CT ist äußerst präzise, jedoch teuer in der Anwendung und mit Strahlenbelastung verbunden; Kinder und Schwangere können daher nicht untersucht werden. Ein „single scan" dauert 10 s, „multiple scans" können mehr als 1 h in Anspruch nehmen. Subkutanes Fett läßt sich klar vom viszeralen unterscheiden; letzteres setzt sich aus omentalem, viszeralem und retroperitonealem Fett zusammen (Abb. 3.6).

> Mit der Computertomographie (CT) läßt sich das viszerale Fett am besten bestimmen.

Bei der *Kernspintomographie (NMR,* „nuclear magnetic resonance", oft auch „magnetic resonance imaging", MRI genannt) wird der Körper einem magnetischen Feld und Radiofrequenzen ausgesetzt. Kerne mit intrinsischen magnetischen Eigenschaften richten sich entsprechend dem magnetischen Feld aus. Werden die Radiowellen unterbrochen, kehrt der Kern in seine ursprüngliche Position zurück und emittiert zuvor absorbierte Energie. Diese Emission wird von einem Detektor erfaßt. Die generierten Bilder sind ähnlich dem CT-Bild. Die Präzision ist jedoch mit einem Variationskoeffizienten von 5–7% deutlich geringer; die Untersuchungsdauer beträgt bei einer Schnittebene 20 min. Von Vorteil ist die fehlende Strahlenbelastung, nachteilig sind zudem die sehr hohen Kosten.

## 3.4.11
## Bestimmung der viszeralen Fettmasse

### Computertomographie (CT) und Kernspintomographie (NMR)

Beide Methoden sind derzeit der goldene Standard zur quantitativen Erfassung des viszeralen Fettes (s. oben). Hinsichtlich der Bildqualität ist das CT dem NMR überlegen. Aufgrund der hohen Kosten (CT und NMR) und der Strahlenbelastung (CT) sind sie wissenschaftlichen Fragestellungen vorbehalten. Von der *Planimetrierung* der Fettflächen erhält man über Annäherungsformeln die viszerale Fettmasse in g oder $cm^3$. Genauer ist die quantitative Bestimmung, wenn Scans in mehreren Ebenen durchgeführt werden (Heymsfield et al. 1992).

Zur Ermittlung der viszeralen Fettmasse kann auch nur der *sagittale abdominale Durchmesser* bestimmt werden. Nach einer CT-basierten Studie von Sjöström (1991) lassen sich durch Messung des Gewichts, der Größe und des sagittalen abdominalen Durchmessers die gesamte, subkutane und viszerale Fettmasse sowie die fettfreie Körpermasse nach folgenden Formeln errechnen:

**Gesamtfettmasse** [l]
bei Frauen  = $1{,}61 \times W/H - 38{,}3$,
bei Männern = $1{,}36 \times W/H - 42{,}0$,

viszerale Fettmasse (l)
bei Frauen  = 0,370 × D – 4,85,
bei Männern = 0,731 × D – 11,5.

W = Gewicht [kg];
H = Größe [cm];
D = sagittaler Diameter [cm].

**Gesamtfettmasse** [kg] = Fettmasse [l] × 0,923.

**Subkutane Fettmasse** [kg] =
Gesamtfettmasse [kg] – viszerale Fettmasse [kg].

**Fettfreie Körpermasse** [kg] =
Gewicht [kg] – Gesamtfettmasse [kg].

### Duale Photonen- (DPA) und X-ray-Absorptionsmetrie (DXA)

Diese Verfahren sind ebenfalls geeignet, das viszerale Fett zu erfassen. Bei dieser Methode wird zwar der gesamte Körper gescannt, jedoch nicht simultan, sondern sukzessiv von Kopf bis Fuß (s. oben). Die DXA ist der DPA hinsichtlich Reproduzierbarkeit und Schnelligkeit überlegen; ein Nachteil ist die (geringe) Strahlendosis von 0,05–0,1 µGy für 10–15 min Untersuchungszeit. Der Variationskoeffizient beim viszeralen Fett beträgt 12% (van der Kooy u. Seidell 1993). Nachteilig zum CT und NMR ist, daß das viszerale nicht vom subkutanen Fett unterschieden werden kann. Beide Methoden sind bezüglich der Bestimmung des viszeralen Fettes bisher ungenügend evaluiert.

### Umfangsmessung

Die Messung der Taille bzw. die Ermittlung der Taille-Hüft-Relation liefert brauchbare Hinweise für das viszerale Fett. Eine Korrelation mit der computertomographisch ermittelten viszeralen Fettmasse ist gegeben, jedoch nur schwach (Seidell et al. 1988). Strittig ist noch, ob die alleinige Umfangsmessung in der Taille genügt, um das Komorbiditätsrisiko der Adipositas abzuschätzen (Lean et al. 1995).

### 3.4.12 Vergleich der Untersuchungsmethoden

Mit Methoden der Körperzusammensetzung will man üblicherweise zweierlei erfassen: die Körperzusammensetzung unter Gewichtskonstanz und die Veränderung der Körperzusammensetzung nach Gewichtsreduktion. Die Messung der Körperzusammensetzung unter Steady-state-Bedingungen ist relativ gut evaluiert, unter Gewichtsänderung hingegen unzureichend.

#### Messung der Körperzusammensetzung unter Gewichtskonstanz

Deurenberg u. Schutz (1995), profunde Kenner von Methoden der Körperzusammensetzungsmessung, haben in einem Review-Artikel eine Bewertung der gängigen Methoden hinsichtlich Genauigkeit, Kosten, Zeitaufwand und Verträglichkeit vorgenommen (Tabelle 3.4). Sie lassen keinen Zweifel daran, daß hinsichtlich der Genauigkeit die Neutronenaktivierung allen anderen Methoden überlegen ist, aber auch die Densitometrie, Verdünnungsmethoden und die Computer- und Kernspintomographie verläßliche Ergebnisse liefern. Das Problem ist bei diesen Verfahren bei den Kosten bzw. bei der Bestrahlung zu sehen. Methoden mit geringem Aufwand und guter Patientenverträglichkeit wie die Anthropometrie und die Impedanzmethode sind leider hinsichtlich der Körperzusammensetzung nicht sehr präzise, wenn auch weit verbreitet bzw. populär. Es fehlt offensichtlich immer noch die genaue, preisgünstige und verträgliche Methode.

#### Messung der Körperzusammensetzung unter Gewichtsabnahme

Problematischer ist die Messung im Nicht-steady-state-Zustand. Eine Gewichtsabnahme hat nicht nur Auswirkungen auf das Körperfett, sondern auch auf die Skelettmuskulatur und die Menge bzw. Zusammensetzung

**Tabelle 3.4.** Vor- und Nachteile verschiedener Methoden zur Bestimmung der Körperzusammensetzung unter Gewichtsreduktion. +++ exzellent, ++ sehr gut, + gut, +/– vertretbar, – nachteilig. (Nach Deurenberg u. Schutz 1995)

|  | Genauigkeit | Kosten | Bestrahlung | Zeit | Verträglichkeit für Patienten |
|---|---|---|---|---|---|
| Kadaver-Analyse | +++ | – |  |  |  |
| Neutronenaktivierung | +++ | – | – | ++ | ++ |
| Densitometrie | ++ | + |  | ++ | +/– |
| Verdünnungsmethode | ++ | +/– | (–) | + | + |
| $^{40}$K-Methode | ++ | – |  | ++ | ++ |
| „Dual-energy X-ray absorptiometry" (DXA) | ++ | – | – | ++ | ++ |
| Computertomographie (CT) | ++(+) | – | – | ++ | ++ |
| Kernspintomographie (NMR) | ++ | – |  | +(+) | + |
| Anthropometrie | + | +++ |  | ++ | + |
| Infrarotspektrometrie | + | ++ |  | ++ | +(+) |
| Ultraschallmessung | + | ++ |  | ++ | ++ |
| Bioelektrische Impedanz | + | + |  | +++ | +++ |
| Kreatinine/N-Methyl-Histidin-Exdretion | + | ++ |  | – | – |

der Körperflüssigkeit. In den meisten methodischen Studien zur Körperzusammensetzung unter Gewichtsabnahme wurden meist 2 oder 3 Methoden miteinander verglichen. Beim Swansea Trial (Ryde et al. 1993) wurden jedoch zur Ermittlung der fettfreien Masse (FFM) 8 verschiedene Methoden eingesetzt und mit der Neutronenaktivierung, einer ziemlich genauen Methode zur Bestimmung des Stickstoffs, verglichen (Tabelle 3.5). 12 Frauen mit einem BMI von 22,2–43,3 kg/m$^2$ wurden vor und 3–5,5 Wochen nach einer Gewichtsreduktion mit Hilfe einer Formuladiät („Cambridge Diet") untersucht. Die Diät wies 405 kcal/Tag auf und enthielt als Hauptnährstoffe 42 g Eiweiß, 8 g Fett und 44,1 g Kohlenhydrate; die Gewichtsabnahme betrug im Mittel 16 kg.

**Tabelle 3.5.** FFM-Abnahme durch Reduktionskost: verschiedene Techniken. Änderung der fettfreien Körpermasse (FFM) durch Gewichtsreduktion mit Hilfe einer Formuladiät (Cambridge Diet) über 4–5 Wochen. Bestimmung mit verschiedenen Methoden. *NAA* Neutronenaktivierung; *BIA* bioelektrische Impedanzanalyse, *TRIM* „tissue resonance impedance measurement"; *TBW* („total body water", Gesamtkörperwasser); *HF* Hautfaltendicke; *IRI* „infrared interactance"; *TBK* („total body potassium", Gesamtkörperkalium). (Swansea Trial, Ryde et al. 1993)

| Proband | NAA | BIA | TRIM | TBW | HF | IRI | TBK | x̄ |
|---|---|---|---|---|---|---|---|---|
| 1 | 3,60 | 3,46 | 2,48 | 2,23 | 6,59 | 6,21 | 3,8 | 3,9 |
| 2 | – | – | – | – | – | – | – | – |
| 3 | 3,20 | 1,13 | 1,64 | 2,36 | 4,57 | 7,28 | 7,0 | 3,4 |
| 4 | 5,56 | 4,36 | 4,75 | 5,60 | 4,92 | 9,27 | 12,04 | 6,5 |
| 5 | 2,12 | 3,77 | 3,29 | 1,81 | 4,92 | 8,31 | 1,9 | 3,5 |
| 6 | 5,89 | 0,09 | 4,31 | 1,31 | 5,10 | 7,80 | 2,6 | 3,7 |
| 7 | 5,35 | 3,24 | 4,40 | 3,84 | 6,50 | 10,31 | 10,7 | 6,1 |
| 8 | 4,23 | 1,23 | 4,75 | 5,79 | 7,44 | 9,35 | 2,4 | 5,1 |
| 9 | 1,90 | 2,48 | 3,93 | 2,37 | 4,06 | 7,88 | 6,3 | 3,9 |
| 10 | 0,63 | 3,73 | 5,31 | 7,70 | 5,38 | 8,21 | 11,8 | 6,1 |
| 11 | 3,60 | 1,70 | 4,48 | 1,16 | 5,94 | 7,78 | 16,2 | 5,3 |
| 12 | 5,50 | 5,66 | 4,52 | 6,75 | 6,71 | 10,78 | 17,2 | 7,9 |
| Mittelwert | 3,78 | 2,60 | 3,99 | 3,72 | 5,65 | 8,47 | 8,4 |  |
| SEM | 0,52 | 0,60 | 0,33 | 0,71 | 0,32 | 0,40 | 1,7 |  |

Am besten stimmten die Ganzkörperwassermethoden und TRIM mit der Neutronenaktivierung überein. Bei der Ganzkörperkaliumbestimmung zeigten sich große individuelle Schwankungen (hoher Standardfehler); dies wurde auf eine schwierige und ungenaue Eichung zurückgeführt. Mit der Infrarotspektrometrie ließen sich zwar reproduzierbare Daten liefern, die FFM war insgesamt jedoch zu hoch geschätzt worden. Die BIA-Methode ergab relativ niedrigere absolute Werte. Das Problem mag darin bestanden haben, daß eine konstante Hydratation des Körpers von 0,73 angenommen wurde, die sich bei Gewichtsreduktion möglicherweise änderte. Mit der TOBEC-Methode wurden – wie mit der Infrarotmessung – zu hohe Abnahmen der FFM ermittelt.

Wenngleich diese Untersuchung sehr aufwendig und in ihrer Art einmalig ist, leidet der Methodenvergleich daran, daß nur Frauen und auch nur 12 untersucht wurden.

**FAZIT**

- Eine spezifische Anamnese gibt Aufschluß über Ursachen und Therapiemöglichkeiten.
- Eine Ernährungsanamnese mit quantitativen Angaben ist bei Adipösen nicht realistisch.
- Die körperliche Untersuchung und der Einsatz von technischen Hilfsmitteln dient vorwiegend der Eruierung von sekundären Ursachen und Folgekrankheiten.
- Technische Untersuchungsmethoden geben Aufschluß über die globale und/oder regionale Körperzusammensetzung. Ihr Aufwand ist zum Teil erheblich.
- Für die Bestimmung der Körperzusammensetzung in der klinischen Routine sind der BMI, der Taillenumfang, die Hautfaltendickemessung bzw. Impedanzanalyse ausreichend.
- Bei wissenschaftlichen Untersuchungen bieten sich – je nach Fragestellung – eine Reihe von verschiedenen Methoden an.
- Die Densitometrie gilt immer noch als der „goldene Standard" zur Bestimmung der Körperfettmasse (mit abnehmender Bedeutung).

# 4 Epidemiologie

| | | |
|---|---|---|
| 4.1 | Häufigkeit | 37 |
| 4.2 | Mortalität | 41 |
| 4.2.1 | Studien mit erhöhter Mortalität | 42 |
| 4.2.2 | Studien ohne erhöhte Mortalität | 45 |
| 4.2.3 | Änderung der Mortalität durch Gewichtsänderung | 45 |
| 4.3 | Morbidität | 46 |
| 4.4 | Lebensqualität | 50 |
| 4.5 | Sozialmedizinische Aspekte | 51 |
| 4.5.1 | Sozialer Status, Ausbildung und Einkommen | 51 |
| 4.5.2 | Vorzeitige Berentung | 53 |
| 4.6 | Kosten | 54 |

Die Adipositas bietet einfache epidemiologische Untersuchungsmöglichkeiten, da es sich um einen Zustand handelt, der häufig vorkommt und sich unkompliziert erfassen läßt. Verläßlich sind allerdings nur Untersuchungen, in denen die Probanden auch wirklich gemessen und gewogen wurden; Selbstangaben von Patienten aufgrund von Befragungen sind nur begrenzt verwertbar. Da das Körpergewicht kulturellen Einflüssen unterliegt, ist man für wissenschaftliche Untersuchungen und die Ausarbeitung von Therapieregimes für einheimische Patienten auf einheimische Studien angewiesen. Angaben aus dem Ausland dienen vorwiegend dem internationalen Vergleich. Epidemiologische Daten tragen auch zur Erkenntnis von ätiologischen Fragestellungen bei.

## 4.1 Häufigkeit

Zum Glück gibt es seit einigen Jahren auch verläßliche Angaben über die Häufigkeit von Übergewicht und Adipositas in Deutschland. Bis zu Beginn der 80er Jahre war es hinderlich, daß – nicht nur in klinischen Studien – noch der Broca-Index als Gewicht-Längen-Index verwendet wurde, obwohl in den meisten Ländern bereits der BMI eingeführt war. Dieses Problem ist nun beseitigt.

### Häufigkeit in nationalen Untersuchungs-Surveys

Neuere Daten zur Häufigkeit von Übergewicht und Adipositas in Deutschland stammen aus 4 Surveys, die hinsichtlich der untersuchten Kohorte nicht ganz identisch waren: der Deutschen Herz-Kreislauf-Präventionsstudie (DHP), der Untersuchung zur Verbreitung ernährungsabhängiger Gesundheitsrisiken (VERA), dem MONICA-Projekt und der European Prospective Investigation into Cancer and Nutrition (EPIC).

*DHP-Studie*
Sie wurde in den Jahren 1984–1986 in 200 Orten in der Bundesrepublik und Westberlin an 4700 Personen im Alter zwischen 25 und 69 Jahren durchgeführt (Bergmann et al. 1989). Nachuntersuchungen erfolgten in den Jahren 1987–1989 und 1990–1991 (Hoffmeister et al. 1994). Der durchschnittliche BMI betrug 1990 im Mittel bei Männern

**Tabelle 4.1.** Übergewicht und Adipositas in der Deutschen Herz-Kreislauf-Präventionsstudie (DHP) mit Trenddarstellung. (Nach Bergmann et al. 1989; Hoffmeister et al. 1994)

| Jahr | Frauen | | Männer | |
|---|---|---|---|---|
| | Übergewicht (BMI >24<30 kg/m$^2$) [%] | Adipositas (BMI >30 kg/m$^2$) [%] | Übergewicht (BMI >24<30 kg/m$^2$) [%] | Adipositas (BMI >30 kg/m$^2$) [%] |
| 1985 | 41 | 16,5 | 61 | 15,1 |
| 1988 | – | 17,2 | – | 14,7 |
| 1990 | – | 19,3 | – | 17,2 |
| 1995 | – | 21,5 | – | 19,3 |

26,8 kg/m$^2$ und bei Frauen 26,2 kg/m$^2$. Insgesamt 67% der Bevölkerung überschritten einen BMI von 24 kg/m$^2$, 51% waren präadipös (BMI >24<30 kg/m$^2$) und 18% waren adipös (BMI >30 kg/m$^2$; Tabelle 4.1). In der Zeit von 1985–1990 nahm der BMI bei Männern um 0,3 kg/m$^2$ und bei Frauen um 0,4 kg/m$^2$ zu; die Zunahme war vorwiegend bei jüngeren Personen feststellbar (Hoffmeister et al. 1994).

*MONICA-Projekt (Monitoring of International Trends and Determinants in Cardiovascular Disease)*
In Augsburg und 2 benachbarten Landkreisen wurden in den Jahren 1984/1985 3.980 25- bis 64jährige und 1989/1990 3.893 25- bis 74jährige Männer und Frauen untersucht (Filipiak 1993). In der Untersuchung von 1989/1990 hatten die Männer einen durchschnittlichen BMI von 26,9 kg/m$^2$ und die Frauen von 26,0 kg/m$^2$. Hinsichtlich der Altersverteilung gab es geschlechtsspezifische Unterschiede. In den jüngeren Altersgruppen waren die Männer adipöser als die Frauen; bei den Älteren war das Verhältnis umgekehrt (Abb. 4.1). Zu einem ähnlichen Ergebnis kam man auch in der VERA-Studie (s. unten). Bei den Frauen gab es nicht in der geburtsfähigen Altersklasse einen Gewichtssprung, sondern zwischen dem 40. und 50.

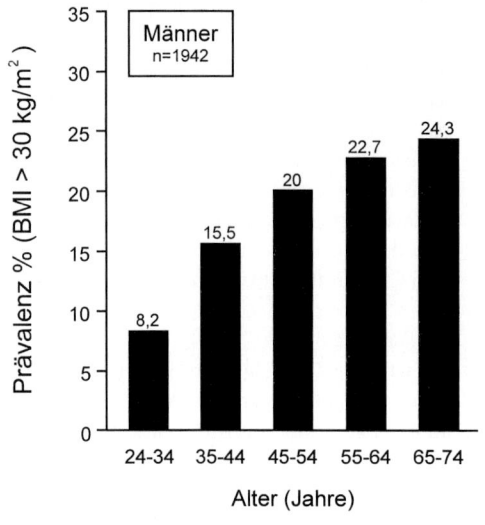
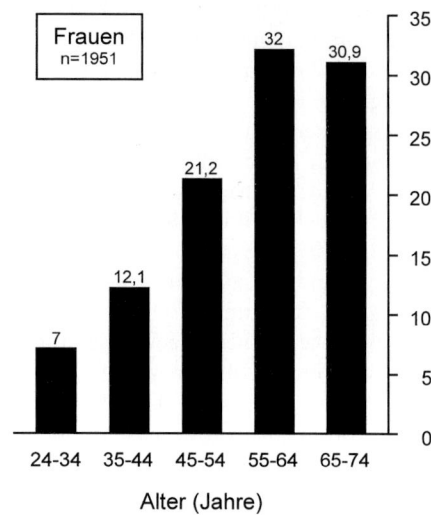

**Abb. 4.1.** Häufigkeit der Adipositas (BMI >30 kg/m$^2$) bei einer repräsentativen Untersuchung in Augsburg und 2 benachbarten Landkreisen 1989/1990 bei Männern und Frauen in Abhängigkeit vom Alter (24- bis 74jährige; aus Filipiak et al. 1993)

Lebensjahr. Mit zunehmendem Alter stieg das Gewicht bei beiden Geschlechtern deutlich. Die 55- bis 74jährigen waren 3mal (Männer) bzw. 4mal (Frauen) häufiger adipös als die 24- bis 34jährigen.

*EPIC-Studie (European Prospective Investigation on Cancer and Nutrition)*
Von dieser Untersuchung liegen erst anfängliche und inkomplette Daten aus Potsdam vor (Klipstein-Grobusch et al. 1995). Ein Übergewicht (BMI >25 kg/m$^2$) lag bei 54% der Männer und 34% der Frauen, eine Adipositas (BMI >30 kg/m$^2$) bei 15% der Männer und 12% der Frauen vor.

*VERA-Studie (Verbundstudie Ernährung und Risikofaktorenanalytik)*
Diese Untersuchung ist ein Teil der Nationalen Verzehrstudie und erfaßte eine Stichprobe von 2.006 Personen über 18 Jahren in verschiedenen Regionen der Bundesrepublik (Heseker et al. 1992). Je nach Altersstufe und Geschlecht wurde ein Übergewicht (BMI >25 kg/m$^2$) bei 20–75% der untersuchten Personen festgestellt. Bei jüngeren Erwachsenen waren die Männer häufiger übergewichtig, bei den Älteren dagegen eher die Frauen; die Umkehr im Geschlechterverhältnis lag um das 50. Lebensjahr (ähnlich wie bei der DHP-Studie und beim MONICA-Projekt). Mit zunehmendem Lebensalter stieg das Gewicht an, ab dem 60. Lebensjahr etwa nahm es im Mittel wieder ab. Eine extreme Adipositas (BMI >40 kg/m$^2$) fand man bei 0,4% des Kollektivs.

**Lebensstil und Körpergewicht**

Die VERA-Studie (Subkollektiv mit 862 Männern) erlaubte es, eine Korrelation zwischen der *Nahrungsaufnahme* und dem Gewicht herzustellen, da die Probanden ein 7-Tage-Ernährungsprotokoll ausfüllten. Eine signifikante Beziehung konnte jedoch nicht hergestellt werden, woraus der Schluß gezogen wurde, daß dies auch realiter der Fall sei.

Im Gegensatz zu diesen epidemiologischen Daten stehen jedoch klinisch-experimentelle. Seit der Bestimmung des Energieverbrauchs mit doppelt markiertem Wasser (s. Abschn. 5.3.2) ist gesichert, daß der Energieverbrauch mit steigendem Körpergewicht zunimmt, da mit zunehmendem Gewicht nicht nur die Fettmasse, sondern auch die Magermasse (Muskulatur) zunimmt. Der Grund, weshalb in Ernährungsanamnesen der Energiegehalt und das Gewicht oft nicht positiv korrelieren, liegt in der mangelnden Glaubwürdigkeit der Angaben: Adipöse geben im Mittel zu wenig Nahrungsenergie an (sog. „under-reporting"). Lichtman et al. (1992) konnten unter ambulanten Bedingungen überzeugend darstellen, daß Adipöse im Durchschnitt ihre Nahrungsaufnahme um 47% (!) unterschätzen. Seit dieser Untersuchung muß jede quantitative Ernährungserhebung mit Skepsis betrachtet werden (Abb. 5.6).

Jede zweite Person in der BRD ist übergewichtig, jede fünfte adipös.

Je häufiger Personen eine *sportliche Aktivität* aufweisen, desto weniger Gewicht haben sie. In der DHP-Studie hatten Frauen ohne körperliche Aktivität in Beruf und Freizeit einen BMI von 26,8 kg/m$^2$, solche mit Aktivitäten von >2 h pro Woche von 25,0 kg/m$^2$ (Hoffmeister et al. 1992). Zu ähnlichen Ergebnissen kam man in anderen Untersuchungen aus dem Ausland. Epidemiologisch kann natürlich nicht geklärt werden, ob Sport zur Gewichtsabnahme führt, oder ob a priori schlankere Personen häufiger körperlich aktiv sind.

Auch hinsichtlich des *Alkoholkonsums* fand man in der DHP-Studie einen Bezug zum Körpergewicht. Männer ohne nennenswerten Alkoholkonsum wiesen einen mittleren BMI von 26,7 kg/m$^2$, solche mit mehr als

80 g Alkohol pro Tag einen von 27,9 auf. Bei Frauen konnte diese Beziehung nicht nachgewiesen werden.

Bekannt ist auch, daß *Rauchen* einen Einfluß auf das Gewicht hat. Die Ergebnisse der VERA- und DHP-Studie sind in dieser Hinsicht übereinstimmend. Bei den Männern haben die Ex-Raucher das höchste Gewicht; der BMI beträgt bei ihnen 27,2 im Vergleich zu 26,7 kg/m$^2$ der Nichtraucher und Raucher (DHP-Studie). In der VERA-Studie fand man, daß der Prozentsatz der Adipösen bei den Ex-Rauchern 18%, bei den Rauchern und Nichtrauchern hingegen nur 11 und 14% beträgt. Bei den Frauen ergibt sich ein etwas anderes Bild. Bei ihnen haben die Nichtraucherinnen das höchste und die Raucherinnen das niedrigste Gewicht (19 vs. 9% adipös in der VERA-Studie). In den letzten Jahren wurden auch die Mechanismen für den „gewichtssenkenden" Effekt des Rauchens teilweise eruiert. Nikotin stimuliert die postprandiale Thermogenese, steigert den Grundumsatz und hemmt die Lipoproteinlipase (Walker et al. 1992). Abgesehen davon haben Raucher ein schlechteres Geschmacksempfinden und häufiger Gastritis, was zu vermindertem Appetit und zur Gewichtsabnahme führt (s. Abschn. 5.4.3).

### Häufigkeit im internationalen Vergleich

Die besten Daten zum Körpergewicht sind dem weltweiten MONICA-Projekt zu entnehmen. Insgesamt 48 Populationen wurden in den Jahren 1983 bis 1986 untersucht; neuere Ergebnisse sollen in Kürze präsentiert werden. Übergewicht und Adipositas manifestieren sich vorwiegend in den Industrienationen. 50–75% der Erwachsenen im Alter von 35 bis 64 Jahren waren 1983 bis 1986 übergewichtig oder adipös. Im internationalen Vergleich nimmt Deutschland eine obere Position ein; dies trifft sowohl für den BMI als auch für die Häufigkeit der Adipositas (Abb. 4.2) zu. Der mittlere BMI liegt in Deutschland mit 26,5 kg/m$^2$ nur noch knapp unter dem in den USA mit 27,5 kg/m$^2$. Auffallend ist, daß in Ländern mit geringem Fettverzehr wie China, Japan und Australien ein niedriger BMI festzustellen ist. Auch für weite Teile Afrikas und Asiens trifft das zu, es sei denn, es bestehen besondere ethnische Eßgewohnheiten und Gesundheitsideale (z. B. Zimbabwe). Das höchste Gewicht haben die Einwohner Samoas in Polynesien mit einer Prävalenz der Adipositas bei Männern von 50% und bei Frauen von 68% (World Health Organisation 1997). Wie bei den nationalen Studien zeigt sich auch international, daß das Gewicht mit zunehmendem Alter ansteigt und zwischen dem 50. und 60. Lebensjahr wieder abnimmt. Nach Daten der FRAMINGHAM-Studie ist die Gewichtsabnahme mit zunehmendem Alter bei Männern um 5–10 Jahre früher feststellbar als bei Frauen (Epstein u. Higgins 1992). Die Gründe für diese Abnahme der Prävalenz sind unklar. Möglicherweise ist die Übersterblichkeit der Adipösen, die natürlich auch eine Übersterblichkeit schon im mittleren Alter bedeutet, für dieses Phänomen verantwortlich.

Frauen sind im Durchschnitt stärker übergewichtig, wenn man den BMI als Bemessungsgrundlage nimmt. In den USA gibt es unter den Jüngeren (20–34 Jahre) bei den Weißen mehr Adipöse als bei den Schwarzen, bei den 35- bis 54jährigen ist das Verhältnis umgekehrt, und nach dem 55. Lebensjahr gibt es keine Unterschiede hinsichtlich der Rasse (Epstein u. Higgins 1992).

Die Zunahme von Übergewicht und Adipositas in den letzten 100 Jahren kann man überzeugend in den Aufzeichnungen von Militärärzten nachlesen. Ein amerikanischer Rekrut mit der Größe von 173 cm wog 1863 67 kg, 1962 jedoch 76 kg (+13%; Bray 1985). Ähnlich dürfte die Entwicklung auch in Deutschland in den letzten 100 Jahren gewesen sein – eine gesundheitspolitische Herausforderung.

**Abb. 4.2.** BMI-Klassen im internationalen Vergleich. Die Daten wurden vorwiegend dem weltweiten MONICA-Projekt (*) von 1983–1986 oder der Übersicht von Seidell u. Rissanen (1998) entnommen

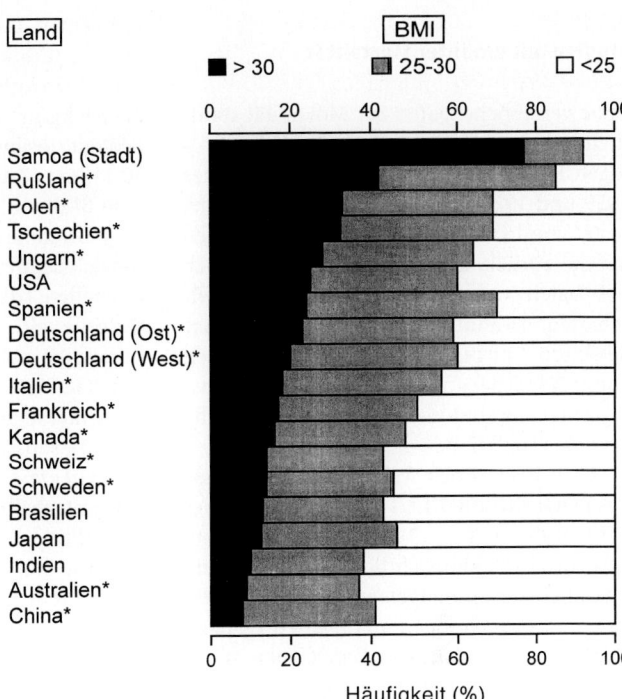

## 4.2 Mortalität

Seit Jahrhunderten ist bekannt, daß Übergewicht mit einer erhöhten Mortalität aufgrund von Begleitkrankheiten und Komplikationen einhergeht. Aber erst in der zweiten Hälfte dieses Jahrhunderts ist es gelungen, den Zusammenhang zwischen Gewicht und Sterblichkeit überzeugend, wenn auch nicht in allen Einzelheiten schlüssig nachzuweisen. Bis zum heutigen Tage gibt es immer noch Widersprüche und Ungereimtheiten, und nicht wenige Studien weisen Übergewicht als einen wenig potenten Risikofaktor hinsichtlich der Lebenserwartung aus.

Daten zur Mortalität stammen naturgemäß aus epidemiologischen Studien, da eine große Population über einen langen Zeitraum beobachtet werden muß. Selbst bei Krankheiten mit erheblicher Lebensbedrohung wie dem Herzinfarkt müssen mehrere tausend Patienten über Jahre beobachtet werden, um Aussagen über die Sterblichkeit machen zu können. Die Adipositas ist hinsichtlich verursachter Krankheiten weniger evident, schließlich gibt es nicht wenige Adipöse, die ein Leben lang gesund bleiben und ein hohes Alter erreichen. Die gesundheitspolitische Bedeutung eines erhöhten Körpergewichtes resultiert daher weniger aus der Schwere als vielmehr aus der Häufigkeit.

Im folgenden werden nur einige wenige Untersuchungen zur Mortalität vorgestellt. Sie sollen nur einen Überblick verschaffen. Epidemiologische Studien zur Sterblichkeit schließen Aspekte der adipositas-assoziierten Krankheiten häufig ein und werden deshalb z. T. auch im Kap. 7 „Assoziierte Krankheiten" besprochen.

## 4.2.1
### Studien mit erhöhter Mortalität

Erste verläßliche Daten zur Mortalität stammen von der METROPOLITAN LIFE INSURANCE COMPANY (Society of Actuaries 1959 und 1979) aus dem Jahr 1959, überarbeitet wurden sie 1983; viele Autoren greifen auf sie zurück. Einschränkend muß jedoch bei Daten von Lebensversicherungsgesellschaften erwähnt werden, daß eine gewisse Selektion nicht ausgeschlossen werden kann: Versicherungsnehmer einer Lebensversicherung sind nicht repräsentativ für die Normalpopulation.

Auch heute noch werden die Ergebnisse des POOLING PROJECTS (1978) immer wieder erwähnt (Abb. 4.3). Diese Erhebung hat den Vorteil, daß hinsichtlich der Auswertung 5 Studien zusammengefaßt wurden, von denen 3 Untersuchungen aus Firmen (Albany Civil Servants, Chicago Gas Cooperation, Chicago Western Electric Cooperation) und 2 Studien aus Kommunen (FRAMINGHAM STUDY, TECUMSEH STUDY) stammten. Analysiert wurden nur Weiße, und zwar 8.422 Männer mit einem Alter von 40–64 Jahren bei der Aufnahme in die Erhebung; die Beobachtungsphase betrug im Mittel 8,6 Jahre. Aus der Abb. 4.3 ist zu entnehmen, daß das Mortalitätsrisiko hinsichtlich des BMI einen U-förmigen Verlauf nimmt. Die niedrigste Sterblichkeit ist bei einem BMI von 22–23 kg/m$^2$ feststellbar. Im Bereich von 25–30 kg/m$^2$ (Präadipositas) ist die Sterblichkeit geringgradig erhöht, jenseits von 30 kg/m$^2$ (Adipositas) deutlich, und ab einem BMI von 40 kg/m$^2$ (extreme Adipositas) liegt ein hohes Risiko vor. Basierend auf der Gewichtseinteilung nach Quintilen läßt sich feststellen, daß Personen in der oberen Quintile ein >2,1fach erhöhtes Sterblichkeitsrisiko aufweisen. Wesentliche Nachteile des POOLING PROJECTS sind in der alleinigen Untersuchung von Männern und der geringen Probandenzahl zu sehen. Zudem fällt – wie bei fast allen Studien dieser Art – auf, daß unterhalb eines BMI von 20 kg/m$^2$ die Mortalität wieder ansteigt.

Diese Nachteile sind in der AMERICAN CANCER SOCIETY PREVENTION STUDY I vermieden worden (Lew u. Garfinkel 1979). 750.000 Frauen und Männer im Alter von 30–89 Jahren wurden in die Studie aufgenommen und im Mittel 12 Jahre lang beobachtet. Das Mortalitätsrisiko war bei Männern und Frauen innerhalb aller Gewichtsklassen ähnlich. Personen, die 10–30% über dem Durchschnittsgewicht lagen, wiesen eine erhöhte Sterblichkeit von ca. 25% auf und diejenigen mit einem Gewicht von >40% über dem Durchschnitt, hatten eine um ca.

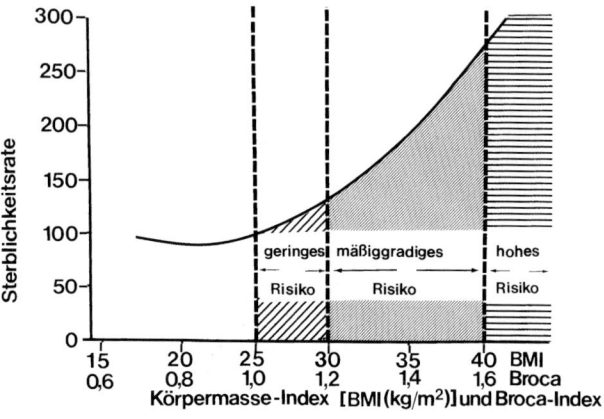

**Abb. 4.3.** Mortalität in Abhängigkeit vom Körpergewicht. (Daten vom Pooling Project)

90% erhöhte Sterblichkeit. Hauptursache für die exzessive Mortalität war v. a. die Arteriosklerose, aber auch Karzinome und Krankheiten des Gastrointestinaltraktes spielten eine nicht unerhebliche Rolle (Tabelle 4.2). In der letzten Auswertung von 1998 (Stevens et al. 1998) wurde insbesondere der Altersaspekt unter kontrollierteren Bedingungen näher untersucht. Eingeschlossen wurden nur Männer (62.116) und Frauen (262.019), die kein Gewicht abnehmen wollten oder Gewicht abnahmen und keinen Hinweis für eine Arteriosklerose hatten. Bis zum Alter von 74 nahm mit steigendem BMI die Gesamt- und kardiovaskuläre Mortalität zu; in höherem Lebensalter konnte dieser Zusammenhang nicht mehr festgestellt werden. Bei jüngeren Personen war die Assoziation deutlich höher als bei älteren. Ein um 50% erhöhtes Sterblichkeitsrisiko für kardiovaskuläre Krankheiten war bei Männern schon bei einem BMI von 25,3 kg/m² und bei Frauen von 26,5 kg/m² im Vergleich zu Gleichgeschlechtlichen mit einem BMI von 21 kg/m² vorhanden.

Zu etwas anderen Ergebnissen kam man in der DÜSSELDORF OBESITY MORTALITY STUDY (DOMS), einer Kohortenstudie mit 1591 Männern und 4602 Frauen, die durchschnittlich 8,2 Jahre seit 1961 beobachtet wurden (Bender et al. 1997). In der Zeit bis 1994 starben insgesamt 1.028 Personen. Da nur Personen mit einem BMI >25 kg/m² eingeschlossen wurden und diese die Klinik aufsuchten, ist die untersuchte Population nicht repräsentativ. Die Mortalitätsdaten wurden daher mit einer Referenzpopulation aus Nordrhein-Westfalen verglichen. Die Beziehung zwischen dem Adipositasgrad und der Sterblichkeit war bei Männern höher als bei Frauen. Bei Personen mit einem BMI >25<32 kg/m² war die Mortalität nur bei Männern (relatives Risiko 1,31) erhöht, nicht jedoch bei Frauen. Stieg der BMI auf >36<40 kg/m² an, war die Sterblichkeit bei Männern 1,92fach und bei Frauen 1,27fach im Vergleich zur Referenzgruppe erhöht. Ab einem BMI von 40 kg/m² war sie 3,05fach bzw. 2,31fach gesteigert. Diese Daten weisen der Adipositas ein geringeres Mortalitätsrisiko zu als die meisten epidemiologischen Untersuchungen. Möglicherweise ist die Differenz durch die Selektion und relativ kleine Probandenzahl dieser Population zu erklären.

Bei *extrem Adipösen* kamen Drenick et al. (1980) zu ganz anderen Ergebnissen. Sie verfolgten 200 morbid adipöse Männer mit einem durchschnittlichen Gewicht von 144 kg über 7,5 Jahre. Die Exzeßmortalität war um so ausgeprägter, je jünger die Männer waren: bei den 25- bis 34jährigen betrug sie 1.200%,

**Tabelle 4.2.** Erhöhung der Gesamt- und kardiovaskulären Mortalität in Abhängigkeit vom Alter in der American Cancer Society's Cancer Prevention Study I bei 62.116 Männern und 262.019 Frauen. Zum Vergleich wurde ein Mann mit BMI von 21 kg/m² (178 cm, 67 kg) und eine Frau mit einem BMI von 21 kg/m² (163 cm, 56 kg) herangezogen. (Aus Stevens et al. 1998)

| Alter (Jahre) | 20% Zunahme | | | | 50% Zunahme | | | |
| --- | --- | --- | --- | --- | --- | --- | --- | --- |
| | Gesamtmortalität (BMI) | | Kardiovaskuläre Mortalität (BMI) | | Gesamtmortalität (BMI) | | Kardiovaskuläre Mortalität (BMI) | |
| | Männer | Frauen | Männer | Frauen | Männer | Frauen | Männer | Frauen |
| 30–44 | 23,8 | 26,0 | 22,9 | 23,5 | 27,2 | 32,1 | 25,3 | 26,5 |
| 45–54 | 24,2 | 24,8 | 23,2 | 23,2 | 28,1 | 29,4 | 26,0 | 25,8 |
| 55–64 | 24,7 | 25,9 | 23,9 | 25,2 | 29,1 | 32,0 | 27,5 | 30,3 |
| 65–74 | 28,2 | 29,9 | 26,5 | 29,0 | 37,0 | 40,7 | 33,2 | 38,7 |
| 75–84 | 30,5 | – | 28,1 | – | 42,1 | – | 36,7 | – |

aber auch bei den 55- bis 64jährigen war sie noch um das Doppelte erhöht. Hier handelte es sich um eine klinische und nicht um eine epidemiologische Studie.

Alle diese genannten Studien zeigen mehr oder weniger ausgeprägt eine Zunahme der Mortalität bei niedrigem Körpergewicht bzw. BMI, was zu einer J- oder U-förmigen graphischen Beziehung führt (Abb. 4.3). Eine Erklärung für dieses Phänomen konnte in der NURSES' HEALTH STUDY (Manson et al. 1995) gegeben werden. Betrachtet man alle Fälle, erhält man eine J-förmige Darstellung (Abb. 4.4 a). Werden die Raucherinnen und solche, die in den ersten 4 Jahren starben, eliminiert, ergibt sich eine lineare Beziehung (Abb. 4.4 b, c). In Abbildung 4.4 d sind nur die kardiovaskulären Todesfälle erfaßt. Bereits bei einem BMI von 25–27 kg/m² ist die Sterblichkeit um 60% erhöht, ab einem BMI >32 kg/m² gar um 400%. Betrachtet man nur die Sterblichkeit aufgrund einer koronaren Herzkrankheit, sind es bei einem BMI >32 kg/m² 580%.

Nicht nur das Körpergewicht und die WHR korrelieren mit der Mortalität, sondern auch der abdominale sagittale Diameter als Maß für die viszerale Fettmasse (s. Abschn. 3.4.11). In der BALTIMORE LONGITUDINAL STUDY ON AGING (Seidell et al. 1994), eine 27jährige Beobachtung an Männern im Alter von 18 bis 98 Jahren, war der

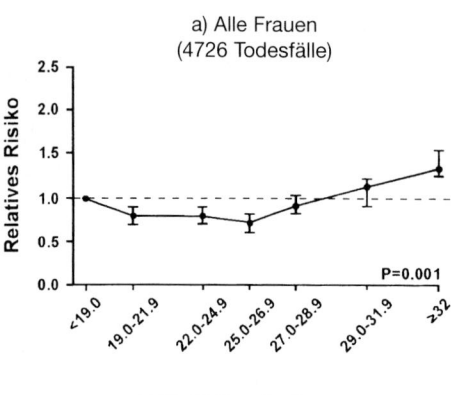

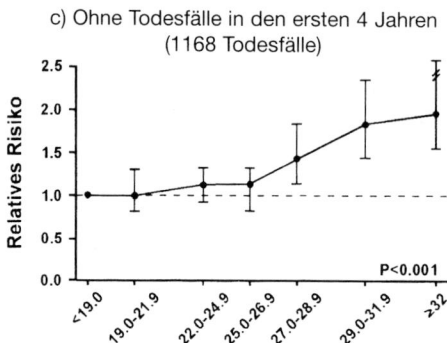

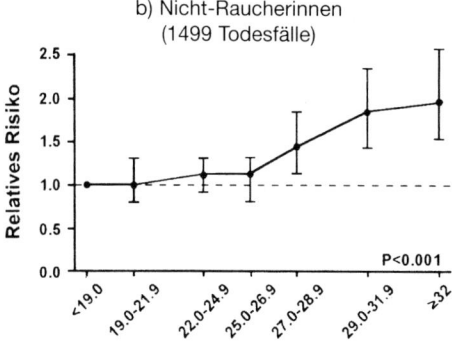

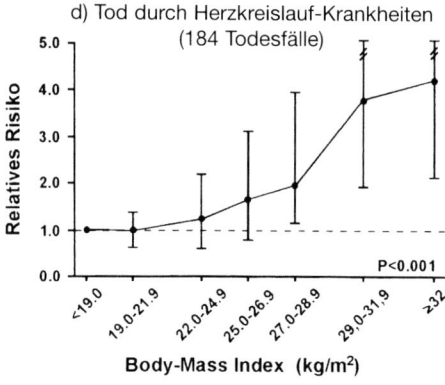

**Abb. 4.4 a–d.** Beziehung zwischen dem BMI und der Gesamtmortalität bei allen Frauen (**a**), ohne Raucherinnen (**b**), ohne solche, die in den ersten 4 Jahren der Beobachtung starben (**c**) sowie die Sterblichkeit allein aufgrund von Herz-Kreislauf-Krankheiten (**d**). Die Daten entstammen der Nurses' Health Study (Manson et al. 1995), einer 16jährigen Untersuchung an 115.195 Krankschwestern im Alter von 30–55 Jahren bei Aufnahme in die Studie

sagittale Diameter ein besserer Prädiktor für die Gesamtsterblichkeit und die Mortalität aufgrund einer koronaren Herzkrankheit als der BMI oder die WHR. Die Mortalität war in beiden oberen Tertilen um das 2- bis 4,5fache im Vergleich zur unteren Tertile erhöht.

### 4.2.2
### Studien ohne erhöhte Mortalität

Zirka 40% aller Untersuchungen zur Mortalität und dem Körpergewicht zeigen keine positive Korrelation zwischen diesen beiden Größen. Sjöström (1993) analysierte insgesamt 40 Studien, in denen 51 Kohorten untersucht worden waren. Er fand, daß Untersuchungen mit

1) einem *kleinen Kollektiv* (<20.000 Personen),
2) *kurzer Beobachtungsdauer* (<5 Jahre) und
3) vorwiegend *jüngeren Personen* (<40 Jahre) üblicherweise keinen positiven Zusammenhang zwischen Gewicht und Sterblichkeit fanden.

In der BUILD STUDY (Society of Actuaries 1979) z. B. betrug nach einer Beobachtungszeit von 1–5 Jahren das relative Mortalitätsrisiko für Männer 1,06 (nicht signifikant), nach 16–22 Jahren hingegen 1,31.

Viele Untersuchungen wurden

4) nicht hinsichtlich des *Rauchens* kontrolliert. Die Effekte des Rauchens wurden in Relation zum Körpergewicht besonders in der AMERICAN CANCER STUDY (Lew 1985) und der NURSES' HEALTH STUDY (Manson et al. 1995) herausgearbeitet. Dabei wurde festgestellt, daß die überhöhte Sterblichkeit in den unteren Gewichtsklassen (Abb. 4.4) v. a. auf den Nikotinkonsum zurückzuführen ist. Studien, in denen diese Unterscheidung nicht vorgenommen wurde, nehmen aufgrund des Vorliegens anderer Krankheiten eine hohe Mortalität bei einem BMI <20 kg/m² an.

Ein weiteres Problem ist die
5) *frühe Sterblichkeit* von Personen, die in solche Studien aufgenommen werden. Diese leiden oft unter malignen Erkrankungen und gehören – wie die Raucher – meist den unteren Gewichtsklassen an; sie sollten daher bei Auswertungen eliminiert werden.

Nicht wenige Surveys haben Patienten mit

6) *adipositas-assoziierten Krankheiten* wie Hypertonie, Dyslipidämie und Diabetes mellitus von vornherein ausgeschlossen (z. B. Los Angeles Heart Study, Stockholm Prospective Study). Das führt zu einer Verzerrung der Resultate, da gerade bei solchen Personen häufig eine Adipositas besteht.

Ein Hauptproblem bei fast allen bisherigen Studien ist, daß aufgrund der

7) *Erfassung von Gewicht-Längen-Indizes* definitionsgemäß das Übergewicht und nicht die Adipositas untersucht wurde; künftige Studien werden sich mit der Fettverteilung befassen.

### 4.2.3
### Änderung der Mortalität durch Gewichtsänderung

Bisher gibt es keine verläßlichen Daten einer experimentellen Studie zur Beeinflussung der Mortalität sowohl bei Gewichtszunahme als auch bei Gewichtsabnahme. Zu erwarten sind sie bezüglich einer Gewichtsreduktion von der SWEDISH OBESE STUDY (SOS). Man muß daher zur Beurteilung dieser Fragen auf epidemiologische Ergebnisse zurückgreifen.

Anfang der 90er Jahre kam aufgrund mehrerer Veröffentlichungen eine Diskussion auf, ob eine Gewichtsabnahme die Sterblichkeit möglicherweise erhöhe. Basis für diese Diskussion war vor allem ein 32jähriges Follow up der FRAMINGHAM STUDY, die bei Gewichtsschwankungen ("weight fluctuations" bzw. "weight cycling") eine Zunahme der Mortalität zeigte; das Risiko war für Männer größer als für Frauen (Lissner et al. 1991). Da bei der Auswertung nicht zwischen beabsichtigter und unbeabsichtigter Gewichtsabnahme unterschieden werden konnte, bestand die Möglichkeit, daß Patienten aufgrund von konsumierenden Erkrankungen Gewicht verloren, was natürlich die Sterblichkeit erhöht.

*Gewichtsabnahme und Mortalität*

Eine Kohortenstudie, durchgeführt an 1985 und 1986 verstorbenen 263 Typ-2-Diabetikern, zeigte eine Lebensverlängerung durch Gewichtsabnahme (Lean et al. 1990). Diabetiker, die in den ersten 12 Monaten nach Diagnosestellung starben, wurden von der Auswertung eliminiert. Eine Gewichtsabnahme von 1 kg verlängerte die Lebenserwartung um ca. 3–4 Monate, eine Abnahme von 10 kg um ca. 35%, ein Ausmaß, das Typ-2-Diabetiker von Nichtdiabetikern unterscheidet.

> ! Eine moderate Gewichtsabnahme senkt die Mortalität.

Größere Daten stehen aus der CANCER PREVENTION STUDY I zur Verfügung (Williamson et al. 1995). Dort wurden 43.457 Frauen im Alter zwischen 40 und 65 Jahren eingeschlossen. Der Fragebogen erlaubte die Unterscheidung einer beabsichtigten von einer nicht beabsichtigten Gewichtsabnahme. Frauen, die rauchten und in den ersten 3 Jahren starben, wurden von der Studie eliminiert. Lagen adipositas-assoziierte Krankheiten (KHK, Apoplex, Diabetes, Hypertonie usw.) vor, verringerte eine Gewichtsreduktion die Mortalität erheblich: Gesamtmortalität um 20%, Tumormortalität um 40–50% und Diabetesmortalität um 30–40% (Abb. 4.5). Die Reduktion der Mortalität war bei einer Dauer der Gewichtsreduktion von <1 Jahr nachweisbar. Bei Frauen ohne adipositasbedingte Krankheiten wurden Gesamtmortalität und Mortalität aufgrund von kardiovaskulären oder tumorbedingten Erkrankungen um ca. 25% vermindert, wenn sie >9,1 kg abnahmen. Eine geringe Gewichtsabnahme hingegen erhöhte die Sterblichkeit.

*Gewichtszunahme und Mortalität*

Verläßliche Daten hierzu gibt es nur von der NURSES' HEALTH STUDY. Bei einer 16jäh-

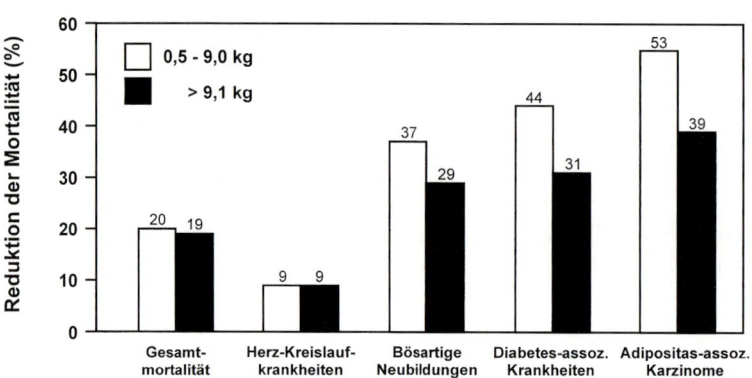

**Abb. 4.5.** Änderung der Mortalität durch mäßige, beabsichtigte Gewichtsabnahme (<9,1 kg) bei 15.069 Frauen der AMERICAN CANCER PREVENTION STUDY I (Williamson et al. 1995). Die Abnahme der Gesamtmortalität war hauptsächlich auf eine Reduktion der tumorbedingten Sterblichkeit zurückzuführen.

**Häufig mit Adipositas und Übergewicht assoziierte Krankheiten**

- 1) Kardiovaskuläres System
  - Hypertonie
  - koronare Herzkrankheit
  - linksventrikuläre Hypertrophie
  - Herzinsuffizienz
  - venöse Insuffizienz
- 2) Metabolische und hormonelle Funktion
  - Diabetes mellitus Typ II
  - Dyslipidämien
  - Hyperurikämie
- 3) Hämostase-Störung
  - Hyperfibrinogenämie
  - erhöhter Plasminogen-Aktivator-Inhibitor
- 4) Respiratorisches System
  - Schlafapnoe
  - Pickwick-Syndrom
- 5) Gastrointestinales System
  - Cholezystolithiasis
  - Fettleber
  - Reluxösophagitis
- 6) Bewegungsapparat
  - Gon- und Koxarthrose
  - Wirbelsäulensyndrome
  - Sprunggelenksarthrose
- 7) Haut
  - Intertrigo
  - Hirsutismus, Striae
- 8) Neoplasien
  - erhöhtes Risiko für Endometrium-, Zervix-, Prostata- und Gallenblasenkarzinom
- 9) Sexualfunktion
  - reduzierte Fertilität
  - Komplikationen bei Geburt u. postpartum
- 10) Verschiedenes
  - erhöhtes Operationsrisiko
  - erschwerte Untersuchungsbedingungen
  - vorzeitige Berentung

rigen Beobachtung des Kollektivs mit ca. 120.000 Krankenschwestern kam es bei einer Gewichtszunahme von 10–20 kg zu einem Anstieg der Gesamtmortalität um 20%, der kardiovaskuklären Mortalität um 70% und der KHK-Mortalität um 160% (Manson et al. 1995).

## 4.3 Morbidität

Wenn die Adipositas mit einer erhöhten Mortalität vergesellschaftet ist, muß sie auch mit Krankheiten einhergehen (vgl. Übersicht). Im folgenden soll ein Überblick hierzu aus epidemiologischer Sicht gegeben werden. Es werden hierzu vorwiegend nationale Studien besprochen, da sie vermutlich für Deutschland aussagekräftiger sind. Einzelheiten zu jeder genannten Krankheit, insbesondere zur Pathophysiologie und zur Therapie, sind im Kap. 7 abgehandelt.

Die PROCAM-STUDIE (Prospective Cardiovascular Münster Study), durchgeführt in Westfalen an 19.698 Mitarbeitern in 52 Betrieben im Alter von 40–65 Jahren, hat sich umfassend mit der Prävalenz kardiovaskulärer Risikofaktoren in Abhängigkeit vom Körpergewicht befaßt (Assmann u. Schulte 1992, 1993). Sechs bis sieben Jahre nach der Erstuntersuchung erfolgte eine Nachuntersuchung. Da nur Betriebsangehörige (Teilnahmequote 40–80%) untersucht wurden, war eine gewisse Selektion gegeben; diese Einschränkung betrifft jedoch vorwiegend die Häufigkeit von Risikofaktoren, weniger die Verknüpfung mit dem Körpergewicht.

Auffallend ist die Tatsache, daß alle kardiovaskulären Risikofaktoren sowohl bei Männern als auch bei Frauen deutlich vom Körpergewicht abhängen (Abb. 4.6). Bereits Übergewicht (BMI 25–30 kg/m$^2$) erhöht die Prävalenz von Risikofaktoren um ein Mehrfaches. Beispiel Hypertonie: Während normalgewichtige sowie schlanke Männer und

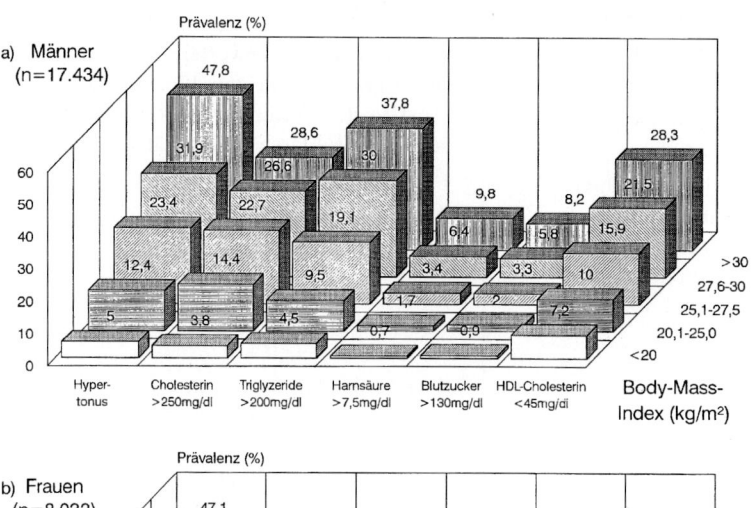

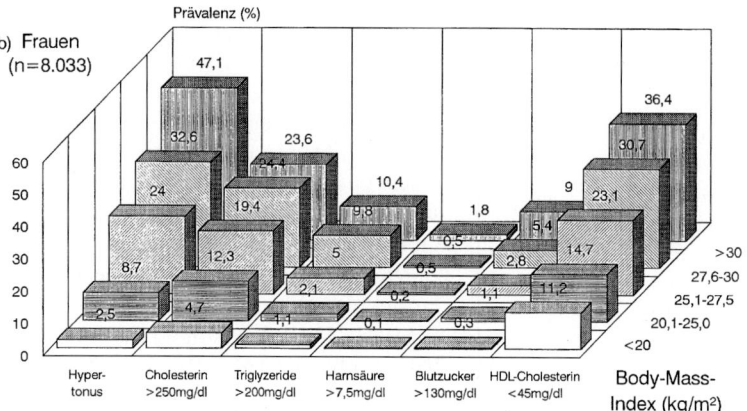

**Abb. 4.6 a, b.** Beziehung zwischen dem BMI und kardiovaskulären Risikofaktoren bei Männern (**a**) und Frauen (**b**). PROCAM-Studie. (Nach Assmann u. Schulte 1992)

Frauen (BMI <25 kg/m²) nur in 8% einen erhöhten Blutdruck aufweisen, sind Präadipöse bereits 2mal und Adipöse 6mal häufiger davon betroffen. 74% aller Schlanken und Normalgewichtigen hatten überhaupt keinen Risikofaktor, während dieser Prozentsatz bei den Übergewichtigen nur 38% betrug und bei den Adipösen auf 22% zurückging (Abb. 4.7). Adipöse hatten 3mal häufiger 2 und mehr Risikofaktoren im Vergleich zu Normalgewichtigen. Zwischen Männern und Frauen war weder in bezug auf die einzelnen Risikofaktoren noch hinsichtlich deren Häufung ein Unterschied festgestellt worden.

Ursache für die Exzeßmortalität sind – oft mehrfache – kardiovaskuläre Risikofaktoren.

In der DHP-STUDIE (Deutsche Herz-Kreislauf-Präventionsstudie) wurden nicht nur kardiovaskuläre Risikofaktoren, sondern noch andere Krankheiten der Adipositas erfaßt (Hoffmeister 1993; Tabelle 4.1, 4.3). Wenngleich es sich um Selbstangaben der Befragten handelt, sind die Daten weitgehend valide, da bei einem Teilkollektiv eine Untersuchung erfolgte; die Angaben in Tabelle 4.3 erwiesen sich dabei als verläßlich. Man sieht, daß nicht nur die kardiovaskulären Risikofaktoren einschließlich arteriosklerotischer Erkrankungen mit steigendem

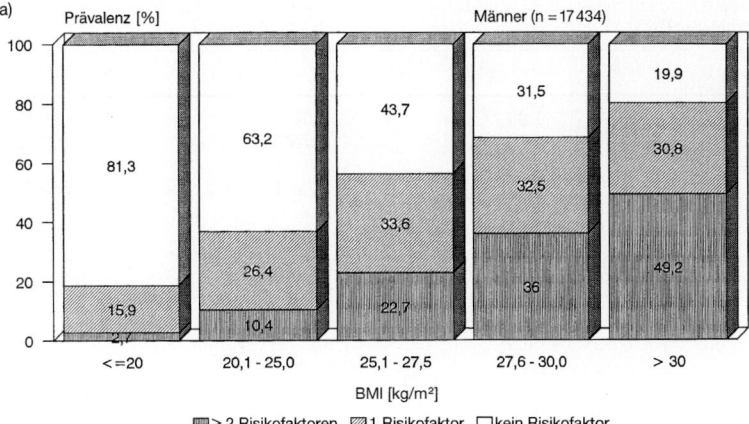

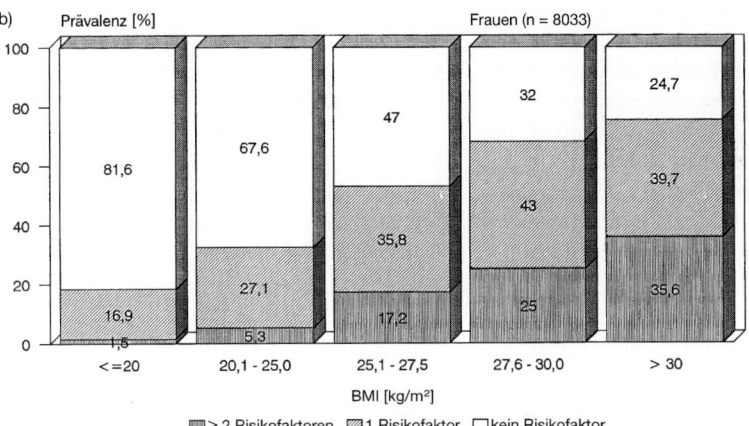

**Abb. 4.7 a, b.** Summierte Risikofaktoren in Abhängigkeit vom Körpergewicht bei Männern (**a**) und Frauen (**b**); PROCAM-Studie. (Nach Assmann u. Schulte 1992)

Gewicht deutlich zunehmen, sondern auch Venenkrankheiten, Arthrosen und Wirbelsäulenleiden.

Die Bedeutung des Körpergewichtes für die Gesundheit zeigte sich in der DHP-STUDIE auch hinsichtlich der Befindlichkeit. Befinden und Beschwerden wurden mit Hilfe der Skala nach Zerssen erfaßt (Hoffmeister 1993). Normalgewichtige waren zu 54% mit ihrem Gesundheitszustand generell zufrieden, wohingegen dies für 45% der Übergewichtigen und nur für 30% der Adipösen zutraf. Die Adipositas geht somit auch mit gesundheitlichen Sorgen und persönlichen Problemen einher, was das Klischee vom „zufriedenen Dicken" Lügen straft. Auch körperliche Beschwerden wurden von Adipösen viel häufiger angegeben als von Normalgewichtigen. Die auf der Zerssen-Skala erreichten Punkte stiegen bei Männern und Frauen mit zunehmendem Gewicht an, obwohl die häufigen Stoffwechselkrankheiten einschließlich der Hypertonie üblicherweise keine Beschwerden verursachen.

Nicht nur der BMI (ein grobes Maß für die Körperfettmasse) ist ein Prädiktor für

**Tabelle 4.3.** BMI und relative Krankheitsrisiken (kontrolliert für Alter). Nationaler Untersuchungssurvey der DHP 1991. (Nach Hoffmeister 1993)

| Krankheit | <25 kg/m² | 25–30 kg/m² | >30 kg/m² |
|---|---|---|---|
| Angina pectoris | 1,00 | 1,27* | 1,62*** |
| Herzinfarkt | 1,00 | 1,75** | 2,0*** |
| Diabetes mellitus | 1,00 | 1,19 n. s. | 2,25*** |
| Venenleiden | 1,00 | 1,06 n. s. | 1,56*** |
| Durchblutungsstörung (Beine) | 1,00 | 1,05 n. s. | 1,59*** |
| Harnsäureerhöhung | 1,00 | 2,23*** | 3,13*** |
| Erhöhte Blutfette | 1,00 | 1,58*** | 1,71*** |
| Gelenkrheumatismus | 1,00 | 1,10 n. s. | 1,24** |
| Bandscheibenschaden | 1,00 | 1,43*** | 1,36*** |

Signifikanzniveaus: *$p < 0,1$, ** $p < 0,05$,.*** $p < 0,01$.

Komorbiditäten, sondern auch die abdominale Fettmasse. Eine Untersuchung an 5.887 Männern und 7.018 Frauen im Alter von 20–59 Jahren zeigte das eindrucksvoll (Lean et al. 1998). War der Bauchumfang >102 cm bei Männern, traten kardiovaskuläre Risikofaktoren 2,5- bis 4,5mal häufiger auf als bei Männern mit einem Bauchumfang <90 cm (Abb. 4.8). Bei Frauen war der Zusammenhang zwischen Begleitkrankheiten und Bauchumfang ähnlich, wenngleich nicht so eng korreliert. In dieser Studie zeigte sich zudem, daß nicht nur Stoffwechselkrankheiten, sondern auch Rückenbeschwerden und Symptome eines Bandscheibenvorfalls bei der abdominalen Adipositas häufig anzutreffen sind.

## 4.4 Lebensqualität

Adipöse sind nicht nur häufiger krank und sterben früher, sie sind hinsichtlich ihrer Lebensqualität eingeschränkt. Die *körperliche Funktionsfähigkeit* ist zum einen durch die vermehrte Körperfettmasse bedingt, was insbesondere die Beweglichkeit reduziert: Gehen, Laufen, Treppensteigen, Klettern,

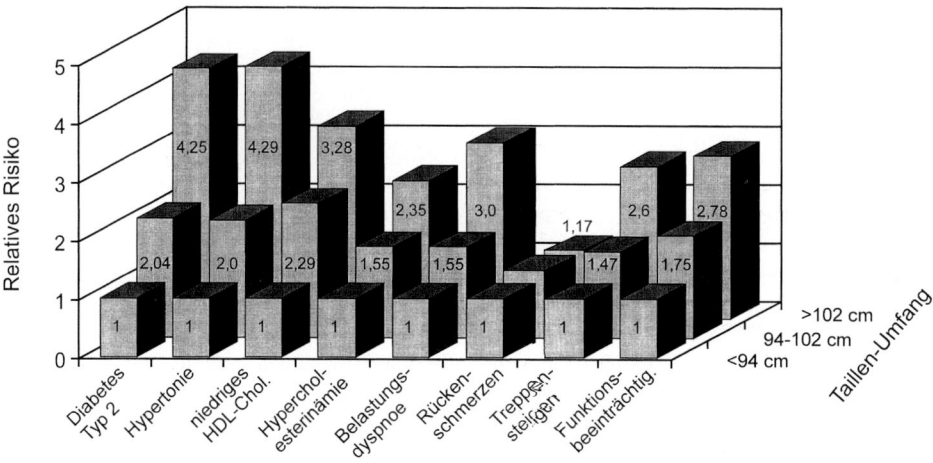

**Abb. 4.8.** Abhängigkeit von Komorbiditäten und körperlicher Funktionsfähigkeit vom Taillenumfang bei 5.887 Männern der MORGEN-Study. (Aus Lean et al. 1998)

Bücken, Knien und Gelenkigkeit. Viele Adipöse können aufgrund dieser Einschränkungen bestimmte Berufe nicht mehr ausüben, werden aufgrund dessen arbeitslos und finden keine neue Anstellung. Kommen adipositasbedingte Krankheiten mit Organschäden hinzu, kann die Palette der körperlichen Beschwerden lang sein. Aber schon die Körperfülle allein mit verdickter Unterhautfettschicht bereitet Luftnot bei Belastung, Schwitzen und Geruchsbelästigung für andere. Eine verminderte *soziale Funktionsfähigkeit* läßt sich nur teilweise durch die körperlichen Nachteile erklären; hier spielen psychische Faktoren und die Reaktion der Umwelt eine erhebliche Rolle (Kap. 4.5). Durch gestörte Identifikation mit dem Körper und fortlaufende Kränkung durch die Umwelt kommt es zur Verminderung des Selbstwertgefühls mit der Folge eines sozialen Rückzugs; nicht selten werden Adipöse depressiv und ängstlich. Daß sie dadurch Funktionen in Familie, Beruf und Gesellschaft nur noch unzureichend wahrnehmen können, ist evident.

In Deutschland wurde die Lebensqualität Adipöser bisher unzureichend untersucht. Bei einer repräsentativen Erhebung an 1.932 Personen im Alter ab 14 Jahren verwendete man den SF 36-Fragebogen (Schneider et al. 1998). Frauen waren aufgrund ihres Übergewichts hinsichtlich ihrer körperlichen als auch ihrer sozialen Funktionsfähigkeit stärker beeinträchtigt als Männer (Abb. 4.9). In allen Skalenbezeichnungen schnitten die Präadipösen und noch deutlicher die Adipösen schlechter ab als die Normalgewichtigen.

## 4.5 Sozialmedizinische Aspekte

Der sozioökonomische Status sowie Einstellungen und Normen haben in nahezu allen Kulturen einen Einfluß auf als Körpergewicht. Mit dem Übergang einer Gesellschaft von der Agrar- zur Industriegesellschaft ergeben sich z. B. erhebliche Änderungen im Körpergewicht. Die Abhängigkeit des Gewichtes von sozialen, kulturellen und ökonomischen Faktoren zeigt aber auch, daß die Adipositas von Umweltfaktoren und nicht nur von genetischen und persönlichen Faktoren bestimmt wird. Die Sozialmedizin liefert somit nicht nur epidemiologische Daten, sondern auch Erkenntnisse zur Ätiologie und Therapie.

### 4.5.1 Sozialer Status, Ausbildung und Einkommen

Viele kulturelle Zeugnisse insbesondere der Malerei und Literatur belegen, daß noch im letzten Jahrhundert auch in Deutschland „Wohlbeleibtheit" oft mit „Wohlsituiertheit"

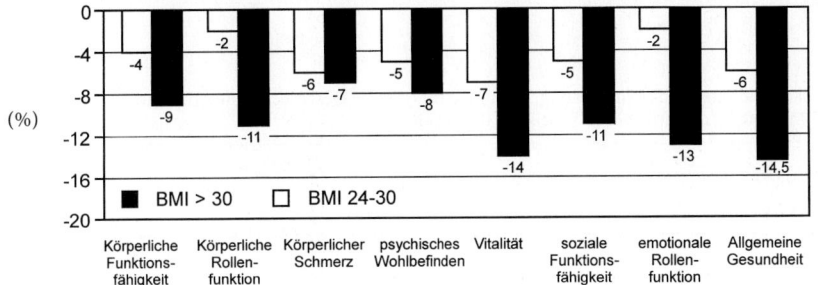

**Abb. 4.9.** Lebensqualität und Körpergewicht. Eine repräsentative Umfrage bei 1.932 Personen ab 14 Jahren erfaßte mit dem SF 36 Skalen sowohl der körperlichen als auch der sozialen Funktionsfähigkeit; die Beeinträchtigungen war bei Frauen größer als bei Männern (Schneider et al. 1998). Die prozentualen Änderungen beziehen sich auf normalgewichtige Frauen (BMI <24 kg/m$^2$)

einherging. Diese Situation hat sich in Deutschland schon vor Jahrzehnten völlig geändert; eine Zäsur brachte nur der 2. Weltkrieg.

Die Untersuchungen von Goldblatt et al. (1965) waren Anfang der 60er Jahre eine Pionierleistung. Sie fanden, daß Frauen mit einem niedrigen sozioökonomischen Status 6mal häufiger adipös waren als Frauen der Oberschicht. Bei Männern zeigte sich lediglich ein doppelter Unterschied. Änderten Frauen den Sozialstatus nach „unten", nahm die Adipositashäufigkeit von 17 auf 22% zu, änderten sie ihn nach „oben" fiel sie auf 12%. Bei Männern waren diese Veränderungen durch soziale Mobilität geringer.

Übergewicht ist vorwiegend ein Problem der sozialen Unterschicht.

Das MONICA-PROJEKT zeigt, daß in Deutschland der soziale Status ähnliche Auswirkungen auf das Gewicht wie in anderen Industriestaaten hat: je niedriger die soziale Schicht, desto höher das Gewicht (Tabelle 4.4, Filipiak et al. 1993). Besonders deutlich war dieser Trend bei Frauen vorhanden; solche mit Hauptschulbildung waren 4mal häufiger adipös als solche mit Abitur oder vergleichbarem Schulabschluß. Diese Untersuchung belegte u. a. auch die Bedeutung des Familienstandes für das Körpergewicht, wenngleich auch hier geschlechtsspezifische Unterschiede bestanden. Insbesondere getrennt lebende oder geschiedene Frauen waren nur halb so häufig adipös wie allein oder mit einem Partner lebende. Bei Männern hingegen fiel auf, daß insbesondere solche mit einer Partnerin, verheiratet oder nicht, am häufigsten adipös waren.

Eine umfassende Studie in den USA belegt auf geradezu erschreckende Weise, welche sozioökonomischen Folgen Übergewicht für junge Erwachsene und Heranwachsende haben kann. 10.039 Personen im Alter von 16–24 Jahren beiderlei Geschlechts wurden untersucht. Lag das Gewicht >95. Perzentile, wurde ein Übergewicht angenommen (Gortmaker et al. 1993). Nach 7 Jahren zeigte sich, daß insbesondere junge übergewichtige Frauen von ihrer Körperstatur erhebliche Nachteile hatten. Weniger als die Hälfte von ihnen hatte inzwischen das College abgeschlossen, ihr Einkommen war um 40% niedriger, und geheiratet hatten nur halb so viele wie normalgewichtige Frauen. Bei den Männern hatten 20% weniger geheiratet, aber auch ihr Einkommen war um 15% niedriger, und nicht einmal halb so viele hatten, verglichen mit Normalgewichtigen, das College erfolgreich beendet. Möglicherweise sind diese Ergebnisse auch auf deutsche Verhältnisse übertragbar. Die Untersuchung zeigt mit erschreckender Deutlichkeit, daß Übergewicht in jungen Jahren erhebliche so-

**Tabelle 4.4.** Zusammenhang von Schulbildung, Familienstand sowie Geschlecht mit Adipositas im Alter von 25–64 Jahren (BMI >30 kg/m$^2$). MONICA-Studie. (GSF-Bericht 1993)

|  |  | Adipöse | |
| --- | --- | --- | --- |
|  |  | Frauen [%] | Männer [%] |
| Schulabschluß | Hauptschule | 18 | 19 |
|  | Mittlerer Schulabschluß | 10 | 13 |
|  | Abitur oder Hochschule | 4 | 9 |
| Familienstand | Alleinlebend | 15 | 11 |
|  | Verheiratet/Partner | 15 | 17 |
|  | Getrennt oder geschieden | 7 | 10 |

ziale Nachteile in einem Ausmaß mit sich bringen kann, wie man das bisher nicht vermutet hatte. Geht man davon aus, daß Intelligenz und Fleiß unabhängig vom Gewicht sind, erklärt nur die Diskriminierung die genannten Phänomene.

> **!** Psychosoziale Nachteile sind für Übergewichtige oft gravierender als organische Krankheiten.

Der hier gezeigte Zusammenhang ist heute durchgängig in nahezu allen westlichen Gesellschaften zu finden. Die Gründe hierfür dürften im Schönheitsideal und Laienwissen hinsichtlich der Gesundheitsrisiken bei Übergewicht und Adipositas liegen. Die Tatsache, daß bei Frauen soziale Aspekte einen stärkeren Einfluß auf das Gewicht haben als bei Männern, belegt, daß sie hinsichtlich des Aussehens bzw. des „body image" offensichtlich einem stärkeren Druck ausgesetzt sind. Lediglich in einigen wirtschaftlich unterentwickelten Ländern Afrikas und Asiens haben Angehörige höherer Sozialschichten im Durchschnitt ein höheres Gewicht; verläßliche Daten dazu liegen insbesondere aus Indien und China vor.

### 4.5.2 Vorzeitige Berentung

Die gesundheitspolitische Bedeutung der Adipositas wird nicht nur hinsichtlich Krankheiten, sondern auch in bezug auf Rehabilitationsmaßnahmen und vorzeitiger Berentung deutlich. Hierzu liegen ausführliche Daten vor, die von der Landesversicherungsanstalt (LVA) Württemberg 1972 veröffentlicht wurden (Verband Deutscher Rentenversicherer, Gercke 1972). In den Jahren 1965/1966 wurden jeweils 10.000 Akten zu Heilbehandlungen und Rentenanträgen ausgewertet. Ähnlich wie bei der Untersuchung von Bevölkerungsquerschnitten („Survey"), zeigt sich auch hier eine Häufigkeitszunahme der Adipositas (Broca-Index >1,2) mit zunehmendem Alter. Während bei den 25- bis 35jährigen die Häufigkeit noch bei 10–15% lag, war sie bei den 50- bis 60jährigen bei 30–40%, also 3mal häufiger. Männer, die eine Heilbehandlung beantragten, wiesen eine Adipositas in 19,5% und solche, die eine Rente beantragten, in 23,5% der Fälle auf. Frauen mit Heilbehandlungsantrag waren zu 31,8% adipös und solche mit Rentenantrag in 55,1%. Vergleicht man diese Ergebnisse mit der DHP-Studie (Tabelle 4.1), stellt man bei Anträgen für Rehabilitationsmaßnahmen eine doppelte und für Rentenanträge eine 3fache Adipositashäufigkeit fest (Abb. 4.10).

Es verwundert daher nicht, daß auch die Begleitkrankheiten gehäuft auftraten. Davon imponieren insbesondere die Herz-Kreislauf-Krankheiten einschließlich der Arteriosklerose und die Krankheiten am Bewegungsapparat. Insbesondere bei der Hypertonie ist die Adipositashäufigkeit 3- bis 4fach und bei der Arthrose und den Wirbelsäulenleiden 2- bis 3fach häufiger als in der Normalbevölkerung (Abb. 4.10). Das Risiko der Berufs- und Erwerbsunfähigkeit lag bei Adipösen etwa doppelt so hoch wie bei Normalgewichtigen. Diese Daten lassen vermuten, daß die Adipositas einer der wichtigsten Risikofaktoren für eine vorzeitige Berentung ist, bei Arbeiterrentenversicherten möglicherweise die wichtigste.

In Finnland wurden konkrete Daten an 51.522 „Invaliden" erhoben (Rissanen et al. 1991). Es zeigte sich, daß Männer mit einem BMI >30 kg/m$^2$ ein 2fach und Frauen ein 1,5fach größeres Risiko hatten, aufgrund von Behinderungen vorzeitig berentet zu werden. Die Berentung wurde vorwiegend durch Herz-Kreislauf-Krankheiten und Erkrankungen des Bewegungsapparates verursacht.

Trotz dieser eindeutigen Ergebnisse, die die Bedeutung der Adipositas für die Rehabilitation und die vorzeitige Berentung bele-

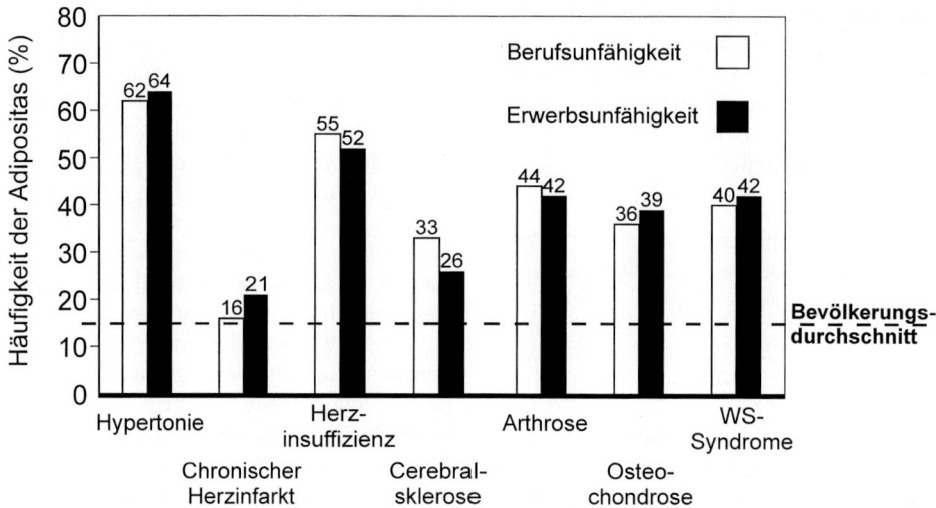

**Abb. 4.10.** Häufigkeit der Adipositas bei Berufs- und Erwerbsunfähigkeit bei verschiedenen Krankheiten. Untersuchung der LVA Baden (Verband Deutscher Rentenversicherer, Gercke 1972). Der Bevölkerungsdurchschnitt einer Adipositas wurde aufgrund der nationalen Surveys mit 15% angenommen

gen, wird auch heute noch eine Rehabilitationsmaßnahme beim Vorliegen einer Adipositas nicht gewährt, wie die Bundesversicherungsanstalt für Angestellte (BfA) in ihren Richtlinien ausführt. Rehabilitationsmaßnahmen werden nur dann „genehmigt", wenn Folgekrankheiten der Adipositas vorliegen. Bezeichnenderweise gilt diese Regelung für andere Krankheiten nicht, die ebenfalls primär ohne Organschäden und Funktionsbeeinträchtigungen einhergehen, wie Fettstoffwechselstörungen, Hypertonie, Diabetes mellitus usw. Auch hier zeigt sich, daß der Stellenwert der Adipositas hinsichtlich Gesundheitsschäden im Vergleich zu anderen Krankheiten minder schwer eingeschätzt wird.

## 4.6 Kosten

Die hohen Kosten im Gesundheitswesen werden vorwiegend durch die große Anzahl der Präadipösen, Adipösen und deren erhöhte Morbidität sowie Einschränkung der Befindlichkeit und Lebensqualität erklärt (ca. 30 Mio. Präadipöse und 18 Mio. Adipöse in Deutschland). Die vom Gesundheitsministerium jährlich veröffentlichten Kosten über ernährungsbedingte Krankheiten berücksichtigen den Aspekt der Adipositas ungenügend, so daß hierzu keine fundierten Aussagen gemacht werden können. Das Manko liegt darin, daß nur Folgekrankheiten der Adipositas aufgeführt werden, nicht jedoch die Adipositas selbst. Die Auswertung von Krankenakten läßt ebenfalls keine diesbezügliche Analyse zu, da die Diagnose „Adipositas" nur ganz selten explizit genannt wird.

Kosten entstehen zum einen durch die Inanspruchnahme medizinischer Leistungen und zum anderen durch krankheitsbedingte Arbeitsausfälle, sie lassen sich wie folgt klassifizieren:

- Direkte Kosten (Ressourcenverbrauch): Sie stehen in unmittelbarem Zusammenhang mit der Krankheit aufgrund diagnostischer, therapeutischer, präventiver und rehabilitativer Maßnahmen.

**Tabelle 4.5.** Kosten der Adipositas in den USA 1990. (Nach Coldlitz 1992)

|  | Anteil der Adipositas [%] | Direkte Kosten (Mrd. DM) | Indirekte Kosten (Mrd. DM) |
| --- | --- | --- | --- |
| Kardiovaskuläre Erkrankungen | 19 | 50,0 | 22,1 |
| Nichtinsulinpflichtiger Diabetes | 57 | 15,1 | 6,6 |
| Degenerative Gelenkerkrankungen | 10 | 6,4 | 1,5 |
| Gallenblasenerkrankungen | 30 | 5,4 | – |
| Bösartige Erkrankungen | 2 | 1,1 | 2,2 |
| Gesamtkosten |  | 78,0 | 32,4 |

Insgesamt: 110,4 Mrd. DM 1990, ca. 6% der Gesamtkosten im Gesundheitssystem

- Indirekte Kosten (Ressourcenverlust): Arbeitsunfähigkeit, vorzeitige Berentung und vorzeitiger Tod mindern die Ressourcen einer Gesellschaft.
- Intangible Kosten: Psychische und soziale Auswirkungen einer Krankheit, verminderte Lebensqualität, Befindlichkeitsstörungen und Schmerzen verursachen Kosten beim Betroffenen und dessen Angehörigen.

Über die *Inanspruchnahme von Allgemeinärzten* gibt es in Deutschland aufgrund einer Infratestumfrage bei 5.000 Personen im Jahr 1994 verläßliche Angaben (Schneider et al. 1996). Die Inanspruchnahme stieg mit zunehmendem BMI, bei Jüngeren war eine Gewichtsabhängigkeit deutlicher gegeben als bei Älteren (Abb. 4.11). Während 16% der adipösen 14- bis 29jährigen innerhalb von 12 Monaten den Arzt aufsuchten, waren es bei den Normalgewichtigen nur 4%.

Die umfassendsten Daten zu *direkten und indirekten Kosten* stammen aus den USA aus dem Jahr 1990 (Coldlitz et al. 1990; Tabelle 4.5). Überträgt man die geschätzten Kosten auf die Bundesrepublik mit einer ähnlichen Prävalenz der Adipositas, so belaufen sich die Gesundheitskosten pro Jahr auf ca. 30 Mrd. DM zuzüglich Kosten für vorzeitige Berentung. Nicht eingerechnet sind zudem ökonomische Defizite, die einer Gesellschaft entstehen, weil Adipöse im Durchschnitt eine schlechtere Ausbildung erhalten und körperliche als auch psychosoziale Probleme erleiden, die zwar die berufliche Leistungsfähigkeit mindern, sich jedoch nicht in Form von Krankheitstagen oder anderen Größen

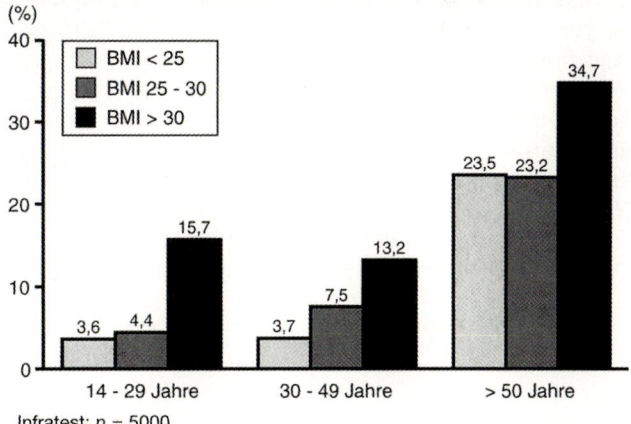

**Abb. 4.11.** Inanspruchnahme von Allgemeinärzten innerhalb von 12 Monaten. Repräsentative Erhebung bei 5.000 Personen 1994 im Rahmen einer Infratestumfrage. (Aus Schneider et al. 1996)

manifestieren bzw. erfassen lassen (intangible Kosten).

Die Kosten für die einzelnen adipositasassoziierten Krankheiten wurden in der Weise geschätzt (Coldlitz et al. 1990), daß zunächst die Häufigkeit der Adipositas bei einer bestimmten Krankheit aufgrund von Metaanalysen ermittelt und danach – ebenfalls aufgrund veröffentlichter Daten – der Anteil der Adipositas an der Entstehung dieser Krankheit in die Berechnung eingesetzt wurde (attributales Risiko). Am Beispiel von kardiovaskulären Krankheiten soll dies erklärt werden: Die direkten Kosten für kardiovaskuläre Krankheiten betrugen in den USA 259 Mrd. DM; 27% dieser Patienten waren adipös, bei diesen Adipösen waren wiederum die Herz-Kreislauf-Krankheiten zu 70% der Adipositas zuzuschreiben; ergibt: $259 \times 0{,}27 \times 0{,}7 = 50$ Mrd. DM.

> **!**
> Die Adipositas ist die kostenträchtigste Einzelursache für Krankheiten (übertrifft Rauchen). Sie kostet auch mehr als die koronare Herzkrankheit.

Aufgrund der Daten der NURSES' HEALTH STUDY und anderer Studien wurden in den USA *Kostenvergleiche mit anderen Krankheitsursachen bzw. Krankheiten* angestellt. Bei einem prävalenzbasierten Vergleich kam man zu dem Schluß, daß der ökonomische Verlust durch die Adipositas ähnlich wie der durch Diabetes mellitus ist, jedoch 1,25mal größer als der durch die koronare Herzkrankheit und 2,7mal größer als der durch Hypertonie (Wolf 1997). Durch 10% Gewichtsverlust werden die Kosten für den Diabetes mellitus um ca. 33%, für Arthrosen um ca. 25% und für die Hypertonie um ca. 18% gesenkt.

### FAZIT

- In Deutschland ist jeder 2. Erwachsene übergewichtig und jeder 5. adipös.
- Das Durchschnittsgewicht der Deutschen hat auch in den letzten Jahren weiter zugenommen.
- International liegt Deutschland hinsichtlich des Körpergewichtes mit an der Spitze.
- Ein länger bestehendes vermehrtes Gewicht geht in der Regel mit vielerlei Krankheiten einher, nicht nur mit kardiovaskulären.
- Adipöse haben ein deutlich erhöhtes Sterblichkeitsrisiko; es steigt bereits ab einem BMI >27 kg/m$^2$ deutlich, ab einem BMI >32 kg/m$^2$ ist es mehrfach erhöht.
- Die Lebensqualität ist oft erheblich eingeschränkt; es kann sowohl die körperliche als auch die soziale Funktionsfähigkeit betroffen sein.
- Die Adipositas hat negative psychische Auswirkungen hinsichtlich des Selbstwertgefühls und der Zufriedenheit.
- Die Adipositas hat negative soziale Auswirkungen in der Schule, bei der Ausbildung, im Beruf und bei der Partnersuche.
- Adipöse werden etwa doppelt so häufig vorzeitig berentet wie Normalgewichtige.
- Die Inanspruchnahme von Allgemeinärzten ist etwa doppelt so hoch wie bei Normalgewichtigen.
- Die Adipositas verursacht enorme Kosten: ca. 6% aller Krankheitskosten.

# 5 Ätiologie

**INHALT**

| | | |
|---|---|---|
| 5.1 | **Genetik** | *57* |
| 5.1.1 | Tiermodelle | *57* |
| 5.1.2 | Genetische Befunde beim Menschen | *58* |
| 5.1.3 | Energieverbrauch | *61* |
| 5.1.4 | Genetische Syndrome | *62* |
| 5.2 | **Energieaufnahme** | *64* |
| 5.2.1 | Neurohumorale Regulation von Hunger und Sättigung | *64* |
| 5.2.2 | Alimentäre Adipositas | *71* |
| 5.2.3 | Psychosoziale Aspekte der Energieaufnahme | *85* |
| 5.3 | **Energieverbrauch** | *93* |
| 5.3.1 | Komponenten des Energieverbrauchs | *94* |
| 5.3.2 | Methoden zur Erfassung | *95* |
| 5.3.3 | Prädiktoren für Gewichtszunahme | *98* |
| 5.3.4 | Experimentelle Adipositas | *106* |
| 5.4 | **Sekundäre Adipositas** | *108* |
| 5.4.1 | Krankheiten mit Adipositas | *108* |
| 5.4.2 | Pharmaka mit adipogener Wirkung | *111* |
| 5.4.3 | Lebensstil und Lebensphasen | *114* |

## 5.1 Genetik

Eine familiäre Häufung der Adipositas ist augenfällig, womit natürlich eine genetische Komponente noch nicht bewiesen ist. In Familien mit adipösen Erwachsenen sind die Kinder und Kindeskinder oft ebenfalls adipös; dies ist weltweit zu beobachten. Es liegt daher nahe, in der Adipositasforschung Gewicht auf die Vererbung, auf den biologischen Anteil an der Genese, zu legen. Lange Zeit wurde diese Forschungsrichtung vernachlässigt. Erst mit dem Wiedererstarken der genetischen Forschung in der Medizin in den 80er Jahren und der Identifizierung des ob-Gens (Leptin) sind bahnbrechende Erkenntnisse gewonnen worden.

### 5.1.1 Tiermodelle

Der Einfluß der Umwelt (v. a. Lebensstil) und die polygenetische Natur der Adipositas erschwert die Identifikation von Adipositasgenen beim Menschen. In der Genforschung beschäftigt man sich daher u.a. mit Tiermodellen, bei denen Umweltflüsse ausgeschlossen werden können. Bei Mäusen sind 5 monogenetische Defekte beschrieben worden, die bahnbrechende Erkenntnisse auch für die menschliche Adipositas geliefert haben.

Das ob-Gen und dessen Produkt, das Leptin (gr. Leptos: schlank), wurden 1994 von der Arbeitsgruppe von Friedmann charakterisiert (s. Abschn. 6.4.2). Dem Phänotypus der *ob/ob-Maus* können 2 verschiedene Mutationen zugrunde liegen, die die Produktion eines biologisch aktiven Leptins verhindern. Solche Mäuse sind adipös, hyperphag, hypothermisch und infertil.

Tiere mit Defekten des Leptinrezeptors wurden ebenfalls charakterisiert; es handelt sich um die *db/db-Maus* (Tartaglia et al. 1995) und die *fa/fa-Ratte*. Die phänotypischen Auswirkungen sind ähnlich wie bei der Defektproduktion von Leptin.

Die dominante Mutation im Agouti-Gen der *Yellow-Maus* wurde bereits 1992 entdeckt; sie führt zu einer gelben Fellfarbe, Adipositas, Insulinresistenz, Hyperinsulinämie und zur Prädisposition von Tumoren. Es wird vermutet, daß das Agouti-Protein auf Rezeptoren im Hypothalamus durch Antagonisierung von Melanozyten stimulierendem Hormon (MSH) und Melanocortin 1 (MC-1) hinsichtlich Mechanismen der Gewichtsregulation und der Insulinsekretion wirkt.

Bei der *fat/fat-Maus* besteht eine Adipositas und eine Hyperproinsulinämie, da ein Prohormon prozessierendes Enzym, die Carboxypeptidase E fehlt..

Die Adipositas bei *Tubby-Mäusen* geht mit Adipositas, einer retinalen Degeneration, Hörverlust und Insulinresistenz einher. Der Phänotypus ähnelt dem Bardet-Biedl-Syndrom bzw. dem Alström-Syndrom beim Menschen (Abschn. 5.1.6).

## 5.1.2
### Genetische Befunde beim Menschen

*Molekulargenetische Befunde beim Menschen*

Adipositasgene lassen sich beim Menschen nur schwer identifizieren, da die Körperfettmasse auch durch Umwelteinflüsse beeinflußt wird. Als Kandidatengene kommen vorwiegend solche in Frage, die in mutierter Form beim Tier eine Adipositas bedingen. Bei Assoziationsuntersuchungen vergleicht man genetisch Adipöse mit nichtadipösen Kontrollpersonen. Geeignet sind auch Familienuntersuchungen auf eine Kopplung, d.h. die Vererbung eines spezifischen Allels in einer Familie. Schließlich kann man Genom-Screens durchführen, um systematisch adipositas-relevante chromosomale Regionen zu suchen.

Im Jahr 1997 fand Montague bei 2 extrem adipösen Kindern blutsverwandter Eltern niedrige Leptinspiegel (s. auch Abschn. 6.4.2). Die Kinder wiesen homozygote Mutationen im Codon 133 des Leptingens auf (Montague et al. 1997). 1998 entdeckte Strobel eine Leptinmutation bei einer türkischen Familie, die eine extreme Adipositas und Amenorrhoe bewirkte. Im gleichen Jahr beschrieb Clément einen defekten Leptinrezeptor, der bei Patienten mit homozygoten Veränderungen zu Adipositas, Störungen der Pubertätsentwicklung und verminderter Sekretion von Wachstumshormonen und TSH führte (Clément et al. 1998). Bei 4 Patienten wurde eine Pro115Gln-Mutation im Proliferations-Aktivator-Rezeptor $\gamma_2$ (PPAR$\gamma$) gefunden; das mutante Gen akzellerierte die Differenzierung von Adipozyten im Tierversuch. Es wird daher angenommen, daß dieser Defekt die Adipositas erklärt (Ristow et al. 1998).

Kandidatengene für die Adipositas sind zudem das Gen für Proopiomelanocortin (POMC), welches die Glukokortikoidproduktion regelt sowie das Gen für das Glukokinase regulierende Protein (GCKR), das die Glykolyse beeinflußt. Auch ein Polymorphismus des „uncoupling protein" (UCP 1–3) Gens sowie des $\beta_3$-Rezeptor-Gens spielen bei der Gewichtsentwicklung eine Rolle (Fumeron et al. 1996).

> Die Adipositas ist eine polygenetische Erkrankung, wobei die Umwelt einen erheblichen Einfluß auf die Ausprägung des Phänotyps hat.

*Formalgenetische Befunde beim Menschen*

Beim Menschen kommen wissenschaftlich hinsichtlich der Vererbung 3 Modelle zur Anwendung: Familienuntersuchung, Adoptionsstudien und Zwillingsforschung.

*Familienuntersuchung*
Bereits 1923 legte Davenport (1923) die erste Familienuntersuchung vor. Nachteilig wirkt sich bei Familienstudien aus, daß zwischen Genetik und Umwelt nicht unterschieden werden kann. Da das Umfeld ähnlich ist, wird die Vererblichkeit überschätzt. Familienstudien können daher nur ein erster Schritt zur Erforschung von Erbfaktoren sein.

### Adoptionsstudien
Die Adoptierten teilen mit den biologischen Eltern die Erbmasse, mit den Adoptiveltern die familiäre Umgebung. Eine Trennung von biologischen und Umwelteinflüssen ist daher im Unterschied zu Familienstudien möglich.

### Zwillingsforschung
Bei monozygoten Zwillingen sind die Gene identisch, zumindest in den ersten Lebensjahren sind die Umweltbedingungen ähnlich. Vergleicht man monozygote und dizygote Zwillinge, kann man Auskunft über den relativen Anteil von Genen erhalten. Studien an Zwillingen sind der „goldene Standard" der Erbforschung.

### Körpergewicht
In einer genialen Studie gingen Roberts et al. (1988) der Gewichtszunahme in den ersten Lebensmonaten nach. Sie untersuchten 18 Neugeborene, 6 von schlanken und 12 von adipösen Müttern. Gemessen wurden der Energieverbrauch nach einer Mahlzeit (indirekte Kalorimetrie) und der Gesamtenergieverbrauch (doppelt markiertes Wasser). Die Nahrungszufuhr konnte ebenfalls exakt ermittelt werden (Brustmilch, Flasche). Nach einem Jahr zeigte sich, daß die Kinder von schlanken Müttern 3,9 kg zugenommen hatten; 6 Kinder von adipösen Müttern hatten eine ähnliche Gewichtszunahme (4,1 kg), die anderen 6 jedoch hatten im Mittel 5,0 kg zugenommen. Die überstarke Gewichtszunahme in der letzten Gruppe war nicht durch eine vermehrte Nahrungsaufnahme verursacht, sondern durch einen verminderten Energieverbrauch (–21%). Da die indirekte Kalorimetrie in Ruhe keine Gruppenunterschiede ergab, erklärt sich die verstärkte Gewichtszunahme durch eine verringerte körperliche Aktivität. Ausgeschlossen werden konnte natürlich nicht, daß die Säuglinge und Babies die Beweglichkeit und Aktivität ihrer Mütter nachahmten, d.h. die Vererbung von körperlicher Aktivität ist mit dieser Studie nicht bewiesen.

### Body-mass-Index (BMI) und subkutane Fettschichtdicke
Bray (1991) wertete 11 Familienstudien aus, um eine Übersicht über die familiäre Häufung der Adipositas zu erhalten. War ein Elternteil adipös, waren ca. 25% der Kinder ebenfalls adipös; der Einfluß der Mutter (32%) war mehr als doppelt so groß wie der des Vaters (14%). Waren Vater und Mutter adipös, betrug die Adipositasrate der Kinder sogar 71%. In der Quebec Study (Bouchard et al. 1988) wurden 1698 Mitglieder von 409 Familien mit verschiedenen Verwandtschaftsgraden einschließlich Zwillingen und Adoptierten untersucht. Die durch Generationen transferrierbare Varianz betrug hinsichtlich des BMI 35%; der genetische Effekt lag bei nur 5%. Letzterer betrug für das subkutane Fett (Hautfaltendickemessung) ebenfalls nur 5%, für die Körperfettmasse (Hydrodensitometrie) hingegen 25%. Zu ähnlichen Ergebnissen kam man bei 135 monozygoten und 134 dizygoten Zwillingspaaren (Cardon et al. 1994). 25% der Varianz der subkutanen Fettschichtdicke waren genetisch bedingt, hinsichtlich der WHR waren es immerhin 46%.

Verläßlicher als die Daten aus Familienstudien sind diejenigen von Adoptionsuntersuchungen. Stunkard et al. (1986) unterteilten das dänische Adoptionsregister mit 3.580 Personen in 4 Gewichtsklassen. Die Ergebnisse waren eindeutig: Das Gewicht der Adoptierten korrelierte nicht mit dem der Adoptiveltern, sondern nur mit dem der biologischen Eltern (Abb. 5.1). Zudem fiel auf, daß die Korrelation zu der biologischen Mutter enger war als zum biologischen Vater. Waren beide biologischen Eltern adipös, entwickelten 80% der Kinder ebenfalls eine Adipositas. Waren die Eltern hingegen normalgewichtig, wurden nur 14% der Nachkommen adipös. Diese Ergebnisse wurden im wesentlichen bei Kindern und Jugendlichen bestätigt. 289 adoptierte Kinder wurden vom 7. bis zum 13. Lebensjahr jährlich untersucht. Zur Adoptivmutter bestand anfänglich eine

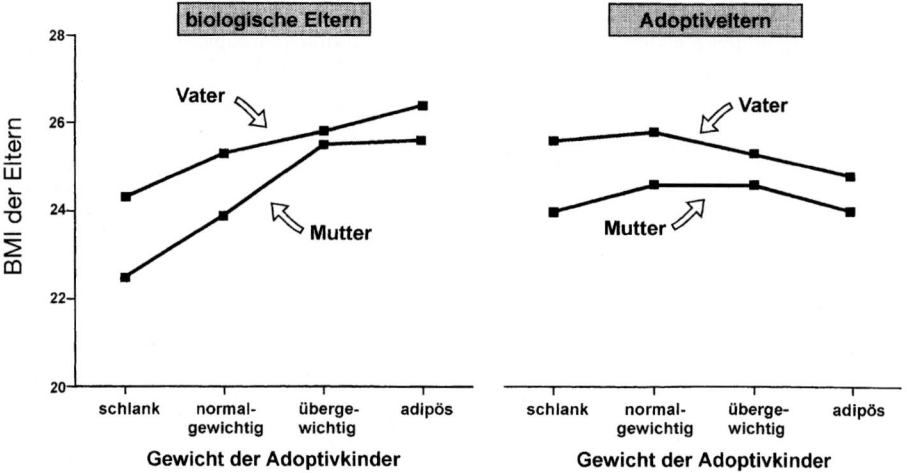

**Abb. 5.1.** Körpergewicht von 540 Adoptierten 30–50 Jahre nach der Adoption (4 Gewichtsklassen) in Abhängigkeit vom BMI der biologischen oder Adoptiveltern. (Mod. Nach Stunkard et al. 1986)

geringgradige Gewichtskorrelation ($r = 0,1$), die beim Älterwerden verschwand (Sörensen et al. 1993). In der IOWA-Study (Price et al. 1987) mit 357 jungen Adoptierten war, ähnlich wie bei der dänischen Adoptivstudie (Stunkard et al. 1986), nur eine Korrelation zu den biologischen Eltern gefunden worden, insbesondere zur Mutter.

*Körperfettmasse und viszerales Fett*
Die oben erwähnten Studien zeigten bereits, daß hinsichtlich der Körperfettmasse die Vererbung deutlich höher liegt als bezüglich des subkutanen Fettes oder des BMI. In einer weiteren Untersuchung an 12 eineiigen Zwillingspaaren gingen Bouchard et al. (1990b) der Frage nach, inwieweit die Zunahme an viszeralem Fett vererbt wird. 24 junge Männer wurden über 100 Tage (5 Tage pro Woche) mit 1.000 kcal überernährt, was im Mittel zu einer Gewichtszunahme von 8,1 kg (4,3–13,3 kg) führte. Die Körperfettmasse wurde mittels Hydrodensitometrie und das viszerale Fett durch Computertomographie ermittelt. Die Varianz der Zunahme an Körperfett war zwischen den Paaren etwa 3mal größer als innerhalb der Zwillingspaare; für das viszerale Fett ergab sich sogar ein Unterschiedsfaktor von 6 ($r = 0,7$; Abb. 5.2). Die Studie zeigte aber auch, daß die Zunahme an Körpergewicht, Fettmasse und Hautfaltendicke mit der Zunahme an viszeralem Fett nicht korrelierte; aus Veränderungen dieser

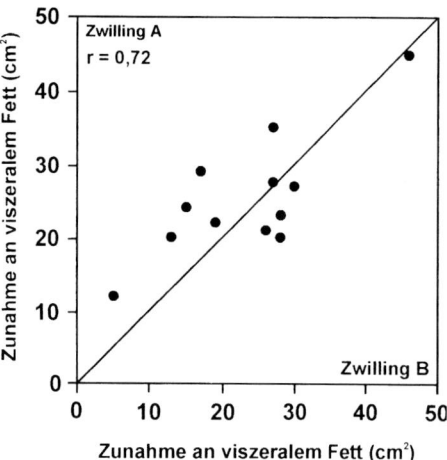

**Abb. 5.2.** Ähnlichkeit der Zunahme an viszeralem Fett (Computertomographie) bei Zwillingspaaren nach 100 Tagen Überernährung mit 1000 kcal/Tag (Mod. Nach Bouchard et al. 1990)

Größen kann daher nicht unmittelbar auf Veränderungen der viszeralen Fettmasse geschlossen werden.

> ❗ Das subkutane Fett wird zu ca. 40% und das viszerale Fett zu ca. 50% vererbt.

In der HERITAGE-Family-Study wurden 86 Familien mittels Densitometrie und Computertomographie untersucht (Rice et al. 1997). Die viszerale Fettmasse streute innerhalb der Familien erheblich, noch deutlicher jedoch zwischen den Familien (Abb. 5.3). Die Vererblichkeit wurde mit 47% errechnet, sie hatte einen ähnlichen Anteil wie Alter und Geschlecht (52%). Zu ähnlichen Ergebnissen kam man in anderen Untersuchungen.

### 5.1.3 Energieverbrauch

Zum Energieverbrauch liegen nicht sehr viele Untersuchungen vor. Sie wurden ausnahmslos erst in den letzten Jahren durchgeführt und stammen vorwiegend aus der Arbeitsgruppe von Bouchard (1991, 1992). Untersucht wurden alle Komponenten des Energieverbrauchs: Grundumsatz, Thermogenese und körperliche Aktivität.

*Grundumsatz*
Was den Grundumsatz betrifft, hatten Bogardus et al. (1986) an 130 Indianern aus 54 Familien mit Hilfe der indirekten Kaloriemetrie beeindruckend gezeigt, daß die Varianz des Grundumsatzes zwischen den Familien 4mal so groß war wie innerhalb der Familien (s. Abschn. 5.3.3). In Familienstudien und in Zwillingsuntersuchungen konnte ein genetischer Effekt von etwa 40% ausgemacht werden (Bouchard 1993). Erklärt werden kann diese Tatsache möglicherweise durch die bei Adipösen veränderte Muskelfaserzusammensetzung. Wade et al. (1990) fanden eine inverse Korrelation zwischen Körperfett und langsamen (Typ-I-)Muskelfasern, die eine hohe Mitochondriendichte und damit eine hohe oxidative Kapazität aufweisen. Je geringer der Prozentsatz von langsamen Muskelfasern, desto geringer ist auch der Grundumsatz. Wahrscheinlich gibt es weite-

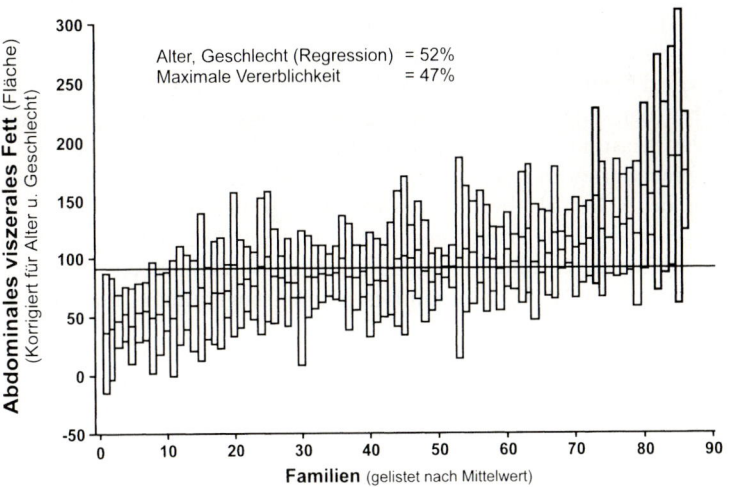

**Abb. 5.3.** Viszerale Fettmasse (computertomographisch ermittelt von einzelnen Familienmitgliedern in 86 Familien. Die Vererblichkeit betrug 47%. (Aus Rice et al. 1997)

re bisher unbekannte Stoffwechselmechanismen, die den reduzierten Grundumsatz erklären.

Die Vererbung eines reduzierten Grundumsatzes ist häufig Ursache für eine Adipositas.

*Thermogenese*
Ähnlich wie beim Grundumsatz ist wahrscheinlich auch bei der Thermogenese eine genetische Auswirkung vorhanden. Nach einer Testmahlzeit von 100 kcal zeigte sich eine Korrelation zwischen Eltern und Kindern sowie bei eineiigen und zweieiigen Zwillingen (Tabelle 5.1). Der Vererbungseffekt wurde auf etwa 40% geschätzt (Bouchard 1992).

*Körperliche Aktivität*
Die spontane körperliche Aktivität scheint genetisch beeinflußt zu sein. Oben wurde die Studie mit Neugeborenen und Säuglingen erwähnt, die eine verminderte Aktivität bei denjenigen ausmachte, die innerhalb eines Jahres eine vermehrte Gewichtszunahme hatten (Abschn. 5.1.2; Roberts et al. 1988). Untersucht man die Aktivität mit Hilfe eines Protokolls und vergleicht die Probanden mit den Eltern bzw. dem Zwilling, kommt man auf einen Vererbungsgrad von 25–30% (Bouchard 1992). Selbst der Energieverbrauch bei submaximaler Belastung scheint genetischen Einflüssen unterworfen zu sein, bei geringer Belastung deutlicher als bei stärkerer. Zu diesen Ergebnissen kam man bei mono- und dizygoten Zwillingen unter Ergometerbelastung (Bouchard 1992).

### 5.1.4 Genetische Syndrome

Eine Reihe mit Adipositas einhergehender Syndrome sind beschrieben. Sie sind selten und haben nicht nur Veränderungen hinsichtlich der Fettmasse und Fettverteilung zur Folge, sondern auch andere Anomalien (Tabelle 5.2). Bei jedem Adipösen sollte man bei der körperlichen Untersuchung auf die Konstitution, die Intelligenz, die Ausprägung der Finger, Zehen, Genitalorgane und den Tonus der Muskulatur achten. Fast alle genetischen Adipositasformen weisen Augenveränderungen auf, so daß eine augenärztliche Untersuchung bei Verdacht auf ein Syndrom notwendig ist. Am häufigsten und am besten untersucht sind das Prader-Willi-Syndrom und das Bardet-Biedl-Syndrom.

Zu jeder Untersuchung eines Adipösen gehört der Ausschluß eines genetischen Syndroms.

#### Prader-Willi-Syndrom

Es wurde erst 1956 von Prader, Labhart und Willi beschrieben (Tabelle 5.2). Die Häufigkeit wird mit 1:5.000–10.000 angegeben (Dietz 1992). Bereits die Neugeborenen bereiten wegen einer ausgeprägten Hypotonie mit Trinkschwierigkeiten Probleme. Später sind es eher Verhaltensprobleme wie Eigensinn und Impulsivität (bei Oligophrenie), was zu Schwierigkeiten in Familie und Umgebung führen kann. Sehr auffällig ist auch das Eßverhalten, das oft durch die Aufnahme von riesigen Nahrungsmengen unterschied-

**Tabelle 5.1.** Korrelation von Grundumsatz und Thermogenese bei Eltern/Kindern sowie di- und monozygoten Zwillingen. (Nach Bouchard 1992)

|  | Eltern/Kind | Dizygote Zwillinge | Monozygote Zwillinge |
| --- | --- | --- | --- |
| Grundumsatz [kJ/kg FFM] | 0,21 | 0,30 | 0,77 |
| Thermogenese (% der Nahrungsaufnahme) | 0,30 | 0,35 | 0,52 |

**Tabelle 5.2.** Genetische Syndrome mit Adipositas

|  | Prader-Willi-Syndrom | Bardet-Biedl-Syndrom | Ahlström-Hallgren-Syndrom | Ahlström-Oslon-Syndrom | Cohen-Syndrom |
|---|---|---|---|---|---|
| Vererbung | Defekt am Chromosom 15 | Autosomal-rezessiv | Autosomal-rezessiv | Autosomal-rezessiv | Autosomal-rezessiv |
| Mentale Retardierung | Leicht bis mäßig | Leicht | Keine | Keine | Leicht |
| Körpergröße | Kleinwuchs | Normal bis klein | Unauffällig | Unauffällig | Unauffällig |
| Adipositas | Generalisiert, mäßig bis deutlich, Beginn als Kleinkind | Generalisiert, Beginn als Kleinkind | Abdominale Adipositas, Beginn als Kleinkind | Abdominale Adipositas, Beginn als Kleinkind | Abdominale oder femorale Adipositas |
| Kopf und Gesicht | Strabismus, mandelförmige Augen, hoher Gaumen | Unauffällig | Unauffällig | Unauffällig | Breitnase, kurzes Philtrum |
| Glieder | Akromikrie, Muskelhypotonie | Polydaktylie | Unauffällig | Unauffällig | Bradyphalangie, Muskelhypotonie |
| Genitalorgane | Primärer Hypogonadismus | Primärer Hypogonadismus | Primärer Hypogonadismus | Hypogenitalismus | Unauffällig |
| Begleitkrankheiten | Nasale Sprache | Hypotonie, Niereninsuffizienz, Retinopathia pigmentosa | Retinopathia pigmentosa, Diabetes Typ II, Hyperostosis frontalis, Innenohrschwerhörigkeit, Glomerulosklerose | Diabetes mellitus Typ II, Hyperurikämie, Schwerhörigkeit, tapetoretinale Degeneration, Visusminderung | Myopie, Strabismus |

lichster Art (auch Tierfutter) gekennzeichnet ist. Fast alle Betroffenen sind adipös, in der Regel mit abdominaler Fettanhäufung. Die Frauen haben meistens keinen normalen Regelzyklus, oft anovulatorische Zyklen; Schwangerschaften sind selten. Die Männer weisen in 80% einen Kryptorchismus auf, die Hoden sind infantil (wenn überhaupt angelegt), ebenso der Penis. Bei beiden Geschlechtern sind die sekundären Geschlechtsmerkmale nur rudimentär vorhanden. Hinzu kommen Strabismus, kleine Hände und Füße, mandelförmige Augen und bei jedem zweiten Betroffenen eine Skoliose.

Aufgrund der geringen Muskelmasse sind auch der Grundumsatz und der Gesamtenergieverbrauch reduziert. 20% entwickeln einen Diabetes Typ II, ein obstruktives Schlafapnoesyndrom soll für 30% der Mortalität verantwortlich sein (Dietz 1992).

Die Therapie hat multidisziplinär zu erfolgen. In Kindheit und Jugend geht es v. a. darum, eine adäquate Nahrungsaufnahme zu gewährleisten. Später steht mehr das gestörte Eßverhalten im Vordergrund, wobei übliche psychotherapeutische Ansätze insbesondere wegen der Minderbegabung wenig hilfreich sind. Viele Autoren berichten von guten Erfolgen mit Formuladiäten, andere wiederum plädieren für eine Unterbringung in einem Heim oder einer Wohngemeinschaft, da hier eine befriedigende Ernährung gewährleistet sei. Eine operative Intervention wird kontrovers diskutiert.

Ein Gen in der für das Syndrom kritischen Chromosomenregion 15q 11–13 wurde kürzlich sequenziert. Die Diagnose läßt sich durch DNS-Methylierung stellen, wie in einer deutschen Studie an 450 Patienten gezeigt wurde (Gillessen-Kaesbach et al. 1995).

*Bardet-Biedl-Syndrom*

Dieses Syndrom, früher auch Laurence-Moon-Biedl-Bardet-Syndrom genannt, wurde bereits 1936 mit mentaler Retardierung, Retinopathia pigmentosa, Polydaktylie, Hypogenitalismus und Adipositas beschrieben (Tabelle 5.2). Die Häufigkeit wird mit etwa 1:20.000 angegeben. 80% weisen eine Adipositas, meist vom abdominalen Typ, auf. Die Eßstörung und die Adipositas sind meist weniger ausgeprägt als beim Prader-Willi-Syndrom. Das therapeutische Vorgehen ist ähnlich.

## FAZIT

- Beim Phänotyp Adipositas spielen in der Regel Genetik *und* Umwelt eine Rolle.
- Die Adipositas ist eine polygenetische Erkrankung, monogenetische Erscheinungsformen sind äußerst selten.
- Die Vererbung hat an der Ätiologie einen Anteil von 30–60%.
- Das viszerale Fett wird deutlicher vererbt als das subkutane.
- Sichere Hinweise für eine genetische Determinierung der Energieaufnahme liegen bisher nicht vor.
- Der Energieverbrauch ist genetisch geprägt mit Beteiligung aller Komponenten: Grundumsatz, Thermogenese, körperliche Aktivität.
- Hormonelle und enzymatische Faktoren der Regulation des Fettgewebes stehen mehr oder weniger unter genetischem Einfluß.
- Die Adipositas kann sich auch in Form eines genetischen Syndroms manifestieren (selten).

## 5.2 Energieaufnahme

### 5.2.1 Neurohumorale Regulation von Hunger und Sättigung

Das Wechselspiel von Hunger und Sättigung ist offensichtlich für die Regulation des Körpergewichtes von elementarer Bedeutung. Beide Regulationsgrößen sind – das ist evident – von biologischen und psychosozialen Ereignissen beeinflußt. Wahrscheinlich ist gerade die Hunger-Sättigung-Regulation ein Beispiel par excellence für ein sog. biopsychosoziales Interaktionsmodell. Biologische Parameter im Gehirn, im Fettgewebe, im Intestinaltrakt und im Blut induzieren ein Gefühl dafür, ob Hunger eintritt, gegessen oder das Essen beendet wird (Abb. 5.4). Diese Größen regeln auch, welche Art der Nahrung bevorzugt wird.

Andererseits ist es ebenso unumstritten, daß der Mensch bezüglich seines Eßverhaltens nicht nur genetisch und biochemisch determiniert und gesteuert wird. Viele Menschen nehmen bewußt Einfluß auf Größe, Art und Häufigkeit ihrer Mahlzeiten und beenden den Eßvorgang gewollt oder gönnen sich absichtlich bestimmte Nahrungsmittel (s. Abschn. 5.2.3). Indem Menschen bewußt bestimmte Eßregeln einhalten, demonstrieren sie damit geradezu, daß sie nicht nur biologisch gesteuert sind.

Die Kenntnisse über die Regulation von Hunger, Appetit und Sättigung sind auch heutzutage noch gering und z.T. erheblich widersprüchlich. Das hängt vorwiegend damit zusammen, daß an dieser Regulation das Gehirn beteiligt ist, das sich außerordentlich schwer aufgrund seiner Lage und Komplexität erforschen läßt. Die meisten Untersuchungen wurden deshalb an Tieren ermittelt; sie sind nur teilweise am Menschen evaluiert. Nicht nur pharmakologische Experimente, erst recht operative oder elektrophysiologische lassen sich nicht oder nur

bei Überernährung und Adipositas. Einen Zustand mit vermehrter Körperfettmasse können wir nicht „fühlen"; daher macht auch die Empfehlung eines „Wohlfühlgewichtes" keinen Sinn. Die Adipositas geht bis zu einem gewissen Maß, wenn keine schmerzenden Begleitkrankheiten vorhanden sind, mit körperlichem Wohlbefinden einher; dieser Zustand läßt den Menschen – im Gegensatz zur Unterernährung – passiv. Will man daher den Zustand ändern, muß man verhaltensmäßig oder pharmakologisch eingreifen.

Seit den 40er Jahren ist bekannt, daß die zentralnervöse Regulation von Hunger und Sättigung in hypothalamischen Kerngebieten lokalisiert ist. Auch heute noch ist die Vorstellung von dualen Zentren weitgehend gültig (Rohner-Jeanrenaud 1995). Danach befinden sich neuronale Systeme für das Sättigungszentrum im Nucleus ventromedialis hypothamali (VMH) und für das Hunger-Eß-Zentrum im lateralen Hypothalamus (LH).

Inzwischen weiß man, daß auch extrahypothalamische Areale für die Regulation der Nahrungsaufnahme eine Rolle spielen. In Frage kommen die laterale Medulla oblongata, die mediale Pons und die Amygdala.

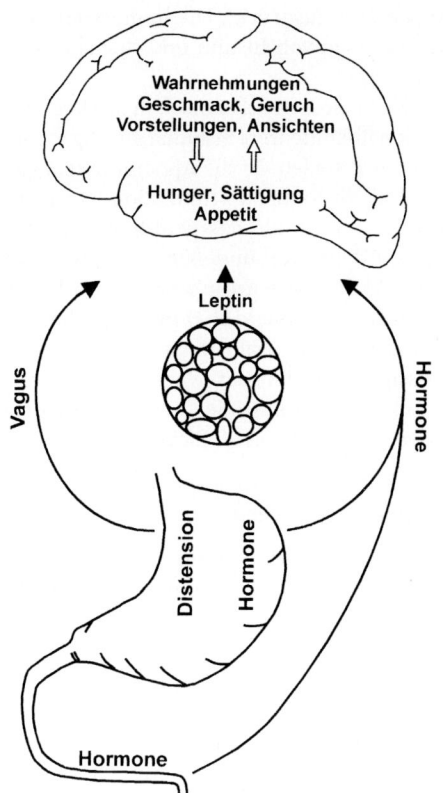

**Abb. 5.4.** Regulation von Hunger und Sättigung durch sensorische und psychosoziale Einflüsse von seiten des Gehirns sowie biologische (nervale und hormonelle) durch den Gastrointestinaltrakt und das Fettgewebe (vereinfacht)

mit Einschränkung am Menschen durchführen.

Die Regulation des Eßverhaltens ist offensichtlich nur bei Überernährung ein Problem. Die Unterernährung hingegen wird weit besser geregelt, da sie dem Menschen unangenehme Sensationen bereitet. Menschen werden in der Regel von selbst aktiv, wenn sie unterernährt sind, und gleichen durch vermehrte Nahrungsaufnahme das Gewichtsdefizit aus. Nur beim Vorliegen einer Anorexia nervosa wird diese Regelung mit großem emotionalen Aufwand durchbrochen. Anders hingegen ist das Befinden

### Gehirnläsionen

Läsionen im Hyothalamus sind fast ausschließlich bei Ratten durchgeführt worden. Es handelt sich um stereotaktische Operationen mit Zerstörung von Hirngewebe auf unterschiedliche Art. Läsionen beim Menschen können im Rahmen von Traumen, Neoplasien oder Folgeoperationen auftreten.

*Läsionen am medialen Hypothalamus (VHM)*
Eine Zerstörung des VMH führt aufgrund vieler Mechanismen zur Adipositas. Die Aktivität der Parasympathikus ist erhöht, die des Sympathikus erniedrigt. Letztere Anpassung geht mit einer Verminderung der Ther-

mogenese im braunen Fettgewebe einher. Die lädierten Tiere fressen mehr (Hyperphagie), und der zirkadiane Rhythmus hinsichtlich der Futteraufnahme ist gestört (Rohner-Jeanrenaud 1995). Humoral fallen erhöhte Konzentrationen von Kortikosteroiden, freien Fettsäuren, Glukagon und Insulin auf. Als Ursache für die Gewichtszunahme wurde häufig die Hyperinsulinämie diskutiert. Durch Pankreatektomie oder Alloxanapplikation wurde die Insulinproduktion ausgeschaltet und durch Insulininjektionen die diabetische Stoffwechsellage korrigiert. Es zeigte sich, daß auch bei normalem Insulinspiegel die Hyperphagie noch vorhanden ist (Hoebel u. Hernandez 1993).

Auch andere Experimente weisen darauf hin, daß sich eine Adipositas auch ohne eine Hyperinsulinämie entwickeln kann (Schick 1995). Bekannt ist auch, daß die Insulinkonzentration und die Anzahl der Insulinrezeptoren im Gehirn unabhängig von peripheren Insulinspiegeln ist, eine sog. „down regulation" also nicht stattfindet (Havrankova et al. 1979).

! Gehirnläsionen induzieren im Tiermodell eine Adipositas.

*Läsionen im lateralen Hypothalamus (LH)*
Durch Eingriffe im lateralen Teil des Hypothalamus werden im Vergleich zum medialen im wesentlichen spiegelbildliche Effekte erzielt: die Tiere trinken und fressen weniger, verlieren an Gewicht sowie Fettmasse. Ein Grund für die geringere Aufnahme von fester und flüssiger Nahrung mag eine Störung des Geschmackssinns sein, der von Nervenendigungen am Zungengrund vermittelt und über den Thalamus und den Kortex auch in den Hypothalamus gelangt. Die sympathische Aktivität ist erhöht, was sich in vermehrter körperlicher Aktivität, gesteigerter Thermogenese und erhöhter Körpertemperatur ausdrückt. Die humoralen Konzentrationen von Insulin und Kortison sind erniedrigt.

Wird eine Ratte chronisch in der lateralen Region über mehrere Stunden am Tag stimuliert, wird sie fett. Ist die Apparatur so angelegt, daß die Ratte die Stimulation selbst auslösen kann, tut sie das gewöhnlich häufig, weil die damit verbundenen Sensationen ihr offensichtlich angenehm sind; sie wird noch fetter. Stimuliert wird aber nicht nur die Aufnahme von fester Nahrung, sondern auch die Flüssigkeitszufuhr, das Nagen und Paaren. Durch die Stromstöße werden vermehrt Dopamine freigesetzt (Hoebel 1988).

### Neurale Mechanismen

Eine nervale Verknüpfung des Intestinums mit dem Sättigungszentrum des Gehirns gilt als gesichert. Bewerkstelligt wird die Verbindung durch die nervi splanchnici und den nervus vagus, welcher vorwiegend afferente Fasern enthält.

Als Reiz für die afferenten Vagusfasern gilt vorwiegend eine Dehnung der kleinen Kurvatur des Magens. So kommt es durch Nahrungsaufnahme, insbesondere durch Nahrungsmittel mit geringer Energiedichte (großes Volumen), zu einer erheblichen Vagusstimulation. Diesen Effekt macht man sich therapeutisch durch Ballaststoffe, Quellmittel, die Implantation eines Magenballons und eine restriktive Magenoperation bzw. die Implantation eines Magenbandes zunutze.

Auch die pharmakologische Wirkung von Cholezystokinin (CCK) hinsichtlich einer Futter- bzw. Nahrungsrestriktion wird durch eine Stimulation afferenter Vagusfasern zumindest vermittelt; CCK stimuliert die Impulsrate gastraler afferenter Vagusfasern (Schick u. Schuszdiarra 1993). Neuronale Strukturen spielen noch eine ganz andere Rolle. Durch Stimulation afferenter Vagusfasern wird CCK aus Nervenendigungen im lateralen Hypothalamus freigesetzt; dadurch wird eine Sättigung begünstigt.

## Neurotransmitter

Im Hypothalamus befinden sich eine Reihe von biochemischen Substanzen sowie deren Rezeptoren, die eine Rolle als Neurotransmitter oder Neurohormone ausüben. Es handelt sich um Neurotransmitter wie Katecholamine (Noradrenalin und Adrenalin) sowie Dopamin und Serotonin (5-Hydroxy-Tryptamin). Wenngleich Hunger und Sättigung nicht allein von diesen neurochemischen Substanzen abhängen, tragen sie neben dem sensorischen und metabolischen System erheblich zur Regulation des Appetits sowie der quantitativen und qualitativen Nahrungsaufnahme bei.

Die Neurotransmitter können in verschiedenen zerebralen Arealen unterschiedlich wirken. Noradrenalin z. B. stimuliert im VHM und im Nucleus paraventricularis (PVN) die Nahrungsaufnahme, im LH hemmt es diese (Tabelle 5.3). Diese Befunde haben klinische Relevanz, da sie zum Verständnis der Hunger-Sättigung-Relation erheblich beitragen. Es zeigt sich auch eine weitgehende Kongruenz von Ergebnissen im Tiermodell und am Menschen, so daß zukünftig durch eine intensive tierexperimentelle Forschung weitere Erkenntnisse für die Eßregulation beim Menschen zu erwarten sind. Therapeutisch werden die Erkenntnise bereits angewandt; Serotoninagonisten werden schon seit einigen Jahren zur Behandlung der Adipositas eingesetzt.

Die Wirkung der wichtigsten Neurotransmitter stellt sich wie folgt dar.

### Noradrenalin

Es entfaltet seine nahrungssteigernde Wirkung vorwiegend im VMH und PVN. Der Ef-

**Tabelle 5.3.** Beeinflussung der Nahrungsaufnahme durch Neurotransmitter und Hormone in verschiedenen Regionen des Hypothalamus und Auswirkungen auf die Nahrungspräferenz (↑ Steigerung bzw. ↓ Reduktion der Nahrungsaufnahme)

|  | Ventromedialer Hypothalamus (VMH) | Lateraler Hypothalamus (LH) | Nucleus paraventricularis (PVN) | Nahrungspräferenz |
|---|---|---|---|---|
| *Beeinflussung der Sättigung* | | | | |
| Serotonin | ↓ | ↓ | ↓ | ↓ Kohlenhydrate, Fett |
| Dopamin | – | ↓ | – | ↓ Eiweiß und Fett |
| Cholezystokinin (CCK) | – | ↓ | ↓ | |
| Bombesin | ↓ | ↓ | ↓ | |
| „Corticotropin releasing factor" (CRF), | – | – | ↓ | |
| „Glukagon-like Peptid-1", | ↓ | ↓ | – | |
| Aldosteron | ↑ | ? | – | |
| Vasoaktives intestinales Polypeptid (VIP) | ↓ | ↓ | ? | |
| *Beeinflussung des Hungers* | | | | |
| Neuropeptid Y (NPY), | ↑ | ↑ | ↑ | ↑ Vorwiegend Kohlenhydrate |
| Galanin | ↑ | ↑ | ↑ | ↑ Vorwiegend Fett |
| β-Endorphin | ↑ | ↑ | ↑ | |
| Noradrenalin | ↑ | ↓ | ↑ | ↑ Vorwiegend Kohlenhydrate |

fekt wird über $\alpha_1$-Rezeptoren, nicht jedoch über $\alpha_2$-Rezeptoren und β-Rezeptoren vermittelt. Hypothalamische Injektionen führen zu einer vermehrten Futteraufnahme vornehmlich in Form von Kohlenhydraten auch bei Anwesenheit von Eiweiß. Zudem erhöht sich die Plasmakonzentration von Kortison, Glukose und Vasopressin, der Energieverbrauch wird vermindert. Diese Mechanismen tragen synergistisch zu einer Erhöhung der Energievorräte bei.

Stimuliert wird das Noradrenalinsystem durch Streß, körperliche Aktivität, Futterentzug und während der Wachzyklen. Anatomische und biochemische Manipulationen, die die Nahrungsaufnahme stimulieren, wie Läsionen im medialen Hypothalamus, 2-Deoxyglukose oder β-Endorphin, vermindern die Sympathikusaktivität gemessen an Noradrenalinspiegeln. Umgekehrt führen Interventionen wie Läsionen am lateralen Hypothalamus und Amphetamine aufgrund einer Zunahme der sympathischen Aktivität zur Futterrestriktion. Es scheint demnach ein Feedback-Mechanismus zu existieren, wobei eine erhöhte Sympathikusaktivität zur Nahrungssteigerung führt (Bray 1989).

*Dopamin*
Im Unterschied zu Noradrenalin wirkt Dopamin vorwiegend außerhalb des medialen Hypothalamus in dessen lateralen Anteilen. Durch Injektionen wird die Aufnahme von Eiweiß und Fett nahezu selektiv reduziert, die von Kohlenhydraten nicht. Es besteht demnach ein Zusammenhang zwischen der Nahrungsaufnahme und der Dopaminkonzentration.

Wurtman u. Fernstrom (1976) haben in spektakulären Versuchen herausgefunden, daß die Zufuhr von spezifischen Hauptnährstoffen die Serumspiegel der Aminosäuren Tyrosin und Tryptophan verändern; diese Aminosäuren wiederum sind Präkursoren von Dopamin und Serotonin. Überzeugend konnten sie darstellen, daß der bevorzugte Konsum von Kohlenhydraten die Serumkonzentration von Tryptophan erhöht und damit die Syntheserate von Serotonin. Eiweiß hingegen erhöhte den Spiegel von Tyrosin, einem Vorläufer von Dopamin. Nach diesen Vorstellungen liegt eine Selbstregulation der Proteinaufnahme vor: Eiweiß in der Nahrung erhöht die Dopaminkonzentration im Hypothalamus; eine erhöhte Dopaminaktivität wiederum bremst den Eiweißkonsum.

*Serotonin*
Von diesem Hirnmonoamin ist bekannt, daß es einen inhibitorischen Effekt auf die Nahrungsaufnahme hat (Tabelle 5.3). Aufgrund dieser Eigenschaft ist es in den letzten Jahren intensiv beforscht worden. Serotonin (5-Hydroxy-Tryptamin) wirkt nahrungsdepressorisch in allen 3 Hypothalamuskernen. Die Wirkung von Serotonin wird durch 4 verschiedene Rezeptoren und deren Subtypen vermittelt. Die anorektischen Effekte sind an den $5$-$HT_{1B}$- und $5$-$HT_{1C}$-Rezeptor gekoppelt, nicht an den $5$-$HT_{1A}$-Rezeptor, der die Nahrungsaufnahme über eine Hemmung von Serotonin stimuliert. Beim Menschen wird vermutet, daß die hypophage Wirkung über den $5$-$HT_{1D}$-Rezeptor zustandekommt; $5HT_{1B}$-Rezeptoren fehlen (Garattini et al. 1986).

> **!** Serotonin entfaltet eine anorektische Wirkung an spezifischen Rezeptoren im Hypothalamus.

Durch Nahrungsaufnahme wird die Hirnkonzentration von Serotonin in der Regel reduziert, besonders durch eine proteinreiche Kost. Kohlenhydratreiche Mahlzeiten, nicht jedoch proteinreiche, verstärken die Aufnahme und Synthese von Hirntryptophan, dem wichtigsten Regulator in diesem System. Die unterschiedlichen Auswirkungen von Kohlenhydraten und Eiweiß sind durch die Art und Weise bestimmt, wie Tryptophan vom Blut ins Gehirn transportiert wird. Die zuständigen Carrier transportieren nämlich nicht nur Tryptophan, sondern auch verschiedene andere neutrale Aminosäuren wie z. B. Tyrosin, Phenylalanin, Leucin u. a. Da die Transport-Carrier saturierbar und kompetitiv beeinflußbar sind, hängt der Transport von Tryptophan auch von der Blutkonzentration anderer Aminosäuren ab (Fernstrom 1992). Die Tryptophanaufnahme in das Gehirn kann daher sowohl bei hohen Blutkonzentrationen von Tryptophan als auch bei niedrigen Konzentrationen von anderen Aminosäuren zunehmen. Andererseits führt eine verstärkte Biosynthese von Serotonin im Gehirn zu einem erhöhten Verlangen nach Eiweiß, eine Senkung des Serotoninspiegels nach erhöhtem Verlangen von Kohlenhydraten und Fetten. Das bedeutet, daß Serotonin das Eßverhalten nicht nur global, sondern auch selektiv beeinflußt.

Serotonin hat darüber hinaus einen Einfluß auf den Essensablauf. Dieser ist im wesentlichen durch Hunger, Auswahl der Nahrung, Eßmenge und Pausen zwischen den Mahlzeiten bestimmt. Serotonin beeinflußt die Selektion der Nahrung und verlängert die Zeit zwischen den Mahlzeiten (Sattheit: „satiety"), nicht jedoch eine vorzeitige Beendigung des Eßvorganges (Sättigung: „satiation"). Die Komponenten der sog. Sättigungskaskade zeigt Abb. 5.5.

Durch pharmakologische Manipulation kann die Serotoninkonzentration verändert werden. Fluoxetin stimuliert die Freisetzung von Serotonin im neuronalen Synapsenspalt, Sibutramin hemmt die Wiederaufnahme. Fenfluramin und – doppelt so wirksam – Dexfenfluramin bewirken beides und erhöhen so die Verfügbarkeit von Serotonin an den Rezeptoren (s. 8.5.1).

### Neuropeptide und weitere Substanzen

Auf zerebrale Areale mit Auswirkungen auf Hunger, Appetit und Sättigung wirken jedoch nicht nur Neurotransmitter, sondern auch Neuropeptide und andere Hormone.

*Neuropeptid Y (NPY)*
Dieser Neurotransmitter wird im Nucleus arcuatus des Hypothalamus synthetisiert und wirkt im Nucleus paraventricularis (PVN; Tabelle 5.3); die Wirkung wird teilweise als Kotransmitter von Noradrenalin vermittelt. NPY macht vorwiegend Hunger auf Kohlenhydrate, was angeblich vorwiegend durch den Y5-Rezeptor-Subtyp vermittelt wird. Vom NPY gehen auch Wirkungen auf andere endokrine Systeme aus, die bei der Nahrungskontrolle eine Rolle spielen. So stimuliert es die Sekretion einer Reihe von Hormonen wie Kortison, Aldosteron sowie Vasopressin und vermindert die sympathische Aktivität (Leibowitz 1987). Die Aktivität von Enzymen der Lipogenese einschließlich der Lipoproteinlipase und der

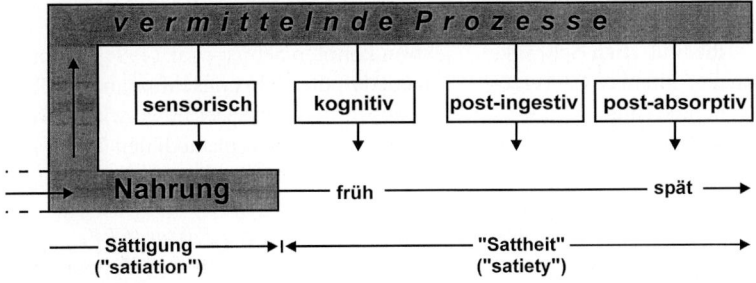

**Abb. 5.5.** Komponenten der Sättigungskaskade. Die Nahrungsaufnahme sistiert, wenn eine Sättigung vorwiegend durch sensorische Reize eintritt. Wie lange die Zeitspanne zwischen den Mahlzeiten ist (Sattheit), hängt von einer Reihe von Prozessen ab. (Mod. Nach Blundell 1989)

Acetyl-CoA-Carboxylase in der Leber und im Fettgewebe wird erhöht (Rohner-Jeanrenaud 1995). Die Expression von NPYmRNA wird durch Insulin und Glukokortikoide stimuliert und durch Leptin und Östrogene gehemmt.

*Galanin*
Ähnlich wie NPY stimuliert auch Galanin die Nahrungsaufnahme; bei hypothalamischen Injektionen kommt es zu einer bevorzugten Aufnahme von Kohlenhydraten, später auch zu Fett (Tabelle 5.3). Galanin ist weniger wirksam als NPY.

*Cholezystokinin (CCK)*
Bereits 1973 wurde von Gibbs die Entdeckung gemacht, daß CCK den Hunger vermindert; es ist inzwischen das am besten untersuchte intestinale Hormon. CCK vermittelt seine Wirkung entweder als zentralnervöser Neurotransmitter oder als intestinales Hormon. Hormonelles CCK wird von endokrinen Mukosazellen des oberen Dünndarms durch Gallen- und Pankreassaft, Ölsäure, Eiweiß (Kasein) und Trypsininhibitor freigesetzt. Eine periphere Applikation von CCK hemmt in verschiedenen Spezies die Nahrungaufnahme; beim Menschen ist dieser Effekt jedoch nur in pharmakologisch hohen CCK-Dosierungen nachweisbar. In physiologischen Dosen hat CCK nämlich keinen Einfluß auf die Nahrungsaufnahme, wie Schick und Schusdziarra (1993) zeigen konnte. Ein zentraler sättigender Effekt von zirkulierendem CCK ist unwahrscheinlich, da hormonelles CCK die Blut-Hirn-Schranke nicht passieren kann. Peripheres CCK verzögert jedoch die Magenentleerung.

Die hemmende Wirkung auf die Nahrungsaufnahme wird vom zentralen CCK vorwiegend als Neurotransmitter bewerkstelligt. Durch eine gastrale Distension mit Aktivierung von Mechanorezeptoren werden afferente Vagusfasern aktiviert, die zu einer Freisetzung von CCK in Neuronen des lateralen Hypothalamus führen. Als Stimulus ist wahrscheinlich nur das Ausmaß der Füllung, nicht jedoch der Inhalt des Magens entscheidend. Die hypothalamische CCK-Freisetzung kann durch eine elektrische Stimulation des Vagus nachgeahmt und durch eine bilaterale zervikale Vagotomie verhindert werden (Schick 1995). Diese Befunde sprechen dafür, daß hypothalamisches CCK eine Rolle bei der Beendigung der Nahrungsaufnahme spielt.

> Cholezystokinin hemmt wahrscheinlich über eine Magendehnung und Stimulation afferenter Vagusfasern die Nahrungsaufnahme als hypothalamischer Neurotransmitter.

*Leptin*
Bei intrazerebroventrikulärer oder systemischer Injektion hemmt Leptin beim Tier die Nahrungsaufnahme. Ob dieser Effekt direkt oder indirekt vermittelt wird, ist unklar (Rohner-Jeanrenaud 1995). Bekannt ist, daß Leptin die Expression von NPYmRNA supprimiert bzw. die appetitsteigernde Wirkung blockiert. Transgene Mäuse ohne NPY zeigen allerdings die gleichen Effekte, was auf eine nicht-NPY-vermittelte Wirkung hinweist (s. auch Abschn. 6.4.2).

*Glukagon-like Peptid 1 (GLP-1)*
GLP-1, eine Komponente vom Präglukagon, ist nicht nur ein Hormon, sondern auch ein Neurotransmitter. Durch intrazerebrale Injektion konnten Schick et al. (1994) erstmals zeigen, daß die Nahrungsaufnahme bei Ratten supprimiert wird. Der Effekt wird sowohl in lateralen als auch in medialen Teilen des Hypothalamus vermittelt.

*Corticotropin-releasing-Faktor (CRF)*
Neben der Bedeutung in der Hypophysen-Nebennieren-Achse spielt CRF auch eine Rolle bei der Hunger-Sättigung-Regelung. Bei Injektion in den zerebralen Ventrikel

nimmt die sympathische Aktivität zu; das zeigt sich durch einen Anstieg der Herzfrequenz, des Blutdrucks sowie der Plasmakonzentration von Glukose, freien Fettsäuren, Glukagon und Kortison (Rohner-Jeanrenaud 1995). Die Thermogenese wird stimuliert und die Sekretion von Magensaft sowie die Magenentleerung verzögert. Die Nahrungsaufnahme und das Körpergewicht nehmen ab.

*Aldosteron und Angiotensin*
Aldosteron hingegen stimuliert die Nahrungsaufnahme. Angiotensin kontrolliert in Kombination mit Aldosteron den Appetit auf Salz und den Durst. Angiotensin ist demnach nicht nur ein Hormon mit kardiovaskulärer Wirkung, sondern auch ein Neurotransmitter.

*Somatostatin und Gastrin*
Diese beiden gastralen Hormone haben beim Menschen keinen Einfluß auf die Nahrungsaufnahme, auch nicht in supraphysiologischen Dosen nach Studien von Schusdziarra (1992).

## 5.2.2
## Alimentäre Adipositas

Die übliche Vorstellung von der Genese der Adipositas zielt v. a. auf die ernährungsbedingte Adipositas. Viele Menschen glauben oder meinen beobachtet zu haben, daß Adipöse eine erhöhte Quantität an Nahrungsmitteln oder solche mit hohem Energiegehalt zu sich nehmen. Für das Kollektiv der Übergewichtigen trifft das global zu, im Einzelfall jedoch häufig nicht. Ob Adipöse bestimmte Nahrungsmittel im Vergleich zu Normalgewichtigen bevorzugen, ist hingegen nach wie vor Gegenstand von wissenschaftlichen Untersuchungen. Die Schwierigkeit der Beurteilung der Nahrungsaufnahme liegt in der Methodik der Erhebung. Auch ohne wissenschaftlich fundierte Kenntnisse kann man sich gut vorstellen, daß v. a.

die quantitative Erfassung der Nahrungsaufnahme keine einfache Prozedur ist.

Die Nahrungsaufnahme ist ziemlich identisch mit der verwerteten Nahrungsmenge, da nur ca. 5% der aufgenommenen Nahrungsenergie über den Stuhl ausgeschieden wird (Garrow 1988). Dieser Prozentsatz unterliegt keinen großen individuellen Schwankungen. Er ist weit niedriger als viele Menschen annehmen, und entzieht der Diskussion über „bessere Verdauung" oder „bessere Stoffwechselverwertung" weitgehend den wissenschaftlichen Boden.

Methoden zur Erfassung der Nahrungsaufnahme wurden für experimentelle und alltägliche Situationen entwickelt. Das Forschungsinteresse richtet sich verständlicherweise vorwiegend auf die Erhebung unter Alltagsbedingungen, da die Nahrungsaufnahme wie kaum ein anderes Verhalten in den Tagesablauf eingebunden und von vielfältigen Gegebenheiten beeinflußt wird.

**Methoden zur Erhebung der Nahrungsaufnahme**

Eine Erfassung der Nahrungsaufnahme wird mit unterschiedlichem Ziel durchgeführt. Für epidemiologische Zwecke, die Landwirtschaft, Lebensmittelindustrie, Politik usw. werden globale Methoden angewandt, die die Produktion und den Verkauf von Nahrungsmitteln betreffen. Die Energieaufnahme im Verlauf über Jahre wird häufig über den Verkauf von Nahrungsmittel errechnet. Man kennt etwa den prozentualen Anteil an nichtverzehrten Nahrungsmitteln (beim Salat anders als bei Schokolade) und kann so die pro Kopf und Tag verzehrte Nahrungsmenge abschätzen. Diese Methoden werden nachfolgend nicht besprochen. Hier interessieren nur die für die individuelle Nahrungsaufnahme entwickelten Methoden. Grundsätzlich gibt es 4 verschiedene Möglichkeiten, die Nahrungsaufnahme quantitativ zu erfassen: Wiegen, Beobachten, Dokumentieren und Befragen.

*Wägung*
Die Nahrungsquantität läßt sich zweifelsohne exakt durch Wiegen ermitteln. In experimentellen Situationen werden üblicherweise die Nahrungsmenge auf dem Teller und der Essensrest gewogen. Aus der Differenz und der Nahrungszusammensetzung läßt sich der Energiegehalt auf ca. 2% Genauigkeit errechnen. Der Energiegehalt des Essens kann auch direkt durch Verbrennung ermittelt werden. Wird der Teller kontinuierlich gewogen, spricht man von "universal eating monitor" (UEM). Es wurden auch Vorrichtungen geschaffen, in denen Essen portionsweise frisch, gefroren oder aufgetaut präsentiert (z. B. Sandwich, Riegel) und gezählt wird (sog. "solid food unit", SFU).

Bekannt geworden ist der *Trickteller*, der von unten über ein nicht wahrnehmbares Gefäß nachgefüllt wird. Naturgemäß können damit nur Suppen verabreicht werden. Besser hat sich in der Wissenschaft der sog. *"food dispenser"* durchgesetzt. Er wurde so modifiziert, um auch den Verzehr von fester Nahrung verabreichen zu können (Pudel 1991a; Hill et al. 1995).

Das Hauptproblem dieser Methoden liegt in der „künstlichen" Ernährungssituation. Es ist gut vorstellbar, daß durch das experimentelle Arrangement die Nahrungsauswahl und die Nahrungsaufnahme verändert werden. Durch eine geschickte Experimentalanordnung läßt sich dieses Problem jedoch oft umgehen.

*Ernährungsanamnese („diet history")*
Es handelt sich um ein *strukturiertes Interview*, bei dem retrospektiv Daten zur Ernährung gewonnen werden. Art und Menge von Lebensmitteln, Ernährungsgewohnheiten sowie Lebensumstände werden erfragt. Die Methode ist vielfach weiterentwickelt und modifiziert worden, auch für den deutschsprachigen Raum (Schmidt-Wilcke 1980).

In der Praxis erfolgt anhand eines standardisierten Fragebogens eine Ernährungserhebung, in der die Reihenfolge und Häufigkeit der Mahlzeiten und Menge (haushaltsübliche Maße) der einzelnen Lebensmittel erfragt und vom Interviewer auf einem Formblatt festgehalten werden. Zudem werden die individuellen Ernährungsgewohnheiten, Ernährung an besonderen Tagen (wie beispielsweise Wochenende, Feierlichkeiten), saisonale Besonderheiten und soziale Gegebenheiten (z. B. Koch als Beruf) erfaßt. Eine quantitative Auswertung kann wie beim Protokoll mit Hilfe von Nährwerttabellen oder Computer-Software erfolgen. Die Validität dieser Methode ist dem Protokoll unterlegen, so daß sie bei wissenschaftlichen Untersuchungen kaum verwendet wird (Bingham 1991).

Die Ernährungsanamnese kann durch einen sog. „*24 h recall*" ergänzt werden. Dabei wird die Nahrungsaufnahme vom vergangenen Tag in allen Einzelheiten von einer Ernährungsberaterin erfragt; das Ergebnis kann auf standardisierten Formblättern festgehalten werden. Erfaßt wird damit nur ein einzelner Tag, der natürlich repräsentativ für die übliche Ernährung sein muß. Benutzt wird der „24 h recall" häufig zur Überprüfung der Ernährungsanamnese (sog. „crosscheck").

Der Vorteil dieser Methode gegenüber dem Ernährungsprotokoll besteht vorwiegend darin, daß an den Patienten/Probanden nur geringe Anforderungen gestellt werden. Ein weiterer Vorteil ist darin zu sehen, daß durch die retrospektive Erfassung die Nahrungsaufnahme nicht beeinflußt wird. Der Zeitaufwand ist jedoch mit 30–60 min erheblich. An den Interviewer werden erhebliche Anforderungen gestellt, was sowohl seine Fachkenntnisse als auch seine Interviewtechnik betrifft. Auslassungen und suggestive Fragen können die Daten erheblich verfälschen. Es wundert daher nicht, daß die quantitativen Ergebnisse fraglich sind.

Eine britische Antarktisexpedition wurde mit dieser Methode befragt. Insgesamt wurden 1.085.109 Mann-Tage erfaßt. Die Nah-

**Tabelle 5.4.** Ernährungsprotokoll zur quantitativen Erfassung der quantitativen Nahrungsaufnahme. (Nach Pudel 1982)

| Datum: | Kcal | Morgens | Mittags | Abends |
|---|---|---|---|---|
| **Brot** | | | | |
| Graubrot: Scheibe | 130 | | | |
| Weißbrot, Toast: Scheibe | 80 | | | |
| 1/2 Brötchen Stück | 60 | | | |
| Vollkornbrot: Scheibe | 120 | | | |
| Knäcke, Zwieback: Anzahl | 40 | | | |
| **Kaffee, Milch** | | | | |
| Kaffee, Tee: Tasse | – | | | |
| Dosenmilch: Teelöffel | 20 | | | |
| Zucker: Teelöffel | 20 | | | |
| Kakao: Tasse | 130 | | | |
| Trinkmilch 3,5%: Tasse | 100 | | | |
| Trinkmilch 1,5%: Tasse | 70 | | | |
| Buttermilch: Tasse | 60 | | | |
| Joghurt 3,5%: kleiner Becher | 130 | | | |
| Joghurt 1,5%: kleiner Becher | 100 | | | |
| **Brotaufstrich** | | | | |
| Butter: je Scheibe Brot | 80 | | | |
| Margarine: je Scheibe Brot | 80 | | | |
| Halbfettmargarine: je Scheibe Brot | 40 | | | |
| Wurst: je Scheibe Brot | 110 | | | |
| Corned Beef: je Scheibe Brot | 80 | | | |
| Käse unter 20% Fett: je Scheibe Brot | 50 | | | |
| Käse 20–40% Fett: je Scheibe Brot | 80 | | | |
| Käse über 40% Fett: je Scheibe Brot | 110 | | | |
| Schnittkäse: je Scheibe Brot | 120 | | | |
| Marmelade, Gelee: Teelöffel | 30 | | | |
| Honig: Teelöffel | 30 | | | |

**Tabelle 5.4.** (Fortsetzung)

| Datum: | Kcal | Morgens | Mittags | Abends |
|---|---|---|---|---|
| Nußnougatcreme: Teelöffel | 60 | | | |
| Magerquark: Eßlöffel | 30 | | | |
| Speisequark: Eßlöffel | 70 | | | |
| Eier: Stück | 90 | | | |
| **Frühstücksflocken** | | | | |
| Haferflocken, trocken: Tasse | 200 | | | |
| Müsli, trocken: Tasse | 210 | | | |
| Cornflakes, trocken: Tasse | 100 | | | |
| **Obst** | | | | |
| Apfel, Apfelsine: Stück | 90 | | | |
| Birne, Pfirsich: Stück | 90 | | | |
| Banane: Stück | 90 | | | |
| Trauben, Beeren: Tasse | 70 | | | |
| Trockenobst: Tasse | 290 | | | |
| **Salat** | | | | |
| Rohkostsalat: Tasse | 30 | | | |
| Salat, angemacht: Tasse | 90 | | | |
| Kartoffelsalat: Tasse | 180 | | | |
| Fleischsalat: Tasse | 300 | | | |
| **Fleisch** | | | | |
| Kotelett, Schnitzel: Stück | 430 | | | |
| Steak, Schnitzel natur: Stück | 330 | | | |
| Braten: Scheibe | 340 | | | |
| Gulasch, Ragout: Tasse | 220 | | | |
| Bratwurst: Stück | 460 | | | |
| Bockwurst: Stück | 310 | | | |
| Fleisch-/Kochwurst: Portion | 300 | | | |
| Frikadelle, Klops: Stück | 180 | | | |
| Eisbein, Haxe: Stück | 340 | | | |

## Tabelle 5.4. (Fortsetzung)

| Datum: | Kcal | Morgens | Mittags | Abends |
|---|---|---|---|---|
| 1/2 Hähnchen: Stück | 320 | | | |
| Leber, Herz, Niere: Scheibe, Tasse | 140 | | | |
| Mett, Gehacktes: Tasse | 340 | | | |
| Tartar, Schabefleisch: Tasse | 150 | | | |
| Speck, Bauchfleisch: Scheibe | 170 | | | |
| **Fisch** | | | | |
| Fisch, gekocht: Stück | 160 | | | |
| Fisch, gebraten: Stück | 230 | | | |
| Fischstäbchen: Stück | 80 | | | |
| Fischkonserve: Dose | 240 | | | |
| **Suppe** | | | | |
| Klare Suppe: Tasse | 30 | | | |
| Gebundene Suppe: Tasse | 70 | | | |
| Suppen-Eintopf: Tasse | 160 | | | |
| **Kartoffeln, Klöße** | | | | |
| Kartoffeln: Stück | 50 | | | |
| Kartoffelpüree: Tasse | 90 | | | |
| Klöße, Knödel: Stück | 120 | | | |
| Bratkartoffeln: Tasse | 160 | | | |
| Pommes frites: Tasse | 230 | | | |
| Kartoffelpuffer: Stück | 100 | | | |
| **Soße** | | | | |
| Soße: Eßlöffel | 30 | | | |
| Hackfleischsoße: Eßlöffel | 80 | | | |
| **Reis, Teigwaren** | | | | |
| Reis, gekocht: Tasse | 110 | | | |
| Nudeln, gekocht: Tasse | 160 | | | |
| Pizza, mittelgroß: Stück | 480 | | | |
| Pfannkuchen: Stück | 200 | | | |
| **Gemüse** | | | | |
| Gemüse, gebunden: Tasse | 80 | | | |

## Tabelle 5.4. (Fortsetzung)

| Datum: | Kcal | Morgens | Mittags | Abends |
|---|---|---|---|---|
| Gemüse, gedünstet: Tasse | 40 | | | |
| Tomaten, Radieschen: Stück | 2 | | | |
| Gurke: Stück | 20 | | | |
| **Kuchen, Dessert** | | | | |
| Obstkuchen: Stück | 200 | | | |
| Trockenkuchen: Stück | 290 | | | |
| Sahne-, Cremetorte: Stück | 400 | | | |
| Schlagsahne: Eßlöffel | 50 | | | |
| Eis: Portion | 300 | | | |
| Pudding: Tasse | 130 | | | |
| Kompott, Apfelmus: Tasse | 110 | | | |
| **Süßwaren, Snacks** | | | | |
| Bonbon: Stück | 30 | | | |
| Kekse: Stück | 30 | | | |
| Schokolade: Stück | 30 | | | |
| Mars, Nuts etc.: Stück | 280 | | | |
| Pralinen: Stück | 50 | | | |
| Nüsse: Eßlöffel | 130 | | | |
| Salzige Knabbereien: Tasse | 120 | | | |
| **Getränke** | | | | |
| Fruchtsaft: Glas 0,2 l | 90 | | | |
| Limonade: Glas 0,2 l | 100 | | | |
| Diätgetränke: Glas 0,2 l | 20 | | | |
| Mineralwasser: Glas 0,2 l | – | | | |
| Bier: Flasche 0,5 l | 250 | | | |
| Wein, Sekt: Glas 0,2 l | 180 | | | |
| Spirituosen: Schnapsglas | 50 | | | |
| Likör, Apfelkorn: Schnapsglas | 70 | | | |
| **Sonstiges:** | | | | |

rungsversorgung und die Abfallbeseitigung konnten durch die isolierte Lage und die besonderen Umstände exakt dokumentiert werden. Es zeigte sich, daß die Angaben, je nach Interviewtechnik, um 21 bzw. 34% zu niedrig waren (Acheson et al. 1980).

*Ernährungsprotokoll („food record")*
Eine Protokollierung der aufgenommenen Lebensmittel umgeht die Unzulänglichkeiten des Untersuchers. Bereits 1936 hat Widdowson diese Methode eingeführt. Grundprinzip ist die Aufzeichnung des aktuellen Nahrungsmittelverzehrs durch Eintragung in Formblätter/Tabellen. Erfaßt werden 100 übliche Nahrungsmittel und Getränke (Tabelle 5.4). Der Patient/Proband trägt, getrennt für den Vormittag, Mittag/Nachmittag und Abend, die einzelnen Nahrungsmittel ein. Die quantitative Erfassung erfolgt in standardisierten Haushaltsmaßen in Form von Tassen, Eßlöffel, Scheibe, Stück usw. Für den Außer-Haus-Verzehr haben sich Formblätter im Taschenformat bewährt. Erhoben werden üblicherweise 7 Tage. Es können jedoch auch 2 Wochen oder nur 3 bzw. 4 Tage erfaßt werden (Sichert u. Oltersdorf 1984). Eine Auswertung der Protokollbögen kann mit Hilfe von Nährwerttabellen erfolgen, was sehr zeitaufwendig ist. Einfacher läßt sich diese Arbeit heutzutage computerassistiert durchführen. Es wundert daher nicht, daß hierfür eine spezielle Software entwickelt wurde. Anbieter sind: PRODI II (Deutsche Verlangsanstalt, Stuttgart); DIÄT 2000 (Soft u. Hard, Rimbach), NUTRILOG (Deutsche Gesellschaft für Ernährung, Frankfurt). Ermittelt werden üblicherweise die tägliche durchschnittliche Aufnahme an Energie, Hauptnährstoffen sowie, je nach Programm, auch Mineralien, Vitaminen und Spurenelementen. Von Pudel (1991) wird das Ernährungsprotokoll in Kombination mit einer Präferenzliste für individuell bevorzugte Lebensmittel sowie einem Test zur Ermittlung des Ernährungswissens zur Ernährungsberatung verwendet.

*Verzehrshäufigkeits(„food frequency")-tabellen*
Der Patient kreuzt auf einer Liste mit verschiedenen Lebensmitteln, die in komplexe Kohlenhydrate, Gemüse/Obst, Milchprodukte, Fleisch/Fisch, Süßigkeiten und Getränke gegliedert ist, Nahrungsmittel hinsichtlich der Häufigkeit des Verzehrs an (Tabelle 5.5). Der Therapeut besitzt eine zweite Tabelle, auf der eine Bewertung der Eintragung vorgenommen ist (Tabelle 5.5 besitzt beide Informationen). Im Vergleich zum Ernährungsprotokoll haben die Food-frequency-Tabellen den Vorteil, daß sie an den Patienten weniger Anforderungen hinsichtlich Zeit und Intelligenz stellen. Die Angaben der Patienten sind auch valider. Aussagen können jedoch nur bezüglich der qualitativen Energieaufnahme gemacht werden. Dieses Instrument wird oft bei wissenschaftlichen Untersuchungen eingesetzt, nicht selten in Kombination mit einem Ernährungsprotokoll.

*Genauigkeit von Interviews, Fragebögen und Protokollen*
Der Hauptvorteil all dieser Methoden liegt in der einfachen, schnellen und kostengünstigen Erhebung. Ein großes Problem ist jedoch die Validität. In großen Untersuchungs-Surveys konnte nämlich in der Regel kein Zusammenhang zwischen der Energieaufnahme und dem Körpergewicht gefunden werden, obwohl diese beiden Größen – inzwischen gesichert – eng korrelieren (Abb. 5.14).

Auch bei der in Deutschland durchgeführten VERA-Studie (Heseker et al. 1992) erhob man bei einem Subkollektiv von 862 Männern mit Hilfe eines 7-Tage-Ernährungsprotokolls die Nahrungsaufnahme. Das relative Körpergewicht korrelierte jedoch in keiner Weise mit der Energieaufnahme! Aus dieser und ähnlichen Untersuchungen zog man daher früher den Fehlschluß, zwischen Körpergewicht und Nahrungsaufnahme bestünde kein Zusammenhang.

**Tabelle 5.5.** Food-frequency-Tabelle zur Ermittlung der qualitativen und semiquantitativen Nahrungsaufnahme. Der Patient kreuzt die Häufigkeit von Nahrungsmitteln an. Eine farbliche Unterlegung der einzelnen Felder gibt die Beurteilung wieder: gewünscht/häufiger; seltener; meiden (nicht abgebildet). Der Patient erhält ein Formular ohne die Bewertung (abgebildet)

| Gruppe | Lebensmittel | Täglich | Fast täglich | 3- bis 4mal pro Woche | 1- bis 2mal pro Woche | Seltener oder nie |
|---|---|---|---|---|---|---|
| Getreideprodukte Reis/Kartoffeln | Brot/Brötchen | | | | | |
| | Müsli/Getreideflocken/Frühstücksflocken | | | | | |
| | Reis/Nudeln | | | | | |
| | Pellkartoffeln/Salzkartoffeln | | | | | |
| | Pommes frites/Bratkartoffeln | | | | | |
| Obst Gemüse | Gemüse | | | | | |
| | Grüne Salate/Rohkostsalate | | | | | |
| | Salate mit Mayonnaise-/Sahnesoße | | | | | |
| | Hülsenfrüchte (getr. Bohnen, Erbsen, Linsen) | | | | | |
| | Obst, frisch | | | | | |
| Milchprodukte | Vollmilch, 3,5% Fett | | | | | |
| | Milch, fettarm 1,5% Fett | | | | | |
| | Joghurt/Kefir/Buttermilch/Quark, mager | | | | | |
| | Sahnejoghurt/Quark, 40% Fett | | | | | |
| | Sahne/Creme fraiche/Creme double | | | | | |
| | Käse, fettarm bis 30% F. i. Tr. | | | | | |
| | Käse fettreich über 30% F. i. Tr. | | | | | |
| Fette | Butter, Schmalz, Speck | | | | | |
| | Margarine, Öle | | | | | |
| | Halbfettmargarine | | | | | |
| Fleisch / Fisch | Fleisch, fettreich (Nacken-, Schulterbraten) | | | | | |
| | Fleisch, fettarm (Schnitzel, Filet) | | | | | |
| | Wurst, fettarm/Schinken | | | | | |
| | Wurst, fettreich/Streichwurst | | | | | |
| | Geflügel, fett (Ganz, Mastsente) | | | | | |
| | Geflügel, fettarm (Pute, Hähnchen) | | | | | |
| | Fisch (paniert) | | | | | |
| | Fisch, natur (unpaniert) | | | | | |
| | Eier (auch in Speisen) | | | | | |
| Süßigkeiten | Kuchen/Torten/süßes Gebäck | | | | | |
| | Chips/salzige Nüsse/Knabbergebäck | | | | | |
| | Schokolade/Pralinen | | | | | |
| | Bonbons/Fruchtgummi | | | | | |
| | Eis/Pudding/Sahnecremes | | | | | |
| | Sorbet | | | | | |
| | Marmelade/Honig | | | | | |
| | Nuß-Nougat-Cremes | | | | | |
| Getränke | Mineralwasser/Kräutertee/Früchtetee | | | | | |
| | Kaffee/schwarzer Tee | | | | | |
| | Limonade/Colagetränke/Fruchtsäfte | | | | | |
| | Cola light, Limonade light | | | | | |
| | Bier/Wein/Sekt | | | | | |
| | Spirituosen (Korn, Whiskey) | | | | | |

Die mangelnde Zuverlässigkeit der Ernährungserhebung bei Adipösen wurde erst evident, als man eine verläßliche Methode zur Messung des Energieverbrauchs entwickelt hatte. Energieaufnahme und Energieverbrauch halten sich die Waage, wenn ein Proband im Zustand der Gewichtskonstanz ist; man muß nur den Energieverbrauch messen und kann dann auf die Energieaufnahme schließen. Zunächst haben Prentice et al. (1986) und später Lichtman et al. (1992) mit Bestimmung der Energieaufnahme mittels doppelt markiertem Wassser (s. Abschn 5.3.2) überzeugend dargestellt, daß Adipöse im Unterschied zu Normalgewichtigen die Quantität von Nahrungsmitteln unterschätzen („under-reporting"). In der einen Studie gaben die Adipösen um 38% (Prentice et al. 1986) und in der anderen (Lichtman et al. 1992) um 34% bzw. 47% zuwenig Nahrungsmittel an (Abb. 5.6). Die individuellen Differenzen zwischen Protokollangaben und tatsächlicher Aufnahme betrugen vielfach 500–1.500 kcal/Tag. Auch die Erhebung durch verschiedene Personen weist einen Variationskoeffizienten von 4–45% auf (Bingham 1991). Gründe für die ungenauen Angaben sind vielfältig. Zum einen kann die Protokollierung einfach vergessen werden. Zum anderen beeinflußt die Ernährungserhebung die Nahrungsaufnahme durch Bewußtmachung und Kontrolle. Die größte Bedeutung dürfte das Bewußtsein vieler Adipöser sein, weniger essen zu wollen/sollen.

 Adipöse geben mengenmäßig oft deutlich zu wenig Nahrungsmittel an („under-reporting").

Doch nicht nur das „under-reporting" ist ein Problem. Die angegebenen Nahrungsmittel müssen hinsichtlich Art und Menge kodiert und mittels Nährwerttabellen oder per Computer quantitativ erfaßt werden. Der Fehler liegt hier bei 20–50% (Bingham 1991). Selbst die Befragung an verschiedenen Tagen oder zu unterschiedlichen Tageszeiten soll Fehler zwischen 4 und 49% bewirken (Bingham 1991). Aus diesen Studien muß der – für die Ernährungserhebungsforschung folgenreiche – Schluß gezogen werden, daß die Nahrungsaufnahme bei Adipösen selbst mit einem 7-Tage-Protokoll so unzuverlässig erfaßt wird, daß die Methode (ebenso wie die „diet history") wissenschaftlich nur mit Einschränkungen zu vertreten ist. Bei bestimmten Fragestellungen macht es jedoch Sinn, die Nahrungsaufnahme mittels Protokoll oder Anamnese zu erheben. Am wenigsten verfänglich sind noch die Food-frequency-

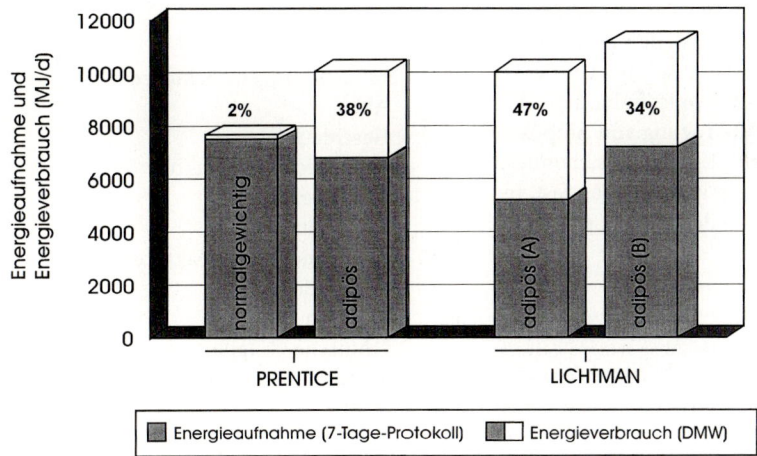

**Abb. 5.6.** Energieaufnahme (7-Tage-Protokoll) und Energieverbrauch (doppelt markiertes Wasser *DMW*) bei Normalgewichten und Adipösen (*links*; Prentice 1986) sowie bei „diätresistenten" (*A*) und unausgewählten Adipösen (*B*) (*rechts*; Lichtman et al. 1992). Die Prozentzahlen geben die Differenz von Angaben zur Energieaufnahme zur Messung des Energieverbrauchs wieder („underreporting")

Tabellen, wenngleich sie nur semiquantitative Angaben liefern und nur Rückschlüsse auf bevorzugte und gemiedene Nahrungsmittel erlauben; diese Information reicht jedoch für eine Ernährungsberatung in der Regel aus.

*Besonderheiten bei Kindern*
Je jünger die Kinder, desto deutlicher wird die Nahrungsaufnahme unterschätzt (Caviezel et al. 1992). Von Kindern unter 8 Jahren wird die Nahrungsmenge um ca. 40% unterschätzt. Aber auch ältere adipöse Kinder (7–11 Jahre) geben weniger Nahrungsenergie an als normalgewichtige, so daß grundsätzliche Zweifel an den Angaben bestehen (Ernährungsprotokoll).

*Stickstoffausscheidung im Urin*
1985 zeigten Bingham und Cummings (1985), daß die Ausscheidung von Stickstoff im Urin mit der Proteinzufuhr eng korreliert. Bekanntlich ist der Stickstoffanteil im Eiweiß ziemlich konstant und beträgt 16%. Ermittelt man durch ein Ernährungsprotokoll oder eine Ernährungsanamnese den prozentualen Proteinanteil in der Nahrung, kann man ziemlich verläßliche Rückschlüsse auf die Energieaufnahme im letzten Monat machen. Voraussetzung ist, daß sich der Patient in einer Phase der absoluten Gewichtskonstanz befindet und vollständig den Urin sammelt. Bei einer Befragung von Adipösen stellte man mittels Ernährungsanamnese eine Proteinaufnahme von 46 g/Tag fest, im 24 h-Urin wurden jedoch 87 g gemessen (Bingham 1991).

> Die Quantifizierung der Nahrungsaufnahme ist bei Adipösen mit Anamnese, Protokollen und Fragebögen sehr unzuverlässig.

*Doppelt markiertes Wasser*
Verläßlich ist lediglich die Messung des Energieverbrauchs mit doppelt markiertem Wasser. Diese Methode hat zudem den Vorteil, daß sie unter Alltagsbedingungen ambulant durchgeführt werden kann (s. Abschn. 5.3.2). Der große Aufwand und die hohen Kosten begrenzen die Methode allerdings auf wissenschaftliche Fragestellungen.

### Determinanten der Nahrungsaufnahme

Die neuronalen, endokrinen, metabolischen und psychosozialen Faktoren der Nahrungsaufnahme kommen beim Essen gemeinsam und ziemlich simultan zum Tragen und bestimmen letztlich, was und wieviel gegessen wird (vgl. auch Übersicht). Es macht daher Sinn, das Essen und den Eßvorgang experimentell hinsichtlich einzelner Komponenten zu untersuchen.

> **Faktoren, die die Nahrungsaufnahme bei adipösen Personen beeinflussen (Sclafani 1993)**
> - Nahrungsbestandteile
>   - Zusammensetzung der Nahrung
>   - Schmackhaftigkeit („palatability")
>   - Geschmack, Aroma („flavor")
>   - Darreichungsform
>   - Variabilität
> - Personenbezogene Faktoren
>   - Alter
>   - Geschlecht
>   - Persönlichkeitsstruktur
>   - Krankheiten
>   - Aktivitätsgrad
> - Umwelt und soziale Faktoren
>   - soziale Schicht
>   - Religion
>   - ethnische Gruppe
>   - Temperatur
>   - Streß

*Volumen und Gewicht*
Das Volumen beeinflußt erheblich die Sättigung. Wie in Abschn. 5.2.1 ausgeführt, führt

ein erhöhtes Volumen zu einer verstärkten Dehnung der Magenwand und zur Induktion von nervalen und hormonellen Prozessen mit beschleunigter Sättigung. Wird ein bestimmtes Volumen als „preload" verabreicht, sind Unterschiede hinsichtlich der Sättigung festzustellen. Ein Wasser-Preload führt zu einem geringfügigen Sättigungszuwachs. Werden Suppen mit 300 ml verabreicht und Testmahlzeiten 15 min später angeboten, wird ein Reduktionseffekt von etwa 25% erreicht (Pudel 1982).

Bei vielen Versuchen wurden Probanden Nahrungsmengen mit unterschiedlichem Gewicht und Energiegehalt vorgesetzt. In der Regel war es eine ballaststoffreiche/fettarme und eine fettreiche/ballaststoffarme Kost. Die konsumierten Mengen hingen im wesentlichen vom Gewicht ab.

*Energiegehalt*
Pudel (1978) bot Adipösen am Food-dispenser Trinkmengen mit unterschiedlichem Energiegehalt an. Mit einem Trinkröhrchen konnte Nahrung kontinuierlich ad libitum entnommen werden. Bei Erhöhung der Energiedichte um 100% stieg die durchschnittliche Energieaufnahme bei Normalgewichtigen um 46%, bei Adipösen um 99%. Er schloß aus seinen Beobachtungen, daß „Veränderungen der Kalorienkonzentration – zumindest in den Bereichen zwischen 0,5 kcal und 2 kcal/ml – subjektiv von den Probanden nicht bemerkt werden".

Die konsumierte Nahrungsmenge hängt im wesentlichen vom Gewicht und nicht von der Energie ab.

*Energiedichte*
Darunter versteht man den Quotienten aus Energiegehalt und Gewicht der Nahrung. Eine hohe Dichte ist durch Fett, Ballaststoffarmut und geringen Wassergehalt gege-

ben und vice versa. Wenn die Sättigung vorwiegend vom Gewicht und weniger vom Energiegehalt abhängt – wie oben erwähnt – bedeutet dies, daß Nahrungsmittel mit einer geringen Energiedichte wenig sättigen und umgekehrt. Blundell (1993) hat in einer Versuchsreihe Nahrungsmittel mit wenig Fett und viel Kohlenhydraten bis zu solchen mit viel Fett und wenig Kohlenhydraten angeboten. Von den letzteren nahmen die Probanden weit mehr Energie zu sich, was für einen geringen Sättigungseffekt fettreicher Speisen spricht. Die Adipösen aßen freiwillig etwa doppelt so viel Fett wie Kohlenhydrate (Energieprozent). Würden Adipöse Nahrungsmittel mit geringer Energiedichte bevorzugen, könnten sie eine Gewichtsabnahme von ca. 20% erreichen (Strain et al. 1992).

Adipöse konsumieren bevorzugt Nahrungsmittel mit hoher Energiedichte.

*Schmackhaftigkeit*
Die Schmackhaftigkeit, d. h. Gefallen und Genuß an einer Mahlzeit, werden durch den Geschmack, das Aroma, die Beschaffenheit und die Temperatur einer Mahlzeit bestimmt. Die Schmackhaftigkeit hat Auswirkungen auf die Auswahl der Nahrungsmittel, die Eßmenge, die Häufigkeit der Kaubewegungen, die Dauer des Eßvorgangs, die Anzahl der Bissen und die Dauer des Kauens (Rodin 1992). Viele Studien weisen darauf hin, daß Adipöse mehr Freude und Genuß beim Essen haben und die Mahlzeit später beenden als Normalgewichtige (Rodin 1992), was auf eine genetische Prädisposition hinweist. Bietet man Probanden verschiedene Speisen mit steigendem Zuckergehalt an, beobachtet man schon bei mittleren Konzentrationen eine Abnahme der Schmackhaftigkeit, während bei fetten Speisen der Geschmacksgipfel erst bei sehr

hohen Konzentrationen festzustellen ist. Als besonders schmackhaft wurde die Kombination von mäßigem Zucker- und hohem Fettgehalt eingestuft, eine Mischung, die vielen unserer Süßigkeiten entspricht (Drewsnowski u. Greenwood 1983). Die Geschmackspräferenz ist jedoch nicht nur statisch, sondern auch dynamisch zu sehen. Kleinkinder z. B. mögen keine bitteren Speisen; im Lauf des Lebens ändert sich dies. Die Schmackhaftigkeit eines Lebensmittels muß jedoch nicht zwangsläufig zum Überkonsum an Nahrung führen.

> ! Süßes und Fettes erhöht die Schmackhaftigkeit und damit die Nahrungsaufnahme; am beliebtesten ist die Kombination aus beidem.

*Fett*
Fett in der Nahrung fördert die Gewichtszunahme, Adipöse essen mehr Fett als Normalgewichtige (Lissner et al. 1987; Cotton et al. 1994). Folgende Fragen drängen sich auf: Wird mehr Fett nicht nur aus Gründen der Schmackhaftigkeit, sondern auch wegen mangelnder Sättigung gegessen? Verhalten sich Adipöse anders als Normalgewichtige? Insbesondere die Arbeitsgruppen von Blundell und Rolls haben sich mit diesem Thema in vielen Untersuchungen auseinandergesetzt. Bei einem Preload-Versuch (Vormahlzeit) erhielten 18 Männer jeweils ein kohlenhydrat- oder eiweißreiches Frühstück mit gleichem Energiegehalt (472 kcal) ohne oder mit Fettzusatz (45 g). 4,5 h später wurde ein Mittagessen ad libitum gereicht; für den Rest des Tages wurde die Nahrungsaufnahme mit Ernährungsprotokollen erfaßt. Es zeigte sich, daß die Zugabe von Fett zum Frühstück die Nahrungsaufnahme nicht energieadäquat reduzierte; die fettreichen Frühstücksformen führten zu einer insgesamt höheren Energieaufnahme im Sinne einer Überkompensation. Da die verschiedenen Frühstücksformen trotz unterschiedlichem Fettgehalt einen ähnlichen Einfluß auf den nachfolgenden Hunger hatten, gingen die Autoren von einer passiven fettbedingten Überkompensation aus (Cotton et al. 1994). Der beschriebene Effekt ist nur durch eine mangelnde Sättigung (korrekter: Sattheit) von fettreichen Speisen zu erklären; der Geschmack spielt bei der Preload-Technik keine Rolle.

Bei Adipösen ist die Überkompensation deutlicher ausgeprägt als bei Normalgewichtigen; Adipöse sind relativ insensitiv gegenüber dem sättigenden Effekt von Fett (Rolls et al. 1994).

Der sättigende Effekt von Fett hängt von der Applikationsart ab. Wird Fett in den Magen oder Darmabschnitte infundiert, tritt keine bzw. nur eine geringe Sättigung ein. Erklärt werden kann dieses Phänomen nicht, weshalb es als Fettparadoxon bezeichnet wird.

> **Fette Speisen verleiten zu hoher Energieaufnahme durch:**
> - Schmackhaftigkeit
> - hohe Energiedichte
> - geringes Volumen
> - geringe Sättigung
> - „overconsumption"

*Kohlenhydrate*
Im Tierversuch kann eine Adipositas sowohl durch eine fettreiche als auch durch eine kohlenhydratreiche Ernährung induziert werden; bei letzterer wird üblicherweise das Trinkwasser mit Sucrose angereichert. Am besten gelingt dies durch eine Kombination von beidem, der sog. „cafeteria diet", die einen Querschnitt von „supermarket food" darstellt. Es liegt daher die Vermutung nahe, daß die Situation beim Menschen ähnlich ist.

Die Vorstellung, daß Zucker einen erheblichen Einfluß auf die Hunger-Sättigung-Regulation hat, ist bereits 1953 von Mayer (1953) formuliert worden. Er ging davon aus, daß Zucker für die kurzzeitige („glucostatic control") und Fett für die langfristige („lipostatic control") Regulation verantwortlich sei. Für die glukostatische Theorie spricht, daß – bei Nahrungsangebot ad libitum – ein Abfall des Blutzuckers vor Mahlzeiten zu beobachten ist. Injiziert man Glukagon, was die arteriovenöse Glukosedifferenz erhöht, nimmt der Hunger ab. Zudem hat man im ventromedialen Hypothalamus, dem Sättigungszentrum, Glukoserezeptoren gefunden (van Itallie 1990). Es gibt aber auch Hinweise, die dieser Hypothese widersprechen: i. v. applizierte Glukose reduziert nicht die Nahrungsaufnahme; viele Zustände mit veränderten arteriovenösen Glukosedifferenzen korrelieren nicht mit der Sättigung, dem Hunger oder der Nahrungsaufnahme.

Epidemiologische Studien zeigen, daß der Zuckerkonsum bei Adipösen geringer ist als bei Normalgewichtigen; Adipöse essen v. a. mehr Fett (Glinsman et al. 1986). Adipöse bevorzugen jedoch nicht nur die Geschmacksrichtung „Fett", sondern auch „Zucker" (Drewnowski 1987). Sowohl Monosaccharide (Glukose, Fruktose), Oligosaccharide (z. B. Maltodextrine) als auch komplexe Kohlenhydrate verringern den Hunger; letztere haben einen etwas größeren sättigenden Effekt (Cotton 1994).

Mit der Frage, wie Kohlenhydrate Hunger, Sättigung und Nahrungsaufnahme beeinflussen, hat sich besonders die Arbeitsgruppe von Blundell befaßt. 18 Männer nahmen 4 verschiedene Mittagessen zu sich, die viel (947 kcal) und wenig (535 kcal) Energie enthielten und jeweils kohlenhydrat(Sucrose)- reich oder fettreich waren. Nach einem energiereichen Mittagessen wurden in der Folgezeit weniger Snacks und andere Speisen gegessen als nach einem energiearmen Essen, was nicht verwundert (Abb. 5.7). War das Mittagessen kohlenhydratreich/fettarm, wurde in der nachfolgenden Zeit weniger Ener-

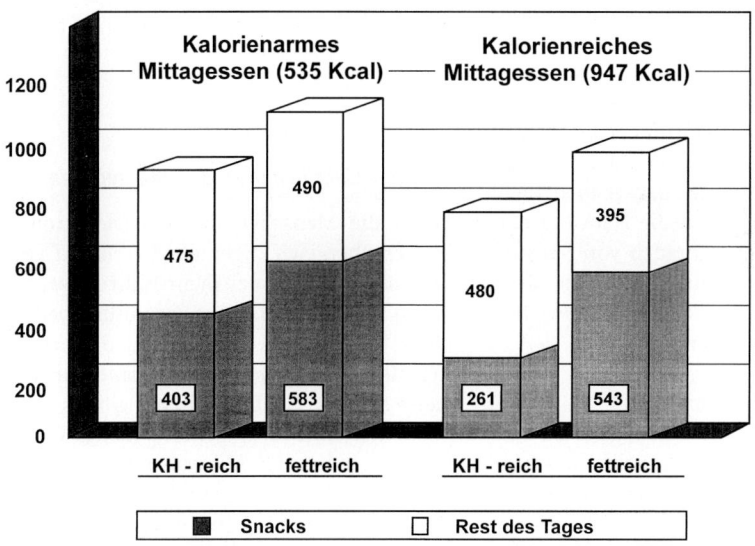

**Abb. 5.7.** Energieaufnahme in Form von Snacks nach einem energiearmen (535 kcal) Mittagessen bzw. einem energiereichen (947 kcal/Tag) Mittagessen, das jeweils kohlenhydratreich (KH-reich) oder fettreich war. Man sieht, daß – unabhängig vom Energiegehalt des Mittagessens – nach einer KH-reichen Mahlzeit weniger Snacks und andere Speisen verzehrt werden als nach einer fettreichen. (Nach Green et al. 1994)

gie aufgenommen; dieser Effekt konnte sowohl nach einem energiereichen als nach einem energiearmen Mittagsmahl beobachtet werden.

Bezüglich der Sättigung gibt es eine Hierarchie (in absteigender Reihenfolge): Eiweiß – Kohlenhydrate – Fett.

*Süßstoffe*
Süßstoffe werden von Patienten genommen und/oder von Ärzten empfohlen, um Zucker geschmacklich – ohne deren Energiegehalt – zu imitieren. Wenn bekannt ist, daß Menschen süße Speisen gern essen und Süßes die Schmackhaftigkeit steigert, kann vermutet werden, daß Süßstoffe wie Saccharin, Cyclamat oder Aspartam die Nahrungsaufnahme stimulieren. Bei Ratten scheint dies auch der Fall zu sein. Viele Arbeitsgruppen konnten zeigen, daß insbesondere Aspartam zu gesteigerter Nahrungsaufnahme führt, auch wenn es unter Umgehung orosensorischer Einflüsse direkt in den Magen gegeben wird (Elizalde u. Sclafani 1990). Eine Diskussion kam allerdings 1986 auf, als die Arbeitsgruppe von Blundell und Hill über vermehrten Hunger nach Aspartam berichtete. In den meisten Studien konnte man jedoch nicht feststellen, daß Aspartam die Nahrungsaufnahme steigert. Der Gebrauch von Süßstoffen führt auch nicht zur Adipositas (Rolls 1993). Süßstoffe können daher zur Gewichtsabnahme empfohlen werden.

*Abwechslung – Monotonie*
Je mehr Sorten Futter Ratten angeboten werden, desto mehr fressen sie. Selbst wenn sie sich an einer Futtersorte sattgefressen haben, fressen sie weiter, wenn ein Futter mit einem anderen Geschmack, jedoch gleicher Zusammensetzung der Hauptnährstoffe, angeboten wird (Rodin 1992). Affen, deren Futteraufnahme neuronal im lateralen Hypothalamus bis zur Sättigung stimuliert wurde, setzen die Nahrungsaufnahme fort, wenn anderes Futter vorgesetzt wurde.

„Variatio delectat" gilt hinsichtlich der Nahrungsaufnahme auch beim Menschen. Eine Fortsetzung der Nahrungsaufnahme kann sowohl durch orosensorische als auch durch visuelle Reize erreicht werden. Es muß auch kein Nachtisch sein; auch für Hauptgerichte wurde dieser Effekt nachgewiesen. Möglicherweise sprechen Adipöse auf Abwechslung der Mahlzeiten besser an als Normalgewichtige (Rodin 1992). Doch auch das Umgekehrte gilt: monotones Essen reduziert die Nahrungsaufnahme; dieses Prinzip wurde auch schon erfolgreich zur Gewichtsreduktion eingesetzt (Cabanac u. Rabe 1976). Bedenken sollte man auch, daß die Angebotsvielfalt von Nahrungsmitteln in Industrieländern und deren nahezu uneingeschränkte Verfügbarkeit hinsichtlich Ort und Zeit zur gesteigerten Nahrungsaufnahme „verführt".

Essen und Eßverhalten werden sowohl durch die Umwelt als auch genetisch determiniert.

### Energiezufuhr in den letzten Jahrzehnten

Wenn die Menschen in Industrienationen immer übergewichtiger werden, ist zu vermuten, daß sie immer mehr Nahrungsenergie zu sich nehmen. Diese Vermutung bedarf einer kritischen Überprüfung, da neuere Veröffentlichungen diese Annahme nur teilweise stützen. Für Deutschland gibt es diesbezüglich keine verläßlichen Daten. In Großbritannien hat das Ministerium für Landwirtschaft, Ernährung und Fischerei 1992 Ergebnisse zum Lebensmittelverbrauch in den letzten 40 Jahren veröffentlicht (Ministery of Agriculture, Fisheries and Foods 1994). Demzufolge stieg der Lebensmittelverbrauch von 1950 bis 1970 um etwa 15%

an. Danach fiel er bis 1990 um ca. 25% ab; er lag zu Beginn der 90er Jahre ca. 10% niedriger als nach dem 2. Weltkrieg.

In der gleichen Erhebung wurde auch der Fett- und Kohlenhydratverbrauch untersucht. Wie in Abb. 5.8 ersichtlich, stieg der Fettverbrauch bis etwa 1980 an; parallel dazu nahm der Kohlenhydratverbrauch ab. Der Trend zu eher abnehmendem Fettkonsum wird auch durch andere Untersuchungen gestützt.

Auf einer Podiumsdiskussion anläßlich des Internationalen Adipositas Kongresses in Toronto 1994 kam man zu dem Schluß, daß die zunehmende Prävalenz der Adipositas in den letzten Jahren kaum alimentär zu erklären ist, auch nicht durch eine Veränderung der Kohlenhydrat-Fett-Relation. Vielmehr läßt sich der mittlere Anstieg des Körpergewichts weltweit durch eine verringerte körperliche Aktivität erklären, wenngleich es für diese These kaum fundierte Daten gibt.

### Bedeutung der Kohlenhydrat-Fett-Relation

Viele Untersuchungen in den letzten Jahren zeigen, daß das Körpergewicht mit der Nahrungsrelation von Kohlenhydraten zu Fett zusammenhängt: je höher der Quotient, desto niedriger der BMI. Bei 200.000 übergewichtigen Männern und Frauen war der BMI mit dem Fettgehalt der Kost positiv und dem Kohlenhydratgehalt negativ korreliert (Pudel u. Westenhöfer 1992). Spektakuläre Ergebnisse lieferte eine Untersuchung in Schottland an 11.626 Frauen und Männern, deren Nahrungsaufnahme mit einer Foodfrequency-Tabelle erfaßt wurde. Man stellte nicht nur fest, daß Probanden mit einem hohen Fettkonsum ein höheres Gewicht hatten, sondern daß die umgekehrte Beziehung bei der Zuckeraufnahme festzustellen war (Balton-Smith u. Woodward 1994; Abb. 5.9). Die Kohlenhydrataufnahme wurde differenziert erfaßt, so daß der Konsum an Stärke und verschiedenen Zuckern separat ermittelt werden konnte. Erstaunlich war zudem, daß eine hohe Kohlenhydrat-Fett-Relation unabhängig von der Energieaufnahme den BMI erklärte.

Von experimentellen Studien weiß man, daß bei kohlenhydratreicher Ernährung die Kohlenhydratoxidation stimuliert wird; sie beträgt bei jungen Männern maximal ca. 500 g/Tag (Acheson et al. 1988). Wird die Oxidationskapazität überschritten, wird vermehrt Glykogen gespeichert, zudem werden Fettsäuren aus Glukose synthetisiert.

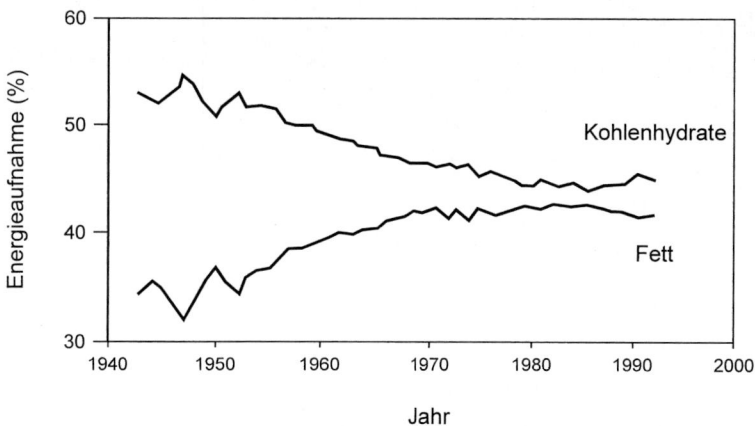

**Abb. 5.8.** Relativer Energieverzehr an Kohlenhydraten und Fett in den letzten 40 Jahren in Großbritannien nach einer Erhebung des Ministeriums für Landwirtschaft, Fischerei und Ernährung (1992)

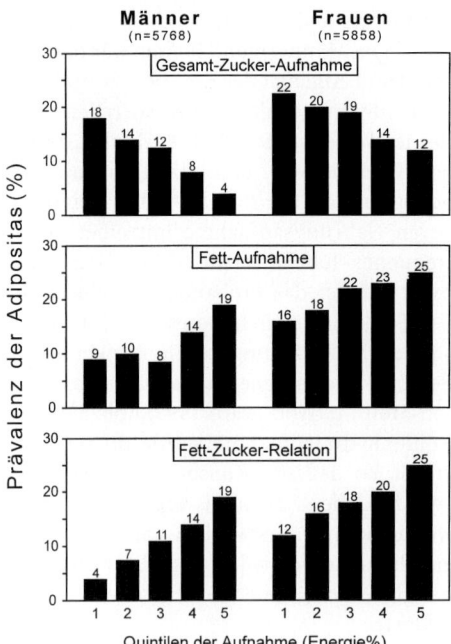

**Abb. 5.9.** Konsum (Energieprozent) von Kohlenhydraten, Fett sowie Kohlenhydrat-Fett-Relation bei 11.626 Frauen und Männer in 22 Distrikten Schottlands. Die Adipositas war bei Frauen mit einem BMI >28,6 kg/m² und bei Männern >30 kg/m² definiert. (Aus Bolton-Smith u. Woodward 1994)

Erhöht man in der Kost den Fettanteil von 20 auf 50 Energieprozent bzw. ändert man die Relation von Fett zu Kohlenhydraten von 0,15 auf 0,8 bei Frauen mit genetischer Prädisposition zur Adipositas, führt das nicht zu einer adäquaten Stimulation der Fettoxidation, sondern zu einer Suppression der Kohlenhydratoxidation, einer Verminderung des Gesamtenergieverbrauchs und zu einer bevorzugten Depotfettbildung (Astrup et al. 1994). Normalgewichte Kontrollpersonen hingegen oxidieren bei zunehmender alimentärer Fettbelastung wesentlich mehr Fett als ehemals Übergewichtige (Abb. 5.10).

Man kann aus dem Gesagten nicht zweifelsfrei ableiten, daß das Hauptproblem der Adipositas in einem ungünstigen Nahrungsverhältnis von Kohlenhydraten zu Fett zu sehen ist. Wie oben erwähnt, ging der absolute und relative Fettkonsum in den letzten Jahren zurück, die Adipositasprävalenz hingegen stieg an. Beim Internationalen Adipositas-Kongreß in Toronto 1994 diskutierten Trayhurn (Experte für Energieaufnahme) und Schoeller (Experte für Energieverbrauch) die Ätiologie der Adipositas in Form einer „Socratic debate" kontrovers. Obwohl

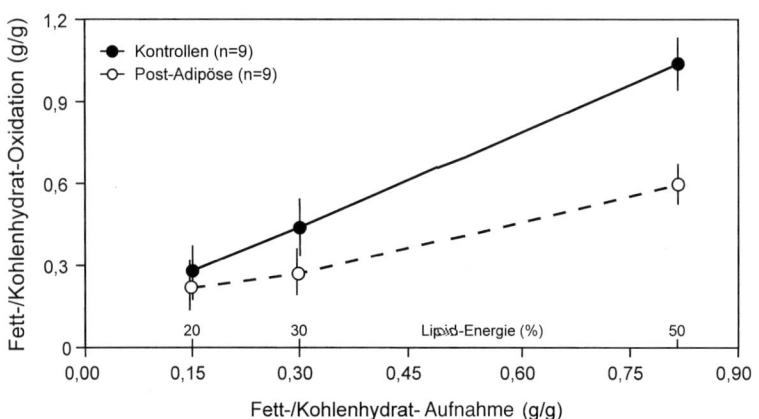

**Abb. 5.10.** Beeinflussung der Fett-/Kohlenhydrat-Oxidation durch Änderung der Fett-/Kohlenhydrat-Aufnahme. Postadipöses oxidieren mit zunehmender Fettaufnahme weniger Fett als Normalgewichtige. (Nach Astrup et al. 1994)

sie beide einen unterschiedlichen wissenschaftlichen Schwerpunkt haben, kamen sie überraschend zu einem ähnlichen Ergebnis: Die Initiierung der Adipositas sei üblicherweise nicht durch eine vermehrte Nahrungsaufnahme erklärbar. Vielmehr spiele zu diesem Zeitpunkt ein erniedrigter Grundumsatz, eine verminderte Thermogenese oder eine reduzierte körperliche Aktivität die Hauptrolle. Um ein erhöhtes Gewicht zu halten, müsse auch die Energiezufuhr zunehmen. Steige beim Adipösen das Gewicht weiter an, sei dies in erster Linie auf eine weitere Erhöhung der Energiezufuhr zurückzuführen.

### 5.2.3 Psychosoziale Aspekte der Energieaufnahme

*Soziokulturelle Faktoren*

Betrachtet man das Körpergewicht transkulturell, wird die Bedeutung der Kultur und der Lebensumstände für die Entstehung der Adipositas evident. Japaner wiegen z. B. weniger als US-Japaner. Innerhalb westlicher Gesellschaften hängt das Körpergewicht vorwiegend mit der sozialen Schicht zusammen (s. Abschn. 4.4). Hier wirkt sich insbesondere der soziale Druck in der Ober- und Mittelschicht wegen eines vorherrschenden schlanken Schönheitsideals aus; nicht unbedingt positiv, betrachtet man die zunehmende Häufigkeit von Eßgestörten, insbesondere von Mädchen und jungen Frauen, in der gehobenen Sozialschicht (Pudel 1982).

Zu einer gesteigerten Nahrungsaufnahme kann es auch kommen, wenn relativ fixe Eßzeiten vorgegeben und eingehalten werden. Denkbar ist, daß dann auch häufig ohne wesentlichen Hunger gegessen wird, nur weil die Essenszeit gekommen ist. In dieser Hinsicht ist die untere Sozialschicht rigider als die obere. Essen Probanden über Wochen in einer Umgebung ohne zeitliche Orientierung, sind die Zeitabstände zwischen den Mahlzeiten um so länger, je größer die vorausgegangenen Essensportionen waren (Rodin 1992). Solche physiologischen Regelmechanismen werden natürlich in einer Gesellschaft mit rigiden Zeitvorgaben laufend verletzt. Nicht zuletzt führen auch bestimmte Ereignisse wie Urlaub, Wochenende, Feierlichkeiten usw. zur erhöhten Energieaufnahme. Solche Gelegenheiten sind meistens durch eine verminderte kognitive Kontrolle und hohe soziale Akzeptanz gekennzeichnet. Weitere psychosoziale Aspekte s. unten.

*Einstellung zum Essen*

Schon mit Verlassen des eigenen Landes wird jedem deutlich, daß Ernährung und Eßverhalten auch ökologisch und sozial bestimmt werden; jedes Land hat eine eigene *Eßkultur*. Es liegen Welten zwischen einem Kantinenessen in Deutschland und einem Hochzeitsmahl in der Türkei, und es gibt deutliche Unterschiede zwischen der Mittagsmahlzeit eines Franzosen und der eines Schweden. Essen hängt vom Land, vom Anlaß, von der Kultur, vom Ambiente, der Verfügbarkeit von Lebensmitteln, den Kochfertigkeiten, der Tischgesellschaft und schließlich auch von den Kosten ab.

Essen hat etwas mit der *Funktion der Nahrungsaufnahme* zu tun. Während in früheren Zeiten mit Essen vorwiegend der Zweck verfolgt wurde, die Körperarbeit und damit das Überleben zu sichern, ist dieser Aspekt in den Industrienationen in den Hintergrund getreten. Dementsprechend ist auch die Wertschätzung von Lebensmitteln im Rückzug begriffen. Lebensmitteln ist heutzutage kaum anzusehen, woher sie kommen und wie sie produziert wurden; ihre Identität ging zumindest teilweise verloren. Mit zunehmender Verstädterung und abnehmender Kenntnis von der landwirtschaftlichen Produktion fehlt mehr und mehr der direkte Bezug zum Lebensmittel. Vermittelt wird dieser heute fast nur noch indirekt durch Werbung in den Medien.

> **Bewertung von Essen und Ernährung in Deutschland (Pudel 1991)**
>
> - Essen:
>   - daß es gut schmeckt 47%
>   - gesundes, bekömmliches Essen 9%
>   - gemütliche, angenehme Atmosphäre 12%
>   - schön gedeckter Tisch, gutes Aussehen 13%
>   - auf Deftigkeit, daß ich satt werde 8%
> - Ernährung:
>   - daß es gut schmeckt 24%
>   - fettarm 15%
>   - vitaminreich 18%
>   - abwechslungsreich 12%
>   - daß ich nicht zu dick werde 11%

Hinzu kommt eine Tendenz zur Auflösung der häuslichen Tischgemeinschaft. Von befragten Schülern wird berichtet, daß ein gemeinsames familiäres Frühstück in Deutschland nur noch bei jedem 4. Schüler stattfindet. Auch die subjektive Einstellung zum Essen hat sich geändert. 1979 waren bei einer repräsentativen Befragung an der Ernährung nur 13,5% „eher uninteressiert", 1989 waren es 23,6% (Pudel u. Westenhöfer 1991). Sowohl was das Essen als auch die Ernährung betraf, wurde der Schmackhaftigkeit gegenüber dem Gesundheitsaspekt eine deutlich wichtigere Rolle zugesprochen. In der gleichen Untersuchung mußten die Befragten das Essen hinsichtlich des Genusses im Vergleich zu anderen „genüßlichen Dingen" einordnen. „Zu Hause toll essen" wurde nur noch von Urlaub, Familie, Feste mit Freunden feiern und in Westdeutschland von Flirten, Liebe und Sexualität übertroffen (Abb. 5.11).

*Vorurteile und Diskriminierung*
Es gibt jedoch nicht nur hinsichtlich der Ernährung und des Essens soziokulturell geprägte Vorstellungen, sondern auch bezüglich des Körpergewichtes (s. Abschn. 4.4). Vorurteile gegenüber Übergewichtigen sind häufig schon bei Kindern anzutreffen. Mit Dicksein werden Mogeln, Unsauberkeit, Vergeßlichkeit, Faulheit, Unhöflichkeit, Dummheit, Nachlässigkeit, Meinungslosigkeit, Alkoholismus und andere negative Eigenschaften und Verhaltensweisen assoziiert. Bereits Kleinkinder im Alter von 2 Jahren bevorzugen eine schlanke Stoffpuppe gegenüber einer dicken. Bei einer repräsentativen Umfrage in Deutschland gaben Kinder und Jugendliche im Alter bis 18 Jahre an, dicke Kinder seien träge, faul, einsam, ängstlich, aber auch gutmütig und freundlich (Chomé et al. Ernährungsbericht 1984).

Bei Prüfungen in der Schule spielt offensichtlich nicht nur die Intelligenz, sondern auch das Gewicht eine Rolle. In einigen Untersuchungen kam klar zum Ausdruck, daß die Lehrer nicht unabhängig vom Körpergewicht die Qualifikation eines Schülers beurteilen können (Stunkard u. Wadden 1992).

Ähnlich kann die Auswahl für eine Berufstätigkeit ausfallen. Personalchefs haben

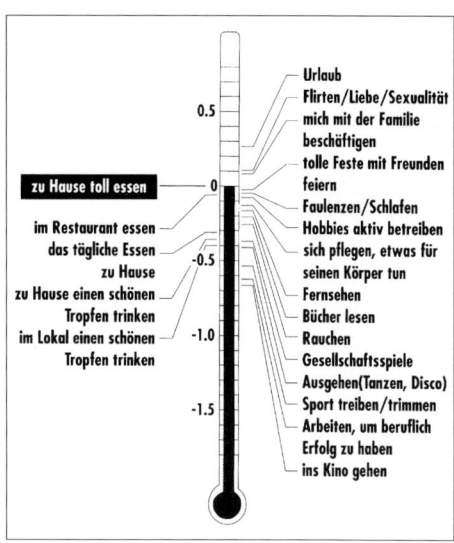

**Abb. 5.11.** Beurteilung (Rating) von verschiedenen Genußformen einschließlich des Essens zu Hause im IGLO-Forum. (Nach Pudel 1991)

offensichtlich ebenfalls bestimmte Vorstellungen von der beruflichen Leistungsfähigkeit eines Adipösen. Je höher das Körpergewicht, desto geringer seien das Engagement, die Leistung, das Durchstehvermögen und um so häufiger die Krankheitstage. Nicht alle dieser Behauptungen sind Vorurteile. Adipöse leisten in bestimmten Berufen tatsächlich weniger, insbesondere wenn körperliche Flexibilität und Geschicklichkeit (z. B. Bücken oder Klettern) gefragt sind; sie sind auch häufiger krank.

Adipöse haben im Durchschnitt auch ein geringeres Einkommen. Die Zeitschrift Industry Week befragte 1974 Angestellte. Es wurde errechnet, daß ein Pfund zuviel an Gewicht einen Erwerbstätigen 1.000 Dollar pro Jahr „kostet". Nicht vergessen sollte man auch die Bedeutung des Körpergewichts bei der Partnerwahl und der Heirat.

> ❗ Adipöse werden häufig diskriminiert und sozial benachteiligt.

Maddox und Leiderman (1969) untersuchten die Einstellung von Ärzten zu adipösen Personen. Die Ratings waren hoch bei willensschwach, häßlich und unbeholfen. Andere Untersucher fanden, daß Ärzte bei Adipösen häufig emotionale Probleme vermuten und glauben, Essen sei eine Art von Ersatzbefriedigung. Offensichtlich haben Ärzte Adipösen gegenüber eine Antipathie, die zumindest z. T. das mangelnde Interesse an ihrer Krankheit erklärt (Wooley 1987).

### Entwicklung des Eßverhaltens und der Nahrungspräferenz

Denkbar ist, daß die Präferenz für bestimmte Geschmacksqualitäten wie süß, sauer, salzig und bitter z. T. vererbt ist, da diese Qualitäten von Rezeptoren vorwiegend am Zungengrund, also von biologischen Strukturen, vermittelt werden. In einer Untersuchung an 622 homo- und heterozygoten Zwillingen, durchgeführt im Alter von 9–15 Jahren, ließ sich dies jedoch nicht bestätigen (Green et al. 1975). Denkbar ist ebenso, daß sich Geschmackspräferenzen im Laufe des Lebens ändern. Babies und Kleinkinder bevorzugen den Geschmack „süß" gegenüber anderen eindeutig. Die Beliebtheit für salzige Speisen ist bei Kindern wenig ausgeprägt. Bekannt und wissenschaftlich bestätigt ist z. B., daß Kinder in Deutschland oftmals eine Aversion gegen Spinat oder Spargel haben und Pommes frites dem Hummer vorziehen.

Offensichtlich findet im Laufe des Lebens eine Änderung der Nahrungspräferenz statt; diese Periode sieht die Arbeitsgruppe von Stunkard vorwiegend in der späten Kindheit beim Übergang zum Heranwachsenden (Stunkard u. Wadden 1992). Diehl (1991) bemerkt, daß die Vorliebe für gestimmte Nahrungsmittel und Speisen allein durch die Erfahrung geprägt sein kann, durch „liking by tasting"; Essen ist ein Lernprozeß. Mit dieser Vorstellung können intrakulturelle Unterschiede erklärt werden.

Bei einer Befragung von 2.910 deutschen Familien zeigt sich allerdings, daß die Präferenzen von Müttern und Kindern insgesamt keine hohe Übereinstimmung zeigen (Chomé et al. 1984). Sie betrug bei Obst (Orangen, Birnen, Äpfel) nur etwa 20%. Das „kulturelle Eßtraining" in der Familie, sei es durch Imitation, Vorbild oder Wiederholung bedingt, hat offensichtlich seine Grenzen. Kinder und Jugendliche orientieren sich – nicht nur hinsichtlich des Essens – mehr und mehr an ihrer Clique und den Medien.

### Einstellung zum Körper („body image")

Zumindest in den Industrieländern gilt, daß Adipöse ihren Körper häufig ablehnen und ihn als widerlich und verabscheuungswürdig empfinden. Sie gehen sogar mitunter davon aus, daß andere ihnen mit Argwohn und

Feindseligkeit begegnen (Wadden u. Stunkard 1993; Wooley 1987). Betroffen sind v. a. Frauen in der Ober- und Mittelschicht. Diese Einstellung spiegelt das Vorurteil und die Diskriminierung wider, die Adipöse oft genug in ihrem Leben erfahren haben. Doch nicht alle Adipösen denken und fühlen so. Es gibt nicht wenige, wie viele weiß man nicht genau, die emotional stabil sind und auch keine Minderwertigkeitsgefühle wegen ihrer Körperfülle haben.

Kinder beurteilen sich selbst hinsichtlich ihres Gewichts häufig unrealistisch. Kinder im Alter von 6–10 Jahren nehmen immerhin von 87% aller adipösen Altersgenossen an, deren Gewicht sei richtig. Befragt man hingegen Jugendliche in der Pubertät, stellt man erschreckenderweise fest, daß sich viele für übergewichtig halten, obwohl dies objektiv nicht zutrifft. Diese Einstellung haben hauptsächlich Mädchen (43%), weniger Jungen (8%; Tienboon et al. 1994). 69% der Mädchen hatten bereits versucht, abzunehmen und alle (!), unabhängig vom aktuellen Gewicht, wollten abnehmen. Eklatant ist offensichtlich eine häufig unrealistische Einstellung zum eigenen Gewicht und bei Mädchen die generelle Absicht, abzunehmen. Die Beurteilung des Gewichtes durch die Mütter ist zwar in der Tendenz genauer, aber immer noch erheblich unrealistisch, wenn man ihnen Bildvorlagen unterbreitet, nach denen sie ihr Kind einstufen sollen (Chomé et al. 1984).

Fast alle Mädchen wollen – ob adipös oder normalgewichtig – in der Pubertät abnehmen.

### Streß

Sätze wie „Ärger schlägt auf den Magen" und „die Liebe geht durch den Magen" versinnbildlichen den Einfluß von Stressoren negativer und positiver Art auf das Eßverhalten. Es gibt viele Befragungen, die zeigen, daß Ärger, Konflikte, Arbeit, Prüfungen, Lärm, aber auch Einsamkeit, Langeweile und Trauer die Nahrungsaufnahme erhöhen. Offensichtlich führen solche Situationen zu einer Ausschaltung der kognitiven Eßkontrolle; denkbar ist natürlich auch, daß hormonelle Veränderungen das Hunger-Sättigung-Zentrum im Hypothalamus beeinflussen. Pudel (1982) hat im Eßlabor den Einfluß von Streß am „food dispenser" in mehreren Studien ausführlich untersucht. Er konnte, je nach Stressor, erhebliche hyper- und hypophage Reaktionen beobachten.

### Persönlichkeitsmerkmale

Viele Laien und auch „Fachleute" sind davon überzeugt, daß Adipöse – Kinder wie Erwachsene – spezifische Persönlichkeitszüge aufweisen. Nicht wenige gehen sogar davon aus, daß Adipöse abnorm oder neurotisch seien; sie plazieren den Adipösen in die Ecke der Psychopathologie. Die wissenschaftliche Basis für diese Annahme ist in den letzten Jahren erheblich geschrumpft und kaum noch existent. Der Grund ist in psychodiagnostischen Ergebnissen zu sehen. Die Kehrtwende, auffälliges Verhalten bei Adipösen nicht mehr als Ursache, sondern als Folge des Übergewichts aufgrund von Diskriminierungen zu sehen, beschreiben Stunkard und Wadden (1992) wie folgt: „From viewing psychopathology as a cause of obesity, we now see it as a result – of living in a society that derogates obesity and obese persons".

Moore et al. (1962) untersuchten 1.660 Personen und fanden nur bei 3 von 9 Variablen eine leichte Abweichung: bei Unreife, Argwohn und Starrheit. Spätere Untersuchungen mit dem Freiburger Persönlichkeitsinventar (FPI) von Diehl u. Paul (1985) sowie mit dem Minnesota Multiphasic Personality Inventory (MMPI; Wadden u. Stunkard 1993) ergaben entweder keine Unterschiede zu Normalgewichtigen oder nur leichte Skalenerhöhungen bei den Merkmalen Hypochondrie, Hysterie und Impulsivität.

> ❗ Adipöse sind psychisch grundsätzlich nicht mehr und nicht weniger auffällig als Normalgewichtige.

Viele Untersuchungen zur Persönlichkeit wurden in klinischen Settings durchgeführt und beinhalten daher das Problem der Selektion. Dieser Vorwurf wird insbesondere der Tiefenpsychologie gemacht, die Eßstörungen auf eine orale Fixierung in der libidinös geprägten Entwicklungsphase zurückführt. Die Mehrzahl der Psychotherapeuten ist sich inzwischen jedoch einig, daß Adipöse üblicherweise keine „spezifische" Persönlichkeitsstörung aufweisen und daher die Psychogenese der Adipositas irrelevant sei. Das schließt natürlich nicht aus, daß Adipöse Persönlichkeitsstörungen, selbstverständlich auch Eßstörungen, haben können (s. unten). Für den Adipositastherapeuten resultiert daraus, daß er einem Adipösen grundsätzlich wie einem Normalgewichtigen gegenüberzutreten hat, ein Verhalten, das bei uns keineswegs gängig ist.

### Abnormes Essen

Die Tatsache, daß Adipöse nicht mehr und nicht weniger von der Norm abweichende Persönlichkeitszüge haben als Normalgewichtige, bedeutet nicht, daß ihr Eßverhalten keine Besonderheiten aufweisen kann. Die im folgenden beschriebenen abnormen Eßcharakteristika sind Symptome, die häufig keine psychopathologische Relevanz haben, jedoch auch Ausdruck einer psychischen Krankheit sein können (Abb. 5.12).

### Naschen („nibbling")

Darunter versteht man die häufige Aufnahme von kleinen Nahrungsmittelmengen ohne Hunger und ohne Eßwunsch („snakking"). Gegessen wird aus Freude am Essen. Es handelt sich meist um leicht verfügbare und gut schmeckende Nahrungsmittel.

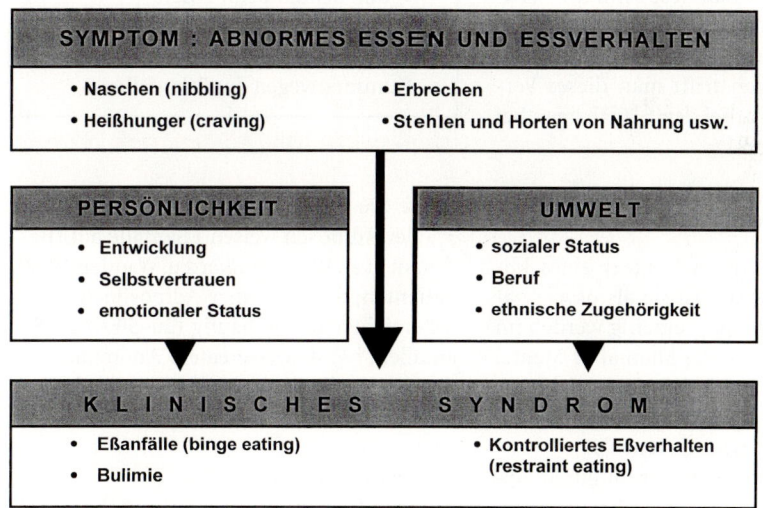

**Abb. 5.12.** Übergang von Symptomen des abnormen Essens zu klinischen Syndromen. (Nach Basdevant et al. 1993)

*Heißhunger („craving")*
Es besteht ein intensives Verlangen nach einem bestimmten Nahrungsmittel außerhalb der Mahlzeiten. Der Wunsch zu essen überfällt den Betroffenen oft regelrecht; er kann ihm nicht widerstehen. Gegessen wird bis zur Sättigung, nicht darüber hinaus; eine hedonistische Eßkomponente ist meistens involviert. Der Heißhunger ist weniger vom Hunger als vom Wunsch zu essen verursacht. Die verspeisten Mengen können sehr unterschiedlich sein und von einem Schokoladenriegel bis zu einem Pfund Käse reichen. Ein besonderes Verlangen nach kohlenhydratreichen Snacks wurde von Wurtman u. Wurtmann (Wurtmann et al. 1985; Wurtman 1988) beschrieben und mit einem Serotoninmangel im Hypothalamus in Verbindung gebracht. Nachfolgende Untersuchungen zeigten, daß es sich womöglich nicht um ein „carbohydrate craving", sondern eher um ein „carbohydrate lipid protein calorie craving" handelt (Basdevant et al. 1993).

*Erbrechen*
Erbrechen wird, im Unterschied zum Naschen und zum Heißhunger, häufig verleugnet und ist bei der Anamnese schwer zu eruieren. Erbrechen als Mittel zur Gewichtskontrolle ist vorwiegend bei Frauen anzutreffen. Bei den >30jährigen trifft man dieses Verhalten bei ca. 8% an, bei den >20jährigen bei etwa 20% (Diehl 1991).

**Klinische Syndrome**

Tritt eine Eßstörung im Kontext eines klinischen Syndroms auf, ist sie als psychopathologisch aufzufassen. Derzeitig werden im „Diagnostic and Stastical Manual of Mental Disorders (DSM IV) 2 Syndrome erwähnt:

*Eßanfälle („binge eating disorder")*
Bei dieser Krankheitsentität geht ein Symptom (Eßanfälle) mit einer Reihe von psychischen Phänomenen einher. Die Menge an verschlungener Nahrung übersteigt bei weitem diejenige bei Heißhungerattacken. Die Patienten essen gewöhnlich allein, meist wahllos und weit über die Sättigung hinaus, bis sich ein Unwohlsein durch Erschöpfung der Magenkapazität einstellt. Begleitet wird die Eßattacke von Scham, Angst, Selbstverachtung, Depression und Schuldgefühlen; die Patienten sind sich des Vorgangs bewußt. Begleitet werden solche Anfälle häufig von Erbrechen. Die Personen können adipös, normalgewichtig oder untergewichtig (Anorexia nervosa) sein.

> **Eßanfälle („binge eating disorder")**
> 
> - wiederholte Eßanfälle mit folgender Charakterisierung
>   – Verschlingen großer Essensmengen in kurzer Zeit
>   – Kontrollverlust hinsichtlich des Essens
>   – Essen bis zum Unwohlsein
>   – Essen ohne Hunger
>   – Essen ohne Plan (Mahlzeiten)
>   – Essen ohne Gemeinschaft
>   – Gefühl der Selbstverachtung und Schuld beim Essen
> - mindestens 2 Eßanfälle pro Woche über 6 Monate
> - Kummer wegen der Eßanfälle.

Zirka 1% der Gesamtbevölkerung und ca. 5% der Adipösen weisen Eßanfälle auf (Basdevant et al. 1993; Stunkard u. Wadden 1992). Patienten, die sich einer Adipositastherapie unterziehen, leiden häufig (20–50%) an Eßanfällen, bei den Overeaters Anonymous in den USA sollen es gar 70% sein (Wadden u. Stunkard 1993).

*Bulimia nervosa*
Aufgrund einer Repräsentativerhebung sollen in Deutschland 2,4% der Bevölkerung an Eß-Erbrechen leiden (Pudel 1991). Die Stö-

rung beginnt in der Regel bei Jugendlichen und wird häufig durch inadäquate Diäten getriggert; Frauen sind etwa 9mal häufiger betroffen als Männer. Charakteristisch ist ein übersteigertes Interesse an der Figur und eine zwanghafte Beschäftigung mit dem eigenen Gewicht und mit Nahrungsmitteln. Um das Gewicht zu senken bzw. unter Kontrolle zu halten, werden nach Möglichkeit alle bekannten Methoden zur Gewichtsreduktion einschließlich selbstinduziertem postprandialem Erbrechen eingesetzt. Die meisten Bulimiker sind nicht adipös.

> **Bulimia nervosa**
> - Wiederholte Episoden von Eßanfällen
> - Kontrollverlust hinsichtlich des Essens
> - Zur Gewichtsabnahme werden selbstinduziertes Erbrechen, Laxanzien, Diuretika, Diäten, Fasten und ausgeprägte körperliche Belastungen praktiziert
> - Mindestens 2 Eßanfälle pro Woche über 3 Monate
> - Überinteresse an Figur und Körpergewicht

### Gezügeltes Eßverhalten („restrained eating")

Neben den veränderten Vorstellungen zur Psychopathologie gehört das Konzept des gezügelten Eßverhaltens zu den wesentlichen Neuheiten hinsichtlich psychischer Aspekte der Adipositas. Als Krankheit wird es bisher von den meisten Experten nicht eingestuft.

*Entwicklung des Begriffs*
Die Vorstellung vom gezügelten Essen geht auf Schachter (1968) zurück. Seiner Theorie zufolge ist das Eßverhalten Adipöser außenreizgesteuert (Externalitätshypothese). Umwelteinflüsse bestimmen im wesentlichen Hunger, Appetit und Sättigung; Adipöse sind für Außenreize besonders empfänglich.

Während des Essens nimmt die Appetenz (zum Essen) vermindert ab bzw. die Aversion (gegen das Essen) tritt verzögert auf, was zur Hyperphagie führt. Streß führt zu gesteigerter Nahrungsaufnahme.

Sein Schüler Nisbett (1972) stellte den Hunger in den Vordergrund seiner Überlegungen. Adipöse würden durch eine Reduktionskost ein Körpergewicht unterhalb ihres „set points" haben. Durch Unterschreiten des biologisch vorgegebenen Gewichts sei der Mensch in einem chronischen Zustand der Unterernährung, was mit Hunger einhergehe.

Ein weiterer Schüler Schachters, Herman, führte 1975 den Begriff des „restrained eating" ein. Adipöse halten ihr Gewicht, indem sie sich beim Essen ständig zügeln und unter Kontrolle haben. Einen experimentellen Ansatz für diese Theorie fand er in einer sog. Preload-Untersuchung. Probanden wurde als Testmahlzeit ein Milchshake serviert; danach erhielten sie als „Geschmackstest" Eiscreme. Personen mit ungezügeltem Eßverhalten verhielten sich so, wie man es erwartete; sie aßen danach weniger. Probanden mit gezügelten Eßverhalten hingegen aßen nach der Testmahlzeit mehr Eiscreme! Dieses paradoxe Verhalten wurde von Herman als Enthemmung bzw. Gegenregulation („disinhibition") bezeichnet und in der Folgezeit mehrfach bestätigt (Herman u. Mack 1975).

*Enthemmung („disinhibition")*
Als Erklärung für den vermehrten Konsum von Eiscreme im oben erwähnten Experiment wird eine Enthemmung der kognitiven Kontrolle angenommen. Die gezügelten Esser nahmen nach dem Milchshake offensichtlich an, daß sie danach ihren Appetit nicht zügeln müssen; die Eiscreme wurde ja nicht als Speise, sondern als Geschmackstest angekündigt. Eine Enthemmung der kognitiven Kontrolle kann bei gezügelten Essern durch verschiedene experimentelle Manipulationen induziert werden.

Adipöse mit kognitiver Kontrolle des Eßverhaltens haben ein niedrigeres Gewicht und eine bessere Gewichtsprognose; sie neigen aber eher zur Bulimie (Stunkard u. Wadden 1992). Die kognitive Kontrolle läßt sich durch Wissensvermittlung stärken; das ist die rationale Basis für ein Schulungs- und Trainingsprogramm. Wiederholte Diätversuche induzieren möglicherweise ein gezügeltes Eßverhalten.

*Störbarkeit*
Pudel (1991) und Westenhöfer (1991a) gehen davon aus, daß gezügeltes Essen durch das Ausmaß der Störbarkeit (Entkopplung vom gezügelten Essen) modifiziert wird. Adipöse haben nicht nur eine geringe Kontrolle über ihr Eßverhalten, sondern auch eine hohe Störbarkeit. Nach Gewichtsabnahme neigen solche Personen stärker zur Gewichtszunahme (Stundkard u. Wadden 1992).

*Rigide und flexible Kontrolle*
Nach Westenhöfer (1991b) ist der Begriff „gezügeltes Eßverhalten" kein homogenes Konstrukt. Unterschiede bestehen nicht nur hinsichtlich der Störbarkeit, sondern auch bezüglich einer rigiden bzw. flexiblen Kontrolle beim Essen. Eine rigide Kontrolle liegt vor, wenn die Patienten z. B. den Energiegehalt der Nahrungsmittel akribisch beurteilen („Kalorienzählen"), Mahlzeiten eher ausfallen lassen anstatt sie zu modifizieren und sogar Speisen essen, die ihnen nicht schmecken. Essen wird von ihnen eher als Pflicht denn als Genuß erlebt. Personen mit flexibler Kontrolle hingegen gehen weniger rigoros mit ihren Eßgewohnheiten um und modifizieren ihre Nahrungsaufnahme. Sie essen häufig kleinere Portionen, wählen Nahrungsmittel mit geringerem Energiegehalt und gleichen „Diätfehler" an Folgetagen problemlos wieder aus.

*Diagnostik*
Häufig benutzt werden 3 Fragebögen zur Erfassung eines gezügelten Eßverhaltens:

- „Restrained Scale" nach Herman u. Polivy, modifiziert von Heatherton (Heatherton et al. 1988),
- „Three Factor Eating Questionnaire" von Stunkard u. Messick, der in einer deutschen Übersetzung vorliegt (Pudel u. Westenhöfer 1989),
- „Dutch Eating Behavior Questionnaire", ebenfalls ins Deutsche übersetzt (Grunert 1989).

Der am häufigsten benutzte Fragebogen von Stunkard u. Messick (Pudel u. Westenhöfer 1989) erfaßt 3 Faktoren:

- kognitive Kontrolle des Eßverhaltens („ich esse bestimmte Speisen nicht, weil sie mich dick machen"),
- Störbarkeit des Eßverhaltens („wenn ich anfange zu essen, habe ich das Gefühl, kaum aufhören zu können"),
- Hunger („ich fühle mich oft so hungrig, daß ich unbedingt etwas essen muß").

*Verschiedenes*
Daß gezügelte Esser tatsächlich weniger essen als ungezügelte, wurde mit Hilfe der Messung des Energieverbrauchs (doppelt markiertes Wasser) bestätigt. Im Vergleich zu ungezügelten Esserinnen nahmen die gezügelten statt 2.300 kcal/Tag nur 2.057 kcal/Tag zu sich (Tuschl et al. 1990). Unklar bleibt dabei allerdings, ob ihre Energieaufnahme aus psychischen oder somatischen (reduzierter Energieverbrauch) Gründen vermindert wurde. Zudem fiel auf, daß gezügelte Esserinnen relativ wenig Fett und Alkohol, aber mehr Kohlenhydrate zu sich nehmen.

> **!** In Programmen zur Gewichtsreduktion wird eine flexible Kontrolle empfohlen.

**FAZIT**

- Hunger, Appetit und Sättigung werden vorwiegend im Hypothalamus reguliert.
- Das Hunger-Eß-Zentrum ist im lateralen, das Sättigungszentrum im medialen Hypothalamus lokalisiert.
- Bei der Regulation von Hunger, Appetit und Sättigung spielen neurale und humorale Faktoren eine Rolle.
- Serotonin (Neurotransmitter) entfaltet im Hypothalamus eine anorektische Wirkung.
- Eine Magendehnung fördert die Sättigung.
- Die Energieaufnahme ist mit dem Körpergewicht eng und mit der Magermasse besonders eng korreliert.
- Die Nahrungsaufnahme läßt sich unter Alltagsbedingungen weder mit Hilfe der Anamnese, Fragebögen oder Protokollen exakt erfassen.
- Die Sättigung durch eine Mahlzeit hängt vor allem vom Volumen und der Energiedichte, weniger vom Energiegehalt des Nahrungsmittels ab.
- Die Sättigungshierarchie durch Makronährstoffe ist wie folgt: Eiweiß > Kohlenhydrate > Fett.
- Adipöse essen oft bevorzugt fettreich, nicht selten kombinieren sie Fettes mit Süßem.
- Eine fettreiche Ernährung führt zur Gewichtszunahme durch die Schmackhaftigkeit, die hohe Energiedichte und die geringe Sättigung (passive Überernährung).
- Essen hat nicht nur eine biologische, sondern auch eine psychosoziale Funktion.
- Das Eßverhalten wird früh im Menschen geprägt und ist relativ konstant.
- Adipöse werden in der Regel mit Vorurteilen belastet und diskriminiert.
- Viele Menschen, fast alle Frauen, wollen daher schlank sein bzw. Gewicht abnehmen; der soziale Druck ist erheblich.
- Adipöse weisen manchmal – nicht häufig – bestimmte nachteilige Persönlichkeitsmerkmale auf: diese sind meist nicht Ursache, sondern Folge der Adipositas.
- Die Vorstellung, die Adipositas sei psychogenen Ursprungs, trifft nur selten zu.
- Abnormes Eßverhalten wie Naschen, Heißhungerattacken, Eßanfälle und Erbrechen sind häufig anzutreffen.
- Klinische Syndrome wie Eßanfälle („binge eating") und Bulimie sind nicht selten.
- Das Eßverhalten vieler Menschen – adipöser wie normalgewichtiger – ist durch ein gezügeltes Essen charakterisiert.
- Eine kognitive Kontrolle ist ein prognostisch günstiger Prädiktor hinsichtlich einer Gewichtsreduktion.

## 5.3 Energieverbrauch

Im Zustand der Gewichtskonstanz halten sich Energieaufnahme und Energieverbrauch die Waage. Daraus folgt, daß nicht nur eine erhöhte Energieaufnahme, sondern auch ein verminderter Energieverbrauch zur Gewichtszunahme führen. Allein die Tatsache, daß in den letzten Jahren die Häufigkeit der Adipositas trotz verminderter Energieaufnahme zugenommen hat, weist den Energieverbrauch als wichtige Größe in der Regulation des Körpergewichts aus. Prospektive Studien der letzten Jahren haben gezeigt, daß ein geringer Energieverbrauch ein wichtiger Prädiktor für eine Gewichtszunahme ist. Neue Methoden ermöglichen die exakte Erfassung des Energieverbrauchs, was viele wichtige Fragen klärte.

## 5.3.1
### Komponenten des Energieverbrauchs

> **!** Der Energieverbrauch des Menschen setzt sich aus 3 Komponenten zusammen, dem Grundumsatz („basal metabolic rate"), der Thermogenese (Wärmebildung) und der körperlichen Aktivität.

*Ruheenergieumsatz bzw. Grundumsatz*
Der Grundumsatz („basal metabolic rate") unterscheidet sich vom Ruheenergieumsatz („resting metabolic rate") insofern, als er „echte" basale Untersuchungsbedingungen nach nächtlichem Fasten bei völliger körperlicher Ruhe und definierter Umgebungstemperatur und Luftfeuchtigkeit voraussetzt; Bedingungen, die auch unter guten Laborbedingungen nur schwer einzuhalten sind. In der wissenschaftlichen Praxis beschränkt man sich in der Regel auf die Messung des Ruheenergieumsatzes, der unwesentlich über dem Grundumsatz liegt. Die „sleeping metabolic rate" ist der Energieverbrauch während des Schlafens; sie liegt ebenfalls etwas niedriger als der unter basalen Bedingungen gemessene Grundumsatz. Der Grundumsatz deckt den Energiebedarf für die Funktionserhaltung des Körpers (z.B. Herzarbeit, biochemische Reaktionen usw.) einschließlich der Körpertemperatur. Als Maß des Energieverbrauchs gilt die $O_2$-Aufnahme: 1 l $O_2$ entspricht 4,83 kcal (kalorisches Äquivalent bei einer Mischkost). Der Anteil des Grundumsatzes am Gesamtenergieverbrauch beträgt beim Erwachsenen 55–70% (Abb. 5.13). Er wird im wesentlichen vom Alter, Geschlecht, der fettfreien Körpermasse (Muskelmasse) und genetischen Voraussetzungen bestimmt.

*Thermogenese*
Darunter versteht man den Mehrverbrauch an Energie (über dem Grundumsatz) durch wärmeproduzierende Stimuli wie Nahrungsaufnahme (nahrungsinduzierte Thermogenese: „thermic effect of food"), Kälte- oder Hitzeexposition, Muskelarbeit, psychische Stimuli (Streß, Angst), Hormone und Medikamente. Die Thermogenese wird auf zellulärer Ebene kontrolliert und hängt mit der Atmungskettenphosphorylierung in den Mitochondrien, der Verfügbarkeit von ADP für Rephosphorylierungsprozesse sowie von Substraten für die Oxidation zusammen. Darüber hinaus wird in sog Leerlaufzyklen (Substratzyklen) Wärme produziert. Es handelt sich dabei um Reaktionsabläufe, bei denen verschiedene Enzymsysteme um das gleiche Substrat konkurrieren. Bei einer Subgruppe von Adipösen ist möglicherweise eine erniedrige Na-K-ATPase-Aktivität für diese Stoffwechselprozesse verantwortlich (Weck et al. 1991). Der Anteil der Thermogenese am Energieverbrauch beträgt ca. 10% (Abb. 5.13).

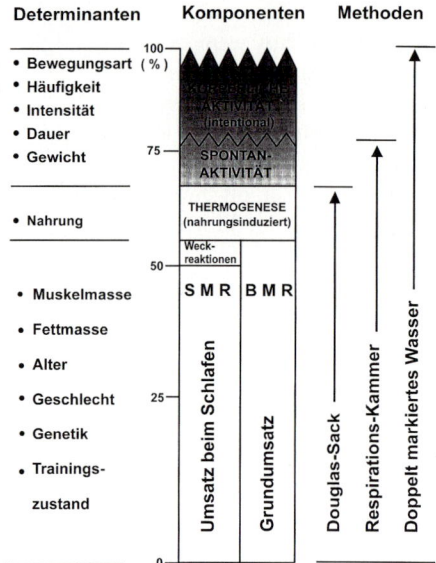

**Abb. 5.13.** Komponenten des Energieverbrauchs des Menschen sowie deren Determinanten und Methoden zur Erfassung. (Mod. nach Ravussin u. Swinburn 1993) *SMR* = „sleeping metabolic rate" *BMR* = „basic metabolic rate"

Mit am besten untersucht ist die thermogenetische Wirkung der Hauptnährstoffe Kohlenhydrate, Fett und Eiweiß. Nur 2–3% der Fetts und 5–8% der Kohlenhydrate, aber 30–40% des Eiweißes wird bei der Oxidation in Wärme umgewandelt. Der hohe Prozentsatz bei der Eiweißverstoffwechselung erklärt sich durch den hohen Energieverbrauch bei der Peptidsynthese, der Gluconeogenese und der Harnstoffbildung (Jéquier u. Schulz 1988). Diese nahrungsinduzierte Wärmebildung wurde früher als spezifisch-dynamische Wirkung von Eiweiß bezeichnet.

Bei der nahrungsinduzierten Thermogenese unterscheidet man 2 Komponenten, die obligatorische und die fakultative Thermogenese. Unter „*obligatorisch*" versteht man den Energieverbrauch für Verdauung, Absorption, Transport und Lagerung. Für die Aufnahme von Kohlenhydraten und Nahrungsfett und deren Umwandlung in Glykogen und Depottriglyzeride werden ca. 5% bis 25% (je nach Nährstoff) der jeweiligen zugeführten Energie verbraucht (Jéquier u. Schulz 1988). „*Fakultativ*" meint den Teil der Wärmebildung, der durch die Stimulation von Substratzyklen und des sympathischen Nervensystems hervorgerufen wird (Ravussin et al. 1993).

*Körperliche Aktivität*
Während Grundumsatz und Thermogenese nur wenig beeinflußbar sind, sind bei der körperlichen Aktivität naturgemäß große Variationen möglich. Man unterscheidet eine spontane und eine fakultative Aktivität (Abb. 5.13). Bei Personen mit geringer Aktivität in Beruf und Freizeit beträgt der Anteil am Gesamtenergieverbrauch 15–25%. Dieser Anteil wurde früher etwas niedriger eingeschätzt, da man den Energieverbrauch durch Muskelarbeit unter ambulanten Bedingungen nicht exakt erfassen konnte.

### 5.3.2
### Methoden zur Erfassung

*Direkte Kalorimetrie*

Es ist zweifelsohne die umfassendste Methode zur Bestimmung des Energieverbrauchs, da in körperlicher Ruhe und bei ausgeglichener Energiebilanz sämtliche Energie in Wärme umgewandelt und an die Umgebung abgegeben wird. Die Wärmeabgabe erfolgt in Form trockener Wärme (Strahlung, Konvektion, Leitung) oder durch Verdampfung von Wasser an der Haut oder anderen Organen (z. B. Lunge). Einschränkungen hinsichtlich der Untersuchung ergeben sich durch die Verwendung einer Kammer; zudem sind Aufwand und Kosten enorm. Die Methode erlaubt keine Rückschlüsse auf die Herkunft des Energieverbrauchs. Sie wird häufig bei Tierversuchen verwendet (Murgatroyd et al. 1993).

*Indirekte Kalorimetrie*

Indirekte Kalorimetrie bedeutet, daß der Energieverbrauch indirekt über den Gasaustausch ermittelt wird. Gemessen wird die $O_2$-Aufnahme und die $CO_2$-Abgabe. Aus dem Verhältnis dieser beiden Größen (respiratorischer Quotient: RQ) lassen sich Rückschlüsse auf die Oxidation von Kohlenhydraten und Fett („nonprotein respiratory quotient") ziehen. Werden ausschließlich Kohlenhydrate verbrannt, ist die $O_2$-Aufnahme gleich der $CO_2$-Abgabe (RQ = 1). Wird hingegen nur Fett verbrannt, wird Sauerstoff nicht nur zur Oxidation von Kohlenstoff, sondern auch von Wasserstoff benötigt; es wird mehr Sauerstoff aufgenommen als **Kohlenstoff** abgegeben, d. h. RQ < 1, nämlich ca. 0,7. Unter basalen Bedingungen liegt der RQ zwischen 0,8 und 0,85, da die Oxidation von Fettsäuren einen Anteil von ca. 80% und von Glukose ca. 18% beträgt. Die Eiweißverbrennung hat mit 1–2% einen geringen Anteil an der Verbrennung und kann über die Stickstoffausscheidung im Urin ermittelt werden. Da Eiweiß im Durchschnitt 16% Stickstoff enthält, kann der Eiweißumsatz errechnet werden.

**Offene und geschlossene Systeme**

Zur Messung der Gasmengen sind unterschiedliche Systeme entwickelt worden. Beim geschlossenen System wird Luft aus einem Reservoir inhaliert und dorthin wieder abgegeben. Heute werden ausschließlich offene Systeme verwendet, bei denen Außenluft eingeatmet wird. Gemessen wird die ventilierte Luftmenge sowie der Gehalt von $O_2$ und $CO_2$ in der Ein- und Ausatmungsluft. Die Kollektion der Ausatmungsluft kann jedoch sehr unterschiedlich erfolgen:

- Der *Douglas-Sack* wurde früher häufig verwendet. Durch ein mit Ventilen versehenes Mundstück wird die Luft so geleitet, daß die Ausatmungsluft in einem 100–200 l fassenden Sack aufgefangen wird; die Bestimmung der Gasmengen ist problemlos möglich. Der Vorteil dieser Methode ist die ambulante Anwendbarkeit.
- Im Labor ist heute der Douglas-Sack weitgehend von der *belüfteten Haube* („ventilated hood") abgelöst worden. In diesem System läßt sich der Gas-Flow durch Pumpen exakt regeln, und Gasproben können jederzeit entnommen werden. In Verbindung mit kleinen Douglas-Säcken ist auch ein ambulanter Einsatz möglich. Andere Systeme wie das Max-Planck-Respirationsmeter, das COSMED $K_2$-System, der Deltatry Metabolic Monitor oder der Oxylog kommen bei speziellen Fragestellungen zur Anwendung (Murgatroyd et al. 1993).
- Aufwendige Studien wurden in den letzten Jahren mit der *Ganzkörperrespirationskammer* („whole body chamber") durchgeführt. Es handelt sich um einen Raum, in dem gerade genügend Platz für einen Stuhl bzw. ein Bett, ein Ergometer und Gerätschaften zur Messung des Energieverbrauchs vorhanden ist (Abb. 5.14). Der Proband bewegt sich frei, die körperliche Aktivität kann mit Infrarotsensoren erfaßt werden. Der Gasaustausch wird an der ein- und auströmenden Luft erfaßt.

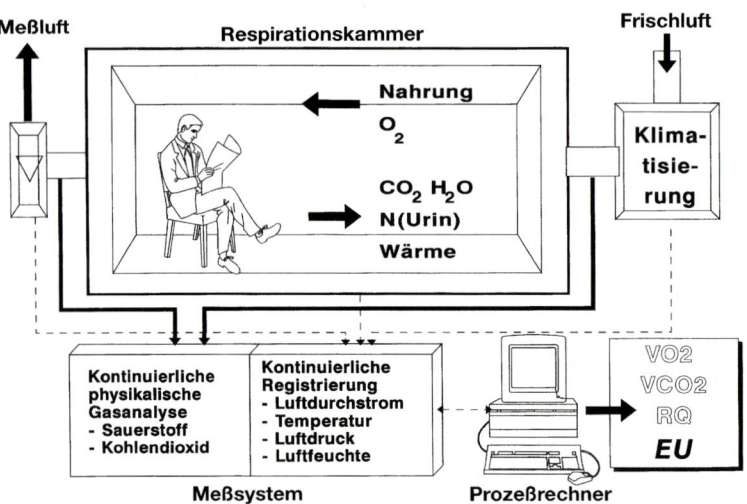

**Abb. 5.14.** Respirationskammer zur Messung verschiedener Komponenten des Energieverbrauchs; zur Verfügung gestellt von Steiniger

Wenngleich das Arrangement nicht alltäglichen Umständen entspricht, lassen sich verschiedene Komponenten des Energieverbrauchs relativ zuverlässig messen: Ruheenergieumsatz, "sleeping metabolic rate", Energieverbrauch in den Halbwachphasen („arousals"), nahrungs- und bewegungsinduzierte Thermogenese und Energieverbrauch bei körperlicher Aktivität. Die hohen Kosten stehen einer weiten Verbreitung der Methode im Wege.

### Doppelt markiertes Wasser

Diese Methode wurde von Lifson in den 40er Jahren erfunden und von Schoeller (1982) in den 80er Jahren für Untersuchungen am Menschen adaptiert. Das Meßprinzip beruht darauf, daß Deuterium und 18-Sauerstoff beim Menschen unterschiedlich eliminiert werden. Der Proband nimmt in einem Getränk $^{2}H_2^{18}O$ zu sich. Deuterium ($^{2}H$) äquilibriert mit dem Wasser im Körper, $^{18}O$ mit Wasser und dem Bikarbonat-Pool. Die Verschwindungsraten ergeben ein Maß für den Umsatz von Wasser (Deuterium) und den Umsatz von Wasser + Kohlendioxid ($^{18}O$). Die $CO_2$-Produktion kann aus der Differenz dieser beiden Meßgrößen errechnet werden.

> **!** Mit doppelt markiertem Wasser läßt sich der Gesamtenergieverbrauch – auch ambulant – verläßlich messen.

Die Methode hat neben der Exaktheit den großen Vorteil, daß Untersuchungen unter ambulanten und alltäglichen Situationen über Perioden bis zu 20 Tagen möglich sind (Schoeller u. van Santen 1982; Ravussin et al. 1993). Da es sich um natürliche Isotope handelt, sind Untersuchungen auch an Kindern und Schwangeren möglich. Diese Methode hat die Kenntnisse über den menschlichen Energieverbrauch erheblich erweitert, ja regelrecht revolutioniert. Da im Zustand der Gewichtskonstanz sich Energieverbrauch und Energieaufnahme die Waage halten, kann mit dieser Methode die Energieaufnahme korrekt ermittelt werden. Es konnte überzeugend gezeigt werden, daß Adipöse 30–50% zu wenig Nahrungsenergie angeben (sog. „under-reporting") und ca. 50% zuviel körperliche Aktivität berichten (Prentice et al. 1986; Lichtman et al. 1992). Seit diesen Veröffentlichungen ist unumstritten, daß man die Energieaufnahme bei isokalorischer Ernährung exakt nur über den Energieverbrauch ermitteln kann (s. Abschn. 5.2.2). Die Messung der Energieaufnahme bei hypo- und hyperkalorischer Kost bleibt nach wie vor ein Problem.

### Kalkulation des Energieverbrauchs

Der Energieverbrauch des Menschen kann mit verschiedenen Formeln berechnet werden, am gebräuchlichsten ist die der WHO:

> Ruheenergieumsatz bei Männern:
> 10 × Gewicht (kg) + 6,25 × Größe (cm) – 5 × Alter (Jahre) + 5
>
> Ruheenergieumsatz bei Frauen:
> 10 × Gewicht (kg) + 6,25 × Größe (cm) – 5 × Alter (Jahre) – 161

Um den Gesamtenergieverbrauch abzuschätzen, multipliziert man den Ruheenergieverbrauch bei Männern mit 1,6 und bei Frauen mit 1,5, wenn sie körperlich wenig aktiv sind; bei mittlerer und starker Aktivität sind Multiplikationen mit 1,8 bzw. 2,0 bei Männern und 1,7 bzw. 1,9 bei Frauen angezeigt. Die Errechnung des Energieverbrauchs ist nur bei Gruppen bzw. bei wissenschaftlichen Untersuchungen sinnvoll. Will man hingegen einen Patienten persönlich beraten, sollten diese Formeln keine Anwendung finden, da die individuellen Schwankungen so erheblich sind, daß keine sinnvolle Aussage gemacht werden kann. Auch die Angaben bei Impedanzuntersuchungen (s. Abschn. 3.4.4) beruhen auf solchen Formeln, wenngleich dort die Basis nicht das

Körpergewicht, sondern die Muskelmasse ist. Sie sind ebenfalls zur individuellen Beratung nicht geeignet.

### 5.3.3
**Prädiktoren für Gewichtszunahme**

Das klassische Konzept der Energiebilanz kam in den letzten Jahren ins Wanken. Alpert (1990) führte die sog. dynamische Gleichung (Rate der Änderung der Energiereserven = Rate der Energieaufnahme – Rate des Energieverbrauchs) ein. Er legte überzeugend dar, daß eine Änderung der Energiereserven limitiert und zeitabhängig ist. Nach dieser Vorstellung führt z. B. eine Positivierung der Energiebilanz nur zu einer minimalen Gewichtszunahme, weil gleichzeitig die Muskelmasse zunimmt, die Thermogenese erhöht wird und bei körperlicher Aktivität mehr Gewicht bewegt wird, was den Energieverbrauch steigert. Es stellt sich ein neues Energiegleichgewicht bei gering erhöhter Energiezufuhr, höherem Energieverbrauch und größerer Energiereserve ein. Nimmt ein Individuum deutlich an Gewicht zu, muß eine größere Energieimbalanz vorliegen und dieser Zustand chronisch andauern. Bei allen Überlegungen zur Gewichtszunahme spielt diese „dynamic equation" eine bedeutende Rolle. Das Umgekehrte gilt bei Gewichtsreduktion. Auch hier stellt sich ein neues Gleichgewicht von Energieaufnahme und Energieverbrauch ein. Hat z. B. ein Patient Gewicht abgenommen und hält dieses Gewicht, ist das ein Beweis für seine Compliance – nicht für seine Incompliance! Der Verlust von 10 kg erniedrigt den Energieverbrauch um ca. 300 kcal/Tag. Dieses Energiedefizit bringt der Patient auf, sonst würde er wieder an Gewicht zunehmen.

### *Erniedrigter Grundumsatz*

Zahlreiche Studien zeigen übereinstimmend, daß der Grundumsatz positiv mit der fettfreien Körpermasse (FFM) korreliert (Jéquier u. Schulz 1988). Adipöse haben nicht nur eine vermehrte Fettmasse, sondern auch eine größere absolute FFM; bei 10 kg Gewichtszunahme sind ca. 3 kg der Muskelmasse zuzuschreiben. Demzufolge ist auch ihr Grundumsatz erhöht (Abb. 5.15). Wird der Grundumsatz auf das kg FFM bezogen, ergibt sich zwischen Adipösen und Normalgewichtigen jedoch kein Unterschied; er beträgt ca. 30 kcal/kg FFM/Tag. Dies weist darauf hin, daß der Energiestoffwechsel des Adipösen nicht gestört ist; sein erhöhter Energieverbrauch ist lediglich durch eine vermehrte stoffwechselaktive Masse (Skelettmuskel) verursacht. Der Anteil des Fett-

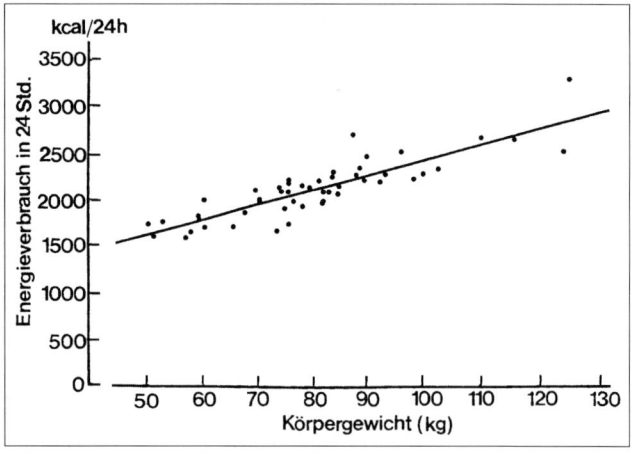

**Abb. 5.15.** Energieverbrauch und Körpergewicht. (Nach Jéquier 1992)

gewebes am Energieverbrauch ist mit 4% minimal (Hallgren et al. 1989) Daraus folgt, daß Adipöse bei Gewichtskonstanz im Durchschnitt auch eine höhere Energieaufnahme haben.

Der Grundumsatz geht mit zunehmendem Alter zurück. Verschiedene Studien zeigten, daß ab dem 20. Lebensjahr pro Lebensjahrzehnt ein Rückgang um ca. 2% zu verzeichnen ist (Keys et al. 1987). Die verminderte Muskelmasse ist bei Älteren hauptverantwortlich für den Abfall des Grundumsatzes. Ältere und alte Menschen müssen daher weniger essen als in jüngeren Jahren, um eine Gewichtszunahme zu verhindern.

Frauen haben einen geringeren Grundumsatz als Männer. Die Differenz beträgt absolut ca. 200 kcal/Tag. Der Geschlechtsunterschied wird hauptsächlich der geringeren Muskelmasse, aber auch der geringeren Stoffwechselaktivität zugeschrieben (Ravussin u. Swinburn 1993).

Ob körperliche Inaktivität den Grundumsatz senkt, ist bis heute nicht ganz geklärt. Die meisten Studien sprechen für einen verminderten Grundumsatz, selbst wenn er hinsichtlich der fettfreien Masse korrigiert wird. Körperliche Aktivität ist in den meisten Untersuchungen negativ mit der Adipositas korreliert (s. Abschn. 8.3).

An 130 Männern und Frauen aus 54 Familien bestätigten Bogardus et al. (1986), daß die fettfreie Körpermasse, das Geschlecht und das Alter die wichtigsten Determinanten des Grundumsatzes sind; sie erklärten 83% der Varianz. Die Unterschiede zwischen den Familien waren 4mal so groß wie innerhalb der Familien, was auf eine genetische Disposition (11% der Varianz) hinweist (Abb. 5.20). In einer Folgestudie, von Ravussin et al. (1988) veröffentlicht, konnte die gleiche Arbeitsgruppe an 126 Pima-Indianern zeigen, daß ein niedriger Grundumsatz langfristig zur Gewichtszunahme führt. Sie bestimmten den Grundumsatz in einer Respirationskammer und teilten die Probanden in 3 Gruppen ein: solche mit einem hohen (>1.798 kcal/Tag), mittleren (>1.706< 1.797 kcal/Tag) und niedrigen Grundumsatz (<1.705 kcal/Tag) und verfolgten das Gewicht über 4 Jahre (Abb. 5.16). Diejenigen mit einem niedrigen Grundumsatz nahmen 8mal häufiger mehr Gewicht (+ 10 kg) zu als solche mit einem hohen. Die Gewichtsänderung korrelierte signifikant (r = – 0,39) mit dem Grundumsatz. Der Grundumsatz pro kg fettfreier Masse erklärte 40% der Gewichtsänderung. Die Gruppe mit niedrigem Grundumsatz „normalisierte" ihn von 1.694 auf 1.813 kcal/Tag mit ansteigendem Gewicht.

> ! Ein erniedrigter Grundumsatz führt häufig langfristig zur Gewichtszunahme.

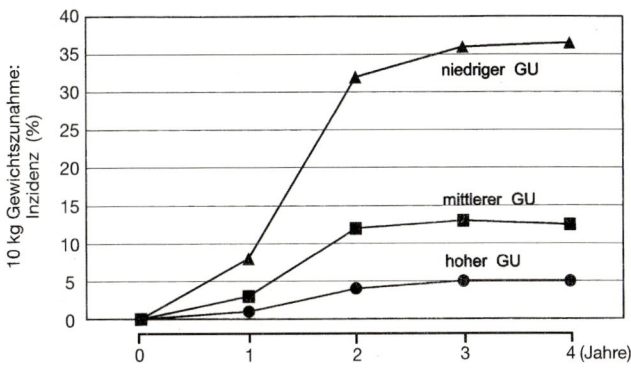

**Abb. 5.16.** Grundumsatz (GU) und Gewichtzunahme von 10 kg innerhalb von 4 Jahren bei 126 Personen mit niedrigem, mittlerem und hohem Grundumsatz (GU). (Mod. nach Ravussin et al. 1988)

Mit abnehmendem Körpergewicht sinkt der Grundumsatz aufgrund einer verminderten fettfreien Masse (s. Abschn. 8.3.1; Abb. 8.14).

**Reduzierte Thermogenese**

Der Frage, ob bei Adipösen eine verminderte Thermogenese vorliegt, wurde intensiv nachgegangen, da man in diesem Energieanteil eine ursächliche Komponente der Adipositas vermutete. Untersucht wurde in mehr als 50 Studien die durch Nahrung, körperliche Belastung und Noradrenalin stimulierte Thermogenese, z. T. auch nach Gewichtsreduktion. Zur Anwendung kam meistens die indirekte Kalorimetrie.

*Nahrungsinduzierte Thermogenese („thermic effect of food", TEF oder „thermic effect of a meal", TEM)*
Segal et al. (Segal u. Gutin 1983; Segal et al. 1985a, b; Segal 1994) zeigten in mehreren Untersuchungsreihen, daß die Thermogenese bei Adipösen nach Nahrungsaufnahme im Vergleich zu Normalgewichtigen vermindert ist. Dieser Effekt ist oft nicht nachweisbar, kommt aber deutlich zum Ausdruck, wenn Probanden mit der gleichen fettfreien Körpermasse verglichen werden (Segal et al. 1985a; Abb. 5.17); die Körperzusammensetzung spielt offensichtlich eine größere Rolle als das Körpergewicht bzw. der BMI. Der Defekt liegt aufgrund ihrer Untersuchungen in einer gestörten nichtoxidativen Glukoseverwertung (Umwandlung zu Glykogen). Durch eine körperliche Belastung kann diese Störung beseitigt werden (Segal 1994).

Ravussin et al. (1983) kommen ebenfalls aufgrund einer hyperinsulinämischen Glukose-Clamp-Studie, gekoppelt mit indirekter Kalorimetrie, zu dem Schluß, daß die glukoseinduzierte Thermogenese bei Adipösen, insbesondere bei glukoseintoleranten oder diabetischen Patienten, aufgrund einer gestörten nichtoxidativen Glukoseverwertung reduziert ist. Eine verminderte Thermogenese bedeutet eine Positivierung der Energiebilanz. Noack (1993) schätzt, daß diese Störung bei jedem 4. Adipösen zutrifft.

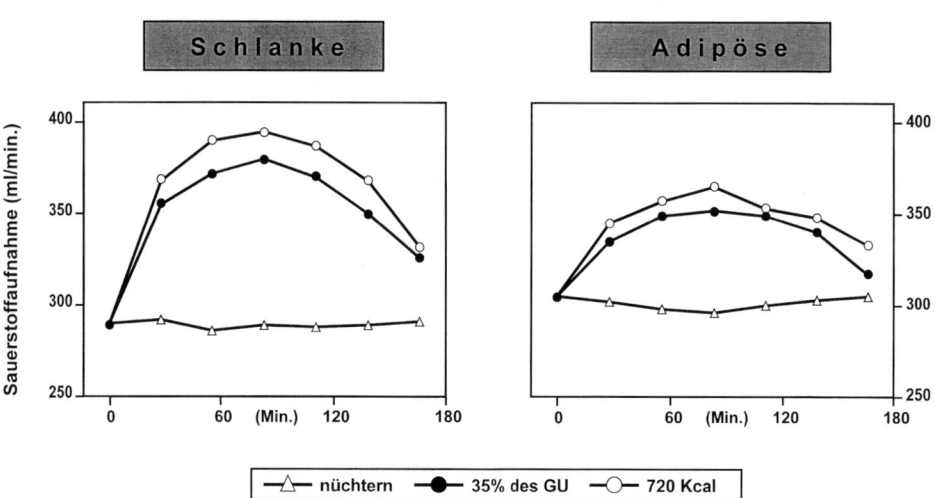

**Abb. 5.17.** Grundumsatz und nahrungsinduzierte Thermogenese bei Adipösen und Normalgewichtigen mit der gleichen fettfreien Körpermasse. Die Testmahlzeiten betrugen 720 kcal bzw. 35% des Energieverbrauchs beim Grundumsatz (*GU*). Die Unterschiede zwischen beiden Gruppen waren bei allen 3 Zuständen signifikant. (Mod. nach Segal 1988)

Eine verminderte TEF konnte von einigen anderen Arbeitsgruppen nicht bestätigt werden (Ravussin u. Swinburn 1993). Als Erklärung wird angeführt, daß man Adipösen und Normalgewichtigen nicht die absolut gleiche Menge an Nahrung verabreichen darf, da Adipöse auch mehr stoffwechselaktives Gewebe (Magermasse) aufweisen. Die meisten Autoren weisen der verminderten Thermogenese bei Adipositas eine unwesentliche Bedeutung zu (Ravussin u. Swinburn 1992a, b).

*Aktivitätsinduzierte Thermogenese*
Adipöse produzieren bei akuter körperlicher Belastung sowohl im nüchternen als auch im postprandialen Zustand weniger Wärme als Normalgewichtige. Nüchtern gemessen ist die belastungsinduzierte Thermogenese bei Normalpersonen ca. doppelt so hoch wie bei Adipösen (Segal u. Gutin 1983; Segal et al. 1985a). Hinsichtlich der Wärmebildung nach einer Testmahlzeit und akuter Belastung gibt es widersprüchliche Ergebnisse; bei Adipösen wurde sowohl eine erniedrigte (Segal u. Gutin 1983) als auch eine erhöhte (Segal 1994) Thermogenese festgestellt. Bei Trainierten hingegen ist die nahrungsinduzierte Thermogenese vermindert (LeBlanc et al. 1984). Ursächlich wird hierfür eine verminderte sympathische Aktivität vermutet. Nachgewiesen wurde auch, daß Trainierte mehr Glukose in Glykogen und weniger in Fett umwandeln, was weniger Energie verbraucht.

*Andere Stimuli*
Eine Aktivierung von Substratzyklen mit 3kettigen Kohlenhydraten sowie Aktivierung des sympathischen Nervensystems stimulieren die Thermogenese. Bei Adipösen zeigt sich eine verminderte Wärmebildung, nach Gewichtsabnahme ist der Defekt unverändert nachweisbar (Jung et al. 1979; Müller et al. 1988). Der Effekt wird durch $\beta_1$-Rezeptoren vermittelt; β-Blocker hemmen die Wärmebildung. Das hierfür verantwortliche Gewebe ist nicht bekannt (Thorin et al. 1986).

### Verminderte körperliche Aktivität

Trägt verminderter Energieverbrauch durch weniger Bewegung zur Adipositas bei? Diese Frage wurde in vielfältiger Hinsicht angegangen. Denkbar ist, daß verminderte Aktivität Ursache für die zunehmende Adipositashäufigkeit ist, wie in Abschn. 5.2.2 diskutiert wurde (Rissanen et al. 1991). Kaum anders ist zu erklären, weshalb in Industriegesellschaften immer mehr Menschen trotz reduzierter Energieaufnahme übergewichtig werden.

Zweifelsohne hängt das Ausmaß der Bewegung vom Alter und Körpergewicht ab. In einer aufwendigen Studie in einer Respirationskammer, in der die Spontanaktivität mit Hilfe von Sensoren gemessen wurde, zeigte sich, daß Adipöse sich deutlich weniger bewegen. Untersucht man Familienmitglieder, stellt man hinsichtlich der spontanen körperlichen Aktivität innerhalb einer Familie eine geringere Varianz als zwischen einzelnen Familien fest; die Spontanaktivität ist demnach auch familiär (genetisch?) beeinflußt (Zurlo et al. 1992).

Die Beziehung zwischen Energieverbrauch durch körperliche Aktivität und Entwicklung einer Adipositas wurde in einer Metaanalyse untersucht, in die 22 Studien mit 299 Personen eingeschlossen wurden. Aufgrund dessen, daß der Gesamtenergieverbrauch mittels doppelt markiertem Wasser und der Grundumsatz mit der indirekten Kalorimetrie bestimmt worden war, ließ sich der Energieverbrauch durch körperliche Aktivität + Thermogenese errechnen (Abb. 5.13). Dieser sog. nichtbasale Energieverbrauch war deutlich mit der prozentualen Körperfettmasse korreliert (Abb. 5.18). Die Ergebnisse zeigen, daß die körperliche Inaktivität ein potenter Prädiktor für die Adipositas ist. Die Relation von Gesamtenergieverbrauch/Grundumsatz, ein Maß für den Anteil der Bewegung am Gesamtenergieverbrauch, variierte zwischen 1,1 bis zu 2,6, was die große Variabilität einzelner Personen hinsichtlich ihrer Bewegung verdeutlicht.

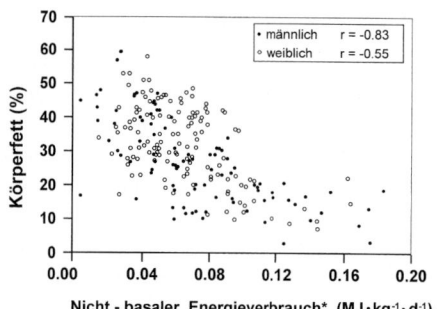

**Abb. 5.18.** Nichtbasaler Energieverbrauch (körperliche Aktivität + Thermogenese) gemessen mit doppelt markiertem Wasser und indirekter Kalorimetrie. Da die Thermogenese nur ca. 8% der Energieverbrauches ausmacht, repräsentiert der nichtbasale Energieverbrauch vorwiegend die körperliche Aktivität. (Metaanalyse von Schulz u. Schoeller 1994)

Bewiesen ist mit diesen Querschnittstudien natürlich nicht, daß eine verminderte Aktivität Ursache für die Gewichtszunahme ist – sie kann auch die Folge sein. Geeigneter sind daher Longitudinalstudien. Die wenigen bisher vorliegenden Veröffentlichungen zeigen übereinstimmend, daß eine niedrige körperliche Aktivität langfristig mit einer Gewichtszunahme bei Säuglingen (Roberts et al. 1988), Kindern (Griffiths et al. 1990) und Erwachsenen (Ravussin et al. 1988; Zurlo et al. 1992) einhergeht.

Zur Erfassung der Bewegung sollten körperliche Aktivität und Sport erfaßt werden. Dies kann mit einem Bewegungsprotokoll geschehen (Tabelle 5.6).

### Insulinresistenz

In Glukose-Insulin-Clamp-Studien mit simultaner Glukose- und Insulininfusion konnte klar gezeigt werden, daß die Insulinresistenz auch mit einer verminderten Wärmebildung einhergeht. Ravussin et al. (1983) verglichen verschiedene Personengruppen mit unterschiedlicher Insulinresistenz. Die Thermogenese war invers mit der Insulinresistenz und positiv mit der Glykogenbildung korreliert. Wird die Insulinresistenz durch hohe Insulinspiegel überwunden, ist auch hinsichtlich der Thermogenese kein Unterschied zwischen beiden Gruppen mehr feststellbar (Jéquier u. Schulz 1988). Durch Gewichtsreduktion nimmt die Wärmebil-

**Tabelle 5.6.** Protokoll zur Dokumentation und Erfassung der körperlichen Aktivität

Patient: _____
Bewegungsportokoll für die Woche von _____ bis _____
Bitte tragen Sie ein, wie lange Sie diese Sportarten oder körperliche Betätigungen pro Wochentag ausgeübt haben (in Minuten)

| Bewegungsart | Montag | Dienstag | Mittwoch | Donnerstag | Freitag | Samstag | Sonntag | Gesamtzeit Mo. bis So. |
|---|---|---|---|---|---|---|---|---|
| Längere Wege zu Fuß gehen (min) | | | | | | | | |
| Schwimmen (nicht baden) (min) | | | | | | | | |
| Fahrradtouren (min) | | | | | | | | |
| Dauerlauf, Trimmtrab, Jogging (min) | | | | | | | | |
| Wandern (min) | | | | | | | | |
| Turnen, Gymnastik (min) | | | | | | | | |
| Fußball, Baskettball, Volleyball (min) | | | | | | | | |
| Tennis, Squash (min) | | | | | | | | |
| Tanzen, Ballett, Jazz-Tanz (min) | | | | | | | | |
| Gartenarbeit (min) | | | | | | | | |
| | | | | | | | | |
| | | | | | | | | |

dung zwar zu, sie liegt jedoch niedriger als bei Normalgewichtigen (Ravussin et al. 1983).

Nach Gewichtsreduktion und Zunahme der Insulinsensitivität zeigte sich, daß nicht nur der Grundumsatz, sondern auch die glukoseinduzierte Thermogenese abgenommen hatte (–6,8%; Golay 1994). Die verminderte Thermogenese nach Gewichtsabnahme ist daher ebenfalls ein Mechanismus, der den Erhalt einer Gewichtskonstanz nach Gewichtsabnahme erschwert.

Bei vordergründiger Betrachtung ist der Zusammenhang zwischen Insulinresistenz und Gewichtszunahme verwirrend. In Längsschnittstudien ist eine Gewichtszunahme bei erhöhter Insulinsensitivität anzutreffen (Ravussin u. Swinburn 1992a, b). Sind Patienten adipös geworden und insulinresistent, tritt eine metabolische Adaptation ein, die einer weiteren Gewichtszunahme entgegenwirkt.

**Verminderte Fettoxidation**

Längsschnittstudien belegen, daß mit zunehmendem Gewicht der Anteil der Fettoxidation sinkt. Probanden mit einem hohen respiratorischen Quotienten (RQ), sog. „carbohydrate oxidizer", nahmen 2,5mal mehr an Gewicht zu als solche mit einem niedrigen („fat oxidizer"). Dieser Effekt war unabhängig vom Grundumsatz, dem Körpergewicht und dem Geschlecht (Zurlo et al. 1990). Menschen mit hoher Kohlenhydratoxidation konservieren offensichtlich Fett und nehmen an Gewicht zu. Vergleicht man hingegen Adipöse mit Normalgewichtigen, stellt man das Umgekehrte fest: Adipöse haben einen niedrigen RQ aufgrund einer hohen Fettoxidation. Der „Endzustand" mit erhöhter Fettmasse, erhöhter Freisetzung von freien Fettsäuren und deren Oxidation führt zu anderen Ergebnissen (Schutz 1993). Dieses Beispiel zeigt den Unterschied von Längs- zu Querschnittstudien und gleichzeitig die Unzulänglichkeit von letzteren (Ravussin u. Swinburn 1992a. b).

Eine verminderte Fettoxidation gilt als Risikofaktor für eine Gewichtszunahme.

*Alkohol*

Alkohol kann eine Gewichtszunahme nicht nur über eine vermehrte Energiezufuhr, sondern auch über eine reduzierte Fettoxidation verursachen. Alkohol (94 g/Tag) vermindert die Fettoxidation durch einen Shift in Redox-Systemen: als Ergänzung zur Nahrung um 36% (Suter 1992). Eine verminderte Fettoxidation führt, wie oben erwähnt, erwiesenermaßen zur verstärkten Fettbildung. Alkohol kann, im Unterschied zu Kohlenhydraten und Fett, nicht gespeichert werden. Wird bei einer Mahlzeit Alkohol zusätzlich zu anderen Makronährstoffen aufgenommen, wie bei uns üblich, wird Alkohol zuerst vorwiegend auf Kosten von Fett oxidiert. Die Thermogenese wird durch Alkohol unwesentlich beeinträchtigt. Alkohol hat zwar einen geringeren thermogenetischen Effekt als Eiweiß, aber einen etwas höheren als Kohlenhydrate. Bei erheblichen Alkoholmengen hingegen werden Mechanismen aktiviert, die zu einer vermehrten Wärmebildung beitragen. Alkohol wird dann nicht mehr ausschließlich über die Alkoholdehydrogenase abgebaut, sondern im sog. „microsomal ethanol oxidizing system" (MEOS) mit deutlicher Wärmebildung aufgrund einer entkoppelten Phosphorylierung. Hinzu kommt, daß auch Wärme durch eine Weitstellung der peripheren Gefäße verlorengeht.

Die zusätzliche Energieaufnahme durch Alkohol und dessen hemmende Wirkung auf die Fettoxidation erklären, weshalb epidemiologisch eine erhebliche Gewichtszunahme zwischen dem 2. und 5. Lebensjahrzehnt festzustellen ist, eine Zeit, in der auch der Alkoholkonsum erheblich ansteigt. Zum anderen folgt aus dieser Erkenntnis, daß bei Gewichtsreduktion nicht nur auf eine fettarme Kost, sondern auch auf einen geringeren Alkoholkonsum geachtet werden sollte.

*Überernährung*
Zweifelsohne ist eine hyperenergetische Ernährung einer der Hauptgründe für eine Gewichtszunahme. Das trifft sowohl für fettreiche als auch für kohlenhydratreiche Kostformen zu.

Eine *vermehrte Fettzufuhr* schlägt nicht nur bilanzmäßig zu Buche, sie senkt auch die Utilisation von Fett, was zu einer deutlichen Vermehrung des Depotfettes führt. Bedenken muß man zudem, daß die Umwandlung von Nahrungsfett in Depotfett nur 4% der zugeführten Energie, die Speicherung von Glykogen aus Glukose jedoch 12% der Glukoseenergie verbraucht; die Fettspeicherung verläuft somit äußerst energiearm.

Eine *Überernährung mit Kohlenhydraten* geht mit einer gesteigerten Utilisation von Kohlenhydraten einher. Nach etwa 9 Tagen ist ein neuer „steady state" erreicht (Schutz 1993). Sehr hoher und lang andauernder Kohlenhydratkonsum kann allerdings die Adipositas begünstigen. Unter diesen Umständen werden nämlich, wenn die Glykogendepots aufgefüllt sind, nach Untersuchungen von Noak u. Barth (1993) und Barth et al. (1994) nicht unerheblich Fettsäuren de novo aus Kohlenhydraten synthetisiert (Lipazidogenese), was unter einer eukalorischen Kost keine wesentliche Rolle spielt; der RQ liegt in diesem Fall über 1. In einer experimentell aufwendigen Studie zeigte Acheson (Acheson et al. 1988), daß bei hyperkalorischer Kost mit 15,2 MJ/Tag nach 3 bis 4 Tagen die Lipazidogenese erheblich einsetzt und 150 g Fett pro Tag produziert. Bei der De-novo-Fettsäuresynthese aus Kohlenhydraten wird viel Energie verbraucht; 25–30% der zugeführten Energie.

*Sympathische Aktivität*
Die Arbeitsgruppe von Landsberg entwickelte in den 80er Jahren ein Konzept, das einer erhöhten sympathischen Aktivität eine zentrale Rolle in der Gewichtsregulation von Adipösen zuweist (Landsberg u. Young 1985). Eine vermehrte Körperfettmasse stimuliert über die Hyperinsulinämie das sympathische Nervensystem. Dadurch wird die Thermogenese erhöht, was den Energieverbrauch erhöht; es stellt sich ein neues Energiegleichgewicht ein. Auf diese Weise wird verhindert, daß Adipöse noch dicker werden (Abb. 7.32)

Peterson et al. (1988) wiesen in einer Querschnittstudie nach, daß die relative Körperfettmasse negativ mit der Plasmakonzentration von Noradrenalin ($r = -0{,}51$) und Adrenalin sowie der Herzfrequenzvariabilität ($r = -0{,}30$) und positiv mit der Herzfrequenz und der Pupillenlatenz ($r = 0{,}51$) korreliert. Er schloß daraus, daß mit zunehmendem Körperfett eine Depression sowohl des sympathischen als auch des parasympathischen Nervensystems erfolgt. Zumindest bei Weißen ist die muskuläre sympathische Aktivität mit dem Energieverbrauch verknüpft: je höher die Aktivität, desto größer der Energieverbrauch. Personen mit niedriger sympathischer Aktivität haben ein hohes Risiko für eine Gewichtszunahme (Spraul et al. 1993).

In Anbetracht des Einflusses des sympathischen Nervensystems auf den Energieverbrauch verwundert es nicht, daß auch β-Blocker Auswirkungen haben. Acheson et al. (1988) haben Probanden sowohl Propanolol als auch Terbutalin ($β_2$-Agonist) über jeweils 2 Wochen verabreicht. Der β-Blocker reduzierte nicht nur den Energieverbrauch über 24 h, sondern auch die Lipidoxidation erheblich (Abb. 5.19). Bekannt ist seit längerem, daß eine β-Blockade zu einer Gewichtszunahme führt (Rossner et al. 1990).

*Vererbung*

Oben wurde erwähnt, daß Adipöse sich weniger spontan bewegen. Zumindest von Untersuchungen in der Respirationskammer hat man den Eindruck, daß sie – obwohl sie

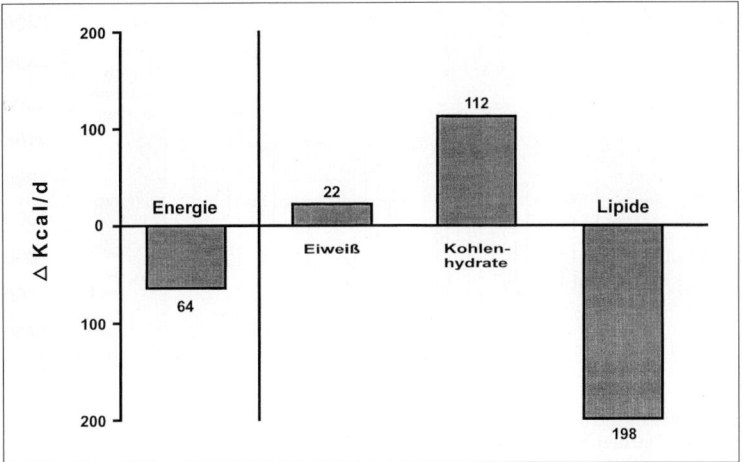

**Abb. 5.19.** Energieverbrauch und Oxidation der Hauptnährstoffe unter β-Blockade (Propanolol 160 mg/Tag) über 2 Wochen; Messung in der Respirationskammer. (Nach Acheson et al. 1988)

mehr wiegen – dennoch weniger Energie durch Bewegung verbrauchen (Ferraro 1991). Hinweise liegen vor, daß die Spontanaktivität familiär beeinflußt wird (Zurlo et al. 1992).

*Säuglinge*
Eine interessante Untersuchung wurde von Roberts et al. (1988) an Säuglingen von 6 schlanken und 12 adipösen Müttern durchgeführt. Im Alter von 0,1 und 3 Monaten wurde der Energieverbrauch mit Hilfe der indirekten Kalorimetrie und doppelt markiertem Wasser bestimmt. Nach 1 Jahr zeigte sich, daß die 6 Babies der schlanken Mütter eine normale Gewichtszunahme hatten, ebenso war das bei 6 Säuglingen von adipösen Müttern der Fall. Die 6 anderen Babies von adipösen Müttern hatten eine überstarke Gewichtszunahme; ihr Energieverbrauch lag um 20,7% niedriger als bei schlanken Säuglingen. Die Nahrungsaufnahme differierte zwischen den Gruppen nicht. Bewiesen ist damit die Vererblichkeit der körperlichen Aktivität nicht; auch eine verminderte Aktivität der Mutter mag eine Rolle gespielt haben, was jedoch nicht untersucht wurde.

*Erwachsene*
Bogardus et al. (1986) haben bei 130 Familienmitgliedern von 54 Familien den Grundumsatz gemessen. Zum einen stellten sie eine große Schwankungsbreite zwischen 1.233 und 2.920 kcal/Tag fest (Abb. 5.20). Zum anderen zeigte sich, daß die Unterschiede innerhalb von Familien nur 1/3 so groß waren wie zwischen verschiedenen Familien. Diese familiäre Komponente war unabhängig von der Magermasse, dem Alter und Geschlecht nachweisbar; sie betrug 11% der Varianz. Personen mit einem geringen Grundumsatz nehmen vermehrt an Gewicht zu (Abb. 5.16); die Höhe des Grundumsatzes ist vorwiegend vererbt.

### Sozioökonomische Faktoren

Wie in Abschn. 4.5 näher ausgeführt, sind v. a. Bildung, Ausbildung und der soziale Status ein entscheidender Faktor für die Gewichtszunahme. Ohne Zweifel ist der Energieverbrauch durch muskuläre Arbeit bei der Berufsarbeit oder in der Freizeit abhängig von sozioökonomischen Gegebenheiten.

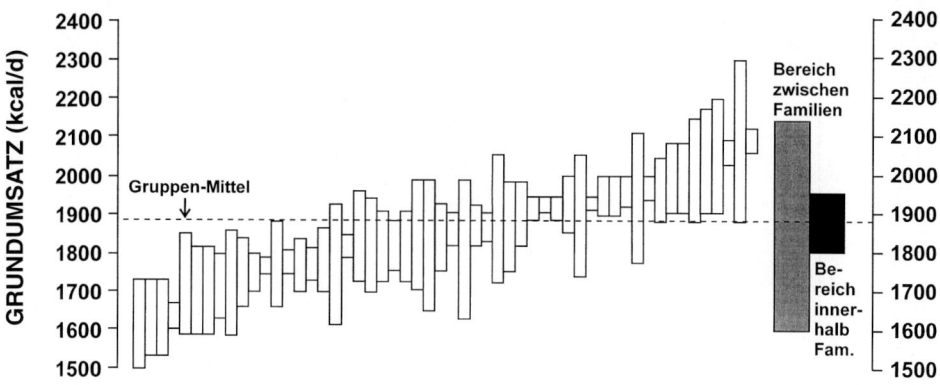

**Abb. 5.20.** Grundumsatz bei 130 Angehörigen von 54 Familien. Die vertikalen Balken stellen jeweils eine Familie dar; das obere und untere Ende des Balkens repräsentieren Familienmitglieder mit dem niedrigsten bzw. dem höchsten Energieverbrauch. (Mod. nach Bogardus et al. 1986)

### 5.3.4 Experimentelle Adipositas

*Überkalorische Ernährung*

Neumann hat bereits 1902 im Selbstversuch beobachtet, daß bei Überernährung die Stickstoffbilanz und das Körpergewicht sich nicht so verändern, wie aufgrund der vermehrten Energiezufuhr zu erwarten gewesen wäre. Er schloß daraus, daß der Körper einen Teil der Energie „verschwendet" und prägte den Begriff der „Luxuskonsumption". An freiwilligen Probanden wurde diese Problematik von Sims (1976) umfangreich untersucht. In der als VERMONT-Studie bekannten Untersuchung an Gefängnisinsassen bestätigte sich, daß die Gewichtszunahmen nicht der Überzufuhr an Nahrung entsprechen.

Präziser und mit anderen Methoden (Respirationskammer) wurde dieser Frage erst in der 80er Jahren nachgegangen. Ravussin et al. (1985) führten eine Überernährung mit 56% Fettenergie in der Nahrung durch, die in einer Gewichtszunahme von 3,2 kg resultierte. Nach 9 Tagen zeigte sich, daß 25% der Exzeßenergie „verschwendet" wurden und zwar zu je 1/3 in Form eines erhöhten Grundumsatzes, einer gesteigerten Thermogenese und durch „erschwerte" Bewegung. Der erhöhte Grundumsatz war vorwiegend durch eine Zunahme der Magermasse, die gesteigerte Wärmebildung durch eine erhöhte Kalorienzufuhr und der vermehrte Energieaufwand mittels Bewegung durch eine Zunahme des Körpergewichts bedingt. Hinweise für eine „Luxuskonsumption" ergaben sich nicht.

Die Zwillingsforschung gibt ebenfalls interessante Hinweise für die Bedeutung des Energieverbrauchs bei Überernährung. Auf einer geschlossenen Station wurden 6 Zwillingspaare (monozygote junge Männer) 100 Tage mit 1.000 kcal/Tag überernährt (Bouchard et al. 1990b). Die mittlere Gewichtszunahme betrug 8,1 kg, sie schwankte jedoch zwischen 4,3 und 13,3 kg. Die Schwankungen waren zwischen den Zwillingspaaren 3mal so groß wie innerhalb der Paare; unter Beachtung der Fettmasse war die Varianz zwischen den Paaren gar 7mal größer als innerhalb der Paare. Zwischen der zusätzlichen Nahrungsmenge und der Gewichtszunahme, der Hautfaltendicke als auch der viszeralen Fettmasse konnte nicht einmal eine statistisch signifikante Korrelation nachgewiesen werden. Die Ergebnisse sprechen eindeutig dafür, daß genetische Faktoren Einfluß auf den Energieverbrauch haben; die Energieaufnahme war kontrolliert.

### Unterkalorische Ernährung

Seit Beginn der 80er Jahre ist klar, daß eine verminderte Energiezufuhr den Energieverbrauch reduziert (s. Abschn. 8.2.1; Abb. 8.14). Mit dieser Erkenntnis hatte man einen Mechanismus entdeckt, der die Gewichtszunahme bei Postadipösen erklärt. Daraus ergab sich die schwer zu verwirklichende therapeutische Schlußfolgerung, daß man nach einer Gewichtsreduktion zur Erhaltung der Gewichtskonstanz weniger essen darf als vor der Gewichtsreduktion.

Der Energieverbrauch sinkt um 15 kcal/Tag pro kg Gewichtsabnahme.

Der verminderte Energieverbrauch ist durch Änderungen aller 3 Komponenten bedingt: Grundumsatz, Thermogenese und körperliche Aktivität. Der Grundumsatz sinkt vorwiegend aufgrund einer Abnahme der fettfreien Masse; unter Reduktionskost geht der Gewichtsverlust zu ca. 25% auf Kosten der FFM. Die nahrungsinduzierte Thermogenese vermindert sich unter einer hypokalorischen Kost; sie ist aber auch noch bei Postadipösen unter eukalorischer Ernährung reduziert. Schließlich ist durch ein vermindertes Körpergewicht auch weniger Energie für die Fortbewegung notwendig. Die meisten Autoren gehen davon aus, daß die 3 Komponenten des Energieverbrauchs einen etwa gleichen Anteil an dieser Adaptation haben. Pro kg Gewichtsabnahme beträgt die Reduktion ca. 15 kcal/Tag (Weigle et al. 1988; Ravussin u. Swinburn 1992b; s. Abschn. 8.2.1).

### FAZIT

- Der Energieverbrauch läßt sich heutzutage verläßlich messen – besser als die Energieaufnahme.
- Neue Erkenntnisse stammen vorwiegend aus der Respirationskammer und aus Messungen mit doppelt markiertem Wasser.
- Der Ruheenergieumsatz ist mit dem Körpergewicht aufgrund einer vermehrten Magermasse eng und positiv korreliert.
- Ein niedriger Ruheenergieumsatz führt langfristig häufig zur Gewichtszunahme.
- Adipöse haben oft eine verminderte nahrungsinduzierte Thermogenese; die Ursache hierfür ist unklar.
- Adipöse verbrauchen weniger Energie durch Bewegung; langfristig erhöht sich dadurch das Gewicht.
- Alkohol fördert die Gewichtsreduktion nicht nur als Energielieferant, sondern auch als Hemmer der Fettoxidation.
- Eine verminderte Fettoxidation führt zur Gewichtszunahme.
- β-Blocker hemmen die Fettoxidation.
- Körperlich aktive Personen wiegen in der Regel weniger als körperlich inaktive.
- Bei unterkalorischer Ernährung nimmt der Energieverbrauch ab; betroffen davon sind alle 3 Komponenten: Grundumsatz, Thermogenese, Aktivität.
- Der Grundumsatz ist im wesentlichen genetisch determiniert.

## 5.4 Sekundäre Adipositas

Bei jedem Patienten mit Adipositas sollte man sich gründlich mit der Frage beschäftigen, ob nicht die Adipositas sekundär, d. h. durch eine andere Krankheit, Medikamente oder sonstige Umstände verursacht ist. Aufgrund der körperlichen Untersuchung (s. Abschn. 3.2) lassen sich genetische Syndrome (s. Abschn. 5.1.4) weitgehend ausschließen. Bei manchen Krankheiten sind jedoch z. T. technisch aufwendige Untersuchungen notwendig. Wie weit die Diagnostik betrieben werden soll, hängt vom klinischen Verdacht ab (s. Abschn. 3.3).

### 5.4.1 Krankheiten mit Adipositas

Die Krankheiten mit sekundärer Adipositas sind in Tabelle 5.7 zusammengefaßt.

#### Hypothyreose

Eine Hypothyreose besteht bei ca. 5% aller Adipösen. Aufgrund der heutzutage einfachen Diagnostik und des guten Therapieerfolges – nicht nur hinsichtlich der Adipositas – sollte eine Hypothyreose immer ausgeschlossen werden. Dies geschieht durch die basale TSH-Bestimmung im Plasma; diese Messung ist bei Adipösen obligat. Steht kein sensitiver TSH-Assay zur Verfügung, sollte eine Stimulation mit TRH erfolgen. Lediglich bei Veränderungen im Hypophysen-Hypothalamus-Bereich reicht dieses Screening nicht aus. Hinsichtlich Einzelheiten der Diagnostik und Therapie wird auf die entsprechende Fachliteratur verwiesen.

Die Beschwerden und Symptome wie Kälteintoleranz, trockene und teigige Haut, Myxödemgesicht, Obstipation, Verlangsamung und Schwäche sind oft wenig charakteristisch und damit selten auffallend, da Adipöse oft träge wirken und aufgrund des vermehrten subkutanen Fettgewebes eine andere Hautkonsistenz aufweisen. Auffallend ist meist nur die Kälteintoleranz, da Adipöse qua definitionem gut „isoliert" sind.

> **!** Die Bestimmung des basalen TSH ist bei jeder Adipositas obligatorisch.

Die Diagnostik einer Hypothyreose kann unter einer hypokalorischen Kost – und erst recht beim Fasten – verfälscht sein. Aus unbekannten Gründen sind sowohl das basale als auch das TRH-stimulierte TSH erniedrigt

**Tabelle 5.7.** Pharmaka mit adipogener Wirkung

| Substanz | Adipogene Wirkung | | |
|---|---|---|---|
| | Stark | Mittel | Leicht |
| Antidepressiva | Amitriptylin | Imipramin, Trimipramin, Nortriptylin, Doxepin, Clomipramin, Opipramol, Mianserin | Desipramin, Maprotilin, Tranylcypromin (MAO-Hemmer), Moclobemid (MAO-Hemmer) |
| Neuroleptika | Thioridazin | Triflupromazin, Perphenazin, Promethazin | Promazin, Alimemazin, Haloperidol |
| Andere Pyschopharmaka | Lithium | | |
| Hormone | Insulin, Kortisol | Testosteron, | Östrogene, Gestagene |
| Andere Pharmaka | | Thiazolidindione Sulfonylharnstoffe | β-Blocker |

(Wirth et al. 1981a). Eine verminderte Energieaufnahme begünstigt die periphere Umwandlung von $T_4$ in $T_3$ und reverse $T_3$; die $T_3$-Spiegel fallen leicht ab. Unter Reduktionskost kann es daher zu divergierenden und damit zu verwirrenden Ergebnissen in der Diagnostik kommen, wobei die TSH-Bestimmung (Screening) in Richtung Hyperthyreose weist und die Schilddrüsenhormonbestimmung (Nachweis) eher eine Hypothyreose anzeigt.

## Morbus Cushing

Ähnlich wie bei der Hypothyreose kann die Diagnose oft klinisch nicht gestellt werden. Bei geringstem klinischem Verdacht, wobei die Striae rubrae und die trockene Haut bei Adipösen noch am ehesten pathognomonisch sind, sollte ein Dexamethasonhemmtest durchgeführt werden. Nach einer morgendlichen Blutentnahme werden dem Patienten abends 2 mg Dexamethason oral verabreicht. Die supprimierte Kortisolkonzentration im Plasma am folgenden Morgen muß bei <4 µg/Tag liegen.

Kortisol begünstigt die Lipogenese (Fettneubildung) auf 3fache Weise:

- über eine Stimulation der Fettsäuresynthese in der Leber,
- eine Aktivierung der Lipoproteinlipase und
- eine Steigerung der Glukoneogenese.

Zum anderen wirkt Kortisol auf die Lipolyse (Fettabbau): es reduziert die lipolytische Kapazität. Beide Mechanismen, die stimulierte Lipogenese und die reduzierte Lipolyse, tragen zu einer erhöhten Fettmasse bei. Zu einer Akkumulation von viszeralem Fett kommt es möglicherweise deshalb, weil im intraabdominalen Fettgewebe mehr Kortisonrezeptoren vorhanden sind und höhere mRNS-Konzentrationen gemessen wurden als im subkutanen Fettgewebe (Rebuffé-Scrive et al. 1990; näheres über Regulationsmechanismen im Fettgewebe s. Abschn. 6.3).

Durch Stimulation der hepatischen Glukoneogenese kommt es zudem zur Hyperglykämie mit konsekutiver Hyperinsulinämie, was die Kortisolbildung weiter erhöhen kann.

### Polyzystisches Ovar-Syndrom: PCOS (Stein-Leventhal-Syndrom)

*Definition*
Das Syndrom, bereits 1935 mit der Konstellation von Hirsutismus (70%), Amenorrhoe (50%), Infertilität (70%) und großen sklerosierten, zystischen Ovarien beschrieben, wurde in der Folgezeit näher untersucht. Hormonell ist es charakterisiert durch:

- erhöhte Plasmakonzentration von luteinisierendem Hormon (LH),
- erhöhte Androgene ( vorwiegend Testosteron),
- erniedrigtes sex hormone binding globulin (SHBG),
- Hyperinsulinämie bei Insulinresistenz.

Zystische Ovarien werden laparoskopisch oder sonographisch diagnostiziert. Die genannten Symptome sind nicht obligat, sondern nur fakultativ, was die Diagnose erschweren kann (Dunaif et al. 1991; Givens 1992). Bei Frauen mit Hirsutismus besteht eine positive Korrelation der Androgene mit der WHR, sie weisen auch häufiger eine Hypertriglyzeridämie und einen hohen Blutdruck auf, wie Hauner et al. (1987) zeigen konnte.

*Hormonelle Veränderungen*
Die Hauptveränderung ist in der erhöhten ovariellen Produktion von Androgenen zu sehen. In den Thekazellen der Ovarien wird Progesteron zu 17Alpha-Hydroprogesteron und dann zu Androstendion, vermittelt durch das Cytochrom P450c17α, umgewandelt. In den gleichen Zellen werden die Androstendione zu Testosteron konvertiert. Beim Vorliegen von polyzystischen Ovarien ist die P45c17α-Aktivität erhöht, was die Hy-

perandrogenämie erklärt. Testosteron bewirkt lokal eine prämature follikuläre Atresie und eine Anovulation. Systemische Effekte der erhöhten Testosteronspiegel sind Hirsutismus und Steigerung der Lipogenese. Die gesteigerte Produktion von Androgenen ist zudem durch das erhöhte LH verursacht, einem potenten Stimulator der Thekazellen. Die Erhöhung von LH ist unklar. Vermutet wird, daß erhöhte Plasmaspiegel von Androgenen und Insulin LH beim PCOS stimulieren.

Beim PCOS zeigen sich lineare Verhältnisse zwischen den Androgen- und Insulinspiegeln; auch die Insulinwirkung ist im Sinne einer Insulinresistenz vermindert. Das PCOS ähnelt in hormoneller Hinsicht der Acanthosis nigricans, einem Zustand mit massiver Insulinresistenz. Etwa die Hälfte aller Frauen mit PCOS haben eine Acanthosis nigricans. Dunaif et al. (1989) ermittelten mit Hilfe der Clamp-Technik, daß adipöse Frauen mit PCOS höhere basale und glukosestimulierte Glukosespiegel aufweisen als solche ohne PCOS, was auf eine gesteigerte hepatische Glukoseproduktion zurückzuführen war. Die periphere Glukoseaufnahme war sowohl bei schlanken als auch bei adipösen Frauen mit PCOS wie beim Typ-II-Diabetes erniedrigt. Zudem konnte bei ihnen die hepatische Glukoseproduktion durch Insulin nicht – wie üblich – gehemmt werden (Dunaif et al. 1991).

*Adipositas*
Zirka 50% aller Frauen mit PCOS sind adipös, überwiegend mit abdominaler Fettverteilung. Letzteres mag mit dem Hyperandrogenismus zusammenhängen, der wahrscheinlich auch die relativ hohe Muskelmasse erklärt. Der Energieverbrauch ist nicht verändert. Möglicherweise spielt die Hyperinsulinämie eine Rolle bei der Fettneubildung. Diskutiert werden jedoch auch Veränderungen im ventralen Hypothalamus (Dunaif et al. 1991).

*Therapie*
Gewichtsreduktion mit üblichem multifaktoriellen Vorgehen verbessert die menstruale Funktion und die Insulinresistenz. Dies wird auch bei Frauen mit Hirsutismus ohne ein PCOS empfohlen. Sie sind oft abdominal adipös und haben ebenfalls erhöhte Androgenspiegel. Durch eine Gewichtsreduktion von 16 kg zeigten 4 von 6 Frauen wieder ovulatorische Zyklen; zudem war das Insulin niedriger. Hirsute Frauen und solche mit einem PCOS können nach Gewichtsreduktion auch schwanger werden. Auf das LH hat die Gewichtsreduktion angeblich keinen Einfluß (Guzick et al. 1994).

Das Biguanid Metformin hat günstige Auswirkungen auf das PCOS (Nestler u. Jakubowicz 1996). In den Thekazellen des Ovars verminderte sich die basale und stimulierte Aktivität von Cytochrom P450c17α. Die Plasmakonzentrationen von Insulin, LH und freiem Testosteron fielen ab, SHBG stieg an. Metformin wirkt sich somit ähnlich wie eine Gewichtsreduktion günstig auf pathologische Mechanismen des Syndroms aus.

### Hypothalamischer Symptomenkomplex

Die früheren Bezeichnungen wie „Dystrophia adiposogenitalis" oder „Fröhlich-Syndrom" werden nicht mehr verwendet. Dem Begriff kann man bereits entnehmen, daß sowohl die Genese als auch die Folgen dieser Erkrankung nicht einheitlich sind. Definitionsgemäß versteht man unter einem hypothalamischen Symptomenkomplex eine sich kurzfristig entwickelnde Adipositas durch destruktive Prozesse im Hypothalamus. In dieser Hirnregion befinden sich die Zentren für Hunger und Sättigung (s. Abschn. 5.2.1).

Üblicherweise entwickelt sich innerhalb von Monaten eine Adipositas mit disproportioniertem Minderwuchs. Tritt der hypothalamische Schaden schon in der Kindheit auf, ist die Pubertät verzögert oder bleibt aus, das Genitale bleibt dann infantil. Ophthalmologisch sind Optikusatrophie und Gesichtsfeldausfälle feststellbar. Hinzu kommen häufig weitere Symptome wie Kopfschmerzen, Diabetes mellitus oder Diabetes insipidus, Apnoeanfälle, Krampfanfälle und Hüftkopfepiphysenlösung. Viele endokrine Funktionen können durch eine Hypothalamus- oder Hypophyseninsuffizienz gestört sein; hier besteht eine hohe Variabilität. Durch Ausfall von Hormonen wie ADH, Oxytocin, Prolaktin, STH, ACTH, FSH, LH u. a. können eine Reihe von Gesundheitsstörungen entstehen (Näheres s. entsprechende Fachliteratur). Am häufigsten sind die Gonadotropine und das STH betroffen.

Ursächlich kommen für Schädigungen Tumoren (v. a. Kraniophyryngeome), entzündliche Prozesse (Tuberkulose, Sarkoidose, Toxoplasmose), leukämische Infiltrate, Traumen und Aneurysmen in Frage. Diagnostizieren läßt sich das Krankheitsbild durch diese klinischen Symptome, Hormonanalysen und durch destruktive Veränderungen an der Sella (Röntgen, Computertomographie).

### Genetische Syndrome

Auch angeborene Störungen sind bekannt, die zu einer Adipositas führen. Sie sind selten, sollten jedoch bei jedem seit der Kindheit/Jugend Adipösen ausgeschlossen werden (ausführliche Darstellung in Abschn. 5.1.4).

### Verschiedene Krankheiten

*Morgagni-Trias*
Gleichzeitiges Vorkommen von Adipositas, Virilismus mit Hirsutismus und Hyperostosis frontalis interna. Endokrinologisch-metabolisch lassen sich erhöhte Plasmakonzentrationen von Androgenen, Insulin und Triglyzeriden mit betonter abdominaler Fettverteilung sowie ein erhöhter Blutdruck feststellen (Hauner et al. 1987).

*Achard-Thiers-Syndrom*
Ähnlich wie das Morgagni-Syndrom mit Hirsutismus, allerdings ohne Hyperostosis frontalis und mit Diabetes mellitus; sehr selten.

## 5.4.2
## Pharmaka mit adipogener Wirkung

### Antidepressiva

Antidepressiva, nicht jedoch Tranquilizer/Anxiolytika wie Diazepam, Benzodiazepine usw., können das Körpergewicht erheblich beeinflussen. Da diese Medikamente oft chronisch eingenommen werden, genügt eine geringgradige Verschiebung des Energiegleichgewichts, um langfristig eine Adipositas zu induzieren. Die trizyklischen und heterozyklischen Antidepressiva inhibieren die Wiederaufnahme von Neurotransmittern wie Serotonin, Noradrenalin und Dopamin in den Nervenendigungen. Durch diesen Mechanismus sind diese Substanzen dem Gehirn besser verfügbar.

Zur Gewichtszunahme kommt es nicht durch Beeinträchtigung des Energieverbrauchs, sondern durch Stimulation von Hunger und Appetit. Da die meisten Pharmaka durch ihre anticholinerge Wirkung zur Mundtrockenheit führen, werden Patienten zu vermehrtem Trinken mit zusätzlicher Energieaufnahme verleitet. Die Substanz mit der größten adipogenen Potenz ist Amitriptylin (z. B. Saroten; Tabelle 5.7).

Berken et al. (1984) beobachteten über 6 Monate 40 Depressive, die mit Amitriptylin, Nortriptylin und Imipramin behandelt wurden. Die Gewichtszunahme betrug im Durchschnitt etwa 1 kg im Monat. Unter Amitriptylin betrug die Gewichtszunahme sogar 1,8 kg/Monat; ein Effekt war auch noch bei 25 mg/Tag festzustellen. Die Patienten berichteten über vermehrten Hunger und Verlangen nach Süßem.

Fluoxetin hemmt ebenfalls die neuronale Wiederaufnahme von Serotonin, nicht jedoch von Noradrenalin und Dopamin. Die Substanz induziert nicht eine Zunahme, sondern eine Abnahme des Gewichts vorwiegend durch Appetithemmung. Sie wird daher auch zur antiadipösen Therapie verwendet (s. Abschn. 8.5.2).

MAO-Hemmer wie Tranylcypromin (z. B. Parnate) verstärken den Appetit. Die Gewichtszunahmen bei langfristiger Therapie betragen etwa 5 kg.

### Neuroleptika

Die antipsychotische Wirkung von Neuroleptika beruht auf der Blockierung von Dopaminrezeptoren. Sie besitzen jedoch ebenfalls eine Affinität für andere Rezeptoren wie α-adrenerge Rezeptoren, Histaminrezeptoren, Acetylcholinrezeptoren; einige hemmen die neuronale Wiederaufnahme von Serotonin, Noradrenalin und Dopamin.

Chlorpromazin, in Deutschland nicht mehr im Handel, führt zur stärksten Gewichtszunahme. Schizophrene mit einer 12wöchigen Therapie haben 3–4 kg zugenommen. Thioridazin wird ähnlich beschrieben (Tabelle 5.6). Ein Wechsel zu Neuroleptika mit geringerer adipogener Wirkung reduziert das Gewicht (Bernstein 1992). Der geringe adipogene Effekt von Haloperidol ist möglicherweise auf die fehlende Blockierung von zentralen Serotoninrezeptoren zurückzuführen.

> ! Eine Reihe von Pharmaka – auch Hormone – führen zur Gewichtszunahme.

Vendsborg et al. (1976) beobachteten 70 manische Patienten 2–6 Jahre lang. 45 von ihnen hatten im Mittel 10 kg zugenommen. Man nimmt an, daß durch die Reduktion von Serotoninrezeptoren im Gehirn eine Appetitsteigerung und damit eine Gewichtszunahme erfolgt. Lithium führt u. a. zur Ödembildung, was fälschlicherweise eine Zunahme an Körperfett vortäuschen kann. Unter langfristiger Lithiumtherapie kann auch eine milde Hypothyreose auftreten, die ebenfalls für die Gewichtszunahme in Frage kommt.

### Hormone

*Insulin*
Seit langem ist bekannt, daß Insulin eine anabole Wirkung hat und eine Vermehrung des Körperfetts induziert. Klinisch kommt daher Insulin zusammen mit Glukose als Infusion bei kachektischen Patienten zur Anwendung. Insulin fördert über zentrale Mechanismen eine Nahrungspräferenz für Kohlenhydrate und verursacht eine höhere Trinkmenge. Es sind jedoch auch periphere Mechanismen bekannt, die die Gewichtszunahme erklären können.

Von Insulin stimulierte Mechanismen:

- Fettsäuresynthese in der Leber,
- Bildung von VLD-Lipoproteinen in der Leber,
- Aktivität der Lipoproteinlipase im Fettgewebe,
- Veresterung von Fettsäuren zu Triglyzeriden in Adipozyten.
- Hemmung der Lipolyse

In einer 10jährigen Beobachtung der UNITED KINGDOM PROSPEKTIVE DIABETES STUDY kam es unter Insulintherapie zu einer mittleren Gewichtszunahme von 5,2 kg. Unter Metformin, das ähnlich positive Stoffwechselwirkungen zeigte, blieb das Gewicht unverändert (UKPDS 1998).

*Kortisol*
Durch exogen (Hyperkortisolismus) oder endogen (Morbus Cushing) erhöhte Kortisolkonzentrationen im Plasma kommt es zur Adipositas, typischerweise zur abdominalen Form mit rundlichem Gesicht, Striae rubrae, Muskelschwäche usw. (s. oben). Kortison stimuliert die Lipogenese, indem durch eine

1. stimulierte Glukoneogenese vermehrt Glukose und durch eine
2. aktivierte Lipoproteinlipase vermehrt Fettsäuren aus Lipoproteinen zur Verfügung gestellt werden. Zum anderen wird die Lipolyse in Fettzellen gehemmt, da Glukokortikoide die
3. Dichte von β-Rezeptoren erhöhen und die
4. antilipolytische Aktivität von Insulin vermindern.

Beides, eine stimulierte Lipogenese und eine gehemmte Lipolyse, trägt zur Vergrößerung von Fettzellen und damit zur Vermehrung der Fettmasse bei (Björntorp 1994). Im intraabdominalen Fettgewebe sind im Vergleich zum subkutanen die Anzahl von Glukokortikoidrezeptoren vermehrt und die mRNS-Spiegel erhöht (Rebuffé-Scrive et al. 1990).

*Kontrazeptiva*
Ethinyl-Östradiol reduziert dosisabhängig die Fettoxidation (O'Sullivan et al. 1995). Fettsäuren werden dadurch vermehrt hepatisch verstoffwechselt, was zum einen zu einer Hypertriglyzeridämie und zum anderen zu einer intrahepatischen Triglyzeridakkumulation führen kann. Frauen nehmen unter oralen Kontrazeptiva an Gewicht zu. Sowohl Ausmaß der Gewichtszunahme als auch Zunahme an Ödemflüssigkeit und Körperfett sind bisher unzureichend dokumentiert.

*Östrogene*
Anders ist die Situation bei Östrogenen zur Hormonersatztherapie. Östrogene zur Substitution (z. B. Menopause, nach Ovarektomie) erhöhen das Gewicht wahrscheinlich nicht. In der Healthy Women Study (Meilahn et al. 1994) konnte in der Menopause zwar eine Gewichtszunahme festgestellt werden; sie übertraf jedoch die altersbedingte Zunahme nicht.

*Androgene*
Testosteron und Androstendion sind mit dem Körpergewicht korreliert. Besonders deutlich ist das bei Frauen mit polyzystischen Ovarien (Stein-Leventhal-Syndrom) und Hirsutismus (s. oben). Androgene bedingen vorwiegend eine Zunahme der abdominalen bzw. viszeralen Fettmasse. Adipöse Männer hingegen, insbesondere solche mit vermehrtem viszeralem Fett, haben erniedrigte Androgenspiegel (Abb. 7.48; Tabelle 7.9); bei ihnen wird die hormonelle Substitution erwogen (Marin et al. 1992a, b; s. Abschn. 8.5.5).

**Weitere Pharmaka**

*Sulfonylharnstoffe*
Sulfonylharnstoffe haben über die vermehrte Sekretion von Insulin einen adipogenen Effekt. In der UNITED KINGDOM PROSPECTIVE DIABETES STUDY nahmen Patienten innerhalb von 10 Jahren 5,2 kg unter Glibenclamid zu; unter Metformin änderte sich das Gewicht nicht (UKPDS 33 1998).

*Thiazolidindione*
Die „Insulinsensitizer" vermitteln die Wirkung durch Bindung an Zellkernrezeptoren, den Peroxisomen Proliferations-Aktivator-Rezeptor γ (PPARγ). PPARγ stimuliert die Umwandlung von Präadipozyten in reife Adipozyten. Auf diese Weise wird die Fettzellmasse vermehrt.

*β-Blocker*
β-Blocker hemmen die Lipolyse aufgrund ihres Einflusses auf die β-adrenergen Rezeptoren (s. Abschn. 6.3.1), reduzieren den Ruheenergieumsatz, die fakultative Thermogenese und vermindern die Fettoxidation (s. Abschn. 5.3.3). Diese Effekte erklären die Gewichtszunahme. Möglicherweise ist die Zunahme der Fettmasse auch dafür verantwortlich, daß β-Blocker einen negativen Einfluß auf den Kohlenhydrat- und Fettstoffwechsel haben, insbesondere bei vorhandener Insulinresistenz bzw. metabolischem Syndrom (Wirth u. Krone 1993a). Belegt ist die Gewichtszunahme in klinischen Studien

bisher ungenügend. Wenngleich aufgrund des reduzierten Energieverbrauchs Gewichtszunahmen von 2–5 kg pro Jahr resultieren müßten, wurden klinisch geringere beobachtet (Rossner et al. 1990).

*α₂-Agonisten*
Diese Pharmaka (z. B. Clonidin) stimulieren – wie Noradrenalin – über $α_2$-Rezeptoren im ventromedialen Hypothalamus und im Nucleus paraventricularis die Nahrungsaufnahme. Schlüssige klinische Studien, die eine Gewichtszunahme belegen, liegen nicht vor.

### 5.4.3 Lebensstil und Lebensphasen

*Aufgabe des Rauchens*
Neuere Untersuchungen sprechen dafür, daß das Rauchen den Energieverbrauch erhöht; betroffen sind davon der Grundumsatz (Hofstetter et al. 1986) und die nahrungsinduzierte Thermogenese (Walker et al. 1992). Der Energieverbrauch ist tags und nachts gleichermaßen um ca. 10% erhöht; vermehrte Aktivität besteht nicht. Ursächlich kommt wahrscheinlich eine erhöhte sympathische Aktivität in Frage, da die Herzfrequenz beschleunigt und im 24-h-Urin die Katecholamine erhöht sind. Bei Aufgabe des Rauchens kommt es zu einem Gewichtsanstieg; er beträgt bei Frauen durchschnittlich 5 kg, bei Männern 4 kg (Flegal et al. 1995). Die Gewichtszunahme ist besonders in den ersten Monaten ausgeprägt, jedoch über viele Jahre hinweg feststellbar. Abgesehen von einem Abfall des Energieverbrauchs, einer Änderung des Geschmackssinns und einem Rückgang von gastralen Beschwerden spielt auch ein Anstieg der Lipoproteinlipaseaktivität mit verstärkter Fettbildung eine Rolle (Brunzell et al. 1980). Die durch Gewichtszunahme induzierten Gesundheitsrisiken sind im Vergleich zu den durch die Aufgabe des Rauchens gewonnenen zu vernachlässigen.

> Die Aufgabe des Rauchens führt zur Gewichtszunahme – jedoch nicht so ausgeprägt, wie die meisten Patienten berichten.

*Menopause*
Verschiedene epidemiologische Studien zeigen, daß der BMI bei Männern vor dem 50. Lebensjahr höher ist als bei Frauen; nach dem 50. Lebensjahr ist eine Umkehr festzustellen (s. Abschn. 4.1). Zudem ist festzustellen, daß Frauen mit Beginn der Menopause eine deutliche Zunahme des Taillenumfanges aufweisen und vermehrt Fett intraabdominal und an der oberen Körperhälfte ansetzen. Ob die Zunahme an Körperfett hormonell bedingt ist oder andere Ursachen hat, wird immer noch kontrovers diskutiert.

### FAZIT

- Bei jedem Adipösen sollte eine sekundäre Ursache ausgeschlossen werden; dies ist v. a. für die Therapie wichtig.
- Obligatorisch sind der Ausschluß einer Hypothyreose, eines M. Cushing und eines genetischen Syndroms.
- Bei androgen adipösen Frauen sollte man an ein polyzystisches Ovar-Syndrom denken.
- Östrogene zur Antikonzeption erhöhen das Gewicht, nicht jedoch solche zur Substitution (z. B. Menopause).
- Pharmaka können zur Adipositas führen; es handelt sich vorwiegend um: Antidepressiva, Neuroleptika, Kortison, Antikonzeptiva, Sulfonylharnstoffe, Insulin und β-Blocker.
- Das Aufgeben des Rauchens erhöht das Gewicht.
- Frauen nehmen aus bisher ungeklärten Gründen um das 50. Lebensjahr vermehrt Gewicht zu.

# 6 Fettgewebe

| | | |
|---|---|---|
| 6.1 | Methoden zur Beurteilung der Lipogenese und der Lipolyse | 116 |
| 6.1.1 | In-vivo-Methoden | 116 |
| 6.1.2 | In-vitro-Methoden | 117 |
| 6.2 | Lipogenese | 118 |
| 6.2.1 | Fettsäuresynthese | 118 |
| 6.2.2 | Lipoproteinlipase | 119 |
| 6.2.3 | Bildung von Depottriglyzeriden | 120 |
| 6.3 | Lipolyse | 121 |
| 6.3.1 | Adrenerge Regulation | 121 |
| 6.3.2 | Regulatoren | 122 |
| 6.3.3 | Regulation bei Adipositas und beim Metabolischen Syndrom | 124 |
| 6.4 | Das Fettgewebe als stoffwechselaktives Organ: Produktion von Substraten, Enzymen und Hormonen | 126 |
| 6.4.1 | Substrate und Enzyme | 126 |
| 6.4.2 | Hormone und Zytokine | 127 |
| 6.5 | Fettzellentwicklung | 130 |
| 6.6 | Fasten und Reduktionskost | 133 |
| 6.6.1 | Lipogenese | 133 |
| 6.6.2 | Lipolyse | 134 |
| 6.7 | Bewegungstherapie | 135 |
| 6.7.1 | Lipogenese | 135 |
| 6.7.2 | Lipolyse | 135 |
| 6.8 | Braunes Fettgewebe | 136 |

Das Fettgewebe ist ein relativ großes Körperorgan – das zweitgrößte. Bei normalgewichtigen Männern beträgt der Anteil am Körpergewicht 10–20%, bei Frauen 15–25%. Bei Adipösen Grad I und II kann das Fettgewebe jedoch oft schon 1/3 der Körpermasse und mehr ausmachen, bei morbid Adipösen sogar die Hälfte. Zirka 80% des Fettes befindet sich subkutan, der Rest in und um verschiedene Organe und vorwiegend intraabdominal (Mesenterium, Omentum, Retroperitoneum).

Wenngleich das Fettgewebe nicht den Substratumsatz wie z. B. die Muskulatur aufweist, ist es dennoch an Regulationsvorgängen des Körpers erheblich beteiligt. Es spielt im Intermediärstoffwechsel eine erhebliche Rolle und steht in direkter Verbindung mit dem Blutkompartment. Vom Blutstrom erhält es eine Reihe von Substanzen, nicht nur Fettsäuren und Glukose, zum Aufbau (Lipogenese). Andererseits gibt das Fettgewebe Substanzen ab, in erster Linie Fettsäuren, aber auch eine Reihe anderer Metaboliten sowie Hormone. Es verfügt über eine komplette enzymatische Ausstattung, die sowohl den Aufbau als auch den Abbau von Depotfett regelt. Diese Regulation steht unter präziser humoraler, neuronaler und auch lokaler Kontrolle.

Das Fettgewebe ist jedoch nicht, wie vielfach angenommen, nur ein Energiedepot. Diese Funktion ist beim Menschen, dessen Nahrungsaufnahme und Energieverbrauch nur geringen Schwankungen unterliegt, zweitrangig. Viel wichtiger ist die oben erwähnte Einbindung in den Intermediärstoffwechsel. Die vielfältigen Funktionen des Fettgewebes machen verständlich, weshalb eine vermehrte Fettmasse (Adipositas) zu zahlreichen Krankheiten führen kann. Ohne Kenntnisse über das Fettgewebe können daher viele adipositas-assoziierte Erkrankungen nicht verstanden werden.

Es wundert somit nicht, daß mit der Erforschung des Fettgewebes früh begonnen wurde und viele Publikationen dazu vorliegen; das Fettgewebe ist ein sehr gut untersuchtes Organ. Bedingt durch den Gegenstand der Forschung befassen sich heute nicht nur Mediziner, sondern auch Biochemiker, Physiologen, Molekularbiologen und Genetiker – oft als Team in einem Forschungszentrum – mit dem Fettgewebe. Die Forschungsergebnisse sind daher in der Regel wissenschaftlich anspruchsvoll und für einen diesbezüglich wenig Versierten oft schwer verständlich. Sinn des folgenden Kapitels kann es daher nur sein, dem klinisch Tätigen Informationen über das Fettgewebe zu vermitteln.

## 6.1 Methoden zur Beurteilung der Lipogenese und der Lipolyse

### 6.1.1 In-vivo-Methoden

*Plasma*

Substanzen, die vom Fettgewebe aufgenommen bzw. abgegeben werden, können im Blutstrom gemessen werden. Da das Blutkompartiment einen Pool mit Anschluß aller Körperorgane darstellt, ergeben sich nur indirekte Hinweise auf die Funktion des Fettgewebes. Üblich ist die Bestimmung von freiem Glyzerin zur Beurteilung der Lipolyse. Nimmt man die freien Fettsäuren (FFS) als Maß für die Lipolyse, ergeben sich mehrere Probleme. Fettsäuren werden nach der hydrolytischen Spaltung aus Triglyzeriden nicht nur in den Blutstrom abgegeben, sondern können in der Fettzelle zu Triglyzeriden reverestert werden. Dieser Anteil beträgt immerhin 5–20%; unter Kohlenhydratstimulation kann dies sogar ein Mehrfaches sein (Coppack 1994). Zum anderen werden Triglyzeride nicht komplett gespalten; das molare Verhältnis von FFS zu Glyzerin ist dann <3. Verläßlichere Ergebnisse sind zu erwarten, wenn man den Einstrom („appearance") und das Verschwinden („disappearance") von Substanzen aus dem Blutstrom mißt, was durch radioaktive Markierung (Isotope) gelingt. Mit kinetischen Modellen lassen sich das Verteilungsvolumen und daraus dann die Produktion („turnover") sowie die Verschwindungsrate („clearance") errechnen.

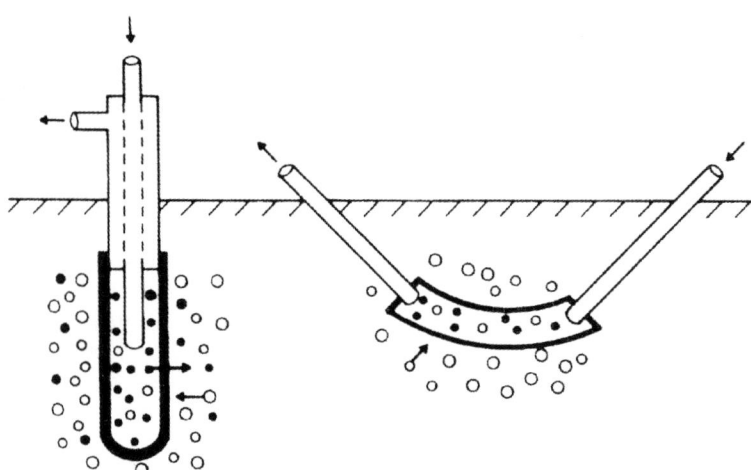

**Abb. 6.1.** Vorrichtung zur Mikrodialyse im Fettgewebe. Damit können In-situ-Untersuchungen am Fettgewebe mit experimenteller Änderung im Perfusat (Zufuhr) vorgenommen werden. *Links*: doppellumig, *rechts*: einlumig. (Aus Arner 1993b)

## Mikrodialyse

Diese Methode erlaubt es, in situ das Fettgewebe auf zellulärer Ebene zu untersuchen. Gemessen werden Substanzen in der extrazellulären Flüssigkeit. Dazu wird eine ca. 3 mm dicke Kanüle im Fettgewebe implantiert. Es gibt ein- und doppellumige Vorrichtungen (Abb. 6.1). Über die Kanüle gelangt Flüssigkeit (Perfusat) durch eine Dialysemembran in das Fettgewebe. Der Ausfluß (Dialysat) ist bei der doppellumigen Vorrichtung separat in der Kanüle, bei der einlumigen am anderen Ende. Die Flußrate beträgt 1–5 µl/min). Die Methode ist wenig traumatisch (keine Blutung, kein Ödem). Es können Substanzen in den interzellulären Raum gebracht und Messungen über mehrere Tage durchgeführt werden (Arner u. Bülow 1993b).

## Fettgewebskatherisierung

Frayn et al. (1993) entwickelten 1989 eine Kathetertechnik, mit Hilfe derer Venen des abdominalen subkutanen Fettgewebes kanüliert werden können. Die Venen sind von der darunter liegenden Muskulatur durch eine Faszie getrennt, so daß fast ausschließlich Blut vom Fettgewebe drainiert wird. Eine oberflächlich sichtbare Vene wird mit einer Nadel punktiert; über einen Führungsdraht wird ein Katheter eingeführt. Zudem wird eine Arterie (A. radialis) punktiert, um die arteriovenöse Differenz bestimmen zu können.

## 6.1.2
## In-vitro-Methoden

### Fettzellgröße

Die Fettmasse ist das Produkt von Fettzellanzahl und Fettzellgewicht. Will man die Fettzellanzahl errechnen, muß man zunächst die Fettzellgröße bzw. das Fettzellvolumen bestimmen und über das spezifische Gewicht das Fettzellgewicht ermitteln. Durch Division der Körperfettmasse mit dem Fettzellgewicht erhält man die Fettzellanzahl. Viele Parameter hängen nicht nur vom Körperfettgewicht, sondern auch von der Fettzellgröße ab (s. unten), die Kenntnis der Fettzellularität (Größe und Anzahl) ist daher unerläßlich.

Drei häufig verwendete Methoden:

- Fixierung mit Osmium,
- Gefrierschnittmethode,
- Freisetzung von Adipozyten durch Kollagenase.

Hirsch u. Gillian führten 1968 die Osmiumfixation ein. Die von Sjöström et al. (1971) entwickelte Gefrierschnittmethode maß auch kleine Zellen (<30 µm), die bei der Osmiumfixation nicht erfaßt wurden. Mit Hilfe von Kollagenase können Fettzellen (Adipozyten) aus ihrem Zellverband gelöst werden. Adipozyten haben einen Durchmesser von 20–200 µm und weisen eine Siegelringform auf (Abb. 6.2). Das Zytoplasma wird von einer großen Lipidvakuole ausgefüllt, der Zellkern und die Zellorganellen befinden sich randständig. Die Kollagenasemethode hat den Vorteil, daß die Zellen sphärisch sind. Es besteht allerdings bei großen Zellen die Gefahr der Zellruptur.

Die Freisetzung von Adipozyten wird auch bei der Herstellung von Zellkulturen genutzt. Im wäßrigen Medium floaten die Adipozyten an die Oberfläche und können so entnommen und weiterverarbeitet werden.

### Fettgewebsstücke („fat pads")

Man kann aber auch Fettgewebe nur kleinschneiden und experimentell ohne Kollagenase benutzen. Die Fettstückchen werden in einem wäßrigen Medium für Minuten bis Stunden meist bei 37°C inkubiert. Das Medium besteht aus einem Puffer, dem verschiedene Substanzen – wie bei isolierten Fettzellen und je nach Fragestellung – zugegeben werden können.

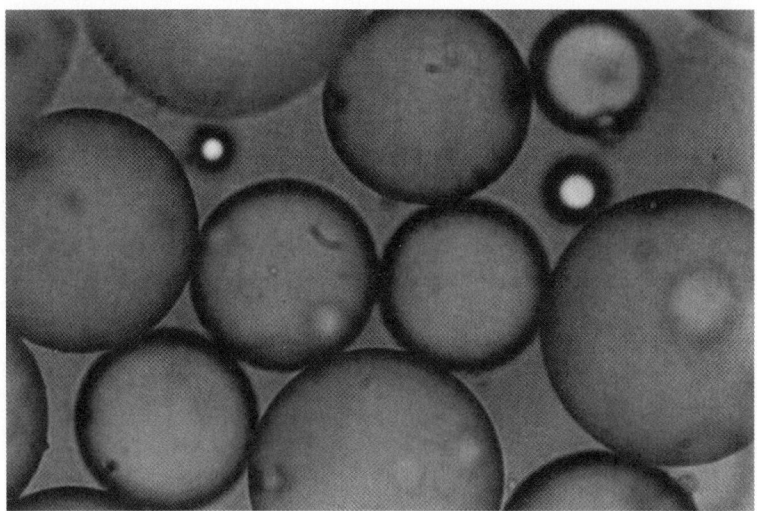

**Abb. 6.2.** Mikroskopisches Bild von durch Kollagenase isolierten Fettzellen (Adipozyten). (Von Hauner zur Verfügung gestellt)

### Fettzellkultur

Diese Methode wird u. a. zur Kultivierung von Fettzellvorläuferzellen (z. B. Präadipozyten) verwendet (s. Abschn. 6.5). Nach Kollagenasefreisetzung und weiterer Präparation werden die Fettzellen in Glasschalen mit einem Medium und weiteren Substanzen versetzt. Das Medium wird alle paar Tage gewechselt. An Fettzellen können so morphologische oder metabolische Studien als Langzeitbeobachtung durchgeführt werden.

## 6.2
## Lipogenese

Änderungen der Fettmasse können sowohl durch Änderungen des Fettaufbaus als auch des -abbaus bedingt sein. Die Lipogenese hat im Vergleich zur Lipolyse relativ wenig wissenschaftliches Interesse erfahren; entsprechend dürftig sind auch die Erkenntnisse. Die entscheidenden Stoffwechselschritte passieren z. T. nicht im Fettgewebe, sondern in anderen Organen wie z. B. der Leber (Fettsäuresynthese; Abb. 6.3). Dennoch sollte man bei allen Überlegungen im Auge behalten, daß – quantitativ betrachtet – die Lipogenese genauso von Bedeutung ist wie die Lipolyse.

### 6.2.1
### Fettsäuresynthese

Die Fettsäuresynthese findet im Unterschied zum Fettsäureoxidation nicht in den Mitochondrien, sondern im zytoplasmatischen Retikulum statt. Ausgangssubstanz ist Acetyl-CoA, das vom Abbau der Glukose (Glykolyse) oder Aminosäuren bzw. Fettsäuren stammt und vom Mitochondrium ins Zytoplasma gelangen muß. Der erste (Schlüssel)schritt ist die Carboxylierung zu Malonyl-CoA. Koenzym dieser ATP-verbrauchenden Reaktion ist das Biotin. Eine Verlängerung um eine $C_2$-Einheit erfolgt, indem das Malonyl-CoA mit dem Acylrest des Acyl-Carrier-Proteins zum β-Ketosäurederivat kondensiert. Die weiteren Schritte vollziehen sich formelmäßig als Umkehrung der β-Oxidation, wobei NADPH als Reduktionsmittel dient. Der gesamte Synthesevorgang findet unter Bindung an einen Multienzymkomplex, der Fettsäuresynthetase, statt.

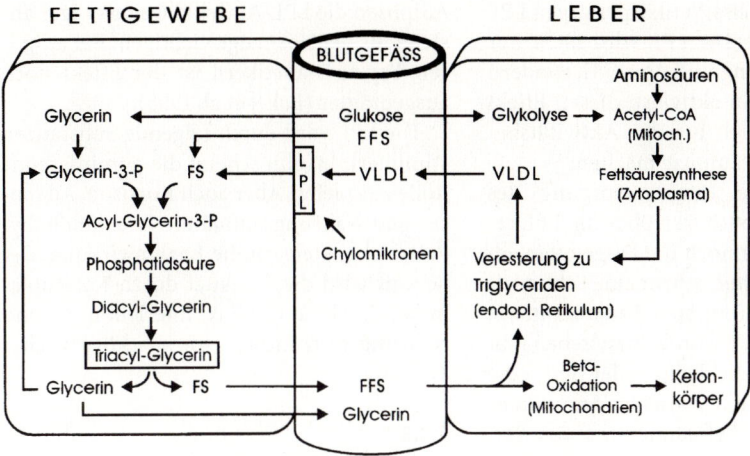

**Abb. 6.3.** Stoffwechselwege hinsichtlich der Lipogenese und der Lipolyse im Fettgewebe, der Leber und im Blutstrom. *FS* Fettsäuren, *FFS* freie Fettsäuren, *LPL* Lipoproteinlipase, *VLDL* „very low density lipoprotein"

Wenngleich die Enzymsysteme zur Fettsäuresynthese im Fettgewebe vorhanden sind, geht man heute davon aus, daß die zur Veresterung im Fettgewebe benötigten Fettsäuren vorwiegend aus der Leber stammen (Abb. 6.3). Die de-novo-Fettsäuresynthese nimmt zwar mit der Fettzellgröße zu; dennoch hat sie im Fettgewebe selbst bei morbid Adipösen nur einen marginalen Anteil (Björntorp u. Smith 1976).

Die Fettsäuresynthese läßt sich in vieler Hinsicht stimulieren. Insulin bewirkt dies in mehrfacher Hinsicht, auch Kortison und eine Kälteexposition stimulieren die Neubildung von Fettsäuren. Eine Luxuszufuhr an Kohlenhydraten bewirkt eine verstärkte NADPH-Produktion über den Pentosephosphatzyklus und steigert damit die Fettsäuresynthese. Hemmen läßt sich die Fettsäuresynthese analog durch alimentäre Kohlenhydrateinschränkung sowie durch Katecholamine, Glukagon, Angiotensin und Vasopressin (Hems 1977).

### 6.2.2 Lipoproteinlipase

Wie oben ausgeführt, ist die de-novo-Synthese von Fettsäuren im Fettgewebe gering (Björntorp u. Smith 1976). Fettsäuren, die zur Veresterung in das Fettgewebe aufgenommen werden, kommen daher hauptsächlich aus dem Blutstrom, entweder in Form von FFS oder in Lipoproteinen. Fettgewebe nimmt, wie die Leber und die Muskulatur, FFS in Abhängigkeit von der Serumkonzentration auf (Shapiro et al. 1957). Bedeutsamer jedoch ist die Aufnahme durch Hydrolyse von triglyzeridreichen Lipoproteinen wie Chylomikronen und VLD-Lipoproteinen, katalysiert durch das Enzym Lipoproteinlipase (LPL; Abb. 6.3). LPL wird im endoplasmatischen Retikulum von Adipozyten in inaktiver Form synthetisiert, im Golgi-Apparat durch Glykosylierung aktiviert und in Vesikeln zum Kapillarendothel transportiert, wo es im Blut zirkulierende Lipoproteine hydrolisiert.

> ! Die Lipoproteinlipase (LPL) ist wahrscheinlich das Schlüsselenzym der Lipogenese.

Die LPL steht unter genetischer Kontrolle. Das Gen für das humane LPL wurde kloniert, auch spezifische Antikörper gegen LPL wurden entwickelt. Die LPL wird nicht nur durch Glykosilierung und Apo C II, sondern auch durch Heparin aktiviert; diesen Effekt kann man sich auch bei der Aktivitätsbestimmung der LPL zunutze machen.

Wenngleich die Hauptversorgung des Fettgewebes mit Fettsäuren über die LPL reguliert wird, ist dennoch die Frage offen, ob diesem metabolischen Schritt eine Schlüsselfunktion („rate limiting step") zukommt, wie früher angenommen wurde. Inzwischen gibt es viele Studien, die keine oder nur eine schwache Korrelation zwischen Serumkonzentrationen bzw. Aufnahmeraten von Triglyzeriden einerseits und der Aktivität bzw. der mRNS der LPL andererseits zeigen. Auch der genetische Defekt eines Lipoproteinlipasemangels geht nicht mit einer verminderten Fettmasse einher (Olivecrona u. Bengtsson-Olivecrona 1990).

Bei Adipösen ist die LPL-Aktivität erhöht, sie korreliert auch mit der Fettzellgröße (Björntorp u. Smith 1976). Die Aktivität ist sowohl pro Fettzelle als auch bezogen auf das Gramm Fettgewebe erhöht. Regionale Unterschiede bestehen, oft in Abhängigkeit von weiteren Faktoren. Intraabdominales Fett hat eine höhere LPL-Aktivität als subkutanes. Bei Männern gibt es im subkutanen Fett keine Unterschiede zwischen dem femoralen und abdominalen Fett. Bei Frauen hingegen ist vor der Menopause die Aktivität im femoralen Depotfett höher als nach der Menopause. In der Schwangerschaft ist die LPL-Aktivität gesteigert, nach der Geburt und während der Stillzeit ist sie erniedrigt (Rebuffé-Scrive et al. 1985). Die Adaptation erscheint physiologisch sinnvoll, da während der Schwangerschaft die Fettakkumulation (femoral) begünstigt wird und in der Stillzeit das Depot als Substratlieferant genutzt werden kann.

Da Insulin einer der Hauptregulatoren der LPL-Aktivität ist, ist bei der Insulinresistenz eine Adaptation zu erwarten. Unter einem Glukose-Clamp zeigte sich, daß bei Adipösen die LPL-Aktivität weit weniger ansteigt als bei Normalgewichtigen. Bei adipösen Typ-II-Diabetikern ist der Effekt noch ausgeprägter (Eckel et al. 1995).

Die LPL wird durch folgende Substanzen stimuliert: Insulin scheint die dominierende Rolle zu spielen. Aber auch Kortison, Adenosin und Nahrungsaufnahme (v. a. kohlenhydratreiche) steigern die Enzymwirkung. Gehemmt wird die Aktivität durch Katecholamine, Zytokine (TNF-α, Interleukin 6) und Nahrungsrestriktion sowie körperliches Training.

### 6.2.3
### Bildung von Depottriglyzeriden

Triglyzeride, die Depotform von Fetten in Adipozyten, werden aus Glyzerin (3wertiger Alkohol) und Fettsäuren verestert (Abb. 6.3). Die Fettsäuren stammen, wie oben erwähnt, nur zu einem geringen Teil aus der de-novo-Synthese, sondern v. a. aus der hydrolytischen Spaltung von triglyzeridreichen Lipoproteinen. Das Glyzerin wird aus dem glykolytischen Abbau von Glukose zur Verfügung gestellt.

Der erste Schritt ist die Phosphorylierung von Glyzerin zu Glyzerin-3-Phosphat. Koschinsky u. Gries (1971) konnten zeigen, daß das Enzym, die α-Glyzerokinase, im Fettgewebe, wenn auch mit geringer Aktivität, vorhanden ist. Durch Anlagerung von 2 aktivierten Fettsäuren (Acyl-CoA) wird Phosphatidsäure gebildet. Diese wird durch das Enzym Phosphatid-Phosphohydrolase zu einem Diacylglyzerid hydrolysiert. Die letzte Reaktion, die Bildung eines Triacylglyzerids durch erneute Anlagerung von Acyl-CoA, wird durch das Enzym Diacyl-Acyltransferase katalysiert. Über das Schlüsselenzym für diese im endoplasmatischen Retikulum ablaufenden Reaktionsschritte herrscht noch Unklarheit. Die Fettsäureveresterung wird stimuliert durch Insulin, Adenosin, cAMP sowie durch Nahrungsaufnahme. Sie wird gehemmt durch Glukagon und Katecholamine sowie durch Fasten und körperliches Training. Bestimmt wird die Triglyzeridsynthese in der Regel mit markierter Glukose (14C-Glukose).

***„Acylation stimulating protein" (ASP)***

In den letzten Jahren ging man von der Vorstellung aus, daß die Generierung von FFS durch die LPL der Schlüsselschritt der Lipogenese sei. Insulin spiele die dominierende Rolle, indem es nicht nur durch seine potente antilipolytische Wirkung die Plasmaspiegel von FFS weitgehend determiniere, sondern auch die LPL-Aktivität und den Glukosetransport in die Fettzelle.

Dieses Konzept wurde durch die Isolierung des die Acylierung (Anlagerung von Fettsäuren) stimulierenden Proteins (ASP) durch Cianflone et al. (1989) in Frage gestellt. ASP wird von reifen Adipozyten in das Serum abgegeben. ASP entspricht chemisch C3adesArg, einem Complementfaktor. C3adesArg entsteht aus C3-Complement, welches den Faktor B und D (Adipsin) zur Bildung von C3a benötigt, das zu C3adesArg abgebaut wird. Ein Zellrezeptor wurde bisher nicht identifiziert. ASP stimuliert die Aufnahme und Veresterung von Fettsäuren in Triglyzeride sowie die Triglyzeridsynthese via Diacylglyzerin. Zudem steigert es die Translokation von Glukosetransportern zur Zelloberfläche. Alle Lipoproteine, am stärksten Chylomikronen, begünstigen die Produktion von ASP (Cianflone 1997). ASP ist im Plasma Adipöser erhöht, es nimmt unter einer hypokalorischen Kost bzw. beim Fasten ab (Cianflone et al. 1995).

## 6.3
## Lipolyse

Im Unterschied zur Lipogenese, insbesondere der Triglyzeridsynthese, ist die Lipolyse in den letzten 40 Jahren intensiv untersucht worden. Dies mag v. a. damit zusammenhängen, daß die Endprodukte – Glyzerin und FFS – einfach, verläßlich und mit hoher Empfindlichkeit zu messen sind. Von den Endprodukten der Lipolyse sind die FFS von besonderer Bedeutung, da sie im Gesamtorganismus eine große Rolle spielen, insbesondere im Hinblick auf die Insulinresistenz bzw. das metabolische Syndrom (s. Abschn. 7.1).

### 6.3.1
### Adrenerge Regulation

Die Lipolyse steht vorwiegend unter hormoneller Kontrolle und wird vom zyklischen Adenosinmonophosphat (cAMP) reguliert. Hormone mit Wirkung auf die Lipolyse haben spezifische Rezeptoren in der Adipozytenmembran (Abb. 6.4). Adrenerge Rezeptoren wurden bereits 1948 von Ahlquist in $\alpha$- und $\beta$-Rezeptoren unterteilt. Heute unterscheidet man insgesamt 5 verschiedene Rezeptoren: $\beta_1$-, $\beta_2$- und $\beta_3$- sowie $\alpha_1$- und $\alpha_2$-Rezeptoren. Eine Stimulierung der Lipolyse erfolgt über $\beta_1$- und $\beta_2$-Rezeptoren, eine Hemmung über $\alpha_2$-Rezeptoren.

Die lipolysestimulierenden Hormone werden an einen spezifischen Rezeptor ($\beta_1$, $\beta_2$, $\beta_3$) gebunden. Dieser ist mit einem stimulierenden Guanosintriphosphat(GTP)-Protein (Gs) verknüpft und aktiviert die membrangebundene Adenylatzyklase. Die Adenylatzyklase generiert cAMP aus ATP. cAMP aktiviert eine cAMP-abhängige Proteinkinase (Proteinkinase A). Diese Kinase phosphoryliert und aktiviert einen Serinrest der „hormone sensitive lipase" (HSL), welche die Depottriglyzeride in Glyzerin und FFS hydrolysiert (Lafontan 1993; Arner 1993; Kather 1995). Hormone mit hemmender Wirkung werden an $\alpha_2$-Rezeptoren gebunden. Es erfolgt eine Aktivierung inhibitorischer GTP-Proteine (Gi) mit Hemmung der Adenylatzyklase und der cAMP-Produktion (Abb. 6.4). $\alpha_2$-Rezeptoren vermitteln ihre Wirkung auch über eine Modulation der PDE mit Hemmung der HSL. $\alpha_1$-Rezeptoren sind für die Lipolyse ohne Bedeutung. Sie sti-

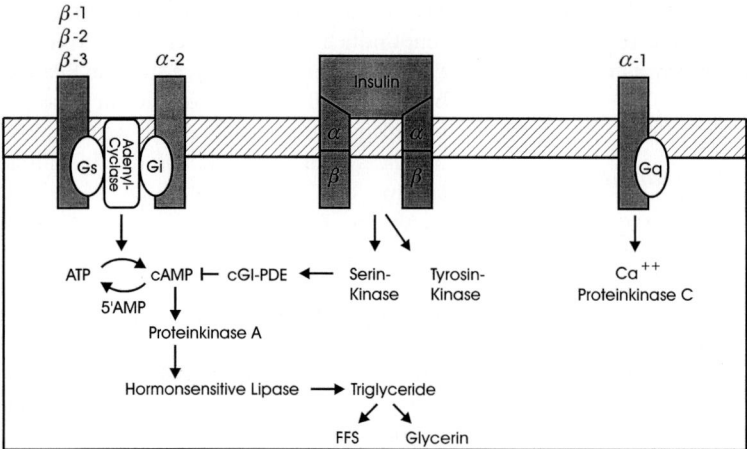

**Abb. 6.4.** Schematische Darstellung der Regulation der Lipolyse beim Menschen. ■ Stimulation; Hemmung. Erklärung und Abkürzungen s. Text. (Mod. nach Lafontan 1993)

mulieren die Glykogenolyse und die Pyruvat-Dehydrogenase sowie die Thermogenese; letzteres ist v. a. im braunen Fettgewebe von Bedeutung.

### 6.3.2
### Regulatoren

*Katecholamine*
Die Katecholamine Adrenalin und Noradrenalin werden sowohl an β- als auch an $\alpha_2$-Rezeptoren gebunden; die stimulierende Wirkung ($\beta_1$) überwiegt gewöhnlich die hemmende ($\alpha_2$). Eine Reihe von pharmakologischen Substanzen binden ebenfalls spezifisch an adrenerge Rezeptoren, wodurch in den letzten Jahrzehnten eine Charakterisierung gelang (Tabelle 6.1). Durch spezifische Beeinflussung der Rezeptoren kann die Lipolyse nicht nur im basalen, sondern auch im stimulierten oder gehemmten Zustand untersucht werden.

Katecholamine sind die potentesten Stimulatoren der Lipolyse. Die Beobachtung, daß sie auch inhibitorische Wirkungen über $\alpha_2$-Rezeptoren haben, mag zunächst verwirren. Noradrenalin z. B. kann diese duale Wirkung konzentrationsabhängig bewerkstelligen. Bei niedrigen Konzentrationen werden vorwiegend $\alpha_2$-Rezeptoren aktiviert, was in

**Tabelle 6.1.** Pharmaka zur Untersuchung von adrenergen Rezeptoren im Fettgewebe. Über β-Rezeptoren wird eine Stimulation, über $\alpha_2$-Rezeptoren eine Hemmung der Lipolyse bewirkt. (Liste nach Lafontan u. Barlan (1993); unvollständig)

| Adrenozeptoren | Agonisten | Antagonisten | Radioligand |
| --- | --- | --- | --- |
| β-Rezeptoren ($\beta_1, \beta_2, \beta_3$) | Isoproterenol ($\beta_1, \beta_2, \beta_3$), Dobutamin ($\beta_1$), Terbutalin ($\beta_2$), SR 58611 ($\beta_3$) | Propanolol ($\beta_1, \beta_2$), Bisoprolol ($\beta_1$), Bupranolol ($\beta_1, \beta_2, \beta_3$) | [$^3$H] Dihydroalprenolol, [$^{125}$H] Pindolol |
| $\alpha_2$-Rezeptoren | Clonidin (partiell $\alpha_2$), Tramazolin (partiell $\alpha_2$) | Yohimbin, Rauwolfia | [$^3$H] Clonidin, [$^3$H] Yohimbin |
| $\alpha_1$-Rezeptoren | Phenylephrin, Methoxamin | Prazosin, Urapidil | [$^3$H] Pazosin, [$^{125}$] HEAT |

**Übersicht über die Regulatoren der Lipolyse (Coppack et al. 1994)**

- 1) Stimulatoren der Lipolyse
    a) Hormone
        - Noradrenalin
        - Adrenalin
        - TSH
        - Thyroxin
        - Wachstumshormon
        - Glukokortikoide
        - Parathormon
        - Cholezystokinin
    b) Substrate
        - Prostaglandin PGl2
        - TNFα
    c) Pharmaka
        - Heparin
        - β-adrenerge Pharmaka
        - Koffein
- 2) Inhibitoren der Lipolyse
    a) Hormone
        - Insulin
        - IGF-1
        - Somatostatin
    b) Substrate
        - Adenosin
        - FFS
        - Ketonkörper
        - Laktat
    c) Pharmaka
        - Acipimox/Nikotinsäure
        - β-Blocker

> Katecholamine (Stimulatoren) und Insulin (Hemmer) sind die physiologisch wichtigsten Regulatoren der Lipolyse.

*Insulin*
Insulin ist ein potenter Hemmer der Lipolyse. Anders als Katecholamine vermittelt Insulin seine Wirkung nicht über adrenerge Rezeptoren (Abb. 6.4). Insulin wird an einen aus 4 Untereinheiten bestehenden Rezeptor gebunden. Durch die Bindung wird die β-Untereinheit autophosphoriliert. Dieser Prozeß aktiviert die Tyrosinkinase, was eine Kaskade von Wirkungen an verschiedenen Effektorsystemen auslöst. Insulin dephosphoryliert und inaktiviert die hormonsensitive Lipase; dieser Schritt involviert die („low Km")-Phosphodiesterase (cGI-PDE), was zur Hydrolyse von cAMP zu 5′-AMP führt. Möglicherweise wirkt Insulin auch über eine Reduktion von β-Rezeptoren (Lafontan u. Berlan 1993). Insulin hemmt weniger die basale als vielmehr die stimulierte Lipolyse.

*Adenosin*
Adenosin wird möglicherweise von Adipozyten bei Stimulation des sympathischen Nervensystems freigesetzt. Es wird an $α_2$-Rezeptoren gebunden und wirkt über eine Reduktion von cAMP. Es ist wahrscheinlich keine autoregulatorisch wirkende antilipolytische Substanz, sondern agiert als tonischer Regulator der Lipolyse.

*Prostaglandine*
Das Prostazyklin (PGI2) ist ein sehr wirksamer Stimulator der Lipolyse. Die physiologische Bedeutung ist unklar.

*Thyroxin und TSH*
Thyroxin erhöht die katecholaminvermittelte Stimulation der Lipolyse (sog. „permissive effect"). In vivo läßt sich diese Wirkung al-

der Regel in körperlicher Ruhe der Fall ist. Bei körperlicher Belastung steigt die Konzentration von Noradrenalin an; die Lipolyse wird dann jedoch nicht gehemmt, sondern maximal über β-Rezeptoren stimuliert. Man vermutet daher, daß in Abhängigkeit von verschiedenen physiologischen Gegebenheiten unterschiedliche Rezeptoren aktiviert werden. Die Fettzelle verfügt so über einen komplexen Regulationsmechanismus.

lerdings erst bei manifester Thyreotoxikose nachweisen. Die Hypothyreose geht mit einer verminderten Anzahl von β-Rezeptoren sowie erhöhten Gi-Proteinen und höherer PDE-Aktivität einher; die katecholaminstimulierte Lipolyse ist reduziert (Lafontan u. Berlan 1993). TSH ist vorwiegend bei Kindern ein lipolytisches Hormon (Arner 1993).

*Wachstumshormon (GH)*
GH erhöht die durch β-Agonisten vermittelte Stimulation der Lipolyse. Auch eine erhöhte Anzahl von β-Rezeptoren wurde nachgewiesen. Möglicherweise spielen diese Effekte in Streßsituationen eine Rolle. Bei der Akromegalie konnte bisher allerdings keine Stimulation der Lipolyse gezeigt werden.

*Acipimox und Nikotinsäure*
Diese Pharmaka wirken antilipolytisch, indem sie u. a. die Affinität von β-Rezeptoren für Katecholamine herabsetzen. Der damit verbundene verminderte Ausstrom von FFS kann therapeutisch beim metabolischen Syndrom genutzt werden, bei dem man hohen FFS-Spiegeln (Hyperlipidazidämie) eine wichtige Rolle bei der Entstehung des Diabetes mellitus, von Dyslipidämien und der Hypertonie zuspricht. Durch Senkung der FFS-Spiegel werden auch die Triglyzeridspiegel gesenkt.

### 6.3.3
### Regulation bei Adipositas und beim Metabolischen Syndrom

*Adipositas*

Die Lipolyse kann im basalen (ohne Zugabe von Regulatoren), stimulierten oder gehemmten Zustand untersucht werden. Bei Stimulation oder Hemmung kann die zu untersuchende Substanz in einer oder mehreren Konzentrationen zugegeben werden; am aussagekräftigsten ist die Erstellung von Dosis-Wirkungs-Kurven. Ist die Dosis-Wirkungs-Kurve nach rechts oder links verschoben ohne Änderung der maximalen Höhe, spricht man von einer Änderung der Sensitivität. Ist umgekehrt nur die maximale Höhe verändert, liegt eine geänderte Antwort („responsiveness") vor.

Die Lipolyse hängt sehr eng mit der Fettzellgröße zusammen. Faulhaber et al. (1969) zeigten zuerst, daß sowohl die basale als auch die katecholaminstimulierte Lipolyse mit der Fettzellgröße korreliert (Abb. 6.5). Östman et al. (1975) wiesen erstmals diesen Zusammenhang für die antilipolytische Wirkung von Insulin nach. Bezieht man jedoch die Lipolyserate auf das Fettgewicht, stellt man keinen Unterschied zwischen großen und kleinen Adipozyten fest. Auch Unterschiede zwischen Adipösen und Normalgewichtigen lassen sich durch die unterschiedliche Fettzellgröße erklären (Gries et al. 1972; Björntorp u. Smith 1976; Arner 1988). Hinsichtlich der Sensitivität und „responsiveness" bestehen zwischen Fettzellen unterschiedlicher Größe keine Unterschiede. Diese Aussage trifft für die katecholaminsti-

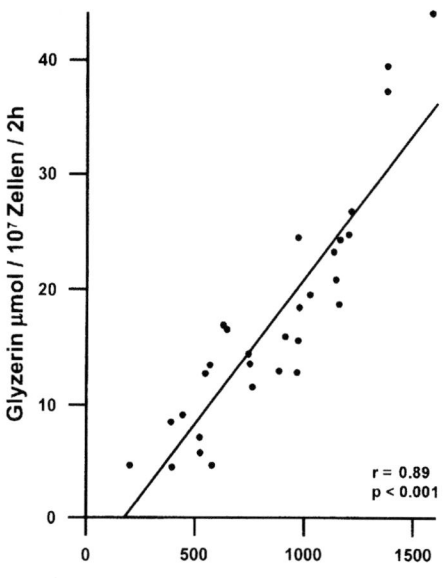

**Abb. 6.5.** Zusammenhang zwischen Fettzellgröße und basaler Lipolyse. (Nach Östman et al. 1975)

mulierte und die insulingehemmte Lipolyse zu. Die basale Lipolyse ist jedoch bei Adipösen – auch nach Korrektur für die Fettzellgröße – erhöht. Ursachen bzw. Mechanismen für diese Beobachtung sind weitgehend unbekannt; auch die Bedeutung der basalen Lipolyse ist umstritten. Man nimmt daher an, daß die bei Adipösen zu beobachtenden erhöhten Serumkonzentrationen von FFS zum einen durch die erhöhte basale Lipolyse und zum anderen durch eine vermehrte Fettmasse bedingt sind und nicht durch eine Dysregulation.

*Regionale Unterschiede*
Relativ neu ist die Erkenntnis, daß im *intraabdominalen Fett* im Vergleich zum subkutanen Fett die katecholaminstimulierte Lipolyserate erhöht ist. Es wird angenommen, daß in diesem Fettgewebe ein Übergewicht der stimulierenden β-Rezeptoren gegenüber den hemmenden α$_2$-Rezeptoren besteht (Wahrenberg et al. 1989). Von größerer Bedeutung ist wahrscheinlich, daß die insulingehemmte Lipolyse im intraabdominalen Fett vermindert ist, wofür Mechanismen sowohl am Rezeptor als auch auf Postrezeptorebene verantwortlich gemacht werden (Bolinder et al. 1983). Zieht man beide Mechanismen in Betracht, ergibt sich daraus eine erhöhte Freisetzung von FFS im intraabdominalen Raum mit Drainage ins Splanchnikusgebiet und erhöher Konzentration von FFS in der Portalvene.

Auch im *peripheren Fettgewebe* zeigen sich Unterschiede. Kather et al. (1977) fanden, daß die adrenalinstimulierte Lipolyse („responsiveness") abdominal wesentlich ausgeprägter ist als femoral. Die insulininduzierte Hemmung der Lipolyse ist hingegen abdominal geringer ausgeprägt als femoral.

Für die Lipolyse lassen sich folgende regionale Unterschiede feststellen:

- katecholaminstimuliert: intraabdominal > abdominal > gluteal-femoral,
- insulingehemmt: intraabdominal < subkutan.

## Insulinresistenz und metabolisches Syndrom

Im Unterschied zur unkomplizierten Adipositas hat man bei Präsenz einer Insulinresistenz vor kurzem multiple Defekte in der Lipolysekaskade gefunden (Reynisdottir et al. 1994), die sicherlich noch von anderen Arbeitsgruppen bestätigt werden müssen. Die Ergebnisse wurden bei älteren Männern (72 Jahre) mit leichter Adipositas (BMI >30 kg/m$^2$) erhoben. Nachgewiesen wurden 3 Defekte:

- verminderte Anzahl von β$_2$-Rezeptoren (–50%),
- Reduktion der maximalen Lipolyserate um 44% (pro Fettzelle) bzw. 75% (pro g Fett) bei Stimulation mit dem unspezifischen Agonisten Isoprenalin.
- 80fache Reduktion der Lipolysesensitivität bei Stimulation mit Terbutalin (β$_2$-Agonist). Wahrscheinlich ist der Defekt distal des Rezeptors auf der Ebene der HSL lokalisiert, da die Expression des Rezeptors unverändert war und eine Reduktion der Lipolyse auch bei Stimulation „unterhalb" der Adenylatzyklase mit dcAMP bzw. Forskoli nachweisbar war.

> Bei der Insulinresistenz und dem metabolischen Syndrom sind Defekte der Lipolyse nachgewiesen.

Da bei dieser Untersuchung auch die Insulinsensitivität in vivo mit dem Glukose-Clamp untersucht wurde, ließ sich die Beziehung zur Lipolyse untersuchen. Die maximale Lipolyserate war mit der Glukosetoleranz negativ (Abb. 6.6) und die Anzahl der β$_2$-Rezeptoren mit der Insulinsensitivität positiv (r = 0,67) korreliert. Ob die verminderte Stimulierbarkeit der Lipolyse ursächlich für die Insulinresistenz in Frage kommt, ist z. Z. noch Gegenstand der Diskussion.

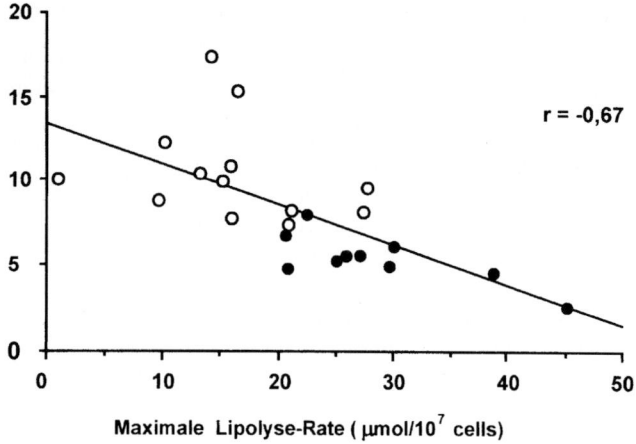

**Abb. 6.6.** Zusammenhang zwischen der maximalen Lipolyserate von Fettzellen in vitro und der Glukosetoleranz bei Adipösen mit Metabolischem Syndrom (○) sowie Kontrollpersonen (●). (Mod. nach Reynisdottir et al. 1994)

## 6.4
## Das Fettgewebe als stoffwechselaktives Organ: Produktion von Substraten, Enzymen und Hormonen

Die Vorstellung vom Fettgewebe als einem mehr oder weniger inerten Gewebe mit der alleinigen Funktion der Energiedeposition ist überholt; die diesbezüglichen Kapitel in Lehrbüchern müssen neu geschrieben werden. Seitdem Schindler 1972 die Produktion von Östrogenen im Fettgewebe erstmals beschrieb (Schindler et al. 1972), hat sich wissenschaftlich viel ereignet. Das Fettgewebe, bei deutlich Adipösen das größte und bei Normalgewichtigen das zweitgrößte Organ, steht über den Blutkreislauf mit vielen anderen Organen des Körpers in enger Beziehung, vorwiegend mit der Leber, dem Skelettmuskel, dem Pankreas und dem Gehirn (Abb. 6.7).

### 6.4.1
### Substrate und Enzyme

#### Freie Fettsäuren (FFS) und freies Glyzerin

Aus der lipolytischen Spaltung von Triglyzeriden entstehen Fettsäuren und Glyzerin. Im Plasma werden FFS an Eiweiß gebunden transportiert. FFS beeinträchtigen die insulinstimulierte Glukoseaufnahme in der Muskulatur und stimulieren die hepatische Glukoseproduktion und die Insulinsekretion. Die bei Adipösen erhöhten Plasmaspiegel von FFS tragen daher wahrscheinlich erheblich zur Insulinresistenz im Skelettmuskel und der Leber und der Hyperinsulinämie bei. Sie spielen damit auch eine erhebliche Rolle beim metabolischen Syndrom (Kap. 7.1).

#### Aminosäuren

Seit längerem ist bekannt, daß das Fettgewebe verzweigtkettige Aminosäuren und Glutamat aufnehmen kann. Mit verschiedenen Techniken wurde neuerdings nachgewiesen, daß es auch Alanin und Glutamin produzieren kann, was für den Stickstofftransfer zwischen Geweben möglicherweise eine erhebliche Bedeutung hat (Fried u. Russell 1998).

#### Laktat

Durch Verwertung von Glukose in der Fettzelle entsteht zu etwa 50% Laktat. Mittels Mikrodialyse und Fettgewebskatheterisierung wurde eine Laktatproduktion des Fettgewebes gesichert. Der Anteil des Fettgewebes an der Gesamtlaktatproduktion wird – je nach

Ausmaß des Fettgewebsanteils auf 5–15% geschätzt (Fried u. Russell 1998). Laktat kann in der Leber wieder zu Glukose synthetisiert werden (Cori-Zyklus).

### Cholesterin-Ester-Transferprotein (CETP) und Apolipoprotein E (Apo E)

CETP stimuliert den Transfer von

a) Cholesterin-Estern von HDL in VLDL und von
b) Triglyzeriden von VLDL in HDL.

CETP-Serumkonzentrationen sind mit der Körperfettmasse positiv und dem Verhältnis von viszeralen/subkutanen Fett negativ korreliert. Durch eine Reduktionskost wird die Konzentration von CETP-mRNA im Fettgewebe verringert. Es wird vermutet, daß bei Adipösen die vermehrte Produktion von CETP zu niedrigen HDL-Cholesterinspiegeln bei Adipösen beiträgt, eine typische Dyslipidämie bei Adipösen, insbesondere bei gleichzeitigem metabolischen Syndrom. In Stromazellen wird auch Apo E synthetisiert, dessen Verbleib und Funktion noch unklar sind.

### Acylation-Stimulation-Protein (ASP) und Adipsin

Wie in Kap. 6.2.3 ausgeführt, stimuliert ASP die Formation von Triglyzeriden im Fettgewebe (Cianflone et al. 1989). ASP ist identisch mit dem Komplementfaktor C3adesArg. ASP stimuliert wie Insulin die Triglyzeridsynthese und hemmt die Lipolyse; zudem fördert es die Reveresterung in FS. Vom produzierten ASP verbleibt der Hauptanteil im Adipozyten, was auf eine parakrine Rolle von ASP in der Regulation des Fettgewebes hinweist. Ein weiterer Komplementfaktor ist Adipsin, das mit Komplement D identisch ist. Im Unterschied zu ASP nimmt die Adipsinproduktion mit zunehmender Fettzellgröße nicht zu. Mit der Produktion von Komplementfaktoren kommt dem Fettgewebe eine bisher nicht geahnte Rolle im Bereich der Immunantwort zu.

### 6.4.2 Hormone und Zytokine

Die Vermutung, daß Hormone des Fettgewebes die Körperfettmasse regulieren, wurde schon im letzten Jahrhundert geäußert. In sog. Parabioseexperimenten zeigte Hervey bereits 1959, daß der Hypothalamus periphere Signale des Körpers zur Gewichtsreduktion erhalten müsse. Der Blutkreislauf von Tieren wurde operativ verbunden. Die operierten Tiere fraßen weniger und verloren Körperfett, wenn der ventromediale Hypothalamus, das Sättigungszentrum, des Operationspartners zerstört wurde. Er postulierte einen „Lipostaten", der in periphere und zentrale Mechanismen zur Regulation des Fettgewebes involviert ist.

### Leptin

Leptin (gr. leptos: dünn) entspricht einem solchen Lipostaten. Seit der Entdeckung des Gens und des Genprodukts Leptin durch die Arbeitsgruppe von Friedman 1994 (Zhang et al. 1994) und des Leptinrezeptors durch Tartaglia ein Jahr später sind (Tartaglia 1995) Hunderte von Publikationen erschienen.

*Charakterisierung*
Zhang gelang 1994 die Klonierung und Sequenzierung des ob-Gens bei der adipösen homozygoten ob/ob-Maus mit einem genetischen Defekt (Punktmutation; Zhang 1994). Kurze Zeit später erfolgte die Klonierung eines humanen homologen Gens, dessen Aminosäuren zu 30% mit denen der ob-Maus identisch waren. Das ob-Gen ist auf dem Chromosom 7 lokalisiert. Die 4,5 kb-mRNA kodiert ein 18 kDa-Protein, welches mikrosomal verändert als Leptin (16 kDa) sezerniert wird.

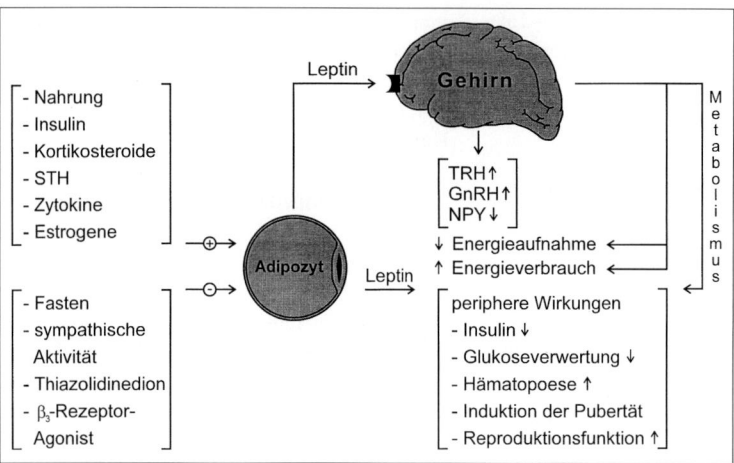

**Abb. 6.7.** Regulation und Wirkungen von Leptin zentral (Hypothalamus) und peripher

*Produktion und Vorkommen*
Leptin wird ausschließlich im Fettgewebe produziert, möglicherweise nicht nur im weißen, sondern auch im braunen Fettgewebe. Die Produktion hängt von der Fettmasse ab, größere Adipozyten produzieren mehr als kleine. Dazu in der Lage sind nur reife Adipozyten. Adipöse Frauen haben höhere Leptinspiegel als Männer mit gleichem BMI, Frauen mit Anorexia nervosa sehr niedrige.

*Regulation*
Die Sekretion von Leptin unterliegt einer zirkadianen Rhythmik, wobei um Mitternacht die höchsten und am Nachmittag die niedrigsten Plasmakonzentrationen gemessen werden. Fettgewebsleptin-mRNA-Konzentrationen und Serumleptinspiegel korrelieren eng mit dem BMI und der Körperfettmasse (Considine et a. 1996). Bei Adipösen sind die Konzentrationen bis zu 10fach im Vergleich zu Normalgewichtigen erhöht. Durch eine hyperkalorische Kost steigt Leptin, durch eine Reduktionskost und Fasten nimmt es ab (Übersicht bei Spitzweg u. Heufelder 1988). Insulin, Glukokortikoide, Östrogene, STH und Zytokine (TNFα, Interleukin I) stimulieren die Leptinproduktion, Androgene und Katecholamine hemmen sie (Wabitsch et al. 1996). Auch der „Insulinsensitizer" Thiazolidinedion vermindert Leptin-mRNA und Plasmaleptin (Abb. 6.8).

*Leptinrezeptor*
Kurz nach der Entdeckung des Leptins wurde von Tartaglia der Rezeptor (ob-R) im Plexus choroideus der Maus und auch des Menschen kloniert (Tartaglia et al. 1995). Leptin kann die Blut-Hirn-Schranke passieren und daher mit dem Rezeptor im Gehirn interagieren. Der Leptinrezeptor wurde auch in peripheren Organen wie Fettgewebe, Leber, Muskel, Inselzellen, Hoden, Ovar, Plazenta u. a. gefunden; die Funktionen dort sind noch weitgehend unklar. Bei der adipösen db/db-Maus wurde ein defekter Leptinrezeptor gefunden; solche Mäuse sind gegenüber Leptininjektionen hinsichtlich einer Gewichtsreduktion resistent. Beim Menschen kommt der Leptinrezeptor in 3 Isoformen (ob-Re, ob-Ra, ob/Rb) vor, die möglicherweise unterschiedliche Aufgaben haben. Rezeptordefekte wurden beim Menschen beschrieben (Abschn. 5.1).

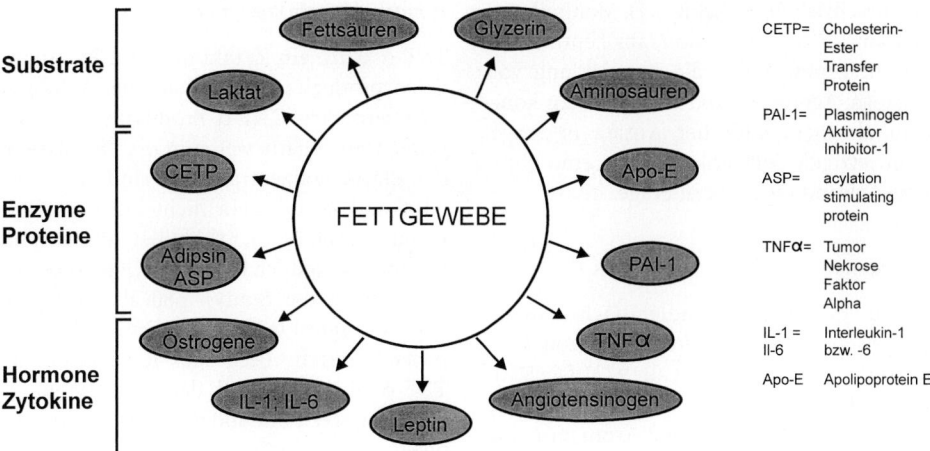

**Abb. 6.8.** Synthese und Sekretion von Substraten, Enzymen, Proteinen, Zytokinen und Hormonen des Fettgewebes

*Effekte von Leptin*
Leptin wirkt über Rezeptoren im Hypothalamus und an peripheren Organen. Im Hypothalamus inhibiert oder verstärkt es eine Reihe von Neuropeptiden oder bewirkt eine Aktivierung des sympathischen Nervensystems. Die Neuropeptide (z. B. Serotonin, Noradrenalin, Dopamin) wirken auf Strukturen im Hypothalamus/Hypophyse und an peripheren Organen. Periphere metabolische und hormonelle Auswirkungen entstehen z. T. direkt durch Leptin, z. T. werden sie durch Aktivierung des Sympathikus vermittelt; sie wirken auch auf das Fettgewebe (Feed-back-Mechanismus). Die Wirkung von Leptin ist demnach äußerst komplex mit direkten und indirekten (vermittelt durch den Hypothalamus) Auswirkungen auf zentrale und periphere Organe (Abb. 6.7).

Die intraperitoneale oder intrazerebroventrikuläre Injektion von rekombinantem Leptin führt im Tierversuch nach Stunden zu einer verminderten Futteraufnahme und nach Tagen zur Gewichtsreduktion (Halaas et al. 1995). Leptin verschlechtert die Insulinwirkung vermutlich durch Hemmung der Phosphorylierung des Insulin-Rezeptor-Substrates-1 (IRS-1). Es stimuliert auch die Lipogenese und trägt somit zur Fettakkumulation bei.

Neben diesen metabolischen Effekten hat Leptin Auswirkung auf die Reproduktion. Die genetisch-adipösen db/db-Mäuse sind infertil; durch Leptinapplikation läßt sich dieser Defekt beheben. Leptin spielt eine Triggerrolle bei der Auslösung der Pubertät; Leptinrezeptoren im Ovar und Hoden sind vorhanden.

*Klinische Bedeutung von Leptin*
Leptin spielt zweifelsohne in der Regulation der Körperfettmasse eine wichtige Rolle. Bis jetzt liegen allerdings zu wenig humane Daten vor, um seine Bedeutung für den Menschen abschätzen zu können. Leptin stellt sicherlich ein Bindeglied zwischen peripheren (Fettgewebe und andere Organe) und zentralen (Gehirn) Organen dar; es ist sicher ein „Lipostat". Aufgrund hoher Leptinspiegel bei Adipösen geht man derzeit von einer Leptinresistenz aus, wenngleich man diese weder am Rezeptor noch an nachfolgenden Wirkungskaskaden festmachen kann. Mutationen im Leptingen wurden bisher bei 2 Fami-

lien beschrieben (Abschn. 5.1). Manipulationen an der Genexpression, am Leptin, dem Leptinrezeptor sowie die Entwicklung von Analoga, Agonisten und Antagonisten kommen als therapeutischer Ansatz in Frage. Zum jetzigen Zeitpunkt kommt eine klinische Anwendung nicht in Frage.

### Östrogene

Bereits 1972 wies Schindler nach, daß im Fettgewebe Androstendion zu Östron konvertiert wird (Schindler et al. 1972). Die Stromazellen des Fettgewebes enthalten eine Cytochrom-P450-abhängige Aromatase, die Androgene (vorwiegend Androstendion) adrenalen Ursprungs zu Testosteron als auch zu Östrogenen (Östron u. Estradiol) konvertiert. Bei der postmenopausalen Frau ist die Hauptquelle für Östrogene extragonadal im Fettgewebe lokalisiert. Die Östrogenbildung im Fettgewebe wird nicht durch Gonadotropine, sondern durch Wachstumsfaktoren wie Glukokortikoide oder dem „platelet-derived growth factor" (PDGF) reguliert. Adipöse Frauen haben höhere Östrogenspiegel als normalgewichtige. Bei ihnen besteht auch eine geringere Osteoporosegefährdung. Das erhöhte Mammakarzinomrisiko adipöser Frauen wird durch lokale Wirkungen von Östrogenen erklärt (s. Abschn. 7.11).

### Angiotensinogen

Der Adipozyt ist in der Lage, Angiotensinogen zu produzieren und zu Angiotensin II, der aktiven Form, zu konvertieren. Das Fettgewebe ist nach der Leber der zweitwichtigste Ort der Angiotensinogenproduktion. Fasten reduziert die Angiotensinogenexpression. Adipogenes Angiotensin II trägt zur Erklärung bei, weshalb die Adipositas häufig mit einer Hypertonie assoziiert ist und der Blutdruck bei hypoenergetischer Kost sinkt. Angiotensinogen hat auch eine lokale Wirkung; Angiotensin II stimuliert die Differenzierung von Präadipozyten (Löffler 1997).

### Tumornekrosefaktor-α (TNF-α)

TNF-α wird, ein Zytokinin, wird in Adipozyten produziert. Wenngleich bei Adipösen eine vermehrte TNF-α-Produktion vorliegt, gelangt nur relativ wenig in die Zirkulation; die Plasmakonzentrationen sind nicht erhöht und korrelierten nicht mit dem BMI (Hauner et al. 1998), Erhöht bei Adipösen im Plasma sind jedoch lösliche TNF-α-Rezeptoren, sowohl der Subtyp p80 als auch p60. TNF-α fungiert möglicherweise als ein „Adipostat" durch Feed-back-Regulation, da TNF-α eine Rolle bei der Adipozytenentwicklung spielt und möglicherweise die Adipozytengröße limitiert. Die TNF-α-Überexpression geht mit einer Hypertriglyzeridämie, Hemmung der Lipolyse und verminderter Insulinwirkung einher. Zur Insulinresistenz trägt vermutlich die Downregulation von mRNA-Glukosetransporter (GLUT4) und die Hemmung der Tyrosinkinase des Insulinrezeptors bei (Hotamisligil et al. 1993). Die Neutralisierung von TNF-α hat bisher allerdings nicht zu einer Verbesserung der Insulinwirkung geführt.

### Interleukin 1 und 6 (IL-1; IL-6)

Von beiden Zytokinen wurde berichtet, daß sie vom Fettgewebe produziert werden, nicht hingegen ihre löslichen Rezeptoren (Mohamed-Ali et al. 1998). Die Funktion von IL-1 und IL-6 im Fettgewebe sind bisher unklar.

## 6.5 Fettzellentwicklung

Die Kenntnisse über die Lipogenese und Lipolyse vermitteln Einsichten in die Regulation der Fettzellgröße. Es ist jedoch bekannt, daß eine Adipositas (= vermehrte Fettmasse) nicht nur durch vergrößerte Fettzellen (Hypertrophie), sondern auch durch eine Vermehrung der Fettzellen (Hyperplasie) zustande kommt; bei einem BMI >35 kg/m$^2$ sind fast immer Größe und Anzahl erhöht.

Bei chronisch positiver Energiebilanz können die Fettzellen nämlich nicht unbegrenzt an Größe zunehmen. Wenn die vorhandenen Fettzellen eine kritische Größe erreicht haben, kommt es über bisher nicht näher bekannte Signale zur Neubildung von Fettzellen aus spezifischen Vorläuferzellen. Die „Präadipozyten" (Abb. 6.10) sind im Fettgewebe reichlich vorhanden und können in jedem Lebensalter rekrutiert werden, um zusätzlich Energie in Form von Fett zu speichern. Eine einmal angelegte Fettzelle gilt als nicht eliminierbar.

Weder eine verminderte Energiezufuhr (Reduktionskost, Fasten) noch ein vermehrter Energieverbrauch (körperliches Training) noch Pharmaka können vorhandene Fettzellen „vernichten".

### Fettgewebsentwicklung im Laufe des Lebens

Menschen, im Unterschied zu manchen Tieren, werden mit bereits entwickeltem Fettgewebe geboren. Zwischen der 14. und 24. Schwangerschaftswoche wird beim menschlichen Fetus das erste Fettgewebe sichtbar. Im letzten Trimenon ist das subkutane Fettgewebe an nahezu allen Körperstellen ausgebildet. Bei der Geburt beträgt der Fettanteil am Körpergewicht bereits ca. 12%. Im 1. Lebensjahr kommt es, auch durch einen deutlichen Anstieg der Fettzellanzahl, zu einer erheblichen Zunahme der Fettmasse (Wabitsch 1995). Am Ende des 1. Lebensjahres beträgt der durchschnittliche Fettanteil beträchtliche 28% und ist äußerlich als „Babyspeck" unübersehbar. In der Folgezeit nimmt die relative Fettmasse bis zu Beginn der Pubertät wieder ab und steigt im Durchschnitt ab dem 10. Lebensjahr bei Mädchen und ab dem 15. Lebensjahr bei Jungen bis zum Erwachsenenalter wieder an. Auch zu Beginn der Pubertät erfolgt, wie im 1. Lebensjahr, eine bevorzugte Neubildung von Fettzellen, wenngleich die Fähigkeit zur Neubildung von Fettzellen bis in das höhere Alter erhalten bleibt (Wabitsch 1995, Abb. 6.9). Ab der Pubertät haben Mädchen/Frauen im Vergleich zu Jungen/Männern eine um etwa 25% größere Fettmasse.

 Fettzellen können auch bei Erwachsenen noch neu gebildet werden.

### Methodik der Untersuchung der Fettzellentwicklung

In den 70er Jahren wurden Techniken zur Kultivierung von Fettzellen entwickelt. Zwei verschiedene Wege wurden beschritten (Entenmann u. Hauner 1992):

- Kultivierung von Stromazellen, also „Nichtfettzellen". Dazu werden Fettgewebsproben mit Kollagenase behandelt, wodurch die Adipozyten freigesetzt werden und aufgrund ihrer niedrigeren Dichte oben im wäßrigen Medium schwimmen. Die im Sediment verbleibenden Stromazellen, die überwiegend aus Präadipozyten bestehen, können dann kultiviert werden.

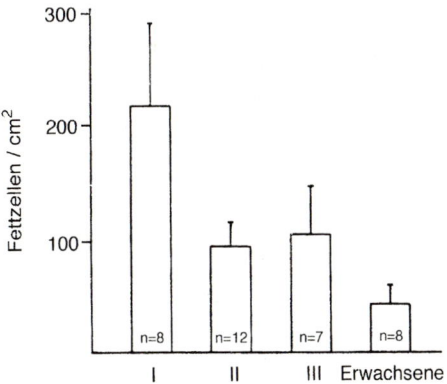

**Abb. 6.9.** Anzahl von neu gebildeten Fettzellen in Kulturen aus subkutanem Fettgewebe in Abhängigkeit vom Alter (Gruppe I: 0–1 Jahr, Gruppe II: 1,5–5,5 Jahre, Gruppe III: 7–11 Jahre, Erwachsene 19–58 Jahre). (Nach Wabitsch 1995)

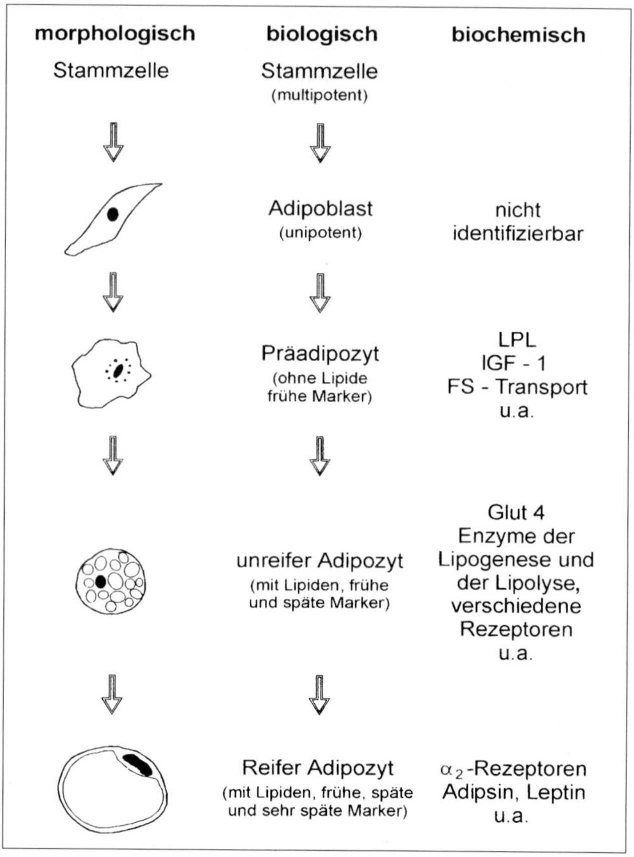

**Abb. 6.10.** Stadien der Fettzellentwicklung morphologisch, biologisch und biochemisch (Marker). (Mod. nach Ailhaud et al. 1992)

| morphologisch | biologisch | biochemisch |
|---|---|---|
| | Stammzelle | |
| | Stammzelle (multipotent) | |
| | ⇓ | |
| (Adipoblast-Zelle) | Adipoblast (unipotent) | nicht identifizierbar |
| | ⇓ | |
| (Präadipozyt-Zelle) | Präadipozyt (ohne Lipide frühe Marker) | LPL IGF - 1 FS - Transport u.a. |
| | ⇓ | |
| (unreifer Adipozyt-Zelle) | unreifer Adipozyt (mit Lipiden, frühe und späte Marker) | Glut 4 Enzyme der Lipogenese und der Lipolyse, verschiedene Rezeptoren u.a. |
| | ⇓ | |
| (Reifer Adipozyt-Zelle) | Reifer Adipozyt (mit Lipiden, frühe, späte und sehr späte Marker) | $\alpha_2$-Rezeptoren Adipsin, Leptin u.a. |

- Kultivierung von etablierten Präadipozytenlinien wie den 3 T 3-, L 1- oder ob 17-Zellen.

### Entwicklungsstadien

Die genaue Herkunft von Fettzellvorläuferzellen ist unbekannt. Manche Wissenschaftler nehmen an, daß sie von Endothelzellen stammen, andere betrachten die Fibroblasten als Ausgangszellen (Ailhaud et al. 1992). Die Präkursoren entstammen wahrscheinlich einer multipotenten Stammzelle mesenchymalen Ursprungs (Abb. 6.10). Aus dem Adipoblasten (morphologisch den Fibroblasten ähnlich) entwickelt sich, äußerlich an einer mehr rundlichen Form erkennbar, der Präadipozyt, der bereits kleinste Lipidtröpfchen enthält und einige „frühe" Fettzellmarker wie z. B. die Lipoproteinlipase (LPL) aufweist. Von einem unreifen Adipozyten spricht man, wenn im Zytoplasma Lipide eingelagert sind und auch „späte" Marker wie der Glukosetransporter (GLUT4) und einige Enzyme der Lipogenese und der Lipolyse nachweisbar sind. Der terminale Reifungsprozeß ist dadurch charakterisiert, daß die Lipogenese voll aktiviert ist und die Zellen auch die übrigen Merkmale von Adipozyten entwickeln.

### Regulation der Differenzierung

Die Entwicklung der Fettzellen wird durch Hormone, aber auch durch andere Faktoren moduliert; der derzeitige Kenntnisstand ist als bruchstückhaft zu bezeichnen. Insulin und Glukokortikoide nehmen eine Schlüsselrolle bei der Differenzierung ein. Ohne Insulin verharren Fettzellvorläuferzellen in der Kultur in ihrem fibroblastenähnlichen Aussehen; ähnlich ist es bei streptozotocinbehandelten Tieren. Die alleinige Zugabe von Insulin bewirkt eine 10- bis 20%ige Konversion von humanen Präadipozyten in reife Adipozyten (Entenmann u. Hauner 1992). Insulin steigert die Expression von GLUT4 und LPL als Hinweis für eine stimulierte Lipogenese.

Erst die Zugabe von Glukokortikoiden läßt einen Großteil von Präadipozyten zu reifen Adipozyten metamorphieren, wie Hauner et al. (1989b) in Kulturen humaner Stromazellen nachweisen konnten. Glukokortikoide induzieren primär den Differenzierungsprozeß durch Steigerung der Expression fettzellspezifischer Gene, sie stimulieren aber auch in vielfacher Hinsicht die Lipogenese (s. Abschn. 6.2). Mit diesen Ergebnissen geht die klinische Beobachtung konform, daß beim M. Cushing häufig nicht nur eine Hypertrophie, sondern auch eine Hyperplasie der Fettzellen nachweisbar ist.

Eine Rolle spielen auch das Wachstumshormon, Schilddrüsenhormone und Testosteron. Bei Kindern mit Wachstumshormonmangel findet man typischerweise eine verminderte Fettzellanzahl, wenngleich das subkutane Fettdepot durch vergrößerte Fettzellen dicker ist. Wabitsch u. Heinze (1993) behandelten solche Kinder mit Wachstumshormon und stellten einen Rückgang des Fettzellvolumens und eine Zunahme der Fettzellanzahl fest. Wachstumshormon stimuliert die Proliferation humaner Präadipozyten indirekt über eine Stimulierung der IGF-I-Produktion (Wabitsch 1995). Zudem hemmt Wachstumshormon die Lipogenese (den Glukosetransport) und stimuliert die Lipolyse (s. Abschn. 6.3.2).

## 6.6
## Fasten und Reduktionskost

Bei fehlender oder verminderter Zufuhr von Energie ist eine Umstellung in der Regulation des Fettgewebsstoffwechsels zu erwarten. Betroffen sind davon sowohl die Lipogenese als auch die Lipolyse.

### 6.6.1
### Lipogenese

Wie oben erwähnt, ist für die Fettneubildung die *Lipoproteinlipase (LPL)* das Schlüsselenzym. Die Aktivität dieses die triglyzeridreichen Lipoproteine spaltenden Enzyms steht vorwiegend unter der Kontrolle von Insulin. Beim Fasten oder unter einer hypokalorischen Kost fällt die LPL-Aktivität ab. Theoretisch läßt sich diese Adaptation nur schwer erklären, da zum einen zwar die Insulinspiegel abfallen, zum anderen aber die Insulinempfindlichkeit gegenüber der LPL steigt (Eckel et al. 1995). Untersucht man die LPL hingegen bei stabilem Gewicht nach einer Phase der Gewichtsreduktion, stellt man nicht nur eine Aktivitätszunahme des Enzyms, sondern auch eine erhöhte Expression von LPL-mRNS fest (Schwartz u. Brunzell 1978; Kern et al. 1990). Die Zunahme der Aktivität und der Expression von LPL waren mit dem Gewicht vor der Therapie positiv korreliert ($r = 0{,}8$ bzw. $0{,}92$; Abb. 6.11). Diese Befunde weisen darauf hin, daß nach einer Phase der Gewichtsabnahme die Fähigkeit des Fettgewebes steigt, vermehrt Fettsäuren aus dem Blutstrom in das Fettgewebe aufzunehmen und einzubauen; je mehr Gewicht ein Patient hat, um so ausgeprägter ist dieser Mechanismus. Eine weitere Gewichtsabnahme ist durch diese Adaptation offensichtlich erschwert.

> ! Eine Ursache für die Gewichtszunahme nach einer Phase der Gewichtsreduktion ist die Aktivitätszunahme der LPL im Fettgewebe.

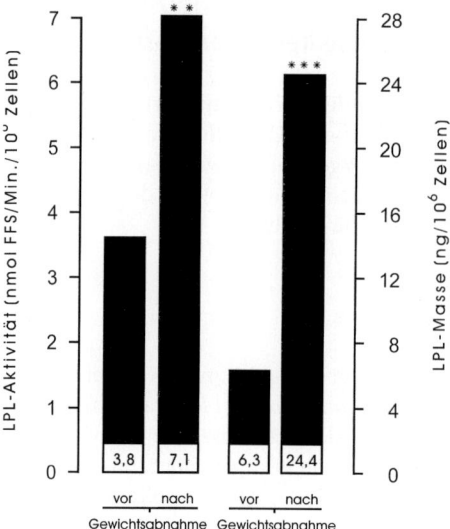

**Abb. 6.11.** Aktivität (links) und Expression (rechts) von LPL vor Gewichtsabnahme und bei stabilem Gewicht nach einer Phase der Gewichtsreduktion. Untersucht wurden 9 Adipöse (Durchschnittsgewicht 136 kg); die Gewichtsabnahme betrug durchschnittlich 36 kg. (Nach Kern et al. 1990)

Auch das „acylation stimulating protein" (ASP) wurde während des Fastens untersucht (s. Abschn. 6.2.3). Es fiel um 46% und hatte nach 2 Wochen eine ähnliche Serumkonzentration wie bei Kontrollpersonen (Cianflone et al. 1995).

### 6.6.2
### Lipolyse

Mißt man FFS und Glyzerin im Serum unter einer hypokalorischen Kost oder beim Fasten, stellt man einen doppelten oder 3fachen Konzentrationsanstieg fest. Dies ist offensichtlich Ausdruck einer vermehrten Mobilisation von Triglyzeriden aus den Fettdepots. Die stimulierte Lipolyse ist zur Aufrechterhaltung der Energieversorgung notwendig, weil die Glykogenvorräte mit 200–500 g nur einige Stunden reichen. Eine sog. ketogene Diät (z. B. Atkin) begünstigt aufgrund des geringen Kohlenhydratanteils und dem damit verbundenen niedrigen Insulinspiegel die Lipolyse; der hohe Fettanteil hingegen läßt diese Therapie nicht sinnvoll erscheinen (s. Abschn. 8.2.2, „Außenseiterdiäten").

*Basale Lipolyse*
Zahllose Studien haben gezeigt, daß die basale Lipolyse im katabolen Zustand um das 2- bis 3fache erhöht ist. Die Ursache hierfür ist nicht ganz klar. Möglicherweise ist die Aktivität von Lipolysehemmern wie Insulin, Adenosin und Phosphodiesterase reduziert (Arner 1988).

*Stimulierung der Lipolyse*
Bei Stimulationen mit Katecholaminen zeigt sich ein eigenartiger Effekt. Es konnte nämlich nicht nachgewiesen werden, daß die Lipolyserate durch Noradrenalin und Adrenalin im fastenden Zustand – über die bereits erhöhte basale Lipolyse hinaus – weiter erhöht werden kann. Im Gegenteil, es kann sogar eine über $\alpha_2$-Rezeptoren vermittelte hemmende Wirkung auftreten (Kather et al. 1985).

*Hemmung der Lipolyse*
Oben wurde erwähnt, daß Katecholamine im katabolen Zustand – über $\alpha_2$-Rezeptoren – eine solche Hemmung ausüben, daß die Stimulation über $\beta$-Rezeptoren übertroffen werden kann. Auch die Insulinsensitivität hinsichtlich der Lipolysehemmung ist möglicherweise unter Reduktionskost und beim Fasten vermindert, wodurch die Spaltung von Triglyzeriden erleichtert wird; es sind jedoch auch gegensinnige Veränderungen beobachtet worden (Arner 1988).

Einig sind sich fast alle auf diesem Gebiet arbeitenden Experten, daß unter Reduktionskost und Fasten die Lipolyserate durch Reduktion der Hemmung und nicht durch Steigerung der Stimulation beschleunigt ist.

## 6.7 Bewegungstherapie

Bei Muskelarbeit erfolgt eine Adaptation, die komplexe nervale, humorale und lokale Mechanismen involviert. Was das Fettgewebe betrifft, sind v. a. die beiden wichtigsten Regulatoren, Katecholamine und Insulin, betroffen. Bei körperlicher Aktivität muß immer zwischen einer akuten und einer chronischen Belastung (Training) unterschieden werden, da die Regulationsmechanismen oft verschieden und mitunter gegensätzlich sind. Bei akuter Belastung steigen z.B. die Serumkonzentrationen von Katecholaminen an, die von Insulin fällt ab. Im trainierten Zustand hingegen sind die Spiegel beider Hormone erniedrigt.

### 6.7.1 Lipogenese

Trainierte Personen haben eine geringere Fettmasse aufgrund kleinerer Fettzellen. Der Frage, ob die Fettneubildung bei ihnen reduziert ist, ging man daher schon in den 70er Jahren nach. Die inzwischen vorliegenden Ergebnisse sind ziemlich schlüssig.

Bei akuter Belastung steigt die Aktivität der *Lipoproteinlipaseaktivität* im subkutanen Fettgewebe an (Lithell et al. 1979). Dadurch trägt das Fettgewebe, ähnlich wie die Muskulatur, zur Klärung von FS aus Blutlipiden bei. Bei chronischer Belastung hingegen ist die LPL-Aktivität sowohl im abdominalen als auch im femoralen Fett erniedrigt (Lamarche et al. 1993; Shimomura et al. 1993). Die Adaptation durch Ausdauertraining ist in der Muskulatur gegensinnig. Dadurch wird offensichtlich die Aufnahme von FS in die Muskulatur begünstigt. Anders ausgedrückt: Durch körperliches Training erfolgt ein „switch" der FS im Blutstrom hin zur Muskulatur unter Vermeidung des Fettgewebes.

Wenn die LPL-Aktivität vermindert ist, kann eine reduzierte Aufnahme von FS in die Zelle angenommen werden. Wir konnten das beim Menschen im subkutanen abdominalen Fettgewebe zeigen. Patienten mit einer Hypertriglyzeridämie wurden 4 Monate (ohne Gewichtsabnahme) ausdauertrainiert. Die Inkorporation von FS in das Fettgewebe wurde um 16% und die Veresterung zu Triglyzeriden um 29% reduziert (Wirth et al. 1985b).

### 6.7.2 Lipolyse

Bei *akuter Belastung* steigen die Konzentrationen von Glyzerin und FFS im Serum stark an. Die Lipolyserate (freie Fettsäuren) scheint jedoch mit der Intensität der Belastung nicht positiv, sondern negativ korreliert zu sein (Romijn et al. 1993). Trainierte Personen wurden mit 25, 65 und 85% der maximalen $O_2$-Aufnahme über 30 min belastet. Dabei zeigte sich, daß bei höheren Belastungsstufen weniger FFS aus dem Fettgewebe mobilisiert wurden; auch die Fettoxidation war geringer (Abb. 8.19a–b). Wer durch Bewegungstherapie Fettgewebe mobilisieren und die freigesetzten FS oxidieren will, sollte sich daher mit geringer Intensität lange belasten. Bei *chronischer Belastung* findet man niedrigere Plasmakonzentrationen von FFS und Glyzerin. Ob dies Ausdruck einer erniedrigen Lipolyserate oder Folge einer erhöhten Aufnahme in die Muskulatur und andere Organe ist, ist nicht ganz geklärt (Wirth et al. 1987a).

> Zur optimalen Fettmobilisation und Fettoxidation sollten Belastungen niedrig und lang andauernd sein.

Stimuliert man die Lipolyse in vitro mit Katecholaminen, stellt man sowohl nach akuter Belastung als auch nach chronischer Belastung eine Verschiebung der Dosis-Wirkung-Kurve nach rechts (Zunahme der Sensitivität) und eine höhere maximale Antwort („responsiveness") fest (Abb. 6.12). Erstmals wurde das 1964 von Parizkova u. Stankova (1964) beschrieben.

> **!** Trainierte Personen haben u. a. deshalb eine geringere Fettmasse, weil die Lipolyse bei jeder Belastung stimuliert wird und das Fettgewebe auf Stimuli – auch in Ruhe – besser anspricht.

Arner et al. (1990) belasteten Frauen und Männer über 30 min. und bestimmten die Lipolyse in situ mittels der Mikrodialyse (s. oben) im subkutanen abdominalen und glutealen Fett. Die Lipolyserate war im abdominalen Fett ausgeprägter als im glutealen und bei Frauen deutlicher als bei Männern. Die belastungsinduzierte Lipolyse konnte durch β-Antagonisten (Propanolol) gehemmt werden; α-Blocker (Phentolamin) waren ineffektiv. Zudem schloß man aus dieser Untersuchung, daß die Lipolyse unter Belastung von β-adrenergen Mechanismen moduliert wird. Diese Beobachtung kann auch erklären, weshalb trainierte Personen eine geringere WHR aufweisen.

## 6.8
## Braunes Fettgewebe

Das Fettgewebe des Menschen besteht nicht nur aus weißem Fettgewebe (bisher besprochen), sondern auch – zumindest beim Neugeborenen und beim Kind – aus braunem. Der Anteil ist jedoch beim Erwachsenen äußerst gering. Lediglich perirenal und rudimentär auch abdominal, zervikal, axillär und interskapulär findet sich braunes Fettgewebe (Tabelle 6.2). Die Bezeichnung „braunes" Fettgewebe entspricht dem makroskopischen Eindruck. Im Unterschied zum weißen Fettgewebe weist braunes nämlich viele Blutgefäße auf; auch sympathische Nervenfasern sind zahlreicher vertreten. In einer braunen Fettzelle befinden sich mehrere Fettvakuolen, und auch die Mitochondrien sind zahlreicher und größer.

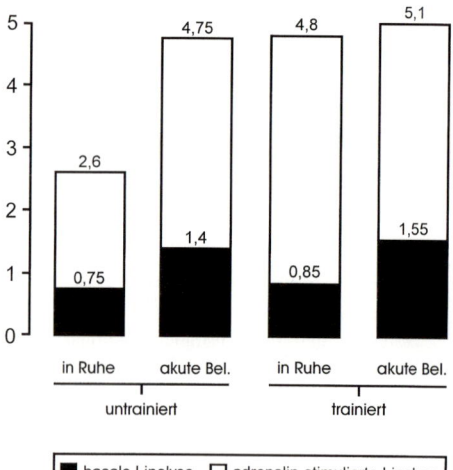

Abb. 6.12. Basale und mit Adrenalin stimulierte Lipolyse im untrainierten und trainierten Zustand. (Nach Askew et al. 1972)

### Die Bedeutung der Wärmeproduktion und die Rolle des „uncoupling protein" (UCP)

Bei Nagetieren wurde in den 60er Jahren entdeckt, daß ihre Thermogenese (Wärmebildung) auch im braunen Fettgewebe erfolgen kann. Bei der Thermogenese unterscheidet man eine obligatorische und eine fakultative (s. Abschn. 5.3.1). Die obligatorische Thermogenese bewerkstelligt die Aufrechterhaltung von Zell- und Organfunktionen. Die fakultative erfolgt im Muskel und im braunen Fettgewebe in Form von Wärmebildung. Die Thermogenese kann in beiden Organen durch Erhöhung der sympathischen Aktivität bei körperlicher Belastung und nach Nahrungsaufnahme stimuliert werden. Zudem kann bei niedrigen Umgebungstemperaturen im Muskel durch Muskelzittern („shivering thermogenesis") und im brau-

**Tabelle 6.2.** Unterscheidungsmerkmale von braunem und weißem Fettgewebe. (In Anlehnung an Hamann u. Matthaei 1995)

| Parameter | Braunes Fettgewebe | Weißes Fettgewebe |
| --- | --- | --- |
| Funktion | Thermogenese (Energieverbrauch) | Energiespeicherung |
| Lokalisation | Eingeschränkt (z. B. perirenal) | Ubiquitär |
| Fettvakuole | Multiokular | Uniokular |
| Sympathische Innervation | Deutlich | Schwach |
| Vaskularisierung | Deutlich | Schwach |
| Mitochondrien | Zahlreich mit deutlichen Cristae | Wenige |
| Fettsäurestoffwechsel | Oxidation | Speicherung, Abgabe ins Blut |
| „Uncoupling protein" | Große Mengen | Nicht vorhanden |
| Adrenozeptoren | Dominanz von $\beta_3$-, $\beta_1$-, $\alpha_1$- und wenige $\alpha_2$-Rezeptoren | $\beta_1$-, $\beta_2$-, $\beta_3$-, $\alpha_2$- und wenige $\alpha_1$-Rezeptoren |
| Wachstum | Chronische Stimulation des sympathischen Nervensystems | Denervierung |

nen Fettgewebe („non-shivering thermogenesis") eine Wärmebildung induziert werden; durch letzteren Mechanismus halten Nagetiere im Winter ihre Körpertemperatur aufrecht. Um Mechanismen und Pharmaka zur Stimulation der Thermogenese – zur Therapie von Adipösen – zu finden, hat die Wissenschaft ihr Augenmerk auf das braune Fettgewebe gelenkt.

*Prinzip der Thermogenese*
Das braune Fettgewebe besitzt ein einzigartiges Eiweiß, das „uncoupling protein" (UCP-1), das sich normalerweise in einem inaktiven Zustand befindet, was durch Bindung an Nukleotide bewerkstelligt wird. Wird Wärme benötigt, werden Neurone aktiviert, die den Neurotransmitter Noradrenalin an der Oberfläche von braunen Fettzellen freisetzen. Dadurch werden folgende Mechanismen in Gang gesetzt, wobei die Wärmeproduktion von der Substratoxidation (Bildung von ATP) entkoppelt wird (Abb. 6.13):

*Ohne UCP-1*
Die Oxidation von Fettsäuren hängt von der Reoxidation reduzierter Coenzyme wie Nicotinamid-Adenin-Dinukleotid (NADH$_2$) und Flavin-Adenin-Dinukleotid (FADH$_2$) ab. Diese Vorgänge wiederum hängen vom Protonengradienten der Mitochondrienmembran, der das Enzym ATP-Synthase stimuliert, ab. Die ATP-Synthase bewerkstelligt die Synthese von ATP aus ADP und Phosphat (oxidative Phosphorylierung). Der Protonengradient wird durch die bei der Oxidation von reduzierten Coenzymen freigesetzte Energie aufrechterhalten. Wieviel ATP gebildet wird, bestimmt die Verfügbarkeit von ADP und Phosphat, d. h. der Verbrauch von ATP. Die ATP-Synthese ist somit an den Elektronentransport gekoppelt und damit an die Substratoxidation. Anders ausgedrückt: die Oxidation von Fettsäuren – und damit die Thermogenese – ist an den Energiebedarf der Zelle gekoppelt (Abb. 6.13).

*Mit UCP-1*
Bei Stimulation des SNS und Freisetzung von Noradrenalin wird die UCP-1 im braunen Fettgewebe aktiviert. Sie transloziert Protonen durch die innere Mitochondrienmembran. Dabei wird kein ATP zur Aufrechterhaltung des Protonengradienten generiert; der Protonengradient verschwindet. Das hat zur Konsequenz, daß die Oxidation von reduzierten Koenzymen durch den Elektro-

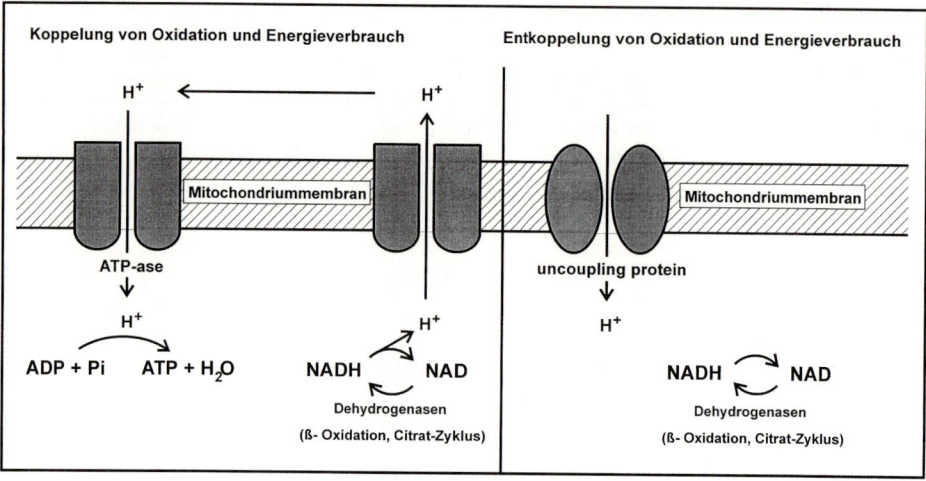

**Abb. 6.13.** Braunes Fettgewebe: Kopplung und Entkopplung (bei Stimulation durch das sympathische Nervensystem) von Wärmeproduktion und Substratoxidation (ATP-Bildung). Das Entkopplungsprotein („uncoupling protein", UCP-1) trägt erheblich zur Thermogenese bei (Erklärung s. Text)

nentransport nicht länger gezügelt, sondern akzelleriert ist. Es werden mehr reduzierte Koenzyme für den Elektronentransport zur Verfügung gestellt mit der Folge stimulierter Oxidation und vermehrter Wärmeproduktion. Die protonentranslozierende Funktion des UCP-1 wird wahrscheinlich durch die intrazelluläre Fettsäurenkonzentration (Stimulation) kontrolliert. ATP und ADP binden an UCP-1 und hemmen dessen Funktion. Die UCP-1 operiert nur, wenn sie durch steigende Fettsäurenkonzentration oder Entfernung von gebundenem ATP und ADP aktiviert wird. Die Umschaltung von einem gekoppelten zu einem entkoppelten Status verlagert den Protonentransport von der ATP-Synthase zum UCP-1 (Einzelheiten bei Himms-Hagen u. Recquier 1998; Abb. 6.13).

> ! Das Faszinierende am braunen Fettgewebe ist die Fähigkeit, Thermogenese und Energiebedarf entkoppeln und dadurch viel Wärme produzieren zu können

*„Uncoupling protein" (UCP-1)*
Das UCP-1 wurde Mitte der 70er Jahre unabhängig von von Nicholls in England und Ricquier in Frankreich entdeckt und das zugehörige Gen kloniert. UCP-1 wird nicht allein durch Noradrenalin, sondern auch durch FS stimuliert.

Die Wirkung von Noradrenalin wird zusätzlich verstärkt durch Aktivierung einer nur im braunen Fettgewebe vorhandenen Thyroxin-5'-Dejodinase (TD), die Thyroxin ($T_4$) in Trijodthyronin ($T_3$) umwandelt. $T_3$ verstärkt die Wirkung von Noradrenalin auf die Bildung von UCP-1-mRNS um ein Mehrfaches. Diese Wirkungskette verdeutlicht, daß die Entkopplung der Thermogenese vom Energieverbrauch durch Stimulation des SNS mit Noradrenalinanstieg und vermehrtem Angebot von FS initiiert wird (Hamann u. Matthaei 1995).

Vor kurzem wurde ein korrespondierendes Gen kloniert, das UCP-2 im braunen und weißen Fettgewebe sowie im Gehirn und Muskel exprimiert. UCP-2 steht möglicherweise mit einer Hyperinsulinämie, einem niedrigen Grundumsatz und einer Gewichtszunahme in Verbindung. Eine vermehrte UCP-2-Expression im Fettgewebe wird bei Ratten durch eine Hyperleptinämie induziert. Eine weitere Variante, UCP-3, wurde ebenfalls charakterisiert. Ob ein UCP-2- oder UCP-3-Polymorphismus ein Bindeglied zur Adipositas darstellt, ist derzeitig Gegenstand der Forschung.

### Die Rolle der β-Adrenorezeptoren

Im Unterschied zum weißen Fettgewebe dominieren im braunen Fettgewebe $β_3$-Rezeptoren; $β_1$- und $β_2$-Rezeptoren sind nur rudimentär vorhanden. Der $β_3$-Rezeptor wurde 1989 von Emorine charakterisiert (Emorine et al. 1989). $β_3$-Rezeptoragonisten aktivieren die UCP-1 Synthese und begünstigen die mitochondriale Proliferation in reifen braunen Adipozyten. Durch chronische sympathische Stimulation (z.B. Kälteexposition) erfolgt eine Down-Regulation der $β_3$-Rezeptor-mRNS im braunen Fettgewebe, was durch Denervierung verhindert werden kann (Himms-Hagen u. Ricquier 1998). Bei einer Hypothyreose ist die $β_3$-Rezeptoren-mRNS im braunen Fettgewebe erhöht, im weißen jedoch erniedrigt.

> **FAZIT**
>
> - Untersuchungen vom Fettgewebe liegen vorwiegend als In-vitro-Ergebnisse – mit entsprechenden Einschränkungen – vor.
> - Das Fettgewebe steht unter genetischer und hormoneller Kontrolle: Insulin, Katecholamine und Kortison sind die hauptsächlichen Regulatoren.
> - Die Fettsäuresynthese im Fettgewebe spielt eine untergeordnete Rolle. Triglyzeride werden vorwiegend von zirkulierenden Fettsäuren gebildet.
> - Die Aktivität der Lipoproteinlipase ist bei Adipösen stimuliert, ebenso die Veresterung von Fettsäuren zu Depottriglyzeriden.
> - Die Lipolyserate (basal, stimuliert, gehemmt) hängt im wesentlichen von der Fettzellgröße ab.
> - Die Lipolyse wird über das cAMP geregelt. Die Hauptmodulatoren sind die Katecholamine (Stimulation) und das Insulin (Hemmung).
> - Bei der Adipositas besteht – abgesehen von der erhöhten basalen Lipolyse – keine Dysregulation der Lipolyse. Die vermehrte Freisetzung von Fettsäuren ist v.a. durch die erhöhte Fettmasse verursacht.
> - Die lipolytische Aktivität in verschiedenen Körperregionen ist unterschiedlich. Am aktivsten ist das intraabdominale Fett, gefolgt – mit Abstand – vom abdominalen und femoralen subkutanen Fett.
> - Eine Vermehrung der Fettzellanzahl (hyperplastische Adipositas) ist auch im Erwachsenenalter noch möglich.
> - Einmal angelegte Fettzellen bleiben lebenslang erhalten.
> - Eine hypokalorische Kost vermindert die Lipogenese und stimuliert die Lipolyse; letzteres durch Beseitigung hemmender Mechanismen.
> - Durch körperliches Training wird die Lipogenese gehemmt und die Lipolyse gesteigert; letzteres vorwiegend abdominal.
> - Die Besonderheit des braunen Fettgewebes besteht darin, daß Thermogenese und Energieverbrauch durch Stimulation des sympathischen Nervensystems entkoppelt werden können. Vermittelt wird dies durch das Entkopppelungsprotein („uncoupling protein", UCP).
> - UCP wird durch $β_3$-Rezeptoren stimuliert. $β_3$-Rezeptoragonisten zur Stimulation der Thermogenese sind in Entwicklung.

Die genannten Mechanismen machen deutlich, daß $\beta_3$-Rezeptoren eine wichtige Rolle bei der Wärmeproduktion spielen. Da Erwachsene nur rudimentär braunes Fettgewebe aufweisen und die Bedeutung von $\beta_3$-Rezeptoren im weißen Fettgewebe kaum erforscht ist, bleibt unklar, welche Rolle sie bei der Thermogenese und damit der Ätiologie der Adipositas spielen. Bisher entwickelte $\beta_3$-Rezeptoragonisten vermindern nur beim Nagetier merklich das Gewicht.

# 7 Assoziierte Krankheiten

| | | | | | |
|---|---|---|---|---|---|
| 7.1 | **Metabolisches Syndrom** *142* | | 7.9 | **Bewegungsapparat** *207* | |
| 7.1.1 | Definition und Pathogenese *142* | | 7.9.1 | Arthrosen *208* | |
| 7.1.2 | Faktoren der Insulinresistenz *143* | | 7.9.2 | Dorsopathien *209* | |
| 7.1.3 | Auswirkungen der vermehrten Fettmasse und der Insulinresistenz *146* | | 7.9.3 | Osteoporose *210* | |
| | | | 7.9.4 | Knochenfrakturen *210* | |
| 7.2 | **Diabetes mellitus** *148* | | 7.10 | **Bösartige Erkrankungen** *211* | |
| 7.2.1 | Prävalenz und Inzidenz bei Adipositas *148* | | 7.10.1 | Krebsarten *211* | |
| 7.2.2 | Mechanismen des adipositas-assoziierten Diabetes *149* | | 7.11 | **Fertilität, Schwangerschaft, Geburt** *213* | |
| | | | 7.11.1 | Fertilität *213* | |
| 7.2.3 | Therapie *152* | | 7.11.2 | Schwangerschaft *215* | |
| 7.3 | **Fettstoffwechselstörungen** *159* | | 7.11.3 | Geburt und post partum *216* | |
| 7.3.1 | Epidemiologische Untersuchungen *159* | | | | |
| 7.3.2 | Lipide, Lipoproteine und Apolipoproteine *160* | | | | |
| 7.3.3 | Enzyme des Fettstoffwechsels (LPL, HTGL, LCAT, CETP) *164* | | | | |
| 7.3.4 | Synopsis: Fettstoffwechselstörungen und abdominale Adipositas *164* | | | | |
| 7.3.5 | Therapie *165* | | | | |
| 7.4 | **Gerinnung** *169* | | | | |
| 7.4.1 | Fibrinogen *170* | | | | |
| 7.4.2 | Plasminogen-Aktivator-Inhibitor Typ 1 (PAI-1) *171* | | | | |
| 7.5 | **Arterielle Hypertonie und Kardiomyopathie bei Adipositas** *172* | | | | |
| 7.5.1 | Hypertonie *172* | | | | |
| 7.5.2 | Hämodynamische, morphologische und funktionelle Adaptationen *175* | | | | |
| 7.5.3 | Pathogenese der adipositas-assoziierten Hypertonie *178* | | | | |
| 7.5.4 | Therapie *182* | | | | |
| 7.6 | **Koronare, zerebrale und periphere Arteriosklerose** *191* | | | | |
| 7.6.1 | Koronare Herzkrankheit und Herzinfarkt *191* | | | | |
| 7.6.2 | Apoplex *196* | | | | |
| 7.6.3 | Periphere arterielle Verschlußkrankheit *197* | | | | |
| 7.6.4 | Besonderheiten der Diagnostik bei kardiovaskulären Erkrankungen *197* | | | | |
| 7.7 | **Gastrointestinale Erkrankungen** *200* | | | | |
| 7.7.1 | Gallensteine *200* | | | | |
| 7.7.2 | Pankreatitis *201* | | | | |
| 7.7.3 | Fettleber und Fettleberhepatitis *201* | | | | |
| 7.7.4 | Verschiedene Krankheiten *202* | | | | |
| 7.8 | **Respiratorisches System** *203* | | | | |
| 7.8.1 | Beeinträchtigung der Lungenfunktion *203* | | | | |
| 7.8.2 | Schlafbezogene Atmungsstörungen *204* | | | | |

Die Adipositas ist mit einer Reihe von kardiovaskulären Erkrankungen verknüpft, was im wesentlichen die erhöhte Mortalität erklärt. Wie in 4.2 ausgeführt, steigt die Sterblichkeit bereits bei geringem Übergewicht an. Bei einem Gewicht von 20% über dem Normalgewicht ist die Mortalität um ca. 20% erhöht, bei 50% allerdings schon um das Doppelte (POOLING PROJECT 1978). Die Exzeßmortalität ist vorwiegend durch den Herzinfarkt, weniger durch den Apoplex oder andere Herz-Kreislauf-Krankheiten bedingt. Für die Entstehung des Herzinfarktes sind alle adipositas-assoziierten Krankheiten verantwortlich, die einen kardiovaskulären Risikofaktor darstellen: Diabetes mellitus Typ 2, erniedrigtes HDL-Cholesterin, Hypertriglyzeridämie, Hyperfibrinogenämie, Hypertonie, Insulinresistenz mit Hyperinsulinämie und die abdominale Fettansammlung. Für all diese Krankheiten wird eine genetische Disposition angenommen. Die Erkrankungen werden in der Regel nur dann manifest, wenn begünstigende Lebensumstände oder höheres Alter vorliegen.

Über die pathogenetischen Zusammenhänge zwischen Adipositas und Herz-Kreislauf-Krankheiten existieren wegen der Komplexität nur teilweise klare Vorstellungen. Wie führt eine erhöhte Körperfettmasse zu kardiovaskulären Problemen? Weshalb ist v. a. das Vorhandensein von intraabdominalem Fett gesundheitsschädlich? Es ist unmittelbar einsichtig, daß das Fett an sich wohl keine gesundheitlichen Schäden bewirkt, sondern daß sie über eine Kaskade von Ereignissen zu erklären sind. Daran beteiligt sind sowohl hämodynamische als auch metabolisch-endokrinologische Faktoren.

## 7.1 Metabolisches Syndrom

### 7.1.1 Definition und Pathogenese

*Koinzidenz von Stoffwechselkrankheiten*

Unter dem metabolischen Syndrom versteht man eine Krankheitsentität aus folgenden Gesundheitsstörungen:

- abdominale Adipositas,
- Typ-2-Diabetes,
- Dyslipidämie,
- Störungen der Hämostase,
- Hypertonie,
- Hyperandrogenämie.

Zwischen diesen einzelnen Krankheiten besteht eine hohe Koinzidenz, so daß man schon lange nach einem gemeinsamen pathogenetischen Merkmal suchte. Während z. B. eine Hypertonie bei 15–20% der Bevölkerung vorkommt, ist sie bei der abdominalen Adipositas und beim Typ-2-Diabetes bei jedem 2. Patienten anzutreffen. Ein Diabetes ist bei Hypertonikern doppelt so häufig wie bei Normotonikern und eine Dyslipidämie wiederum bei Diabetikern 3mal so häufig wie in der Normalbevölkerung. Diese Darstellung zeigt, daß die einzelnen Krankheiten des metabolischen Syndroms häufig als Cluster vorkommen (Wirth 1993b; Abb. 7.1). Das MTS ist nicht selten; ca. 20% der Bevölkerung sind von ihm betroffen.

*Pathogenetisches Merkmal*

Die pathogenetische Gemeinsamkeit des metabolischen Syndroms, das „missing link", ist die Insulinresistenz. Verfeinerte Methoden zur Messung der Insulinsensitivität ließen erkennen, daß bei den erwähnten Stoffwechselkrankheiten eine verminderte Insulinwirksamkeit besteht. Zuletzt hat man das Mitte der 80er Jahre bei der Hypertonie verifiziert, wenngleich Dieterle et al. schon 1967 bei Hypertonikern eine Glukoseintoleranz und Hyperinsulinämie feststellten. Dieses Syndrom wird auch „Syndrom X" genannt (Reaven 1988), was zu Mißverständnissen führt, da diese Bezeichnung schon seit langer Zeit für eine mikrovaskuläre Durchblutungsstörung des Herzens verwendet wird. Jahnke verwendete bereits 1969 den Begriff „metabolisches Syndrom", Mehnert sprach vor Jahren schon vom „Wohlstandssyndrom" und Kaplan (1989) aufgrund der Gefahr von arteriosklerotischen Folgekrankheiten von einem „deadly quartet".

Ursachen des metabolischen Syndroms sind einerseits genetische Faktoren und andererseits Faktoren, die mit unserem Lebensstil zusammenhängen: fettreiche Ernährung, Bewegungsmangel, Alkohol, Nikotin und Streß (Abb. 7.1). Ein „metabolisches Syndromgen" wurde bisher nicht entdeckt, es gibt jedoch genetisch beeinflußte Faktoren der Insulinresistenz, die zur Ausprägung des Phänotyps „metabolisches Syndrom" beitragen (s. unten). Beim metabolischen Syndrom besteht in etwa 80% eine Adipositas; ein metabolisches Syndrom ohne Adipositas ist selten.

> ! Pathogenetisches Merkmal des metabolischen Syndroms ist die Insulinresistenz.

## 7.1 Metabolisches Syndrom

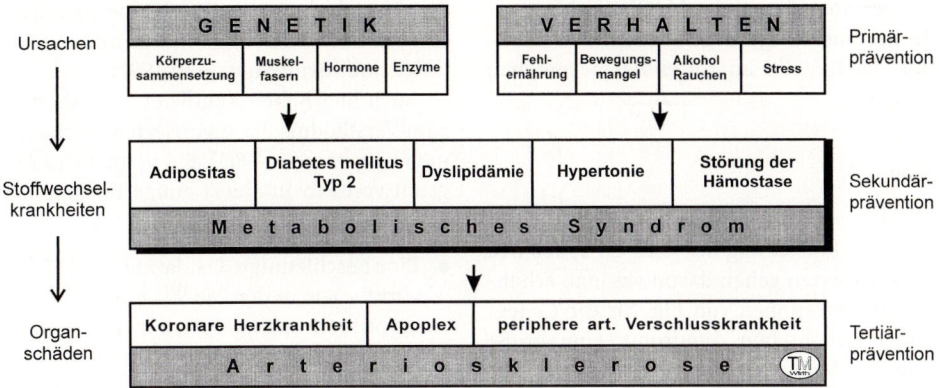

**Abb. 7.1.** Metabolisches Syndrom: Ursachen, metabolische Folgen, Stoffwechselkrankheiten und Organschäden

### 7.1.2
**Faktoren der Insulinresistenz**

Unter Insulinresistenz versteht man die verminderte Wirksamkeit von Insulin am Zielorgan. Gemeint ist üblicherweise die reduzierte Wirkung hinsichtlich des Glukosestoffwechsels, insbesondere der Glukoseverschwinderate bei Glukosezufuhr. Was den Glukosestoffwechsel betrifft, sind die Organe Leber, Skelettmuskulatur, Fettgewebe u. a. betroffen, nicht jedoch das Gehirn oder die Blutkörperchen.

Die sichere und exakte Ermittlung einer Insulinresistenz ist aufwendig und schwierig. Als Beweis gilt gewöhnlich, daß mit Hilfe der Glukose-Clamp-Technik eine verminderte Glukoseverschwinderate nachgewiesen wird. Dies ist üblicherweise beim Typ-2-Diabetes und der Glukoseintoleranz der Fall. Für epidemiologische Studien werden in der Regel ein erhöhter Plasmainsulinspiegel oder eine Glukoseintoleranz als Kriterium einer Insulinresistenz herangezogen. Diese vereinfachte Diagnostik folgert aus dem pathophysiologischen Zusammenhang, daß eine verminderte Insulinempfindlichkeit zu ansteigenden Glukose- und schließlich erhöhten Insulinkonzentrationen führt.

Die molekularbiologischen Mechanismen der Insulinresistenz sind kaum bekannt. Einzelne Faktoren wurden jedoch in den letzten Jahren identifiziert; ihre Bedeutung bezüglich der Entstehung einer Insulinresistenz und eines Metabolischen Syndroms ist unterschiedlich und z. T. schwer abschätzbar.

**Faktoren der Insulinresistenz bei Adipositas**

- ob-Gen (Leptin),
- Leptinrezeptoren,
- TNF-α,
- $β_3$-Adrenorezeptoren,
- „uncoupling protein" (UCP),
- freie Fettsäuren,
- Plasmainsulin,
- Insulinrezeptor,
- Glukosetransporter,
- Androgene,
- „corticotropin releasing factor" (CRF),
- Kortison,
- viszerale Fettmasse,
- Muskelfaserzusammensetzung,
- Kapillardichte,
- muskulärer Blutfluß.

Bei der Ausprägung des Metabolischen Syndroms sind einige Organe besonders beteiligt, deren Rolle im folgenden besprochen wird.

## Leber

Die Leber, das zentrale Stoffwechselorgan, trägt zur Entstehung des MTS erheblich bei. Viele Experten gehen davon aus, daß erhöhte Konzentrationen von FFS für die Genese des metabolischen Syndroms eine große Rolle spielen. Bei Adipösen sind die Serumkonzentrationen von FFS erhöht, die Umsatzrate ist gesteigert; besonders ausgeprägt ist das bei der abdominalen Adipositas (Jensen et al. 1989). FFS hemmen die hepatische Insulinbindung, -extraktion und -degradation (Svedberg et al. 1990, 1991). Somit wird weniger des vom Pankreas sezernierten Insulins hepatisch entnommen; es resultiert eine periphere Hyperinsulinämie. Zudem besteht eine beschleunigte hepatische Glukoseproduktion durch vermehrte Glukoneogenese; das führt direkt zur Hyperglykämie. Ursache hierfür ist zum einen die vermehrte Produktion von sog. Präkursoren der Glukose wie Laktat und Aminosäuren (Bonadonna u. DeFronzo 1993). Zum anderen bedingen hohe Serumkonzentrationen von FFS eine hohe Oxidationsrate, was zur intrazellulären Vermehrung von Acetyl-CoA führt. Acetyl-CoA stimuliert die Pyruvat-Carboxylase, ein Enzym, das die Glukoneogenese aus Präkursoren einleitet. Diese Stoffwechselsituation wurde vor mehr als 30 Jahren erstmals beschrieben und ist Teil des Randle-Zyklus (Randle et al. 1963). Schließlich wurde nachgewiesen, daß FFS mit dem Insulinrezeptor an Hepatozyten interagieren und die Bindung sowie die Wirkung von Insulin beeinträchtigen (Svedberg et al. 1990).

## Skelettmuskel

Die Insulinresistenz der Muskulatur, die 70–80% der Glukose metabolisiert, hat mehrere Ursachen, die v. a. durch eine „substrate competition" zwischen Glukose und FFS bedingt sind (Brunetti u. Bolli 1992).

Auch hier haben Randle et al. wesentlich zum Verständnis der involvierten Mechanismen beigetragen (1963). Ein vermehrtes Angebot von FFS inhibiert einige Enzyme der Glykolyse:

- Eine beschleunigte Oxidation von FFS bewirkt – wie in der Leber – eine Akkumulation von Acetyl-CoA, einem potenten Inhibitor der Pyruvat-Dehydrogenase.
- Eine erhöhte Oxidationsrate von FFS vermehrt NAD/NADH, wodurch der Krebszyklus gehemmt wird.
- Das führt zur Akkumulation von Citrat, einem Inhibitor der Phosphofruktokinase. Diese Veränderungen haben zur Folge, daß Glukose über die Glykolyse vermindert oxidiert wird.
- Die Folge davon ist die Anhäufung von Glukose-6-Phosphat, einem potenten Inhibitor der Hexokinase, und der
- Uridin-Diphosphoglukose, einem Substrat für die Glykogensynthese.

Die erwähnten Mechanismen erklären, wie über ein vermehrtes Angebot von FFS die Glukoseoxidation und Glykogensynthese gehemmt werden (Bonadonna u. DeFronzo 1993).

Differenzierte Studien zur Glukoseverwertung bei abdominal Adipösen (Pedersen et al. 1993) und Diabetikern (Shulman et al. 1990) zeigten, daß die Glukoseverschwinderate nur zum geringen Teil aufgrund einer verminderten Oxidation, sondern hauptsächlich durch nichtoxidative Mechanismen, d. h. die Glykogensynthese, gestört ist. Felber et al. (1987) fanden, daß die gestörte Glykogensynthese direkt mit der Lipidoxidation zusammenhängt. Sie fanden eine positive Korrelation zwischen der Lipidoxidation und der Körperfettmasse (Felber 1992). Die vermehrt oxidierten Lipide bei Adipösen entstammen weniger den im Plasma verfügbaren FFS, sondern vielmehr den von intramuskulären Triglyzeridspeichern freigesetzten. Offensichtlich oxidiert der Adipöse – wie der Typ-2-Diabetiker – weniger Glukose und dafür vermehrt FFS; es ist ein „shift" hinsichtlich der Energieverwertung von Glukose zu FFS zu verzeichnen (Abb. 7.3). Bei oraler bzw. i.v.-Glukosestimulation wird die Lipidoxidation bei Adipösen weniger supprimiert als bei Normalpersonen; die FFS-Spiegel fallen bei Adipösen aufgrund einer Insulinresistenz weniger ab (Reynisdottir et al. 1994).

> **!** Die Insulinresistenz manifestiert sich vorwiegend am Skelettmuskel.

Wahrscheinlich spielt nicht nur die Biochemie, sondern auch die Morphologie des Skelettmuskels eine Rolle bezüglich der Genese der Insulinresistenz. Ein hoher Anteil an Typ-I-Fasern mit hoher oxidativer Kapazität und eine hohe Kapillardichte sind positiv mit der Insulinwirkung korreliert (Lillioja et al. 1987). Oxidative Fasern enthalten auch mehr Glukosetransporter (GLUT4) als glykolytische Fasern (Typ II). GLUT4 ist der wichtigste Glukosetransporter und bedeutend für die Transduktion der Insulinwirkung (s. unten).

### Fettgewebe als endokrines Organ

Das Fettgewebe produziert u. a. Substanzen, die wahrscheinlich die Insulinwirkung verschlechtern. Dazu zählen vor allem der *Tumornekrosefaktor α* (TNFα), *Leptin*, *„uncoupling protein"* und *$β_3$-Rezeptoren* (Abschn. 6.4)

### Hyperglykämie

Glukose steht im Verdacht, eine Insulinresistenz verursachen zu können. Glukose wirkt möglicherweise direkt oder indirekt über Metabolite „toxisch" auf Mechanismen der Glukoseverwertung. Es wurde nachgewiesen, daß Glukose den insulinstimulierten Glukosetransport beeinträchtigt, entweder durch Verminderung der Anzahl oder der Aktivität des Glukosetransporters GLUT4 (Klip 1994). Glukose schädigt offenbar auch die β-Zellen und induziert so eine Verminderung der β-Zellmasse mit reduzierter Insulinsekretion (Leahy et al. 1988).

### Insulinrezeptor und Glukosetransporter

Nach dem heutigen Verständnis vermittelt Insulin seine Wirkung an Zielorganen wie folgt: Insulin wird an einen spezifischen Rezeptor, ein transmembranöses tetrameres Protein, gebunden. Daraufhin erfolgt eine Aktivierung über die Tyrosinkinase mit Signalübertragung auf die sog. Postkinasesignaltransmitter, die das Insulinsignal an die eigentlichen Effektorsysteme in der Zelle weiterleiten. Wesentliche Effektorsysteme sind das Glukosetransportsystem und die Glykogensynthetase (Häring 1993). Durch Insulin erhöht sich die Transportgeschwindigkeit von Hexose durch die Membran in Muskel- und Fettgewebe erheblich; dieser Effekt wird von sog. Glukosetransportern (GLUT4) vermittelt (Joost et al. 1992). Wie 1980 erstmals von Cushman u. Wardzala (1980) beschrieben, bewirkt Insulin eine Translokation der Glukosetransporter aus einem intrazellulären Kompartiment in die Plasmamembran.

Im Unterschied zum MODY-Diabetes („maturity-onset diabetes of the young") ist bei Adipösen keine Mutation in dieser Wirkungskaskade bekannt. Die Anzahl der Insulinrezeptoren ist bei Adipösen aufgrund einer sog. Down-Regulation wegen erhöhter Insulinspiegel erniedrigt (Gavin et al. 1974). Insulin reguliert, wie alle Peptidhormone, die Anzahl der eigenen Rezeptoren. Die reduzierte Rezeptorenzahl erklärt jedoch die Insulinresistenz unzureichend, da noch eine deutlich verminderte Anzahl ausreichend

Effekte vermitteln kann. Die Tyrosinkinaseaktivität ist bei Adipösen und Typ-2-Diabetikern ebenfalls erniedrigt (Caro et al. 1987), ein Zustand, dem Bedeutung hinsichtlich der Insulinwirkung zugemessen wird. Zudem ist die Expression und insulinstimulierte Translokation von GLUT4 zur Plasmamembran im Tiermodell mit Insulinresistenz gestört (Dépres u. Marette 1994). Ob Letzteres auch für den Menschen zutrifft, ist noch umstritten.

### 7.1.3
**Auswirkungen der vermehrten Fettmasse und der Insulinresistenz**

*Lipidstörungen*

Verschiedene mit dem metabolischen Syndrom vergesellschaftete Fettstoffwechselstörungen sind mit erhöhten FFS-Konzentrationen erklärbar. FFS werden konzentrationsabhängig in die Leber aufgenommen und dort in VLD-Lipoproteine („very low density") eingebaut; die Folge davon ist eine Hypertriglyzeridämie. Über eine Hemmung der Lipoproteinlipase läßt sich das erniedrigte HDL2-Cholesterin erklären (s. Abschn. 7.3). Die erhöhte hepatische FFS-Aufnahme führt auch zur erhöhten Sekretion von Apolipoprotein B; da gleichzeitig auch die Degradation vermindert ist, ist die Serumkonzentration erhöht (Déprès u. Marette 1994). Die Hyperinsulinämie steigert ebenfalls – wie die erhöhten FFS – die Bildung von VLD-Lipoproteinen. Beim Metabolischen Syndrom ist zudem die Zusammensetzung der Lipoproteine verändert, insbesondere trifft das für das LDL zu (sog. „small dense" LDL; Kap. 7.3.2). Was den Fettstoffwechsel betrifft, sind damit die typischen Veränderungen beim Metabolischen Syndrom erklärbar: Hypertriglyzeridämie, erniedrigtes HDL-Cholesterin sowie leicht erhöhtes LDL-Cholesterin und Apolipoprotein B.

*Hyperinsulinämie*

Für die Entstehung einer Hyperinsulinämie sind FFS in 2facher Hinsicht verantwortlich (Abb. 7.2). FFS vermindern konzentrationsabhängig die Insulinaufnahme und -degradation in der Leber (Svedberg et al. 1991). An isolierten Hepatozyten wurde zudem nach-

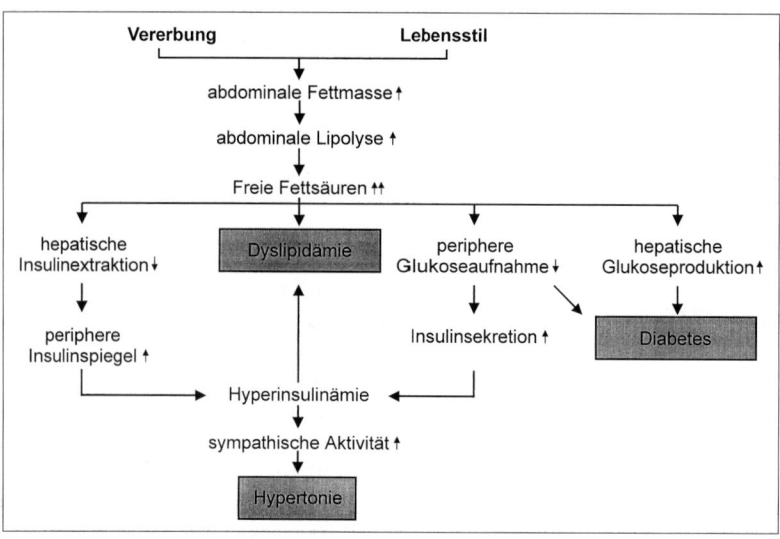

**Abb. 7.2.** Fettsäurehypothese (Teilphänomen) zur Erklärung des metabolischen Syndroms

gewiesen, daß FFS auch die Insulinbindung hemmen (Svedberg et al. 1990). Die genannten Mechanismen bewirken, daß ein größerer Prozentsatz des vom Pankreas sezernierten Insulins die Leber passiert und in die Peripherie gelangt. Die Rolle der Leber in der Regulation von Insulinplasmaspiegeln darf nicht unterschätzt werden, eliminiert sie doch ca. 2/3 der Insulinmenge. Der andere Weg zur Hyperinsulinämie führt über die reduzierte muskuläre Glukoseverwertung (s. oben). Wird weniger Glukose muskulär aufgenommen und oxidiert, steigen die peripheren Glukosespiegel an. Glukose ist ein empfindlicher Stimulator der Insulinsekretion; die Folge ist eine Hyperinsulinämie aufgrund einer Sekretionssteigerung (Abb. 7.2). Die Hyperinsulinämie ist demnach ein Resultat gesteigerter Synthese und verminderter Clearance von Insulin.

## Diabetes mellitus

Die insulinvermittelte Glukoseverwertungsstörung im Skelettmuskel mag die Hauptrolle bei der Entstehung eines manifesten Diabetes spielen. Ursächlich kommen hierfür eine verminderte Phosphorylierung des Insulinrezeptors und eine Hemmung der Glykogensynthese in Frage.

Über Mechanismen, die kaum bekannt sind, nimmt mit der Zeit die glukosestimulierte Insulinsekretion ab, so daß die Insulinresistenz nicht mehr durch eine Hypersekretion kompensiert werden kann (Abb. 7.7). Nicht nur die Menge des sezernierten Insulin nimmt ab, sondern insbesondere die frühe Insulinantwort auf einen Stimulationsreiz. Es entsteht somit ein relativer Insulinmangel und letztlich eine Hyperglykämie (Kap. 7.2.2).

## Hypertonie

Mechanismen, die zum Bluthochdruck führen, hängen nach dem derzeitigen Verständnis u. a. mit der Insulinresistenz und Hyperinsulinämie zusammen (s. Kap. 7.5.2). Insu-

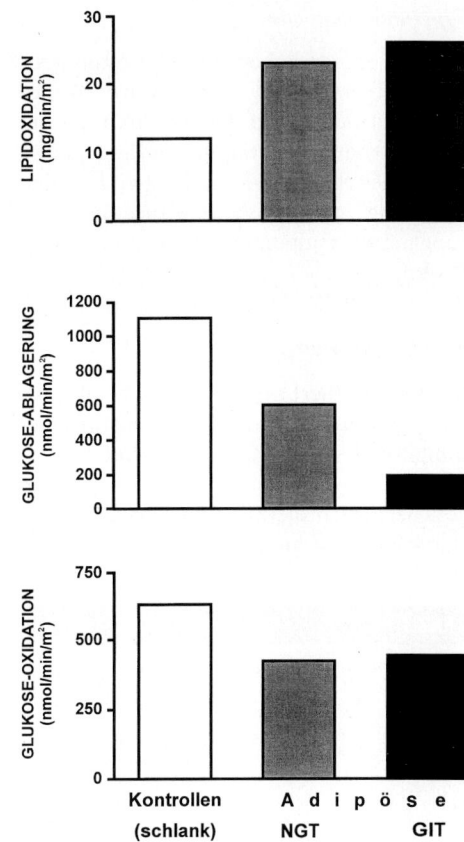

**Abb. 7.3.** Lipidoxidation, Glukoseoxidation und Glukoseablagerung (Glykogenspeicherung) während eines euglykämischen Glukose-Clamp bei Schlanken sowie Adipösen mit und/ohne Glukoseintoleranz. *GIT* Glukoseintoleranz, *NGT* normale Glukosetoleranz. (Nach Felber 1992)

lin hemmt die renale Natriumreabsorption, was zur Volumenexpansion und konsekutiv zur Anhebung des Blutdrucks führt. Insulin stimuliert aber auch das sympathische Nervensystem und erhöht über Beeinflussung des intrazellulären Kalziums den Gefäßtonus (peripherer Widerstand). Schließlich stimuliert Insulin als Wachstumsfaktor die Proliferation von glatten Muskelzellen mit Einengung der Gefäßquerschnitts. Die genannten Mechanismen sind hinsichtlich ihrer klinischen Bedeutung umstritten.

*Hyperandrogenämie*

Adipöse Frauen haben oft hohe Androgenspiegel (vorwiegend Testosteron). Insulin stimuliert die Androgenproduktion bei Frauen. Androgene stimulieren die Lipolyse im Fettgewebe indirekt und bewirken eine Änderung der Muskelfaserzusammensetzung hin zu insulinunempfindlichen Typ-IIb Fasern.

*Hämostasestörung*

Insulin korreliert positiv mit dem Fibrinogenspiegel und dem Plasminogenaktivator-Inhibitor (PAI). Die Beziehung dieser Parameter zur Insulinresistenz ist nur teilweise gesichert, auch die zugrundeliegenden Mechanismen sind nur partiell bekannt.

> **FAZIT**
> - Das Metabolische Syndrom (MTS) ist eng mit der Adipositas vergesellschaftet; ein MTS ohne Adipositas ist selten.
> - Dem MTS liegt eine Insulinresistenz zugrunde.
> - Ursache der Insulinresistenz sind genetische Faktoren sowie Faktoren des Lebensstils.
> - Das MTS besteht aus einem Cluster von Krankheiten: Diabetes Typ 2, Dyslipidämie, Hypertonie, Hyperandrogenämie und Störungen der Hämostase.
> - Da sämtliche Krankheiten des MTS kardiovaskuläre Risikofaktoren darstellen, ist die atherogene Potenz erheblich.

## 7.2 Diabetes mellitus

Von allen mit der Adipositas assoziierten Krankheiten ist der Zusammenhang mit dem Diabetes am eklatantesten. Dies trifft nur für den Typ-2-Diabetes zu, nicht für den Typ 1 (Insulinmangel). Die Beziehung zwischen Körpergewicht und Typ-2-Diabetes sind hinsichtlich Prävalenz, Genese und Therapie so eng, daß man feststellen kann: das Schicksal eines Typ-2-Diabetikers hängt im wesentlichen mit seinem Gewicht zusammen (Müller-Wieland et al. 1990)

### 7.2.1
### Prävalenz und Inzidenz bei Adipositas

*Glukoseintoleranz*

Seit Anfang des Jahrhunderts ist klar, daß nach einer oralen oder intravenösen Glukosebelastung bei Adipösen erhöhte Blutglukosespiegel gemessen werden. Je nach Alter, Ausmaß der Adipositas und der Fettverteilung liegt eine Glukoseintoleranz bei 20–80% dieser Personen vor (Gries et al. 1976). An 528 Probanden mit unterschiedlichem Gewicht zeigten Haupt et al. (1981), daß Übergewichtige und Adipöse eine verminderte Glukosetoleranz aufweisen. Die verminderte Glukoseverwertung ist mit deutlich erhöhten Plasmainsulinkonzentrationen vergesellschaftet. Die Insulinsekretion setzt nach Glukosebelastung verzögert ein, weist später aber einen überschießenden Anstieg und Gipfel sowie einen verzögerten Abfall auf. Patienten mit einer Glukoseintoleranz werden häufiger diabetisch als solche ohne diese Störung. Die Wahrscheinlichkeit liegt bei ihnen 6- bis 8mal höher als bei Gesunden (Sasaki et al. 1982; Felber 1992).

> Keine Krankheit ist mit der Adipositas so eng vergesellschaftet wie der Diabetes.

*Diabetes mellitus*

In Deutschland gibt es ca. 4 Millionen Typ-2-Diabetiker, etwa 80% von ihnen sind adipös (Mehnert 1984a, b). Jeder 2. Mann und jede 3.

Frau über 50 Jahre muß im Laufe des Lebens mit der Manifestation eines Diabetes mellitus rechnen, falls eine Adipositas besteht (Gries et al. 1976). Nach Daten aus dem ehemaligen Diabetesregister in Ostdeutschland hat sich die Zahl der Diabetiker zwischen 1960 und 1987 versechsfacht (Michaelis u. Jutzi 1991). Die wichtigste Ursache hierfür ist wahrscheinlich die Gewichtszunahme im gleichen Zeitraum (Abschn. 4.1) Die Häufigkeit des Diabetes mellitus verdoppelt sich ab einem BMI >30 kg/m² im Vergleich zu Übergewichtigen und verzehnfacht sich verglichen mit Normalgewichtigen (Abb. 4.6).

Noch deutlicher als bei der Prävalenz zeigt sich der Zusammenhang zwischen Körpergewicht und Diabetes bei der Inzidenz. Bei 114 281 US-amerikanischen Frauen in der NURSES' HEALTH STUDY im Alter von 30 bis 55 Jahren trat innerhalb von 14 Jahren bei Präadipösen (BMI 25–30 kg/m²) etwa 15mal häufiger ein Diabetes auf als bei schlanken Personen; bei Adipösen mit Grad II und III (BMI >35 kg/m²) war das relative Risiko, in dieser Zeit manifest diabetisch zu werden, sogar 90fach erhöht (Colditz et al. 1995; Abb. 7.4).

## 7.2.2
## Mechanismen des adipositas-assoziierten Diabetes

### Fettverteilung

Bereits 1947 hatte der Franzose Vague die Beobachtung gemacht, daß Personen mit stammbetonter Adipositas häufiger an einem Diabetes erkranken als solche mit peripherer Fettverteilung (Vague 1947). Diese für das heutige Verständnis der Adipositas so grundlegende Erkenntnis wurde erst Anfang der 80er Jahre von amerikanischen und schwedischen Arbeitsgruppen „wiederentdeckt".

Insbesondere die Arbeitsgruppe von Kissebah in Milwaukee hat die Bedeutung der Fettverteilung für die Insulinsensitivität und die Hyperinsulinämie detailliert in mehreren Studien untersucht (Peiris et al. 1986, 1988). Insulin- sowie C-Peptidkonzentrationen waren bei abdominal Adipösen nüchtern sowie nach oraler Glukosebelastung deutlich höher als bei peripher Adipösen (Abb. 7.5 oben). Das traf nicht nur für das peripher-venöse sondern auch das portal-

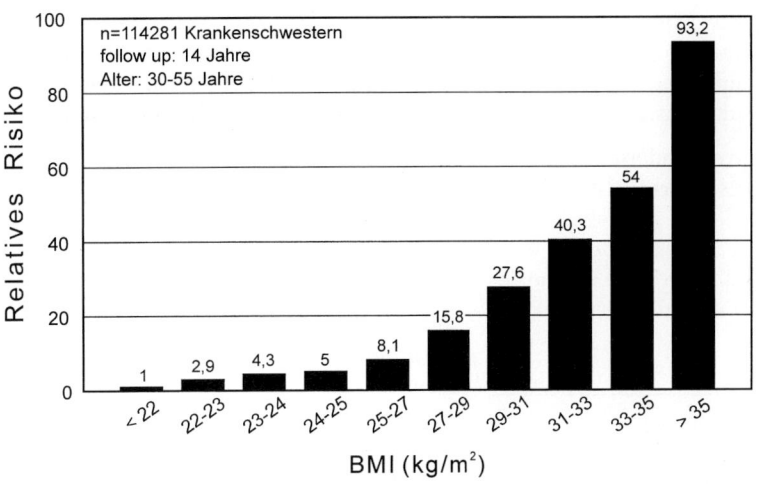

**Abb. 7.4.** Risiko für Neuerkrankungsrate hinsichtlich eines Diabetes mellitus in der NURSES' HEALTH STUDY in Abhängigkeit vom Körpergewicht innerhalb von 14 Jahren. (Colditz et al. 1995)

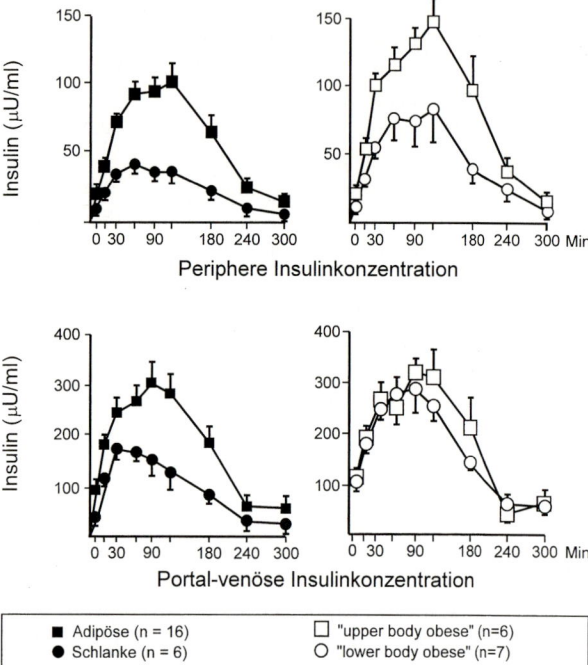

**Abb. 7.5.** Insulinkonzentration im peripheren (oben) und im portal-venösen Blut nach oraler Glukosebelastung bei Normalgewichtigen sowie Adipösen mit abdominaler („upper body obese") und peripherer Adipositas („lower body obese"). (Nach Peiris et al. 1986)

venöse Blut zu (Abb. 7.5 unten). Die ubiquitär präsente Hyperinsulinämie bei abdominaler Fettverteilung ging mit einer gesteigerter (hepatischen) Glukoseproduktion und einer verminderten (muskulären) Glukoseutilisation einher (Abb. 7.6). Die Arbeitsgruppe kam daher zu dem Schluß, daß eine abdominale („upper body obese") Adipositas zu einer Insulinresistenz

- in der Leber mit verminderter Insulinextraktion und gesteigerter Glukoseproduktion und
- im Skelettmuskel zu verminderter Insulinsensitivität und reduzierter maximaler Insulinwirkung hinsichtlich der Glukoseverwertung führt.

> ! Die Adipositas, insbesondere die abdominale Form, geht häufig mit einer Insulinresistenz hinsichtlich der Glukoseproduktion und Glukoseverwertung einher.

### Insulinresistenz und Insulinsekretion

Heutzutage sind sich nahezu alle Stoffwechselexperten einig, daß das Bindeglied zwischen Adipositas und Diabetes mellitus vorwiegend in der Insulinresistenz zu sehen ist; bereits 1962 hatten Rabinowitz u. Zierler an Unterarmen von Adipösen eine verminderte insulinstimulierte Glukoseaufnahme festgestellt (Rabinowitz u. Zierler 1962). Die Insulinresistenz betrifft sowohl die Glukoseproduktion als auch die Glukoseverwertung (Abb. 7.7).

Doch nicht nur die Insulinwirkung ist bei Adipösen häufig gestört, sondern auch die Insulinsekretion. Adipöse weisen oft eine verminderte Insulinsekretion auf einen Glukosereiz hin auf, wobei vor allem die frühe Phase der Insulinsekretion betroffen ist. (Polonsky et al. 1996). Je deutlicher eine inadäquate Insulinsekretion auftritt, desto insuffizienter kann die Insulinresistenz kompensiert werden.

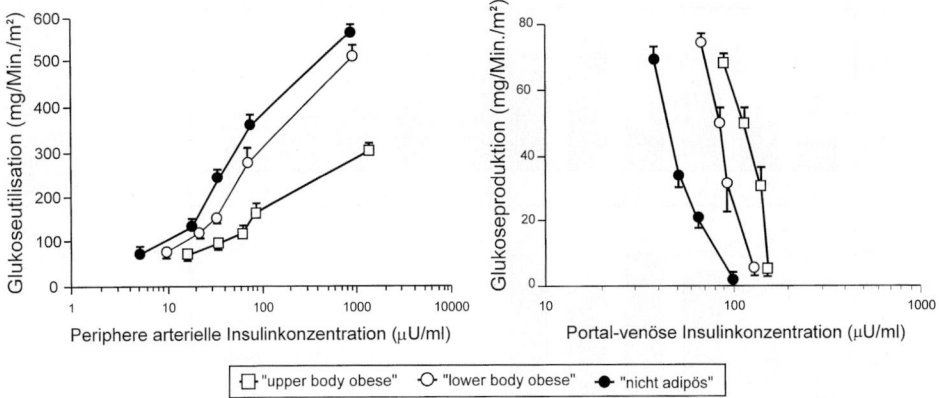

**Abb. 7.6.** Glukoseproduktion (*links*) und Glukoseutilisation (*rechts*) während eines Glukose-Clamps mit unterschiedlichen Insulinkonzentrationen bei Normalgewichtigen sowie Adipösen mit abdominaler und peripherer Adipositas. (Aus Peiris et al. 1986)

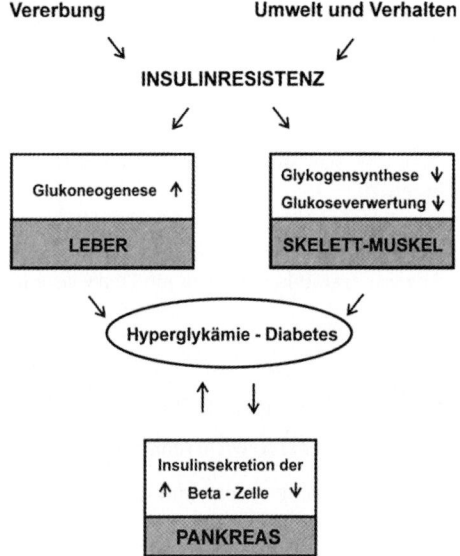

**Abb. 7.7.** Erklärung des Typ-2-Diabetes durch Insulinresistenz, erhöhte hepatische Glukoneogenese und verminderte muskuläre Glukoseverwertung. Neben der Insulinresistenz ist oft die Insulinsekretion gestört; zu Beginn der Erkrankung besteht oft eine Hypersekretion mit Hyperinsulinämie, später kann sich eine Hypoinsulinämie entwickeln

Eine Insulinresistenz entwickelt sich wahrscheinlich nur bei genetischer Prädisposition; die einzelnen Faktoren kennt man nur unzureichend (Abschn. 7.1.2). Mit zunehmendem Alter verstärkt sich die Insulinresistenz bei gleichzeitiger Abnahme der Insulinsekretion: der Diabetes wird manifest. Kommen ungünstige Umweltfaktoren wie fettreiche Kost, Bewegungsmangel, Streß und Drogen (Alkohol, Nikotin) hinzu, wird der Diabetes früher manifest.

### Von der Insulinresistenz zum manifesten Diabetes

Überzeugend wurde von Felber (1992) in einer Untersuchung an Personen mit unterschiedlicher Dauer der Adipositas der Übergang in einen Diabetes nachgewiesen (Abb. 7.8). Bis etwa zum 20. Jahr der Adipositasdauer nahm die Insulinkonzentration nüchtern und nach Glukosestimulation zu. Danach nahm sie ab und lag später sogar unter dem Altersdurchschnitt. Mit zunehmender Adipositasdauer entwickelte sich ein relativer und später auch ein absoluter Insulinmangel. Ein Insulinmangel geht dem Diabetes nicht voraus, sondern ist Folge der lange

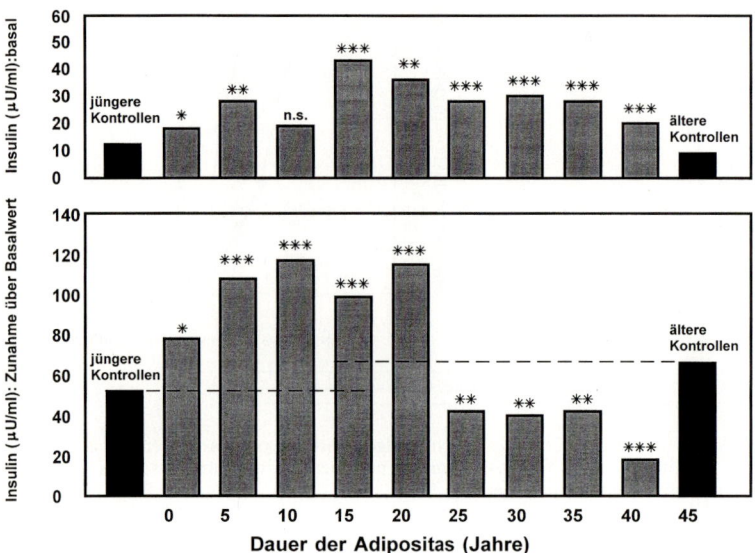

**Abb. 7.8.** Insulinkonzentration nüchtern (*oben*) und nach Glukosestimulation (*unten*) bei Adipösen in Abhängigkeit von der Dauer der Adipositas. Nach ca. 20 Jahren beobachtet man eine deutliche Abnahme der Insulinsekretion; die anfängliche Hyperinsulinämie geht in eine Hypoinsulinämie über. (Nach Felber 1992)

bestehenden Adipositas und/oder des Alters.

Bei adipösen Diabetikern bestehen 2 Störungen: Insulinresistenz und inadäquate Insulinsekretion.

Die klinische Bestätigung dieser pathophysiologischen Zusammenhänge wurde kürzlich von Martin et al. (1992) erbracht. Sie untersuchten 155 Personen (beide Eltern diabetisch) von 86 Familien mit Hilfe einer Glukosebelastung unter simultaner Bestimmung von Glukose sowie Insulin und errechneten Größen der Insulinsensitivität, der Glukoseverwertung sowie der frühen und späten Insulinsekretion. Bestanden sowohl eine verminderte Insulinsensitivität als auch eine eingeschränkte Glukoseverwertung, wurden innerhalb von 25 Jahren 76% der Probanden diabetisch; die Störungen bei der Glukoseverwertung und der Insulinwirkung gingen der Diabetesmanifestation 10 Jahre voraus. Lagen hingegen weder eine Glukoseverwertungsstörung noch eine Insulinresistenz vor, trat in keinem Fall ein Diabetes auf.

### 7.2.3
### Therapie

*Auswirkungen der Gewichtsänderung*

Von epidemiologischen und Kohortenstudien kennt man Auswirkungen einer Gewichtsänderung auf die Diabetesinzidenz und Diabetesmortalität. Wie bei vielen Fragen, stammen die verläßlichsten Angaben hierzu von der NURSES' HEALTH STUDY (Colditz et al. 1995). Frauen, die innerhalb von 14 Jahren ihr Gewicht um 5–8 kg erhöhten, erhöhten gleichzeitig das Diabetesrisiko um das Doppelte (Abb. 7.9); diese Gewichtszunahme entspricht der auch bei uns üblichen (ca. 20 kg vom 20. bis 60. Lebensjahr).

| * adjustiert für Alter und BMI ; n = 114281 | | Personen-Jahre | Relatives Risiko* |
|---|---|---|---|
| Gewichtsabnahme | > 20,0 kg | 5 921 | 0,13 |
| | 11,0 - 19,9 kg | 22 493 | 0,23 |
| | 5,0 - 10,9 kg | 73 645 | 0,54 |
| Gewichtskonstanz | -4,9 - +4,9 kg | 464 001 | 1,0 |
| Gewichtszunahme | 5,0 - 7,9 kg | 192 123 | 1,9 |
| | 8,0 - 10,9 kg | 132 630 | 2,7 |
| | 11,0 - 19,9 kg | 211 126 | 5,5 |
| | > 20,0 kg | 93 840 | 12,3 |

**Abb. 7.9.** Änderung der Diabetesinzidenz innerhalb von 14 Jahren durch Gewichtsänderung in der NURSES' HEALTH STUDY bei 114.281 Frauen im Alter von 30–55 Jahren bei Einschluß in die Studie (Colditz et al. 1995). Gewichtszunahmen erhöhen und Gewichtsabnahmen erniedrigen die Neuerkrankungsrate

Hatten sie jedoch >20 kg zugenommen, war das Risiko, diabetisch zu werden, gar 12,3fach erhöht. Nahm hingegen das Gewicht moderat um 5–11 kg ab, halbierte sich das Diabetesrisiko; wer >20 kg abnahm, konnte es sogar auf 1/8 reduzieren.

Durch Gewichtsreduktion kann man jedoch nicht nur das Diabetesrisiko mindern, sondern auch die Diabetesmortalität senken. In der CANCER PREVENTION STUDY I wurde durch eine moderate Gewichtsabnahme um bis zu 9,1 kg eine Abnahme der Sterblichkeit von 30–40% beobachtet (Williamson et al. 1995; Abschn. 4.2). Lean reduzierte bei 263 Typ-2-Diabetikern mit einem mittleren Alter von 65 Jahren das Gewicht. Die Lebenserwartung nahm um so mehr zu, je ausgiebiger das Gewicht reduziert wurde (Abb. 7.10). 1 kg Gewichtsabnahme verlängerte das Leben um 3–4 Monate.

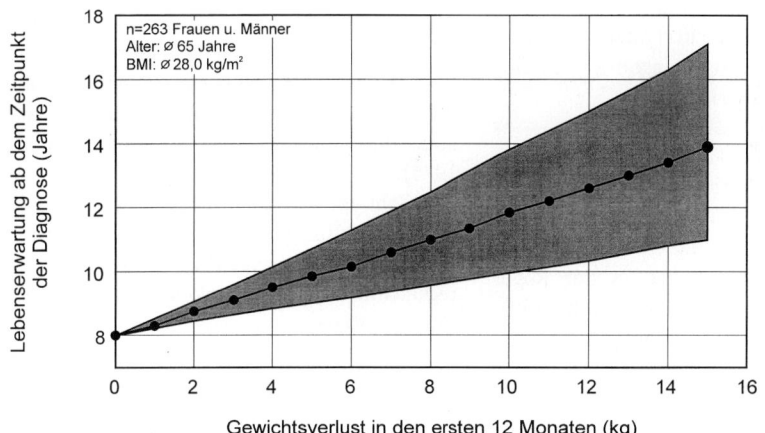

**Abb. 7.10.** Zunahme der Lebenserwartung durch Gewichtsabnahme bei adipösen Typ-2 Diabetikern mit einem durchschnittlichen Alter von 65 Jahren bei Einschluß in die Studie. Die Lebenserwartung (verglichen mit einer zu erwartenden Überlebenszeit bei Gewichtskonstanz von 8 Jahren) wurde mit der Gewichtsreduktion im ersten Behandlungsjahr in Beziehung gesetzt. (Lean et al. 1990)

## Reduktionskost

### Harnzucker, Blutzucker und $HbA_1$

Nahezu alle Patienten zeigen unter Reduktionskost einen Abfall dieser Parameter. Besonders bei insulinspritzenden Patienten ist eklatant, daß die Blutzuckerspiegel fallen und die Insulindosis reduziert werden muß. Capani et al. (1992) werteten 24 Studien aus und stellten fest, daß bei 87% der Patienten eine Verbesserung des Blutzuckerspiegels auftrat. Das Ausmaß der Blutzuckersenkung hängt vom Ausmaß der Hyperglykämie und der Gewichtsreduktion ab. Bezüglich der Korrelationen von Gewichtsreduktion und Blutzuckersenkung wurden Korrelationskoeffizienten zwischen 0,5 und 0,97 gefunden.

Wing et al. (1994), die sich in vielen Verlaufsbeobachtungen mit diesem Problem sowohl unter akuter Gewichtsreduktion als auch unter Gewichtskonstanz nach Gewichtsabnahme beschäftigten, kamen zu dem Schluß, daß in erster Linie das Energiedefizit entscheidend für die Senkung des Blutzuckers ist. Alter, Geschlecht, Dauer des Diabetes, Zusammensetzung der Reduktionskost und Lipide scheinen keine Determinanten der Blutzuckersenkung zu sein (Capani et al. 1992). Ähnlich wie der Blutzuckerspiegel verhält sich das $HbA_1$ (Henry et al. 1986). Die Blutzuckerkonzentrationen sind auch unter Glukosebelastung nach Gewichtsreduktion niedriger.

### Plasmainsulin und C-Peptid

Die Plasmakonzentration von Insulin nimmt sowohl beim Fasten als auch unter Reduktionskost ab; diese Adaptation ist bei Diabetikern und Nichtdiabetikern in der Regel feststellbar (Wirth et al. 1987; Weck 1989). Der Abfall ist bei Männern deutlicher ausgeprägt als bei Frauen und setzt sich in der Phase der Gewichtskonstanz nach Gewichtsreduktion fort (Wing u. Jeffery 1995). Weck (Weck u. Hanefeld 1995) fand, daß das Plasmainsulin bei nichtinsulinabhängigen Diabetikern mit einer Hyperinsulinämie deutlicher (– 40%) gesenkt wird als bei solchen mit einer Normoinsulinämie. Da C-Peptid weniger reduziert wird als Insulin, ist der Abfall des Insulins nicht nur auf eine verminderte Sekretion, sondern auch auf eine stimulierte Clearance zurückzuführen. Die Plasmainsulinkonzentration wird aber nicht in jedem Fall vermindert; das hängt vom Stadium des Krankheitsgeschehens ab.

### Insulinrezeptor

Das inverse Verhältnis von Plasmainsulin zu Insulinbindung zeigt sich auch unter einer Reduktionskost. Es wurde eine Zunahme der Insulinrezeptoren und/oder eine erhöhte Affinität der Insulinbindung nachgewiesen; die Ergebnisse sind nicht einheitlich. Auch der wichtigste Schritt der Rezeptoraktivierung, die Phosphorylierung der Rezeptorkinase, ist unter einer Reduktionskost gesteigert (Kahn u. White 1988).

### Insulinsensitivität

Bereits Anfang der 70er Jahre, als man die Mechanismen der Insulinresistenz bei der Adipositas und beim Diabetes intensiv zu studieren begann, zeigte sich, daß eine Reduktionskost vielfältige Auswirkungen auf die Insulinwirkung hat. Abfallende Insulinspiegel führen zu einer erhöhten Insulinbindungskapazität an allen insulinsensitiven Körperzellen; betroffen sind davon sowohl die Rezeptorenanzahl („up regulation") als auch die Bindungskapazität (Archer et al. 1975).

Wichtiger als Veränderungen an der Rezeptorbindung sind solche „hinter" dem Rezeptor (Postrezeptoreffekt). Nach Gewichtsreduktion sind der Glukosetransport und die Glukoseoxidation in isolierten Zellen gesteigert (Henry et al. 1986). Mit der zunehmenden Verbreitung der Glukose-Clamp-Technik wurde wiederholt nachgewiesen, daß die periphere Glukoseaufnahme unter einer hypokalorischen Kost steigt. Henry et al. (1986) reduzierten bei 8 Adipösen mit insulinpflichtigem Diabetes das Gewicht mit einer VLCD um 17 kg. Der Blutzucker sank um 55%, das HbA$_1$ um 37%. Die periphere Glukoseaufnahme verbesserte sich beim euglykämischen Clamp mit unterschiedlichen Insulinkonzentrationen um 135–165% (Abb. 7.11). Eine Reduktionskost ist erwiesenermaßen die effektivste Maßnahme zur Beseitigung der Insulinresistenz.

*Glukoseproduktion*
Eine Hyperglykämie bei Typ-2-Diabetikern ist nicht nur durch eine gestörte periphere Glukoseaufnahme, sondern auch durch eine gesteigerte hepatische Glukosebildung bedingt (s. oben). Eine Reduktionskost, noch ausgeprägter totales Fasten, reduziert die Glukoseproduktion in der Leber. Eine Gewichtsreduktion von 17 kg war mit einer Abnahme von 37% nüchtern und unter Insulininfusion von 80% verbunden (Abb. 7.12; Henry et al. 1986).

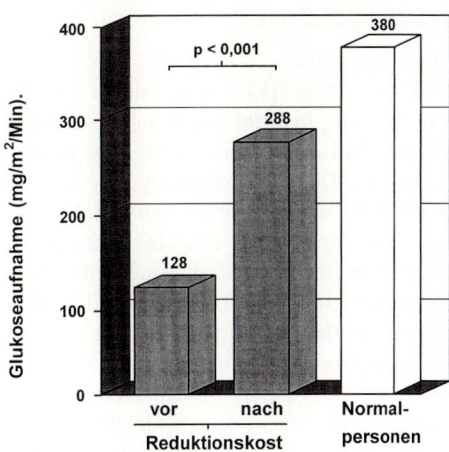

**Abb. 7.11.** Insulinsensitivität hinsichtlich der peripheren Glukoseaufnahme (euglykämischer Clamp) bei adipösen Patienten mit nichtinsulinabhängigem Diabetes mellitus vor und nach Gewichtsabnahme. (Nach Henry et al. 1986)

> **!** Eine Reduktionskost verbessert alle Parameter des Kohlenhydratstoffwechsels; der Diabetes verschwindet nach Gewichtsnormalisierung bei 2 von 3 Diabetikern.

*Insulin- und Antidiabetikabedarf*
Der Insulinbedarf sinkt sowohl bei Typ-1- als auch bei Typ-2-Diabetikern unter Gewichtsreduktion. Mehnert (1984a) unterzog 20 Diabetiker (14 Frauen und 6 Männer) im Alter von 38–69 Jahren mit unterschiedlicher Therapie innerhalb eines Jahres einer Gewichtsreduktion. 2 Patienten unter einer Monotherapie mit Sulfonylharnstoffen und 5 von 8 unter einer Kombination von Sulfonylharnstoffen und Biguaniden konnten anschließend ausschließlich mit Diät behandelt werden. Von den 10 insulinspritzenden Patienten benötigten 2 weniger Insulin, 6 konnten auf eine orale Therapie umgestellt werden und bei 2 genügte eine Diät.

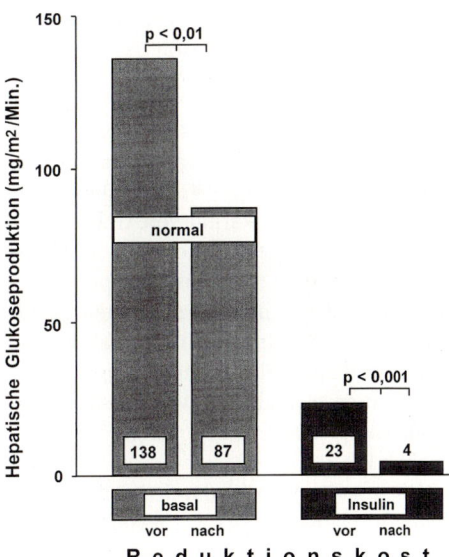

**Abb. 7.12.** Hepatische Glukoseproduktion nüchtern und unter euglykämischem Glukose-Clamp bei adipösen nichtinsulinabhängigen Diabetikern vor und nach Gewichtsabnahme. (Nach Henry et al. 1986)

## Bewegungstherapie

### Plasmainsulin

Björntorp et al. (1970) waren die ersten, die eine trainingsbedingte Senkung des Insulinspiegels bei Adipösen um ca. 50% zeigten (Abb. 7.13) Diese Beobachtung erregte schon damals Aufsehen, da man hinter hohen Insulinkonzentrationen eine Insulinresistenz vermutete. In der Folgezeit eruierte man Mechanismen, die die Verminderung der Insulinspiegel erklären. Zunächst wurde im Tierversuch gezeigt, daß Insulin im trainierten Zustand sowohl Folge einer verminderten pankreatischen Sekretion als auch einer gesteigerten peripheren Clearance ist (Wirth et al. 1980b); für die verminderte Clearance wiederum ist vorwiegend die Leber verantwortlich, die bei Normalpersonen ca. 50% des sezernierten Insulins extrahiert und degradiert (Wirth et al. 1982). Die trainingsinduzierte periphere Hypoinsulinämie ist sowohl durch eine verminderte Sekretion auch durch eine beschleunigte Clearance zu erklären (Wirth et al. 1981b).

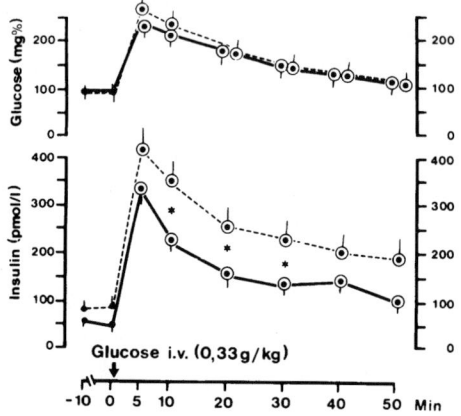

**Abb. 7.13.** Glukose (*oben*) und Insulin (*unten*) bei intravenöser Glukosebelastung vor (*gestrichelt*) und nach (*durchgezogen*) körperlichem Training ohne Gewichtsreduktion. (Wirth 1987a)

### Glukosetransport und Glukosetoleranz

Dela und Mitarbeiter (1994) wiesen als erste nach, daß durch ein Ausdauertraining Glukosetransporter (GLUT-4) stimuliert werden. Durch Translokation von GLUT-4 von intrazellulär in die Zellmembran wird der insulinvermittelte Glukosetransport beschleunigt. Sie trainierten 9 Wochen Typ-2-Diabetiker und fanden eine Zunahme von GLUT-4 als auch GLUT-4 mRNS um ca. 25%; der Anstieg war ähnlich wie bei Nichtdiabetikern gleichen oder jüngeren Alters (Abb. 7.15).

Diese kann sowohl durch Ausdauer- als auch durch Kraftsport verbessert werden; bei Adipösen ist die Wirkung nach einem Training unter oraler Glukosezufuhr gering (Björntorp et al. 1970). Deutlicher wird ein Trainingseffekt sichtbar, wenn eine intravenöse Belastung durchgeführt wird. Das hängt damit zusammen, daß bei intravenöser Applikation die Skelettmuskulatur einen größeren Prozentsatz an Glukose aufnimmt. Bei Adipösen ist die Insulinresistenz hauptsächlich in der Muskulatur lokalisiert; auch die Trainingseffekte manifestieren sich ebenfalls vorwiegend hier (Wirth 1987a).

### Insulinsensitivität

Da durch Training die Plasmainsulinspiegel sinken und die Bindung von Insulin an Körperzellen zunimmt, ist von einer verbesserten Insulinwirkung auszugehen. Dies konnten Koivisto u. DeFronzo (1986) bei Adipösen nach einem 6wöchigen Training (ohne Gewichtsabnahme) feststellen, indem sie sowohl einen euglykämischen als auch einen hyperglykämischen Glukose-Clamp durchführten. Die Glukoseaufnahme pro sezernierter Insulineinheit (Sensitivität) stieg um 38%; auch die Fähigkeit des Insulins, die hepatische Glukoseproduktion zu reduzieren, nahm zu. Einen ähnlichen Trainingseffekt erreicht man auch bei insulinabhängigen und nichtinsulinabhängigen Diabetikern (Abb. 7.14).

### Prävention des Diabetes

Die günstigen Auswirkungen auf den Insulinspiegel, die Glukosetoleranz und die Insu-

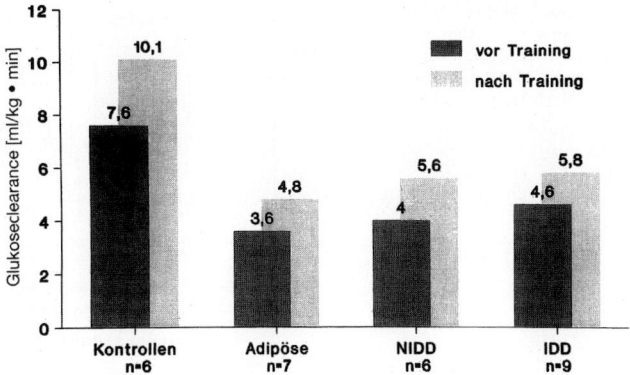

**Abb. 7.14.** Glukoseaufnahme vor und nach einem 6wöchigen Training bei Normalpersonen, Adipösen, nichtinsulinabhängigen (NIDD) und insulinabhängigen (IDD) Diabetikern. (Nach Koivisto et al. 1986)

linsensitivität lassen vermuten, daß regelmäßige Muskelarbeit einen protektiven Effekt auf die Entstehung des Diabetes hat. Inzwischen wurde das in mehreren Studien nachgewiesen. Eine Untersuchung an 5.990 Universitätsabsolventen mit 14jähriger Beobachtung ergab eine deutliche Senkung der Neuerkrankungsrate bei körperlich Aktiven (Helmrich 1991; Abb. 7.16). Dieser Effekt war unabhängig vom Körpergewicht, der familiären Disposition, dem Blutdruck und dem Alter nachweisbar. Ein Energieverbrauch von 1.000 kcal/Woche reduzierte die Diabetesinzidenz um 15%, bei sportlich sehr Aktiven wurde das Risiko sogar um 50% gesenkt.

*Behandlung des manifesten Diabetes*
Da eine Bewegungstherapie ähnliche – wenn auch quantitativ geringere – Auswirkungen auf den Kohlenhydratstoffwechsel wie eine Reduktionskost hat, sollte sie integrativer Bestandteil der Therapie bei jedem Diabetiker sein, falls keine Kontraindikationen bestehen (Wirth 1994b). Durch ein 8wöchiges Training konnte bei 24 adipösen Typ-2-Diabetikern das $HbA_1$ signifikant gesenkt und

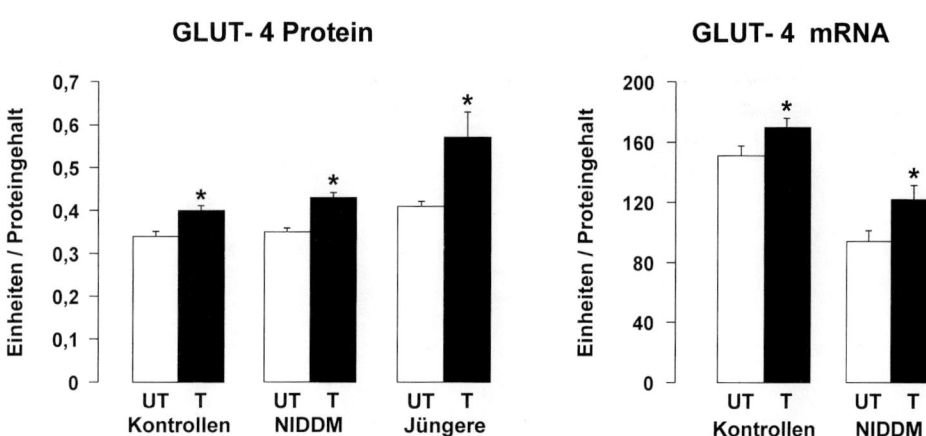

**Abb. 7.15.** Glukosetransporter im Plasma (GLUT4 Protein) und im M. vastus lateralis (GLUT4 mRNS) bei Typ-2-Diabetikern sowie jüngeren und älteren Normalpersonen vor und nach einem 9wöchigen Ausdauertraining von ca. 6–30 min pro Woche. (Aus Dela et al. 1994)

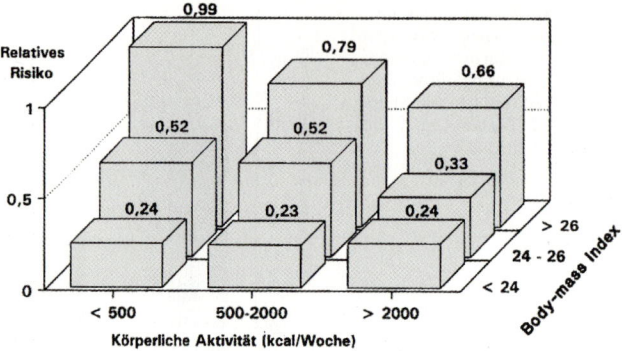

**Abb. 7.16.** Diabetesinzidenz in Abhängigkeit von der körperlichen Aktivität (Kalorienverbrauch pro Woche) und dem BMI. (Nach Helmrich 1991)

die Glukoseclearance um 46% verbessert werden (Abb. 7.17). Die Patienten nahmen nur geringgradig an Gewicht ab (–1,7 kg). Deutlicher nahm das computertomographisch ermittelte viszerale Fett ab (–48%); die Abnahme korrelierte eng mit der Glukoseclearance ($r = 0,84$). Diese und andere Studien zeigen, daß eine Bewegungstherapie integraler Bestandteil der Behandlung des Typ-2-Diabetikers, insbesondere des adipösen Typ-2-Diabetikers, sein sollte. Es ist daher unverständlich, daß in Deutschland – v. a. im Unterschied zu den USA und Schweden – die Bewegungstherapie auch von bekannten Diabetologen kaum erwähnt wird.

! An die hervorragenden Auswirkungen einer Bewegungstherapie bei Diabetikern wird häufig nicht gedacht.

### FAZIT

- Der Diabetes (Typ 2) ist die Begleitkrankheit, die am engsten mit der Adipositas verknüpft ist.
- Ursache hierfür ist eine Insulinresistenz und eine inadäquate Insulinsekretion, die insbesondere bei der abdominalen Adipositas vorliegen.

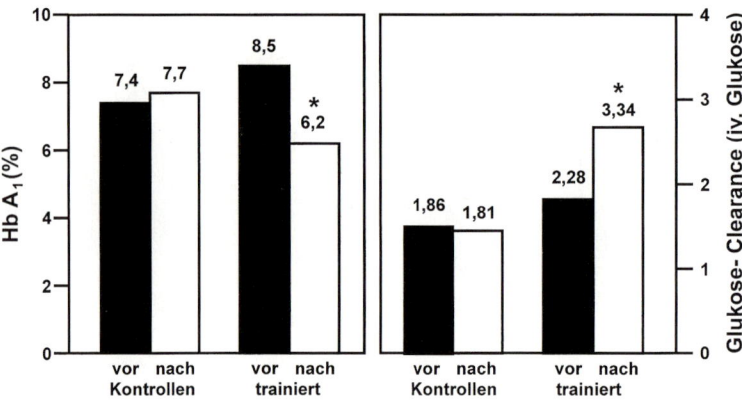

**Abb. 7.17.** Abnahme von $HbA_1$ und Zunahme der Glukoseclearance durch ein 8wöchiges Ausdauertraining bei 24 Typ-2-Diabetikern mit einem BMI von 30 kg/m². Das Gewicht nahm um 1,7 kg ab. (Aus Mourier et al. 1997)

- Die Insulinresistenz ist in der Regel vererbt, ein gesundheitsschädlicher Lebensstil läßt sie vorzeitig präsent werden.
- Beim Metabolischen Syndrom sind neben der Insulinresistenz klinische Auswirkungen feststellbar: Diabetes mellitus, Dyslipidämie, Hypertonie und Störung der Hämostase.
- Eine Gewichtsänderung ist eng mit der Diabetesinzidenz verknüpft: das gilt sowohl für eine Zu- als auch Abnahme des Gewichts.
- Durch Gewichtsnormalisierung bessern sich die Glukosespiegel bei allen Patienten, der Diabetes verschwindet bei 2 von 3 Patienten.
- Eine Gewichtsabnahme senkt die Diabetesmortalität.
- Eine Reduktionskost vermindert die Insulinresistenz; die Folge davon ist eine Senkung des Blutzuckers, des $HbA_1$ und des Insulins.
- Ähnlich wie eine Reduktionskost verbessert auch körperliches Training die Insulinwirkung mit Senkung des Blutzuckers.
- Eine Kombinationstherapie aus Reduktionskost plus Bewegungstherapie ist die effektivste Behandlung und sollte nach Möglichkeit bei jedem Diabetiker praktiziert werden.

## 7.3 Fettstoffwechselstörungen

Die Beziehung zwischen Körpergewicht und einzelnen Parametern des Lipidstoffwechsels ist nicht so evident wie beim Diabetes bzw. der Hypertonie und wurde in der Vergangenheit oft kontrovers diskutiert. Mehrere Gründe tragen zur erschwerten Beurteilung von Lipidparametern bei:

- Fettstoffwechselstörungen sind v. a. bei der abdominalen Adipositasform anzutreffen, bei peripherer Fettakkumulation sind sie seltener.
- Das klinische Interesse galt vor einigen Jahren v. a. dem Gesamt- und LDL-Cholesterin. Bei der Adipositas sind jedoch v. a. das HDL-Cholesterin und die Triglyzeride verändert. Erst seitdem wiederholt nachgewiesen wurde, daß eine Konstellation mit hohen Triglyzeriden und niedrigem HDL-Cholesterin ein potenter atherogener Faktor ist (Assmann u. Schulte 1992; Manninen et al. 1992), erfuhren die Fettstoffwechselstörungen bei Adipositas vermehrte Aufmerksamkeit. Diese Konstellation ist zudem charakteristisch für die Insulinresistenz und das Metabolische Syndrom (Müller-Wieland u. Krone 1995).

### 7.3.1
**Epidemiologische Untersuchungen**

In allen großen Surveys wird ein Zusammenhang zwischen Lipidparametern und dem Körpergewicht gefunden.

Differenziert wurden die Lipide in der PROCAM-Studie (Assmann u. Schulte 1992) untersucht. Die Daten wurden an über 20.000 männlichen und weiblichen Betriebsangehörigen im Alter von 20–59 Jahren gewonnen.

Alle Lipide waren deutlich vom BMI abhängig (Abb. 4.6). Gesamt- und LDL-Cholesterin waren mäßiggradig vom BMI abhängig. Hinsichtlich der Triglyzeride und dem HDL-Cholesterin war jedoch eine enge Beziehung zum Körpergewicht vorhanden (Abb. 7.18). Die Triglyzeride lagen bei Adipösen (BMI >30 kg/m$^2$) um ca. 30 mg % höher als bei Normalgewichtigen (BMI <25 kg/m$^2$). Eine Hypertriglyzeridämie (TG >200 mg %) war insbesondere bei jüngeren adipösen Frauen (20–49 Jahre) 6mal so häufig wie bei normalgewichtigen Gleichaltrigen; bei Männern war der Adipositaseffekt etwa 4fach ausgeprägt.

Hinsichtlich des HDL-Cholesterins war bei Männern eine Erniedrigung (HDL-Choleste-

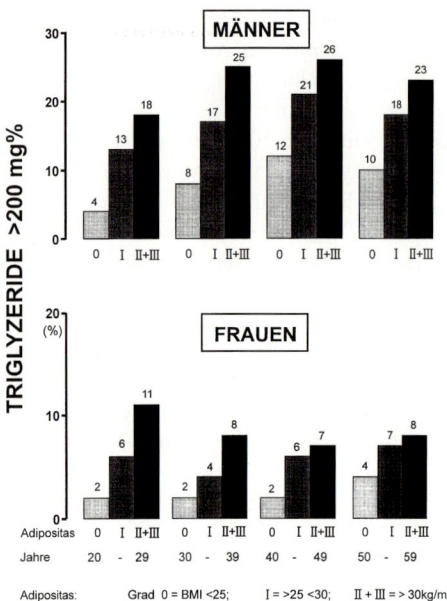

**Abb. 7.18.** Häufigkeit der Hypertriglyzeridämie (>200 mg %) bei Frauen und Männern mit unterschiedlichem Körpergewicht. Adipositasgrad 0: BMI <25, I: BMI 25–30, II + III: BMI >30 kg/m². (Nach Assmann u. Schulte 1992)

mit geringer Dichte sowie hohem Triglyzeridgehalt (60–70%) und wenig Cholesterin (ca. 10%) sowie Proteinen (ca. 10%). Zur Erinnerung: Triglyzeride gelangen ins Plasma entweder über die Lymphe in Form von Chylomikronen (exogen) oder aus der Leber als VLD-Lipoproteine (endogen); die Regulation dieser Lipoproteine ist verschieden. Bei der Adipositas ist die Sekretion von VLD-Lipoproteinen gesteigert und deren Abbau reduziert (Robertson et al. 1973; Krone et al. 1993). Erklärt wird die erhöhte VLDL-Produktion v. a. durch ein vermehrtes Substratangebot von freien Fettsäuren und Glukose in der Portalvene sowie eine gesteigerte Fettsäuresynthese (s. 6.2.1).

> ! Eine abdominale Adipositas geht häufig mit erhöhten Triglyzeridwerten und niedrigem HDL-Cholesterin einher.

rin <35 mg %) etwa 3mal häufiger als bei Frauen. Ein erniedrigtes HDL-Cholesterin trat bei Adipösen ca. 3mal häufiger als bei Normalgewichtigen auf; der Adipositaseffekt war weitgehend unabhängig vom Alter (Abb. 7.19).

Zu ähnlichen Ergebnissen kam man in der GÖTTINGEN RISK, INCIDENCE AND PREVALENCE STUDY (GRIPS) an 5.790 Männern, wenngleich die Prävalenzdaten mit dem BMI weniger deutlich korreliert waren (Cremer et al. 1997).

## 7.3.2
### Lipide, Lipoproteine und Apolipoproteine

*Triglyzeride und VLD-Lipoproteine*

Die erhöhten Triglyzeride bei Adipösen erklären sich durch erhöhte VLD-Lipoproteine („very low density"). Es handelt sich dabei, wie der Name vermuten läßt, um Partikel

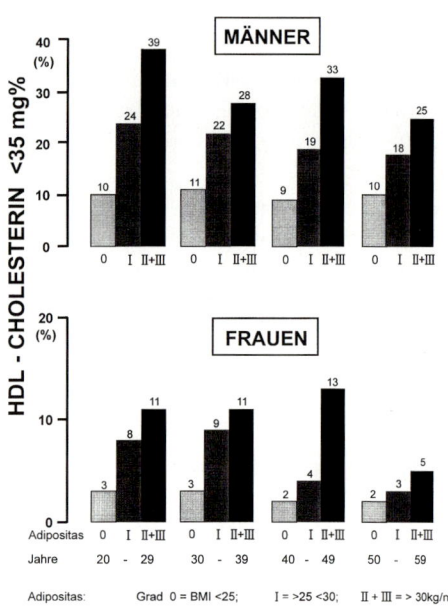

**Abb. 7.19.** Häufigkeit von erniedrigtem HDL-Cholesterin (<35 mg %) bei Männern und Frauen mit unterschiedlichem Körpergewicht. (Nach Assmann u. Schulte 1992)

Vor knapp 50 Jahren hat bereits Vague (1947) festgestellt, daß eine männliche Fettverteilung mit erhöhten Triglyzeriden einhergeht, ein Befund, der Anfang der 80er Jahren von Kissebah et al. (1982) und Krotkiewski et al. (1983) bestätigt und seitdem differenzierter untersucht wurde (Després 1991). Bei einem Subkollektiv der FELS BODY COMPOSITION STUDY (Baumgartner et al. 1987) wurden Lipide und Lipoproteine in Beziehung zu Parametern der Fettverteilung gesetzt. Die Triglyzeride waren bei abdominaler Adipositas deutlich höher als bei peripherer (Abb. 7.20). Erhöhte Triglyzeride sind meist nur dann nachweisbar, wenn eine abdominale Fettverteilung mit einer Adipositas einhergeht; man nimmt daher einen sog. „permissive effect" des Körperfetts zur Entstehung einer Hypertriglyzeridämie an (Després 1991). Mechanismen für dieses Phänomen werden unten diskutiert (Abb. 7.21).

Bei der Insulinresistenz sind Morphologie und Komposition der VLDL verändert; sie sind größer, triglyzeridreicher und weisen Veränderungen der Apoproteine C und E auf. Diese werden jedoch zu einem geringeren Grad zu LD-Lipoproteinen katabolisiert und aus der Zirkulation entfernt (Howard 1987; Steinmetz u. Utermann 1988; Abb. 7.21).

### Chylomikronen

Nahrungslipide werden in der Dünndarmmukosa mit Apolipoproteinen komplex gebunden. Es entstehen Chylomikronen (TG-Gehalt >90%), die über die Lymphe und den Ductus thoracicus in das venöse Blut gelangen. Ihr Triglyzeridanteil wird durch die LPL abgespalten. Die Überreste („remnants") werden über einen membranständigen Rezeptor in die Leber aufgenommen. Chylomikronen und „Chylomikronen-Remnants" sind bei der Adipositas und Insulinresistenz vermehrt (Wechsler 1997).

### Cholesterin

Wie erwähnt, ist das Gesamtcholesterin bei Adipösen im Mittel nur geringfügig höher im Vergleich zu Normalgewichten oder Schlanken (Assmann u. Schulte 1992; Filipiak 1993). Die Hauptunterschiede zwischen Adipösen und Normalgewichtigen liegen weniger in der Konzentration, sondern in der Zusammensetzung der LD-Lipoproteine; bei deutlicher Insulinresistenz und Diabetes sind jedoch das Gesamtcholesterin und LDL-Cholesterin erhöht (Müller-Wieland u. Krone 1995).

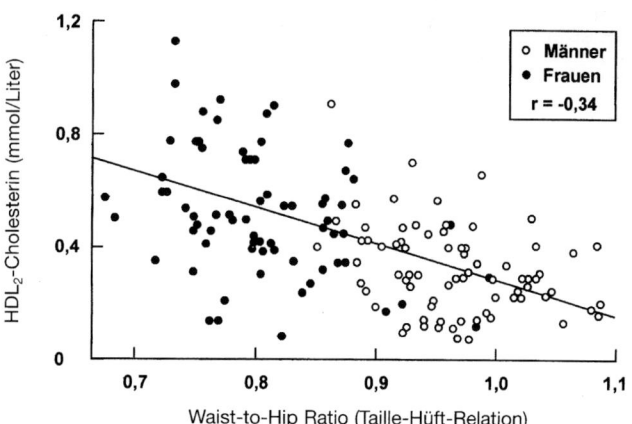

**Abb. 7.20.** Korrelation von $HDL_2$-Cholesterin mit der Taille-Hüft-Relation bei Männern und Frauen. (Nach Ostlund et al. 1990)

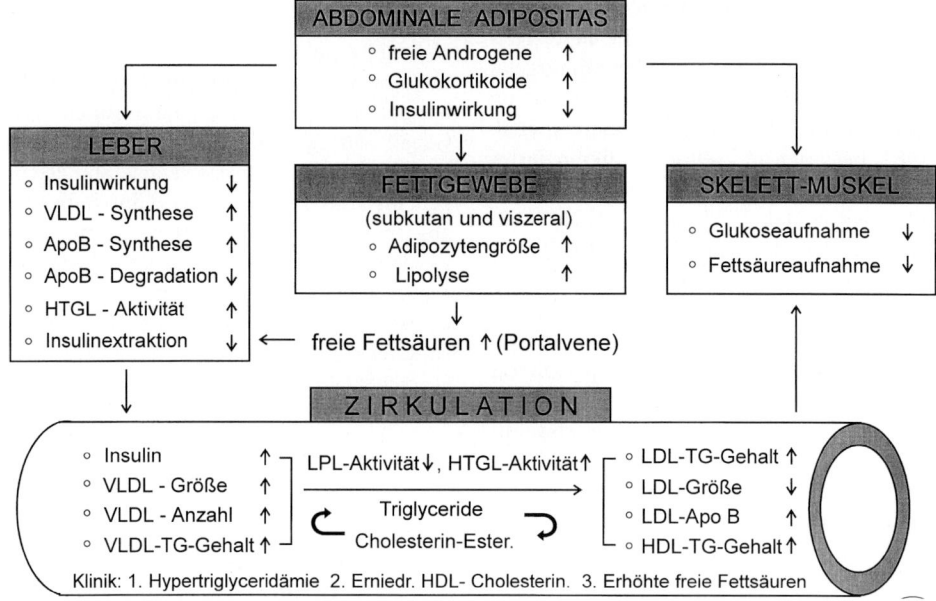

**Abb. 7.21.** Synopsis der Zusammenhänge zwischen abdominaler Adipositas und Fettstoffwechsel. Fettgewebe, Leber und Muskulatur sind im Intermediärstoffwechsel eng verknüpft und regulieren Lipide und Lipoproteine in der Zirkulation. Näheres s. Text. (Nach Després 1991; Després u. Marette 1994)

### Low-density-Lipoproteine (LDL)

Sie transportieren etwa drei Viertel des Cholesterins im Plasma und haben somit eine Schlüsselfunktion in der Regulation des Cholesterins. LDL entstehen aus VLDL über Intermediate-density-Lipoproteine (IDL) durch katabolische Prozesse, insbesondere durch die Lipoproteinlipase (LPL). 70% des LDL-Cholesterin wird via LDL-Rezeptoren durch die Leber aus dem Plasma entfernt, der Rest durch extrahepatische Parenchymzellen.

Bei Adipösen sind die Morphologie, Komposition und Funktion der LD-Lipoproteine verändert; dies läßt sich jedoch nur bei Insulinresistenz und bei abdominaler Fettverteilungsform nachweisen. Die Kompositionsänderung betrifft 3 Größen:

- Triglyzeridanreicherung: Harris Peeples et al. (1989) konnten zeigen, daß abdominal Adipöse LDL-Partikel mit verminderter Größe und erhöhter Dichte, sog. „dense LDL", aufweisen, eine Veränderung mit wahrscheinlich erhöhtem arteriosklerotischen Risiko. Die Änderung der Morphologie ist im wesentlichen durch einen erhöhten Triglyzeridgehalt bedingt. Triglyzeridreiche LDL-Partikel zeigen eine geringere Rezeptorbindung und werden somit verzögert abgebaut (Krone et al. 1993).
- Glykosylierung: Sie wird durch eine Hyperglykämie und somit vorwiegend bei manifestem Diabetes hervorgerufen. Glykosylierte LDL-Partikel werden ebenso wie triglyzeridreiche vermindert an LDL-Rezeptoren gebunden.
- Oxidierung: Oxidierte LDL werden bevorzugt von Makrophagen aufgenommen und in Form von „Schaumzellen" in atherosklerotischen „fatty streaks" und Plaques abgelagert.

Die Konstellation mit hohem Anteil an „small dense" LDL wird auch LDL-Phänotyp B genannt. Das KHK-Risiko ist bei diesem Subklassentyp einer LDL-Erhöhung 3,6fach nach Ergebnissen der QUEBEC CARDIOVASCULAR STUDY gesteigert (Lamrache et al. 1997).

### HDL-Cholesterin

Die High-density-Lipoproteine (HDL) repräsentieren eine heterogene Gruppe von Lipoproteinen, die sich in 2 wichtige Subgruppen, die $HDL_2$ und $HDL_3$, auftrennen lassen. Die Bedeutung der einzelnen HDL-Fraktionen für den Stoffwechsel ist noch unklar. HD-Lipoproteine werden z.T. in der Leber gebildet (naszierende HDL). Diese diskoidalen HDL-Präkursoren nehmen freies Cholesterin auf, das durch die LCAT verestert wird; so entstehen sphärische Partikel. Die Bildung von HDL ist mit dem enzymatischen Abbau von triglyzeridreichen Lipoproteinen verknüpft, insbesondere dem von VLDL (Assmann 1982). Die klinische Bedeutung der HDL besteht wahrscheinlich hinsichtlich des Cholesterinrücktransports. Darunter versteht man die Aufnahme von freiem Cholesterin aus nicht-hepatischen Zellen durch Vermittlung der LCAT und Abbau in der Leber als cholesterinbeladene und Apo-E-reiche Partikel ($HDL_E$).

Bei Adipösen findet man häufig niedrige HDL-Cholesterinkonzentrationen (Abb. 7.19). Zum Körpergewicht besteht eine relativ enge Korrelation; bei Frauen ist der Effekt ausgeprägter als bei Männern (Assmann u. Schulte 1992). HDL-Cholesterin ist eng mit dem Plasmainsulin und der Blutglukose nach Glukosebelastung korreliert (r = – 0,68 bzw. – 0,60; Cominacini et al. 1988).

! Typisch für die Adipositas ist ein erniedrigtes HDL-Cholesterin.

### Abdominale Adipositas

Die Bedeutung der Adipositas zeigt sich erst, wenn man nur die viszerale Fettverteilungsform betrachtet. Mit Hilfe von CT-Scans hat Després (1991) in mehreren Studien nachgewiesen, daß vorwiegend die intraabdominale Fettmasse und nicht die Gesamtkörperfettmasse entscheidend für die HDL-Cholesterinkonzentration ist. Die HDL-Partikel sind in ihrer Komposition verändert: sie haben einen höheren Triglyzeridgehalt. Bei der Insulinresistenz und Hyperinsulinämie ist die Abbaurate von HDL-Partikeln erhöht (Krone et al. 1993). Untersucht man das $HDL_2$-Cholesterin, stellt man zur Taille-Hüft-Relation eine enge Korrelation fest (Abb. 7.20). 41% der Varianz des $HDL_2$-Cholesterins sind durch die Taille-Hüft-Relation, das Plasmainsulin und die Glukosetoleranz erklärbar (Ostlund et al. 1990).

### Apolipoproteine

Apolipoproteine, kurz auch oft „Apoproteine" genannt, dienen vorwiegend der Stabilisierung und dem Transport von Lipidemulsionen. Ohne sie können Lipide weder sezerniert noch in Zellen und Organe aufgenommen werden. Zudem sind Apolipoproteine Kofaktoren für Enzyme des Lipoproteinstoffwechsels.

*Apo A-I und Apo A-II* befinden sich hauptsächlich in den HDL; am Gesamtmolekül haben sie einen Anteil von ca. 50%. Apo A-I ist ein Aktivator des Enzyms Lecithin-Cholesterin-Acyl-Transferase (LCAT); es katalysiert die Reaktion Lecithin + Cholesterin zu Lysolecithin + Cholesterinester (s. unten). Apo A-II scheint die HTGL zu aktivieren (s. unten). Die enge Beziehung zum HDL macht verständlich, daß Änderungen von HDL-Cholesterin und Apoprotein A-I und A-II meist parallel gehen. Ein niedriges A-I ist ein ähnlicher Indikator für ein erhöhtes Arterioskleroserisiko wie ein niedriges HDL-Cholesterin.

Després et al. (1989) unterzogen 52 Frauen vor der Menopause einer umfassenden

Analyse, bei der Apo- und Lipoproteine nicht nur zum BMI und der Gesamtkörperfettmasse, sondern auch zur WHR und zur viszeralen Fettmasse (CT-Bestimmung) in Beziehung gesetzt wurden. Apo- und Lipoproteine waren zwar nicht mit der Gesamtkörperfettmasse und dem BMI, wohl aber mit der viszeralen Fettmasse korreliert. Das Apo A-I hatte einen Korrelationskoeffizienten von –0,30, für HDL-A-I/LDL-B wurde 0,29 ermittelt. Frauen mit gleicher Gesamt- aber unterschiedlicher viszeraler Fettmasse unterschieden sich ebenfalls deutlich. Er schloß daraus, daß für Apo- und Lipoproteine die Fettverteilung und die viszerale Fettmasse unabhängig vom Ausmaß der Adipositas entscheidend sind.

*Apo B-100* ist das einzige Apolipoprotein der LDL; Apo B-48 ist das aminoterminale Ende des Apo B-100. Inzwischen ist erwiesen, daß Apo B nicht nur für die Resorption von Lipiden aus der Nahrung und die Sekretion von Triglyzeriden erforderlich ist, sondern auch als Ligand (Apo B-100) für den LDL-Rezeptor. Schließlich spielt Apo B auch eine Rolle als Kofaktor bei der LCAT-Reaktion. Personen mit hohem Apo B-Gehalt weisen häufiger arteriosklerotische Krankheiten auf als solche mit niedrigem.

Bei Adipositas ist das Apo B, ähnlich dem LDL-Cholesterin, gewöhnlich leicht erhöht (Després 1991). Abdominal Adipöse haben etwas höhere Apo B-Konzentrationen als peripher Adipöse (91 vs. 78 mg %).

### 7.3.3
**Enzyme des Fettstoffwechsels (LPL, HTGL, LCAT, CETP)**

Die Regulation der Lipide und Lipoproteine unterliegt weitgehend einer enzymatischen Steuerung; die Enzyme sind im Plasma, zellständig oder intrazellulär, lokalisiert.

Die *Lipoproteinlipase (LPL)* katalysiert den Abbau von triglyzeridreichen Lipoproteinen (Chylomikronen, VLD-Lipoproteinen). Es läßt sich im basalen Zustand im Plasma, aber auch in verschiedenen Geweben wie z. B. im Fettgewebe messen (s. 6.2.2); nach Heparininjektion erfolgt eine Ausschwemmung ins Plasma. Die LPL trägt wesentlich zur Höhe der Triglyzeridkonzentration im Plasma bei. Abgesehen davon ist es das "rate limiting enzyme" für die Lipogenese im Fettgewebe (Abb. 6.3). Richelsen et al. (1993) fanden, daß die basale LPL-Aktivität im Skelettmuskel bei adipösen Frauen negativ mit dem BMI und der WHR korreliert war. Zu den Triglyzeriden bestand ebenfalls eine negative ($r = -0,48$) und zum HDL-Cholesterin eine positive Korrelation ($r = 0,58$).

Die h*epatische Triglyzeridlipase (HTGL)* hat verschiedene Funktionen, die letztlich noch nicht ganz geklärt sind. Die HTGL ist bei der Umwandlung von Lipoproteinen beteiligt. Bei Adipösen ist die Aktivität dieses Enzyms gesteigert (Cominacini et al. 1993; Després u. Marette 1994); es ist positiv mit dem BMI korreliert. Aufgrund einer oralen Glukosebelastung mit Insulinbestimmung gelangten Cominacini et al. (1993) zu der Schlußfolgerung, daß die Insulinresistenz verantwortlich für diese Adaptation sei.

Die *Lecithin-Cholesteryl-Acyl-Transferase (LCAT)* katalysiert Cholesterinester. Der wichtigste Kofaktor für diese Reaktion ist das Apo A-I. LCAT spielt eine wichtige Rolle bei der Konversion von $HDL_3$ zu $HDL_2$. Bei Adipösen ist die LCAT-Aktivität erniedrigt (Després 1991). Erklärt wird damit das erniedrigte $HDL_2$-Cholesterin.

*Cholesterin-Ester-Transfer-Protein (CETP)* wird vom Fettgewebe produziert (s. Abschn. 6.4.1). Es wird vermutet, daß die vermehrte Produktion zu niedrigen HDL-Cholesterinspiegeln bei Adipösen beiträgt.

### 7.3.4
**Synopsis: Fettstoffwechselstörungen und abdominale Adipositas**

Die abdominale (viszerale) Adipositas geht in der Regel mit einer Insulinresistenz einher. Es besteht eine vergrößerte und lipolytisch aktivierte abdominale (subkutan und viszeral) Fettmasse; die insulininduzierte Hemmung der Lipolyse ist vermindert (Abb. 7.21). Daraus resultiert ein erhöhter Ausstrom von freien Fettsäuren (FFS) aus diesen Fettdepots in das Splanchnikusgebiet und schließlich in die Leber. Die vermehrte hepatische Aufnahme von FFS hat eine erhöhte Produktion von VLDL sowie Apo B und einen verminderten Abbau von Apo B zur Folge. Die reduzierte Insulinextraktion und die Insulinresistenz führen zur Hyperinsulinämie und zur gesteigerten Glukoneogenese. Aufgrund der beschleunigten VLDL-Synthese und der verminderten LPL-Aktivität entsteht eine Hypertriglyzeridämie. Dieses Phänomen trägt zum gesteigerten Austausch von Triglyzeriden und Cholesterinestern unter den einzelnen Lipoproteinen bei, was zu triglyzeridreichen LDL- und HDL-Partikeln führt.

Triglyzeridreiche Lipoproteine sind bevorzugte Substrate für die HTGL; es resultieren kleine, dichte LDL-Partikel und weniger $HDL_2$. Sog. "small dense LDL" werden vermindert an LDL-Rezeptoren gebunden und damit langsamer aus der Zirkulation eliminiert und bevorzugt in Gefäßen abgelagert, was die Atherogenese begünstigt; zudem werden sie bevorzugt oxidiert. $HDL_2$ wird aber auch vermindert gebildet, weil die Enzyme LPL und LCAT weniger aktiv sind, das Fettgewebe CETP produziert und HDL an Fettzellen gebunden und somit der Zirkulation entzogen werden.

### 7.3.5 Therapie

#### Reduktionskost

Veränderungen von Lipiden unter einer Reduktionskost sind ähnlich umfassend dokumentiert und wissenschaftlich geklärt wie die des Kohlenhydratstoffwechsels. Lipidkonzentrationen können durch alimentäre Maßnahmen ohne Gewichtsreduktion oft nur geringfügig verändert werden; das hat in Anbetracht potenter Lipidsenker bei vielen Ärzten zu einer Geringschätzung der Ernährungsumstellung schlechthin geführt. Ist eine Gewichtsreduktion möglich, sehen die quantitativen Veränderung jedoch ganz anders aus. Beim Vorliegen einer Dyslipidämie in Kombination mit Übergewicht und Adipositas sollte daher die Gewichtsreduktion die erste Maßnahme sein; Lipidsenker sind

**Tabelle 7.1.** Kardiovaskuläre Risikofaktoren vor und nach einer 4wöchigen Therapie mit Reduktionskost (700 kcal) bzw. Reduktionskost + Training (1 h/Tag). Signifikante Differenzen (* $p<0,05$, ** $p<0,01$). (Wirth et al. 1989)

| | Reduktionskost (R) | | | Reduktionskost+Training (R+T) | | | R vs. R+T |
|---|---|---|---|---|---|---|---|
| | vor Therapie | nach Therapie | Änderung | vor Therapie | nach Therapie | Änderung | |
| Gesamtcholesterin [mg %] | 223 ± 43 | 168 ± 25** | −24% | 233 ± 44 | 176 ± 36** | −25% | n. s. |
| LDL-Cholesterin [mg %] | 148 ± 42 | 108 ± 23** | −27% | 153 ± 37 | 113 ± 33** | −26% | n. s. |
| HDL-Cholesterin [mg %] | 43 ± 10 | 38 ± 8* | −13% | 43 ± 13 | 43 ± 8 | ± 0% | <0,05 |
| Triglyzeride [mg %] | 160 ± 104 | 108 ± 43** | −32% | 190 ± 113 | 98 ± 20** | −49% | <0,05 |
| Glukose [mg %] | 91 ± 13 | 79 ± 8** | −13% | 98 ± 23 | 77 ± 10** | −22% | n. s. |
| Systolischer Blutdruck [mm Hg] | 130 ± 11 | 124 ± 12** | − 4% | 135 ± 14 | 123 ± 13** | −10% | n. s. |
| Diastolischer Blutdruck [mm Hg] | 87 ± 9 | 84 ± 8** | − 4% | 90 ± 9 | 82 ± 9** | − 9% | n. s. |

meist nur bei familiären oder anderen Formen des Fettstoffwechsels notwendig.

*Gesamt- und LDL-Cholesterin*
Wird das Körpergewicht mit Hilfe einer Reduktionskost um 10 kg vermindert, was in vielen Studien mit ca. 4wöchiger Dauer der Fall war, sinken Gesamt- und LDL-Cholesterin um 25–30% (Tabelle 7.1; Wechsler 1981b; Wirth 1986b). Die Verwendung von Formeldiäten beinhaltet eine extreme Fettreduktion, der Einsatz von Mischkost meist nicht nur eine Fettreduktion, sondern auch eine Fettmodifikation. Versucht man durch unterschiedliche Diätformen den spezifischen Effekt des Energiedefizits zu eruieren, kommt man zu dem Schluß, daß der Gewichtsverlust einen Anteil von etwa 50–70% am Abfall vom Gesamt- und LDL-Cholesterin hat (Leenen et al. 1993).

*HDL-Cholesterin*
Veränderungen des HDL-Cholesterins unter einer Reduktionskost waren lange Zeit verwirrend und widersprüchlich berichtet worden, bis man einen biphasischen Verlauf ausmachte. Beim Fasten oder unter einer hypokalorischen Kost mit einem Energiedefizit von etwa >1000 kcal/Tag fällt das HDL-Cholesterin ab (Tabelle 7.1). In der Phase der Gewichtskonstanz (Friedman et al. 1982; Wing u. Jeffrey 1995) oder bei geringem Energiedefizit hingegen steigt es an (Wood et al. 1988). Oft wurde beobachtet, daß Frauen und Männer divergierende Veränderungen zeigen. Liegen jedoch bei Frauen und Männern gleiche Gewichtsreduktionen vor, verschwindet die Geschlechtsdifferenz (Wirth 1995c).

*Triglyzeride*
Die meisten Autoren berichten, daß die prozentualen Veränderungen bei den Triglyzeriden im Vergleich zu anderen Lipiden am deutlichsten sind (Tabelle 7.1); ein Abfall auf etwa die Hälfte der Ausgangskonzentration ist nicht selten (Friedman et al. 1982). Nicht nur die Konzentration der VLD-Triglyzeride nimmt ab, sondern der Triglyzeridgehalt aller Lipoproteine (Wechsler et al. 1981b). Ebenso wie beim Cholesterin ist die diätbedingte Senkung der Serumkonzentration von der Ausgangskonzentration abhängig (Tabelle 7.2; Olefsky et al. 1974). Wie bei jedem Serumbestandteil, kann die Adaptation durch eine Änderung der Sekretion oder der Elimination bedingt sein. Einig ist man sich dahingehend, daß beim Fasten oder unter einer Reduktionskost v. a. die hepatische Triglyzeridproduktion vermindert ist (Abb. 7.22). Auch die Elimination von Triglyzeriden wurde mit Hilfe eines Fetttoleranztests unter i.v.-Gabe von Intralipid untersucht; sowohl Fasten als auch eine Reduktionskost verbessern diese (Huttunen et al. 1975, Wirth et al. 1985b).

*Lipoproteinlipase*
Für die beschleunigte Elimination von Triglyzeriden nach Gewichtsreduktion ist die Lipoproteinlipase verantwortlich. Die En-

**Tabelle 7.2.** Abnahme von Triglyzeriden und Gesamtcholesterin in Abhängigkeit der Ausgangskonzentration bei 36 Patienten mit und ohne Hyperlipidämie vor und nach einer 4monatigen Reduktionskost; Gewichtsabnahme 11 kg. (Nach Olefsky et al. 1974)

|  | Triglyzeride [mg %] | | | Cholesterin [mg %] | | |
| --- | --- | --- | --- | --- | --- | --- |
|  | Vorher | Nachher | Differenz [%] | Vorher | Nachher | Differenz [%] |
| 1. Quartil | 115 | 96 | –17 | 239 | 215 | –10 |
| 2. Quartil | 182 | 139 | –24 | 269 | 223 | –17 |
| 3. Quartil | 312 | 172 | –45 | 303 | 232 | –23 |
| 4. Quartil | 658 | 311 | –53 | 324 | 223 | –31 |

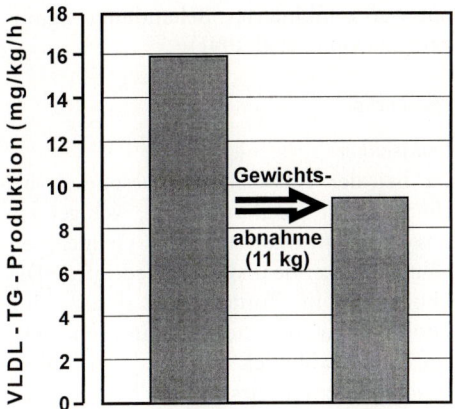

**Abb. 7.22.** Abnahme der Triglyzeridproduktion der Leber bei 36 adipösen nichtinsulinpflichtigen Diabetikern nach einer Gewichtsreduktion von 11 kg innerhalb von 2–10 Monaten. (Nach Olefsky et al. 1974)

zymaktivität in einzelnen Geweben wurde früher unterschiedlich berichtet (Huttunen et al. 1975). Neuerdings ist man sich weitgehend einig, daß durch Gewichtsreduktion eine gesteigerte Expression und Aktivität der LPL sowohl im Fettgewebe als auch im Plasma (nach Heparininjektion) vorliegt (Eckel u. Yost 1987; Kern et al. 1990). Das hat nicht nur eine verstärkte Klärung des Serums von triglyzeridreichen Lipoproteinen zur Folge, sondern auch deren beschleunigten Einbau in das Fettgewebe mit Erschwernis der Gewichtsreduktion (s. Abschn. 6.6.1).

*Freie Fettsäuren und freies Glyzerin*
Bedingt durch das Energiedefizit und den beschleunigten Abbau von Depotfettriglyzeriden zur Gewährleistung der Energieversorgung sind im Serum auch die Spaltprodukte freie Fettsäuren und freies Glyzerin erhöht. Ob es sich hierbei um einen wünschenswerten oder gesundheitsgefährdenden Zustand handelt, ist bisher nicht beurteilbar. Ketogene (kohlenhydratarme) Kostformen führen aufgrund der drastischen Abnahme des Insulins und der dadurch weitgehend ungehinderten Lipolyse zu erhöhten Plasmaspiegeln beider Substrate.

Analog zur Abnahme des LDL-Cholesterins nimmt auch das Apoprotein B ab. Ähnlich verhält es sich mit dem Apoprotein A1 und dem HDL-Cholesterin.

### Bewegungstherapie

Durch ein *Training* lassen sich Lipide, Lipoproteine und Apoproteine günstig beeinflussen; die Effekte sind vergleichbar mit denen bei Nichtadipösen. 47 mäßig adipöse Männer mit einem Gesamtcholesterin <8,28 mmol/l und Triglyzeriden <5,65 mmol/l joggten 1 Jahr lang 15–19 km pro Woche. Danach waren die Triglyzeride signifikant erniedrigt und das $HDL_2$- sowie das $HDL_3$-Cholesterin deutlich erhöht. Die Lipidveränderungen waren hinsichtlich Art und Ausmaß vergleichbar mit denen einer hypokalorischen Kost; diese reduzierte in der gleichen Zeit das Gewicht um 7,8 kg (Wood et al. 1988).

> **!** Die Lipidveränderungen bei Adipositas lassen sich durch eine Gewichtsreduktion fast immer beseitigen; optimal ist eine Kombination aus Reduktionskost plus Ausdauertraining.

Adipösen sollte man aufgrund ihrer reduzierten Mobilität zur Behandlung ihrer Fettstoffwechselstörung nicht ein Ausdauertraining allein, sondern immer kombiniert mit einer Reduktionskost empfehlen. Behandelt man Adipöse mit *Diät plus Training*, sieht man deutlichere Auswirkungen. Insbesondere stellt man fest, daß unter dieser Therapie auch das Gesamtcholesterin und LDL-Cholesterin um 20–30% abfallen (Ratzmann et al. 1981; Wirth et al. 1986b; Tabelle 7.1). Das HDL-Cholesterin fällt üblicherweise bei unterkalorischer Ernährung ab; bei gleichzeitigem Training bleibt es auch bei rascher Gewichtsreduktion konstant (Wirth et al. 1989b). Bei längerer Behandlung steigt das

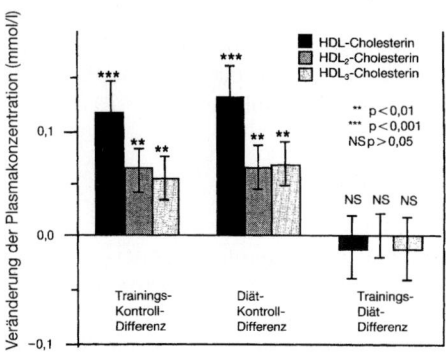

**Abb. 7.23.** Vergleich der Änderung von Lipiden und Lipoproteinen unter Reduktionskost bzw. körperlichem Training. (Nach Wood et al. 1988)

HDL-Cholesterin sogar deutlich an (Abb. 7.23; Wood et al. 1991).

Zu Adaptationen kommt es auch bei den Apoproteinen. Das Apoprotein B nimmt sowohl bei alleinigem Training als auch bei mit Diät kombinierter Therapie um 5–20% ab (Wood et al. 1991; Després et al. 1990). Die Konzentration von Apo A-I hingegen steigt nur bei kombinierter Behandlung signifikant an (Wood et al. 1991).

### Pharmaka

*Lipidsenker*

Da bei der Adipositas, insbesondere bei gleichzeitiger Insulinresistenz, weniger ein erhöhtes LDL-Cholesterin als vielmehr erhöhte Triglyzeride und ein erniedrigtes HDL-Cholesterin im Vordergrund stehen, sind Cholesterinsynthesehemmer und Ionenaustauscher gewöhnlich nicht indiziert. Nikotinsäure ist zwar wirksam zur Senkung der Triglyzeride und Anhebung des HDL-Cholesterins, verschlechtert jedoch die Glukosetoleranz. Fibrate hingegen gehören zur ersten Wahl bei Adipositas, insbesondere bei gleichzeitiger Insulinresistenz. Sie erhöhen die Aktivität der LPL und steigern den Abbau der VLDL-Triglyzeride; sie korrigieren damit pathologische Adaptationen bei Adipositas. Zudem kommt Acipimox in Frage, ein Hemmer der Lipolyse; er senkt die Plasmakonzentration der freien Fettsäuren.

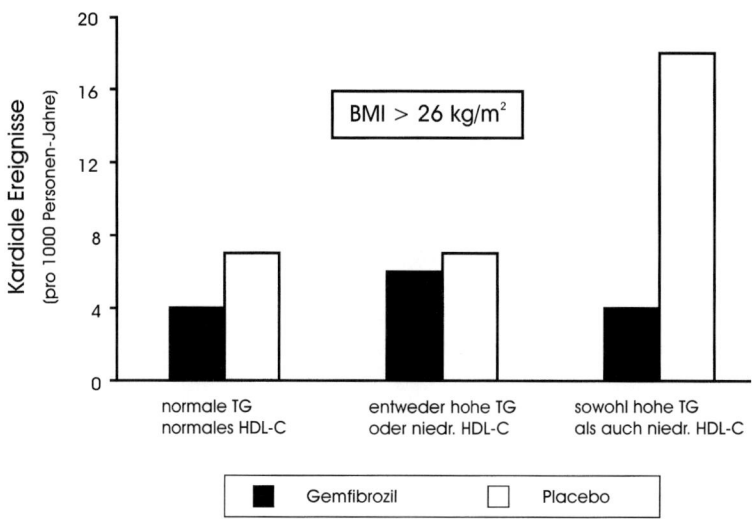

**Abb. 7.24.** Reduktion von kardialen Ereignissen bei Personen mit einem BMI >26 kg/m2 in der HELSINKI HEART STUDY. Beim Vorliegen eines metabolischen Syndroms (Adipositas + Hypertriglyzeridämie + niedriges HDL-Cholesterin) reduzierte Gemfibrozil (Fibrat) die kardialen Ereignisse auf ein Viertel. (Aus Tenkanen et al. 1995)

Einzelheiten s. Müller-Wieland u. Krone (1995).

In einer Subgruppenanalyse der präventiven HELSINKI HEART STUDY zeigte sich die Wirkung eines Fibrats (Gemfibrozil) hinsichtlich einer Reduktion kardialer Ereignisse eindrucksvoll (Tenkanen et al. 1995). Im Gesamtkollektiv verminderte Gemfibrozil die Herzinfarktrate um 34%. Betrachtet man jedoch nur solche, die ein Metabolisches Syndrom aufwiesen (Adipositas + Hypertriglyzeridämie + niedriges HDL-Cholesterin), reduzierte Gemfibrozil kardiale Ereignisse auf ein Viertel (Abb. 7.24). Das ist der größte pharmakologische Therapieeffekt, der je bei einem Lipidsenker gezeigt wurde.

*Antihypertensiva*
Blutdrucksenkende Medikamente haben häufig negative Auswirkungen auf den Fettstoffwechsel. Betroffen sind davon v. a. die Diuretika und die Betablocker, nicht jedoch solche mit vasodilatierenden Eigenschaften (s. Abschn. 7.5.4; Tabelle 7.6). Kalziumantagonisten und ACE-Hemmer sind im wesentlich lipidneutral, $\alpha_1$-Blocker senken Triglyzeride und LDL-Cholesterin leichtgradig und erhöhen das HDL-Cholesterin mäßig.

### FAZIT

- Jeder 2. Adipöse und fast jeder abdominal Adipöse weist eine Fettstoffwechselstörung auf.
- Typisch für die Adipositas sind – v. a. bei gleichzeitiger Insulinresistenz – erhöhte Triglyzeride und ein erniedrigtes HDL-Cholesterin.
- Die freien Fettsäuren sind erhöht.
- Die Lipoproteine sind in ihrer Komposition verändert; es sind sog. „small dense LDL" mit erhöhtem Triglyzerid- und Apo-B-Gehalt präsent.
- Enzyme des Fettstoffwechsels sind verändert: die Aktivitäten der LPL und LCAT sind erniedrigt, die der HTGL und CETP sind gesteigert.
- Mit Hilfe einer Reduktionskost lassen sich Triglyzeride und HDL-Cholesterin bei fast allen Patienten normalisieren; bei rascher Gewichtsreduktion fällt auch das HDL-Cholesterin und steigt erst bei Gewichtskonstanz.
- Ein körperliches Training senkt vorwiegend Triglyzeride und erhöht HDL-Cholesterin.
- Eine Kombinationstherapie aus Reduktionskost plus Bewegungstherapie ist am effektivsten.
- Pharmakologisch kommen in erster Linie Fibrate und Acipimox in Frage.
- Nichtvasodilatierende β-Blocker und Diuretika haben negative Auswirkungen auf den Fettstoffwechsel, Kalziumantagonisten und ACE-Hemmer sind lipidneutral, alpha-Blocker wirken sich positiv aus.

## 7.4 Gerinnung

Die „klassischen" Risikofaktoren wie Dyslipidämien, Hypertonie, Diabetes, Adipositas usw. erklären zwar das Zustandekommen von arteriosklerotischen Erkrankungen in der Mehrzahl, jedoch bei weitem nicht in allen Fällen. Die Gerinnung, das wurde in den letzten Jahren mehrfach nachgewiesen, spielt bei der Atherogenese vorwiegend bei der Anlagerung von Thromben an Gefäßläsionen eine wichtige Rolle. Manche Arterioskleroseforscher sprechen daher auch von einer „Atherothrombose". Auf dieser Vorstellung beruht z. B. die thrombolytische Therapie bei Herzinfarkt; die therapeutischen Erfolge bestätigen die These.

## 7.4.1
### Fibrinogen

Fibrinogen ist ein weiterer kardiovaskulärer Risikofaktor, der erst in letzter Zeit verstärkt ins Bewußtsein der medizinischen Öffentlichkeit gedrungen ist. Nachdem in der FRAMINGHAM-Studie (Kannel et al. 1987) Fibrinogen erstmals als unabhängiger kardiovaskulärer Risikofaktor ausgemacht wurde, folgten eine Reihe von Untersuchungen zur weiteren Abklärung dieses Phänomens. Klar ist inzwischen, daß Gewicht, Alter, männliches Geschlecht, Diabetes mellitus, Hypertonie, Rauchen und körperliche Inaktivität Determinanten einer Hyperfibrinogenämie sind; Alkohol senkt das Fibrinogen.

Zur Hyperfibrinogenämie führende Mechanismen sind noch weitgehend unklar. Fibrinogen hat eine Reihe von Wirkungen auf die Atherogenese. Es beeinflußt die Blutrheologie (Plasmaviskosität, Erythrozytenverformbarkeit), die plasmatische Gerinnung, die Aggregation von Thrombozyten sowie die Migration und Proliferation von glatten Muskelzellen (Ernst 1991).

Der BMI ist positiv mit dem Fibrinogenspiegel korreliert; das trifft auch bei adipösen Diabetikern und adipösen Rauchern zu (Julius 1995). In der MONICA-Studie Augsburg (Krobot et al. 1992), einem Kollektiv mit 4434 Personen im Alter von 25–74 Jahren, zeigte sich nicht nur zum BMI ein deutlicher Bezug, sondern auch zur Fettverteilung, erfaßt in Form der Taille-Hüft-Relation (Abb. 7.25). Die Beziehung hinsichtlich des BMI war bei Frauen J-förmig, bei Männern linear. Drei Faktoren des Lebensstils, Gewicht, Rauchen und Alkohol, erklärten 26% der Varianz.

Unter einer Reduktionskost sinken die Fibrinogenspiegel, wenngleich das nicht in jeder Studie nachgewiesen wurde. Reduktionen von bis zu 30% sind berichtet worden. Unklar ist, ob die Abnahme mit der Ausgangskonzentration, dem Ausmaß der Gewichtsreduktion, der Zusammensetzung der hypokalorischen Kost usw. zusammenhängt (Ernst 1991; Primrose et al. 1992). Auch Pharmaka, v. a. Fibrate, senken die Plasmaspiegel um 10–20%.

*Rheologische Faktoren*
Fibrinogen hat den größten Einfluß auf eine Reihe von Faktoren der Fließeigenschaften des Blutes. Es wundert daher nicht, daß bei der Adipositas folgende Parameter erhöht sind: Plasmaviskosität, Blutviskosität, Erythrozyten- und Thrombozytenaggregation. Durch Gewichtsreduktion werden sie – je nach Ausmaß – reduziert bzw. normalisiert (Primrose et al. 1992; Fanari et al. 1993).

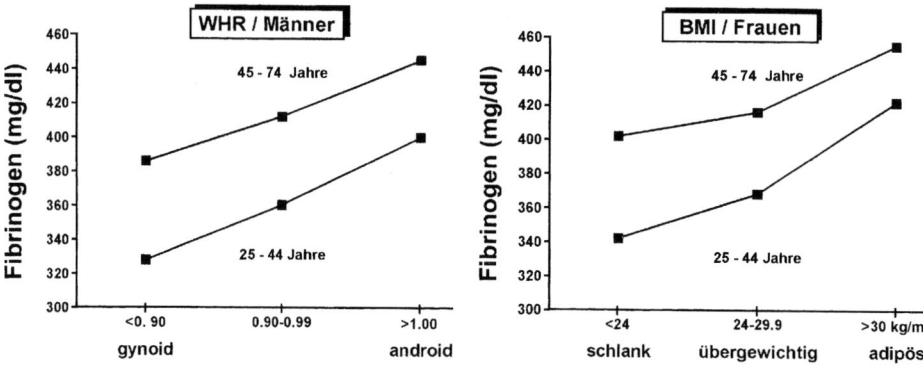

**Abb. 7.25.** Relation des Fibrinogenspiegels zur WHR bei Männern (*links*) und zum BMI bei Frauen (*rechts*) im MONICA-Projekt Augsburg. (Nach Krobot 1992)

## 7.4.2 Plasminogen-Aktivator-Inhibitor Typ 1 (PAI-1)

Wichtiger als das Fibrinogen in der Genese der Arteriosklerose bzw. Atherothrombogenese ist möglicherweise bei Adipösen eine Störung der Fibrinolyse; die Schlüsselrolle spielt hier der Plasminogen-Aktivator-Inhibitor (PAI-1). Zur Erinnerung die Kaskade der Fibrinolyse: Das Proenzym Plasminogen kann durch Aktivatoren wie Prourokinase, Urokinase und Gewebsplasminogenaktivator (tPA) zum aktiven Plasmin konvertiert werden, welches Fibrin zu Abbauprodukten degradiert. Die Aktivatoren können durch PAI-1, dem wichtigsten Plasminogen-Aktivator-Inhibitor, gehemmt werden. PAI-1 korreliert mit Faktoren des Metabolischen Syndroms wie Insulin, Triglyzeriden, Blutdruck, BMI und WHR (Vague et al. 1995; Potter van Loon et al. 1993; Tabelle 7.3). Es wurde daher vermutet, daß es auch mit der Insulinresistenz vergesellschaftet ist, was mittels eines hyperinsulinämischen euglykämischen Clamps gezeigt wurde (Potter van Loon et al. 1993).

Erhöhte Konzentrationen von Fibrinogen und PAI-1 sind bei Adipösen nicht selten.

Hohe PAI-1-Spiegel lassen sich durch eine hypokalorische Kost (Mehrabian et al. 1990; Primrose et al. 1992), vermehrte körperliche Aktivität (Speiser et al. 1988) und Metformin (Vague 1995) senken. Eine operativ induzierte Gewichtsreduktion von 64 kg in 12 Monaten reduzierte das Fibrinogen (−20%) und den PAI-1 (−70%). tPA, von-Willebrand-Faktor, Antithrombin III, Thrombozytenfaktor 4 und Fibrinopeptid A änderten sich nicht (Primrose et al. 1992).

*Weitere Faktoren der Fibrinolyse*
In der ECAT-Studie (1995) konnte bei 2043 Patienten während eines 2jährigen Verlaufs eine positive Korrelation von Gewebsplasminogenaktivator (tPA) und kardialen Ereignissen (Herzinfarkt und plötzlicher Herztod) gefunden werden; das relative Risiko war 1,29fach erhöht. Auch der von-Willebrand-Faktor war mit der Herzinfarktrate und dem plötzlichen Herztod korreliert (1,24fach).

**Tabelle 7.3.** Korrelation des Plasminogenaktivator-Inhibitors 1 mit Parametern der Adipositas

| Adipositas-parameter | PAI-1 nach Vague et al. (1995) | PAI-1 nach Raison (1993) |
|---|---|---|
| Körpergewicht | – | 0,38 |
| BMI | 0,50 | – |
| WHR | – | 0,46 |
| Nüchterninsulin | 0,72 | 0,36 |
| Triglyzeride | 0,56 | 0,41 |

### FAZIT

Fibrinogen, ein unabhängiger kardiovaskulärer Risikofaktor, ist positiv mit dem BMI und der WHR korreliert.

- Der Plasminogen-Aktivator-Inhibitor Typ 1 (PAI-1), bei Herzinfarktpatienten erhöht, korreliert positiv mit dem BMI und der WHR, aber auch mit anderen Faktoren des Metabolischen Syndroms wie Insulin, Triglyzeriden und Blutdruck.
- Durch eine hypokalorische Kost bzw. vermehrte körperliche Aktivität werden Fibrinogen und PAI-1 reduziert bzw. normalisiert.

## 7.5 Arterielle Hypertonie und Kardiomyopathie bei Adipositas

### 7.5.1 Hypertonie

Der Bluthochdruck ist die häufigste Begleitkrankheit der Adipositas. Da die Hypertonie eine relativ hohe Krankheitspotenz aufweist, ist diese Komplikation v. a. ad vitam von erheblicher Bedeutung.

Mögliche Folgen der arteriellen Hypertonie:
- linksventrikuläre Hypertrophie,
- linksventrikuläre Dilatation,
- systolische und diastolische Funktionsstörung,
- Rhythmusstörungen,
- Arteriosklerose.

Ein nicht unerheblicher Teil der erhöhten Morbidität und Mortalität bei Adipositas geht daher zu Lasten der arteriellen Hypertonie.

*Häufigkeit von Bluthochdruck*

Der Blutdruck ist, das zeigen große epidemiologische Untersuchungen, vor allem mit dem Alter, Alkoholkonsum und dem Körpergewicht assoziiert. Etwa jeder 2. Adipöse weist nach Kriterien der WHO eine Hypertonie auf; die Inzidenz liegt damit ca. 3mal höher als bei Normalgewichtigen. Adipöse mit einem BMI >35 kg/m$^2$ sind zu ca. 80% hyperton. Der Zusammenhang zwischen Gewicht und Blutdruck ist bei Frauen und jüngeren Personen deutlicher ausgeprägt als bei Männern und älteren Menschen. Erfolgt eine Gewichtszunahme von 20% über dem Gewicht mit der niedrigsten Sterblichkeit, ist die Entwicklung einer Hypertonie nach der FRAMINGHAM-Studie 8fach erhöht (Hubert et al. 1983). In der NURSES' HEALTH STUDY (Colditz 1992; Abb. 7.26) sowie in der DÜSSELDORF-Studie (Berchtold et al. 1981) kam diese Beziehung klar zum Ausdruck:

- Mit jeder höheren BMI-Klasse stieg der systolische Blutdruck an.
- Die Abhängigkeit vom Körpergewicht war bei Frauen deutlicher ausgeprägt als bei Männern.
- Bei Jüngeren spielte das Gewicht eine größere Rolle als bei Älteren.

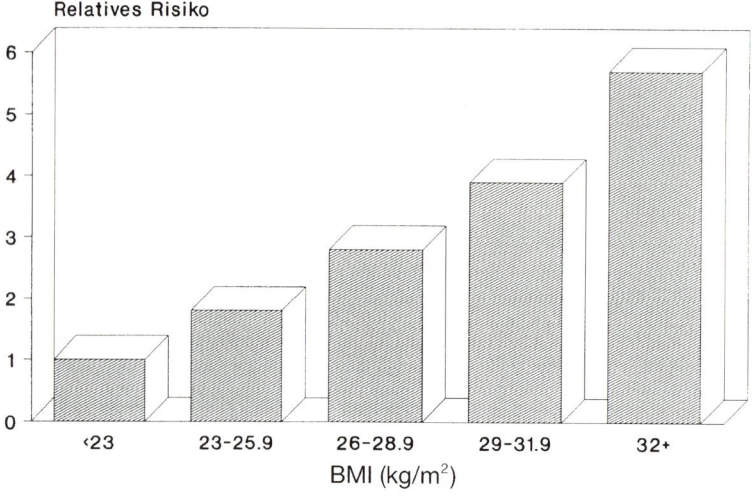

**Abb. 7.26.** Hypertonierisiko (relatives) bei 111.686 Frauen der Nurses' Health Study im Alter von 30–55 Jahren in Abhängigkeit vom BMI. (Nach Colditz 1992)

> Jeder 2. Adipöse ist hyperton – jeder 2. Hypertoniker ist adipös.

Nicht nur der BMI, sondern auch die Fettverteilung korreliert mit dem Blutdruck. Vague hatte bereits 1947 gezeigt, daß eine abdominale Adipositas mit einer erhöhten Prävalenz der Hypertonie einhergeht, was inzwischen zahllos bestätigt wurde (Krotkieswki et al. 1983). Betrachtet man die einzelnen Körperfettkompartimente, sieht man, daß das subkutane Fett, intraabdominale und Gesamtfett mit dem systolischen und diastolischen Blutdruck korreliert, bei Männern deutlicher als bei Frauen (Després et al. 1988, Kanai et al. 1996)

### Häufigkeit einer linksventrikulären Hypertrophie (LVH)

Die besten Daten zur Hypertrophie bei Adipositas stammen von der FRAMINGHAM-Studie (Lauer et al. 1991; 3922 normotensive Männer und Frauen im Alter zwischen 30 und 62 Jahren wurden echokardiographisch (M-Mode) untersucht). Es zeigte sich, nach Korrektur für Alter und Blutdruck, daß der BMI ein unabhängiger Prädiktor sowohl für die linksventrikuläre Muskelmasse (LVM) als auch für die linksventrikulären Dimensionen und Wandstärken war. Die Korrelation von BMI und Muskelmasse betrug 0,41 für Männer und 0,52 für Frauen; für den enddiastolischen linksventrikulären Durchmesser lag die Korrelation bei 0,27 und 0,36 und für die linksventrikuläre Wanddicke (Septum + Hinterwand) bei 0,37 und 0,42. Nimmt der BMI um 10 kg/m² zu, erhöht sich die linksventrikuläre Myokardmasse um ca. 25 g/m bzw. um 25%. Der BMI war mit der linksventrikulären Muskelmasse deutlicher korreliert als mit dem Blutdruck und dem Alter. Die Prävalenz einer LVH war nach Kriterien der Penn Convention bei Adipösen (BMI >30 kg/m²) 16mal und bei Präadipösen (BMI >26<30 kg/m²) 6 mal häufiger als bei Schlanken (Abb. 7.27).

Unklarheiten herrschen bezüglich der Form der LV-Hypertrophie. Einige Gruppen berichten, daß die vermehrte Muskelmasse vorwiegend auf einer LV-Dilatation und weniger auf einer Wandverdickung beruhe. Aufgrund dieser Unterschiede berichten einige Autoren eher eine exzentrische, andere vorwiegend eine konzentrische Form (Lauer et al. 1991; Gottdiener et al. 1994). In einer großen klinischen Studie mit 692 mild bzw. mäßig Hypertensiven stellten Gottdiener et al. (1994) bei 66% der Übergewichtigen und 77% der Adipösen eine LV-Hypertrophie fest (>187 g/m). Die Hypertrophie war vorwie-

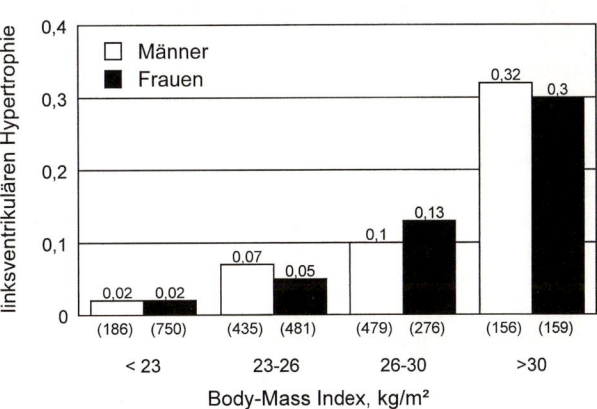

**Abb. 7.27.** Prävalenz der linksventrikulären Hypertrophie bei 3922 adipösen Personen im Alter von 30–62 Jahren ohne Hypertonie in der FRAMINGHAM-Studie. Die linksventrikuläre Muskelmasse wurde echokardiographisch bestimmt. (Aus Lauer et al. 1983)

gend konzentrisch (18 bzw. 22%) und exzentrisch-nichtdilatiert (8 bzw. 14%) und selten rein exzentrisch (3 bzw. 2%). Die LV-Masse hing zwar vom systolischen Blutdruck ab, noch deutlicher jedoch vom Körpergewicht (Abb. 7.28a). Der BMI war der beste Prädiktor für die LV-Muskelmasse, besser als der Blutdruck oder das Alter.

Die LVM hängt nicht nur mit dem BMI, sondern auch mit der Fettverteilung bzw. der intraabdominalen Fettmasse zusammen. Bei Autopsien junger Männer nach Unfällen konnte man eine deutliche Korrelation zwischen der intraabdominalen Fettmasse und dem Herzgewicht feststellen (r = 0,49; Kortelainen 1997).

> ! Die linksventrikuläre Hypertrophie ist bei Adipositas häufig – sie kommt auch ohne Hypertonie vor.

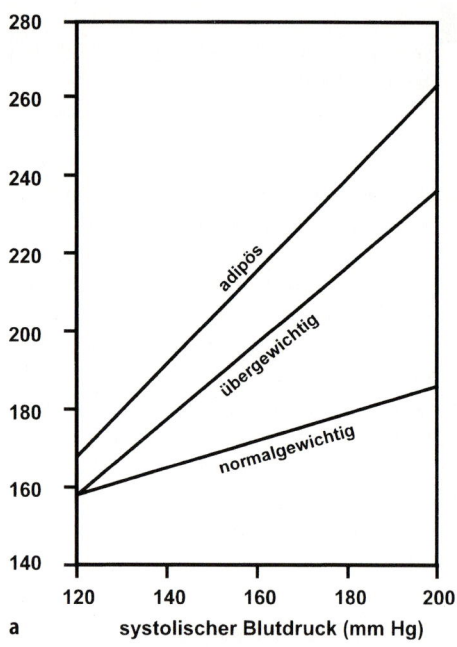

Die wichtigste kardiale Anpassung mit klinischer Bedeutung ist die linksventrikuläre Hypertrophie. Wie man sich ihre Pathogenese vorstellt, ist in Abb. 7.28b und Tabelle 7.3 dargestellt. Bedingt durch die deutlich vermehrte Körpermasse (Fett plus Muskel) steigt die $O_2$-Aufnahme. Zur Erinnerung: bei 10 kg Gewichtszunahme nimmt die Muskelmasse ebenfalls um 3–4 kg zu. Mit zunehmendem $O_2$-Bedarf erhöht sich die Erythrozytenmasse und damit das Blutvolumen; das intravaskuläre Volumen expandiert. Da die Herzfrequenz und die arteriovenöse $O_2$-Differenz unverändert sind, muß sich das Schlagvolumen erhöhen, um den gesteigerten $O_2$-Bedarf zu decken. Bei einem Gewicht von 170 kg sind Blut- und Herzminutenvolumen etwa doppelt so hoch wie bei einem 70 kg schweren Menschen. Viele Adipöse haben dennoch einen normalen Blutdruck, was adaptiv durch einen niedrigeren peripheren Widerstand ermöglicht wird. Die Zunahme des Volumens und damit der Füllung des

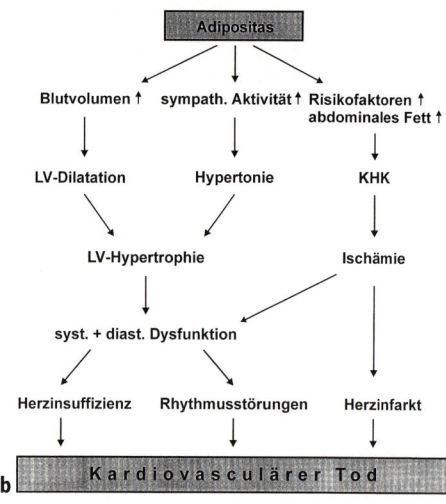

**Abb. 7.28. a** Auswirkungen des Körpergewichtes (*BMI*) und des systolischen Blutdrucks auf die linksventrikuläre Muskelmasse. (Nach Gottdiener et al. 1994). **b** Adipositas-assoziierte kardiale Komplikationen. Komplikationen können über 3 Mechanismen vermittelt werden: 1) erhöhtes Blutvolumen; 2) erhöhter Blutdruck aufgrund einer gesteigerten sympathischen Aktivität; 3) weitere kardiovaskuläre Risikofaktoren

Ventrikels sowie des Schlagvolumens bedingt eine "Verschiebung" auf der FRANK-STARLING-Kurve nach rechts, was langfristig häufig zu einer Dilatation führt; das linksventrikuläre enddiastolische Volumen nimmt zu und damit die „preload". Eine Expansion des linksventrikulären Volumens wiederum erhöht den „wallstress" und die Kontraktilität.

Bei lang andauernder Adipositas ist der periphere Widerstand meist erhöht; möglicherweise sind kardiale Adaptationen mit endokrin-metabolischer Auswirkung dafür verantwortlich. Die Folge davon ist eine Erhöhung des Blutdrucks, der „afterload". Wie bei der Hypertonie ist die kardiovaskuläre Reserve durch eine Zunahme der Muskelmasse gewährleistet; es hat sich eine Hypertrophie ausgebildet. Im Unterschied zur hypertensiven Herzkrankheit ist jedoch das Verhältnis von Wandstärke zum Ventrikeldurchmesser nicht erhöht. Was die Häufigkeit der LV-Hypertrophie betrifft, kann man davon ausgehen, daß bei mehr als 50% aller Adipösen eine Hypertrophie besteht, wenn sie mehr als 50% Übergewicht haben (Alexander 1991).

Die Adipositas führt häufig zur linksventrikulären Dilatation und Hypertrophie – auch ohne Hypertonie.

### 7.5.2
### Hämodynamische, morphologische und funktionelle Adaptationen

#### Hämodynamische Anpassungen

Adipöse haben nicht nur eine größere Fettmasse, sondern auch mehr Skelettmuskulatur. Erhöht sich das Körpergewicht um 10 kg, nimmt die Muskelmasse um ca. 3 kg zu. Diese Adaptation führt, da die zusätzliche Zellmasse mit Sauerstoff versorgt werden muß und die arteriovenöse Sauerstoffdifferenz unverändert bleibt, zu einer Erhöhung der Gesamtkörperhämoglobinmasse und damit des Blutvolumens; das intravaskuläre Volumen expandiert (Tabelle 7.4). Das vermehrte Blutangebot steigert die Füllung des Ventrikels und erhöht die Vorlast („preload"); über den STARLING-Mechanismus wird das Schlagvolumen gesteigert. Da Adipöse einen erhöhten Sympathikotonus und damit eine leicht gesteigerte Herzfrequenz haben,

**Tabelle 7.4.** Hämodynamische, morphologische und funktionelle Adaptationen bei Adipösen und Hypertonikern sowie Adipösen mit Hypertonie. ↑ gelegentlich bzw. leicht, ↑↑ oft bzw. mäßig, ↑↑↑ häufig bzw. erheblich erhöht, ↓ gelegentlich bzw. leicht, ↓↓ oft bzw. mäßig, ↓↓↓ häufig bzw. erheblich erniedrigt. *LV* linker Ventrikel, *RV* rechter Ventrikel

| Parameter | Adipositas allein | Hypertonie allein | Adipositas + Hypertonie |
|---|---|---|---|
| Herzfrequenz | ↑ | – | ↑ |
| Blutvolumen | ↑↑ | – | ↑↑ |
| Schlagvolumen | ↑↑ | – | ↑↑ |
| Herzminutenvolumen | ↑↑ | – | ↑↑ |
| Widerstand im großen Kreislauf | ↓–↑ | (↑) | ↑ |
| Widerstand im kleinen Kreislauf | ↑ | – | ↑ |
| Blutdruck | – | ↑↑ | ↑↑↑ |
| Linker Vorhof vergrößert | ↑ | – | ↑ |
| Linker Ventrikel vergrößert | ↑ | – | ↑↑ |
| LV systolische Funktion | ↓ | ↓ | ↓↓ |
| LV diastolische Funktion | ↓↓ | ↓↓ | ↓↓↓ |
| LV Muskelmasse | ↑ (exzentrisch) | ↑ (konzentrisch) | ↑↑ (hybrid) |
| Rechter Ventrikel vergrößert | ↑ | – | ↑↑ |
| RV Funktion | ↓ | – | ↓ |

nimmt das Herzminutenvolumen aufgrund beider veränderter Mechanismen zu. Steigt das Körpergewicht um das Doppelte bis Dreifache an, werden Blutvolumen und Herzminutenvolumen verdoppelt (Alexander 1991). Unter körperlicher Belastung sind die genannten Veränderungen im Vergleich zu Normalgewichtigen deutlicher als in Ruhe. Schlagvolumenindex und Cardiac Index sind bei Adipösen jedoch normal.

Das erhöhte Herzminutenvolumen führt in der Regel nicht zu einer Hypertonie, da der systemische Gefäßwiderstand erniedrigt oder normal ist. Besteht die Adipositas über mehrere Jahre, nimmt der Gefäßwiderstand bei vielen Patienten zu; es manifestiert sich eine Hypertonie. Als widerstandserhöhende Mechanismen werden diskutiert:

- erhöhte sympathische Aktivität,
- gesteigerte Ansprechbarkeit auf Insulin,
- Hypoventilation,
- Hypoxie.

Nicht nur der periphere Blutdruck kann bei Adipösen erhöht sein, sondern auch der pulmonalarterielle Druck. DeDiviitis et al. (1981) fanden mittels Rechts- und Linkskatheterisierung bei Adipösen eine leichte Erhöhung des pulmonalarteriellen und pulmonalkapillären sowie des linksventrikulären enddiastolischen Druckes. Der pulmonale Gefäßwiderstand und der maximale LV dP/dt waren unauffällig.

### Herzmorphologie

Bereits vor über 60 Jahren haben Smith u. Willius (1933) von der Mayo Clinic in einer sorgfältigen Studie bei 136 Adipösen mit einem durchschnittlichen Übergewicht von 32 kg gravierende klinische Symptome festgestellt; 9 von ihnen litten offensichtlich an einer Herzinsuffizienz. Autoptisch fanden die Autoren bei 95% exzessiv epikardiales Fett, das z.T. in den rechten Ventrikel penetrierte. Bei vielen sahen sie eine fettige Infiltration des Myokards und schlossen, daß diese Veränderungen Ursache für die Symptomatik waren. Heute wissen wir, daß die zu Beginn dieses Jahrhunderts häufig diagnostizierte und in vielen Büchern noch oft erwähnte Lipomatosis cordis mit fettiger Myokardinfiltration und Umwandlung des interstitiellen Bindegewebes in Fettgewebe nur bei ca. 3% der Adipösen vorkommt.

Häufiger hingegen wird eine Hypertrophie mit oder ohne Dilatation des linken, manchmal auch des rechten Ventrikels beobachtet. Warnes u. Roberts (1984) sezierten 12 massiv Adipöse mit mehr als 136 kg und fanden eine Hypertrophie bei allen Herzen (Gewicht 380–990 g). Verdickt waren die Wände sowohl des linken als auch des rechten Ventrikels. Eine Dilatation des rechten Ventrikels war in allen Fällen, eine Dilatation des linken bei 11 Herzen nachweisbar. Diese Beobachtungen sind inzwischen vielfach bestätigt worden.

Das vermehrte Blutvolumen und die konsekutive Steigerung des Herzminutenvolumens führt zu strukturellen Veränderungen. Die vermehrte linksventrikuläre Füllung bewirkt eine Ventrikeldilatation und erhöht die Wandspannung. Diese Anpassung stimuliert mit der Zeit eine Hypertrophie, wodurch die LVM erhöht und die Wandspannung wieder normalisiert wird (Abb. 7.28b). Bei alleiniger Adipositas entwickelt sich üblicherweise eine exzentrische LVH; besteht gleichzeitig eine Hypertonie, kann es primär zu einer konzentrischen oder exzentrischen Hypertrophie kommen (Gottdiener et al. 1994). Der vermehrten Myokardmasse liegt eine Hypertrophie der Myozyten, nicht eine Vermehrung des intrakardialen Fettes oder interstitiellen fibrösen Gewebes zugrunde (Duflou et al. 1995). Mit zunehmender Dauer der Adipositas wird die Entstehung einer exzentrischen Hypertrophie wahrscheinlicher. Dieses Endstadium geht dann oft mit einer Herzinsuffizienz einher.

Je nach Ausmaß und Dauer der Adipositas können sämtliche Herzhöhlen dilatiert sein: der linke Vorhof (10–40%, der linke

Ventrikel (8–40%), der rechte Vorhof (15–40%) und der rechte Ventrikel (14–60%; Alexander 1991, Alpert et al. 1985). Verdickte Herzwände sind bei jedem 2. Adipösen vorhanden; betroffen davon sind etwa gleich häufig das interventrikuläre Septum und die linksventrikuläre Hinterwand.

Hämodynamische und morphologische Unterschiede existieren jedoch nicht nur in Abhängigkeit vom Körpergewicht, sondern auch von der Fettverteilung (Nakajima et al. 1989). Adipöse mit vorwiegend viszeralem Fett (viszerales/subkutanes Fett >0,4) hatten im Vergleich zu Patienten mit viel subkutanem Fett nicht nur ein erhöhtes Schlagvolumen, sondern auch einen größeren linksventrikulären endsystolischen und enddiastolischen Durchmesser.

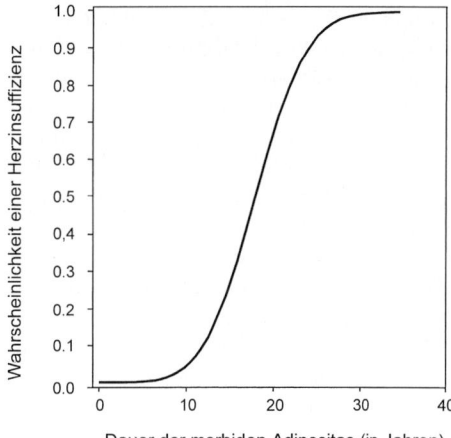

**Abb. 7.29.** Wahrscheinlichkeit der Entwicklung einer Herzinsuffizienz bei extrem Adipösen (mehr als das Doppelte des Idealgewichts) in Abhängigkeit von der Dauer der Adipositas. (Aus Alpert 1995)

### Herzfunktion

Die Adipositas – mit und ohne Hypertonie – kann sowohl die systolische als auch die diastolische Funktion beeinträchtigen. Insbesondere bei extremer Adipositas, selten bei moderatem Übergewicht, ist die systolische Funktion beeinträchtigt. In Studien wurde die *systolische Funktion* anhand der Verkürzungsfraktion bzw. der Ejektionsfraktion mittels Echokardiographie, Radionuklidventrikulographie oder Angiographie beurteilt. Diese Parameter sind sämtlich negativ mit dem BMI und der Dauer der Adipositas korreliert (DeDiviitis et al. 1981; Licata et al. 1991). Liegt gleichzeitig eine LVH vor, sind Funktionsbeeinträchtigungen bis zur manifesten Herzinsuffizienz häufiger. Besteht eine extreme Adipositas 25 Jahre lang, beträgt die Wahrscheinlichkeit einer Herzinsuffizienz 93% (Abb. 7.29; Alpert et al. 1997). Unter Belastung nimmt bei gesunden Probanden die Ejektionsfraktion zu, bei adipösen Patienten mit erhöhter LVM nimmt sie jedoch ab; die kardiale Reserve von Adipösen ist erniedrigt (Alpert et al. 1991).

Häufiger als die systolische ist die *diastolische Funktion* bei Adipösen beeinträchtigt. Dopplerechokardiographisch kann man einen gestörten transmitralen Fluß feststellen. Bei normotensiven Adipösen ist die frühe maximale Füllungszeit und das E/A-Verhältnis negativ ($r = -0,93$ bzw. $-0,90$) und die E-Dezelerationshalbzeit positiv ($r = 0,83$) mit dem BMI korreliert. Die isovolumetrische Relaxationszeit (IVRT) und die Präejektionsphase nehmen mit zunehmendem Gewicht ebenfalls zu (Stoddard et al. 1992; Alpert et al. 1995). Wahrscheinlich ist die IVRT ein sensitiverer Index für die diastolische Funktion bei Adipösen als die Füllungsgeschwindigkeiten.

### Renale Hämodynamik

Neuere Untersuchungen sprechen dafür, daß auch die renale Funktion und Hämodynamik bei der adipositas-assoziierten Hypertonie verändert ist. Beim Vergleich von 64 Adipösen mit 20 Schlanken wurde festgestellt, daß der effektive renale Plasma- und Blutfluß (Tc-99 m DTPA und I131 Hippur) besonders bei den zentral Adipösen erniedrigt und die Plasmareninaktivität erhöht war

(Scaglione et al. 1995). Der renale vaskuläre Widerstand war bei Adipösen mit abdominaler Fettakkumulation jedoch höher als bei peripherer Fettverteilung oder bei schlanken Personen. Durch eine multiple Regressionsanalyse konnte gezeigt werden, daß der renale vaskuläre Widerstand mit der WHR und Plasmareninaktivität korrelierte, nicht jedoch mit Insulin und dem Schlagvolumen. Die glomeruläre Filtrationsrate und die Filtrationsfraktion waren durch die Adipositas unbeeinflußt. Die Autoren schlossen aus dieser Untersuchung, daß möglicherweise bereits in einem frühen Stadium der adipositas-induzierten Hypertonie renale Mechanismen eine Rolle spielen.

### 7.5.3
### Pathogenese der adipositas-assoziierten Hypertonie

Der exakte Mechanismus, weshalb etwa jeder 2. Adipöse eine Hypertonie im Laufe seines Lebens entwickelt, ist unklar. Man geht davon aus, daß vor allem die Insulinresistenz mit konsekutiver Hyperinsulinämie und Stimulation des sympathischen Nervensystems eine wesentliche Rolle spielt. Von Wichtigkeit ist wahrscheinlich auch das Renin-Angiotensin-Aldosteron-System. Stellen sich weitere Krankheiten wie ein Schlafapnoesyndrom oder ein Diabetes ein, spielen zusätzliche Mechanismen eine pathogenetische Rolle.

### *Insulinresistenz und Hyperinsulinämie*

Bereits in den 60er Jahren äußerte Dieterle et al. (1967) die Vermutung, daß die Hypertonie mit einer Hyperinsulinämie vergesellschaftet ist. Erst 1987 haben Ferrannini et al. (1987) den Beweis für eine Insulinresistenz mit konsekutiver Hyperinsulinämie erbracht. Folgende insulinvermittelte Mechanismen erklären die Hypertonie:

- erhöhte Natriumretention,
- Natrium- und Kalziumakkumulation,
- Änderung der Gefäßstruktur und -funktion,
- erhöhtes Herzminutenvolumen (Abb. 7.30).

Dieses Konzept wurde mehrfach in Frage gestellt, da ein Insulinom üblicherweise nicht zu einer Hypertonie führt, die akute Applikation von Insulin beim Hund eine Blutdrucksenkung bewirkt und die Langzeitwirkung

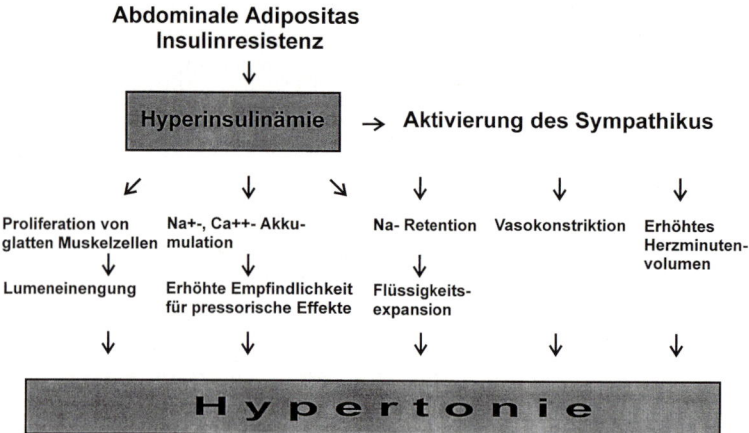

**Abb. 7.30.** Insulinvermittelte Mechanismen der Entstehung einer Hypertonie bei abdominaler Adipositas bzw. einer Insulinresistenz

von Insulin weitgehend unbekannt ist (Hall et al. 1992, 1994).

*Plasmainsulin*
Umfassende Daten über Plasmainsulin und Blutdruck liegen in der SAN ANTONIO HEART STUDY (Mitchell et al. 1990) vor. 2.930 Männer und Frauen wurden hinsichtlich kardiovaskulärer Risikofaktoren gescreent, u. a. wurde eine orale Glukosebelastung herbeigeführt. Eine Hyperinsulinämie wurde angenommen, wenn die Insulinkonzentration nüchtern >30 µU/ml und 2 h postprandial >200 µU/ml lag. Personen mit einer Hyperinsulinämie wiesen doppelt so häufig eine Hypertonie auf wie solche mit einer Normoinsulinämie. 80% der Adipösen hatten eine Glukoseintoleranz und 67% der Hypertensiven waren sowohl adipös als auch diabetisch. Zu einem ähnlichen Ergebnis kommt man mit Hilfe einer i.v.-Glukosebelastung. Pollare et al. (1990) verglichen 3 Gruppen: normotensiv-normalgewichtige, hypertensiv-normalgewichtige und hypertensiv-adipöse. Die hypertensiv-adipöse Gruppe hatte die höchsten basalen und glukosestimulierten Insulinspiegel, aber auch die hypertensiv-normalgewichtige Gruppe hatte erhöhte Insulinkonzentrationen im Vergleich zur normotensiv-normalgewichtigen.

> [!] Die chronische Hyperinsulinämie trägt über mehrere Mechanismen wesentlich zur Hypertonie bei.

*Insulinresistenz*
Ferrannini et al. (1987) führten die wegweisende Untersuchung auf diesem Gebiet durch. Sie zeigten mittels euglykämischer Clamp-Technik und simultaner indirekter Kalorimetrie, daß normalgewichtige Hypertoniker eine verminderte periphere Glukoseaufnahme aufgrund eingeschränkter nichtoxidativer Prozesse (Glykogensynthese, Glykolyse) aufweisen. Kurze Zeit später gelang der Nachweis, daß die Insulinresistenz bei adipösen Hypertonikern noch deutlicher ausgeprägt ist als bei normalgewichtigen Personen mit Bluthochdruck (Pollare et al. 1990). Vergleicht man Normalgewichtige mit hypertensiven Adipösen, stellt man eine Reduktion der Glukoseverwertung um 41% fest. Zwischen dem systolischen Blutdruck und der Glukoseverwertung ergab sich eine Korrelation von $r = -0{,}42$.

Die Insulinresistenz ist auch mit der linksventrikulären Muskelmasse verknüpft. Sasson et al. (1993) untersuchten 40 normotensive Adipöse echokardiographisch und mittels i. v.-Glukosebelastung. Parameter des Insulins und der Glukoseverwertung korrelierten positiv mit der LV-Masse (Abb. 7.31).

*Natriumretention*
Es ist seit langem bekannt, daß der Gesamtkörpernatriumgehalt bei Diabetikern und Adipösen erhöht ist. Zudem weiß man seit Jahrzehnten, daß die Zufuhr von Kohlenhydraten zu einer Natriumretention führt; Fasten vermindert den Natriumgehalt und senkt den Blutdruck. Auch bei Diabetikern im Insulinmangelzustand kommt es zu einer Natriumflut. Es ist das Verdienst von Defronzo u. Ferrannini (1991), die renalen Wirkungen von Insulin eruiert und Insulin in den Mittelpunkt dieser Adaptation gestellt zu haben (Abb. 7.30). Insulininfusionen führen zu einer verstärkten Rückresorption im distalen Nierentubulus und damit zu einer Natriumretention mit Volumenexpansion und konsekutiver Hypertonie.

*Intrazelluläre Akkumulation von Natrium und Kalzium*
Insulin hat einen Einfluß auf verschiedene transmembranöse Austauschprozesse, die das intrazelluläre Elektrolytmilieu regeln. Eine Hyperinsulinämie führt durch Akkumulation von Natrium und Kalzium in den glatten Muskelzellen zu einer Sensibilisierung für pressorische Effekte von Noradrenalin und Angiotensin II. Die Folge davon

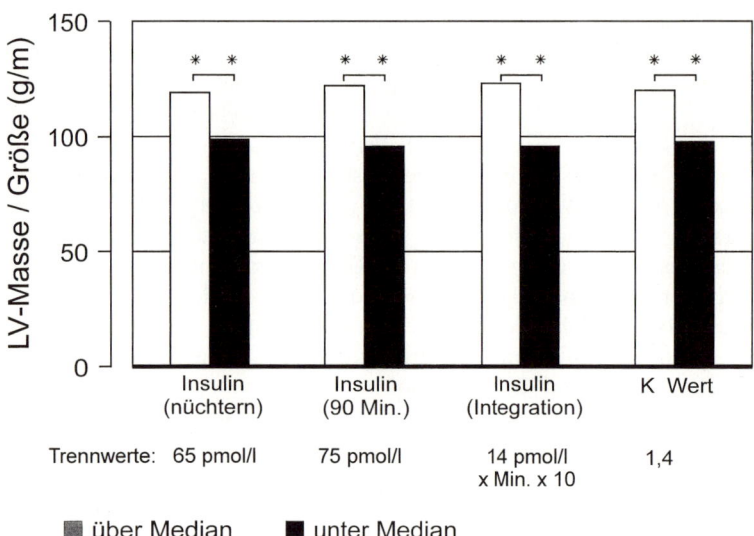

**Abb. 7.31.** Linksventrikuläre Muskelmasse (echokardiographisch bestimmt) und Plasmainsulin sowie K-Wert aufgrund einer i.v.-Glukosebelastung. Untersuchung an 40 normotensiven, nichtdiabetischen, übergewichtigen und adipösen Personen. (Nach Sasson 1993)

ist eine Vasokonstriktion mit Erhöhung des peripheren Widerstandes und Blutdruckanstieg (DeFronzo u. Ferrannini 1991).

Die $Na^+$-$K^+$-ATPase ist ein insulinreguliertes Enzym und bewirkt den Ausstrom von Natrium aus der Zelle im Austausch mit Kalium im Verhältnis 3:2. Bei Insulinresistenz kommt es zu einer intrazellulären Natriumakkumulation (Weidmann u. Ferrari 1991). Insulin stimuliert auch den $Na^+$-$H^+$-Gegentransport. Diese Regulation unterliegt nicht der Insulinresistenz, so daß eine Hyperinsulinämie zu einer intrazellulären Natriumakkumulation und zu einer Alkalose führt (DeFronzo u. Ferrannini 1991). Eine Alkalose erhöht die Kontraktilität der glatten Muskelzellen und stimuliert das Wachstum in Gefäßwandzellen. Zu einer intrazellulären Kalziumanhäufung kommt es, da Insulin die $Ca^{2+}$-$Mg^{2+}$-ATPase hemmt.

*Gefäßstruktur und Gefäßfunktion*
Insulin begünstigt die Hypertrophie der Gefäßwand mit Lumeneinengung durch seine mitogene Wirkung. Es stimuliert die Proliferation von glatten Muskelzellen; die Wirkung ist dosisabhängig (Pfeifle u. Ditschuneit 1981). Dieser Effekt wird möglicherweise über den „insulin-like growth factor" (IGF-I) vermittelt; IGF-I-Rezeptoren sind in Blutgefäßen nachgewiesen. IGF-I erhöht den Gehalt von DNS, Kollagen, Protein und die Anzahl von Monozyten (DeFronzon Ferrannini 1991). Eine Rolle spielt wahrscheinlich auch der"platelet derived growth factor" (PDGF; Müller-Wieland et al. 1990).

Möglicherweise liegt bei Adipösen auch eine endotheliale Dysfunktion vor. Kürzlich wurde gezeigt, daß das Plasmaendothelin bei Adipösen erhöht ist und mit dem mittleren Blutdruck korreliert (r=0,48; Parrinello et al. 1996).

> **!** Bei der Entstehung der adipösen Hypertonie spielen nicht nur hämodynamische, sondern auch metabolische Faktoren eine Rolle.

## Sympathische Aktivität

Für die Entstehung einer Hypertonie bei Adipositas wurde vielfach eine erhöhte sympathische Aktivität verantwortlich gemacht. Insbesondere Landsberg u. Young (1985, 1986) haben umfassende Untersuchungen durchgeführt, deren Ergebnisse in Abb. 7.32 zusammengefaßt sind: Die Adipositas, insbesondere die abdominale Form, ist mit einer Insulinresistenz und Hyperinsulinämie assoziiert. Die Hyperinsulinämie stimuliert das sympathische Nervensystem und damit gleichzeitig die Thermogenese; der erhöhte Energieverbrauch begrenzt eine weitere Gewichtszunahme und stellt ein neues Energiegleichgewicht her. Die erhöhte sympathische Aktivität führt zu einer Vasokonstriktion und zu einer Erhöhung des Herzminutenvolumens (s. auch Abb. 7.30). Zur Beurteilung der sympathischen Aktivität wurden Plasmaspiegel von Noradrenalin gemessen sowie kinetische Untersuchungen durchgeführt (Landsberg 1986; Landsberg u. Young 1985).

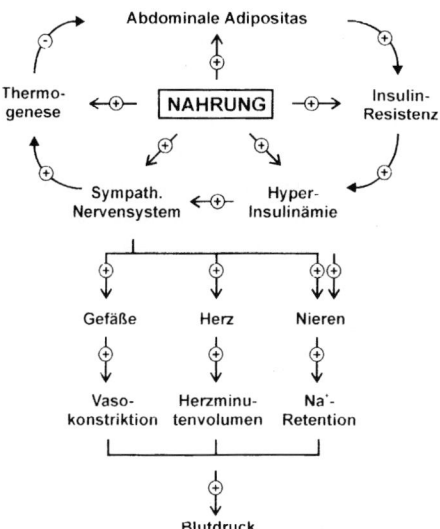

**Abb. 7.32.** Sympathisches Nervensystem: Zusammenhänge zwischen Nahrungsaufnahme, Insulinresistenz, Hyperinsulinämie, Thermogenese und Herz-Kreislauf-Wirkungen. + Stimulation; – Hemmung

In der NORMATIVE AGING STUDY (Ward et al. 1996) waren Noradrenalin in 24h-Urin und Insulin sowohl mit dem BMI und der WHR als auch mit dem systolischen und diastolischen Blutdruck korreliert. Insulin und Noradrenalin waren unabhängige Prädiktoren der Hypertonie. Daraus wurde geschlossen, daß die Insulinspiegel und die sympathische Aktivität mit der Hypertonie assoziiert sind.

*Ernährung*
Nahrungsaufnahme, insbesondere Kohlenhydrate, erhöhen die sympathische Aktivität und den Blutdruck, Fasten und eine Reduktionskost vermindern sie hingegen. Kohlenhydrate und Fett stimulieren auch dann den Noradrenalin-Turnover, wenn ihr prozentualer Anteil in der Nahrung erhöht wird (Landsberg 1986). Die nahrungsinduzierte Thermogenese kann durch β-Blockade reduziert werden.

*Renin-Angiotensin-Aldosteron-System (RAAS)*
Wiederholt ist gezeigt worden, daß bei Adipösen eine Stimulation des RAAS vorliegt; dieses Phänomen ist bei abdominal Adipösen besonders ausgeprägt und hängt möglicherweise mit der Hyperinsulinämie oder mit einem erniedrigten renalen Blutfluß zusammen (Scaglione et al. 1995). Unter Gewichtsreduktion kommt es zu einem Abfall der Reninaktivität sowie der Plasmakonzentration von Aldosteron; dieser Effekt ist möglicherweise durch die verminderte sympathische Aktivität verursacht (Daly u. Landsberg 1991).

Das Fettgewebe ist neben der Leber die Hauptquelle für die Produktion und Sekretion von Angiotensinogen; die Expression wird nutritiv reguliert. Im Fettgewebe wird Angiotensinogen in das aktive Angiotensin-II transformiert (Löffler 1997). Einzelheiten sind in Abschn. 6.4.2 dargestellt.

### Weitere pathophysiologische Mechanismen

*Salzsensitivität*
Adipöse reagieren auf Natrium empfindlicher als Nichtadipöse.
Nach Gewichtsreduktion verschwindet die Hypersensitivität gegenüber Salz (Rocchini et al. 1989).

*Mentaler und körperlicher Streß*
Bei isometrischer Belastung reagieren Adipöse mit einem stärkeren Blutdruckanstieg als Normalgewichtige. Bei mentalem Streß zeigen sie eine Vasokonstriktion anstatt einer Vasodilatation (Rockstroh et al. 1992). Ob die adipöse Hypertonie eine Chronifizierung dieser Mechanismen darstellt, ist unklar.

*Obstruktives Schlafapnoe-Syndrom (OSAS)*
Eine Schlafapnoe kann zur Hypertonie führen. Insbesondere bei Tagesmüdigkeit, Schnarchen, Gedächtnisstörungen, nachlassender Konzentrationsfähigkeit und fehlendem Blutdruckabfall während der Nacht sollte man an ein OSAS denken (s. Abschn. 7.8.2).

## 7.5.4 Therapie

*Reduktionskost*

Die Therapie der adipositas-assoziierten Hypertonie besteht in erster Linie in einer Gewichtsreduktion mit Hilfe einer hypokalorischen Kost. Nur im WHO-Stadium II und III ist zunächst eine gleichzeitige Pharmakotherapie erforderlich (ca. 15% aller Hypertoniker). Zudem sollte in Erwägung gezogen werden, daß noch andere nicht-medikamentöse Behandlungsformen wie Salzrestriktion, Alkoholkarenz, Entspannung sowie vermehrte Kaliumzufuhr und körperliche Aktivität zur Verfügung stehen (Wirth 1990).

Wie mehrfach erwähnt, tritt die arterielle Hypertonie bei Adipositas in der Regel im Rahmen eines *Metabolischen Syndroms* auf (Wirth u. Krone 1993b). Ziel der Behandlung ist daher nicht nur die Senkung des Blutdrucks, sondern die simultane Therapie anderer Stoffwechselstörungen, die meistens ebenfalls durch Gewichtsreduktion gebessert oder beseitigt werden können. Diese Sichtweise modifiziert jedoch auch die medikamentöse Therapie, da es wenig Sinn macht, mit Hilfe eines Pharmakons einen kardiovaskulären Risikofaktor zu vermindern und einen anderen zu verstärken (s. unten).

*Blutdruck*
Unter einer hypokalorischen Kost oder beim Fasten nimmt der Blutdruck bereits innerhalb eines Tages ab. Dieser rasche Effekt ist wahrscheinlich auf die verminderte Nahrungs- und Salzzufuhr zurückzuführen, die Körperfettmasse nimmt in dieser kurzen Zeit unwesentlich ab. Abfallende Insulinspiegel und schwindende Glykogenspeicher führen über hormonelle Mechanismen zu einer gesteigerten Diurese mit Blutvolumenreduktion und konsekutiver Blutdrucksenkung.

Reisin et al. (1978) unterzogen 121 Übergewichtige und Adipöse mit einem unkomplizierten Hypertonus einer Gewichtsreduktion (Männer 1.200 kcal/Tag, Frauen 1.000 kcal/Tag). Nach 4 Monaten hatten die Patienten 8,8 kg abgenommen. Der systolische Blutdruck sank von 157 auf 133 mmHg (−24), der diastolische von 106 auf 86 mmHg (−20). 75% aller Patienten waren nach der Therapie normoton, obwohl nur 64% ihr Sollgewicht erreichten. Zu ähnlichen Ergebnissen kamen auch wir unter einer extrem hypokalorischen Kost für 4 Wochen (Abb. 7.33; Wirth et al. 1986b). Die Senkung des Blutdrucks ist, ähnlich wie bei Triglyzeriden, Cholesterin und Insulin, mit dem Ausgangswert positiv korreliert (Schotte u. Stunkard 1990). Aufgrund der vielen Untersuchungen zu diesem Thema kann man inzwischen die Blutdruckabnahme im Durchschnitt abschätzen:

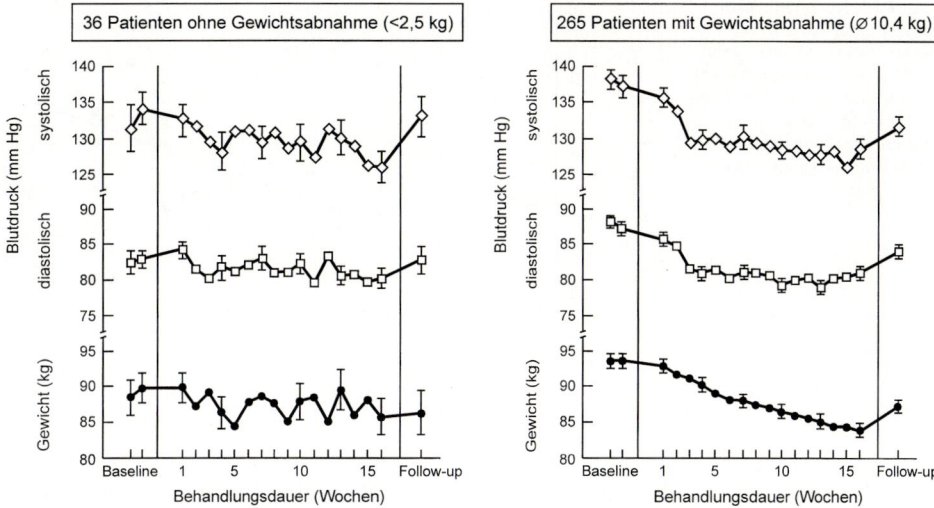

**Abb. 7.33.** Abnahme des Blutdrucks unter einer 4monatigen Reduktionskost bei Patienten mit (*rechts*) und ohne (*links*) Diätcompliance. (Aus Schotte u. Stunkard 1990)

> ❗ 10 kg Gewichtsabnahme reduziert den systolischen Blutdruck um ca. 15 mmHg und den diastolischen um ca. 10 mmHg.

Wenn man klinisch keine Blutdruckabnahme unter einer Reduktionskost feststellt, ist in der Regel auch keine Gewichtsabnahme objektiv vorhanden. Schotte u. Stunkard (1990) konnten zeigen, daß die Abnahme des Gewichts mit einer überzeugenden Reduktion des Blutdrucks einhergeht (Abb. 7.33). Die Blutdruckabnahme ist eng mit der Abnahme des intraabdominalen Fettes assoziiert. Durch computertomographische Bestimmung des subkutanen und viszeralen Fettes ergab sich eine Korrelation mit dem mittleren Blutdruck von $r = 0{,}61$ (Abb. 7.34; Kanai et al. 1996).

Die Gewichtsreduktion ist zweifelsohne die effektivste nicht-medikamentöse Therapie. In der TOHP-Studie (Trials on Hypertension Prevention; Whelton 1992) konnte bei 2.182 Frauen und Männern nur durch Gewichtsreduktion der Blutdruck bei 18monatiger Beobachtung nachhaltig gesenkt werden. Eine Salzreduktion war nur zu etwa 30% so wirksam, Streßmanagement und Supplimentation mit Kalium, Magnesium, Kalzium und Fischöl waren ohne Wirkung.

*Bedeutung der Salzrestriktion und Salzempfindlichkeit*

Eine Reduktionskost beinhaltet nicht nur eine reduzierte Versorgung mit Energie, sondern üblicherweise auch mit Mineralien; beide Mechanismen können daher für den Blutdruckabfall verantwortlich sein. Bereits in den 70er Jahren wurde beobachtet, daß die Blutdrucksenkung unter Gewichtsreduktion unabhängig von der Salzaufnahme erfolgt (Reisin et al. 1978). Systematisch gingen dieser Frage Tuck et al. (1981) in einer kontrollierten Studie nach. 25 adipöse Hypertoniker erhielten 12 Wochen lang eine Formeldiät mit 320 kcal/Tag, die einen mit 120 mmol/Tag und die anderen mit 40 mmol/Tag Natrium. Die Blutdruckabnahme war nach 7 kg Gewichtsreduktion gleich. Unter Gewichts-

**Abb. 7.34.** Korrelation von Änderungen des mittleren Blutdrucks zu Änderungen des Verhältnisses von viszeralem zu subkutanem Fett bei 26 hypertensiven adipösen Frauen; die Gewichtsabnahme betrug 9,4 kg. (Aus Kanai et al. 1996)

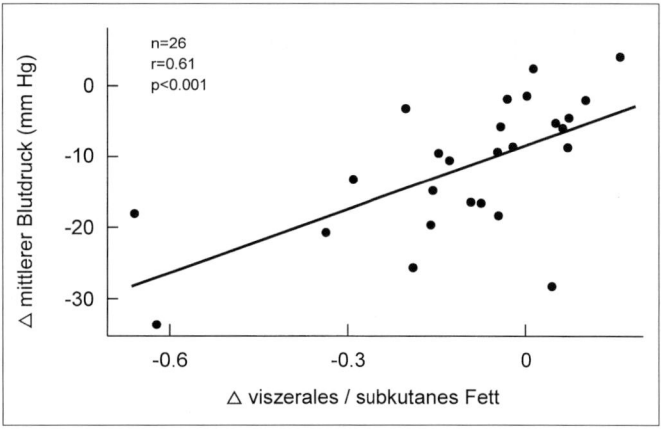

reduktion nimmt die bei Adipösen häufig erhöhte Salzempfindlichkeit ab (Rocchini et al. 1989).

*Insulin*
Unter einer Reduktionskost sinken die Plasmainsulinspiegel aufgrund einer besseren Insulinwirksamkeit (s. Abschn. 7.2.3). Üblicherweise geht die Konzentration auf etwa die Hälfte des Ausgangswerts zurück. Das Verschwinden der häufig bestehenden Hyperinsulinämie hat Auswirkungen auf die Empfindlichkeit der Gefäßwand für pressorische Effekte, über eine Dämpfung des sympathischen Nervensystems werden zudem der Gefäßtonus und das Herzminutenvolumen herabgesetzt (s. oben).

*Sympathische Aktivität*
Bei unterkalorischer Ernährung und beim Fasten sinken die Noradrenalinspiegel, wie schon Landsberg u. a. Young (1985) in den 70er Jahren gezeigt haben. Die Dämpfung der sympathischen Aktivität erklärt nicht nur die Blutdrucksenkung, sondern auch die Abnahme der Herzfrequenz unter Reduktionskost.

*Renin-Angiotensin-Aldosteron-System*
Die Aldosteronkonzentration im Plasma und die Reninaktivität nehmen unter Reduktionskost ab. Die Abnahme der Reninaktivität ist positiv mit der Gewichtsabnahme korreliert (r=0,58), sie sinkt auf etwa die Hälfte der Ausgangskonzentration (Tuck et al. 1981).

Viele Autoren gehen heute davon aus, daß die hormonelle Adaptation unter Reduktionskost mit Besserung bzw. Beseitigung der Hyperinsulinämie, des Hyperaldosteronismus und Dämpfung der sympathischen Aktivität die Hauptmechanismen der Blutdrucksenkung sind.

*Größenabnahme von Herzkavitäten*
Eine Gewichtsabnahme führt zu einer deutlichen Verbesserung verschiedener kardialer Funktionsparameter. Nach einer vertikalen Gastroplastik haben Alpert et al. (1985) massiv Adipöse nach einer Gewichtsabnahme von 135 auf 79 kg echokardiographisch untersucht. Die LV-Dimensionen nahmen deutlich ab, und die Verkürzungsfraktion verbesserte sich von 22 auf 31%. Der linksventrikuläre Durchmesser nahm endsystolisch von 3,7 auf 3,2 cm und enddiastolisch von 5,4 auf 4,9 cm ab. War der linke Ventrikel vor der Therapie dilatiert, was bei 38% der Patienten der Fall war, verringerten sich die Diameter von 4,7 auf 3,5 cm bzw. von 6,0 auf 5,1 cm. Der endsystolische Durchmesser nimmt unter einer Reduktionskost meist mehr ab als

der enddiastolische, auch wenn primär keine Dilatation besteht. Die Verringerung der LV-Durchmesser ist mit der Gewichtsabnahme korreliert, nicht jedoch mit der Abnahme des Blutdrucks. Dies legt die Vermutung nahe, daß nicht die Afterload-Reduktion für diese Veränderung verantwortlich ist, sondern andere Mechanismen in Frage kommen (z. B. metabolische). Liegt eine Pumpschwäche vor, ist die Abnahme des endsystolischen Diameters in der Regel wesentlich ausgeprägter als die Veränderung des enddiastolischen; die Folge davon ist eine Zunahme der Verkürzungsfraktion (Alpert et al. 1985).

*Verbesserung der Herzfunktion*
Unter Reduktionskost kommt es zu einer Verkürzung der Präejektionsperiode (PEP), die linksventrikuläre Austreibungszeit (LVET) verlängert sich unwesentlich. Durch diese Veränderungen verkleinert sich der Quotient PEP/LVET, ein Maß für die *systolische Funktion* (Kinner et al. 1985; Wirth u. Kröger 1995b; Abb. 7.36).

Bei geringer Gewichtsreduktion findet man mittels echokardiographischer Parameter keine sichere Verbesserung der systolischen Funktion, da sich die systolischen und diastolischen linksventrikulären Parameter ähnlich ändern. Lediglich bei Herzinsuffizienten stellt sich eine Verbesserung der Ver-

kürzungsfraktion ein (Alpert et al. 1997). Nach Gewichtsreduktion von 9,6 kg findet man bei Adipösen eine Zunahme der Ejektionsfraktion mittels Radionuklidventrikulographie unter Belastung, was vor der Therapie nicht feststellbar war (DasGupta et al. 1992).

Die *diastolische Funktion* bessert sich unter Gewichtsreduktion deutlicher als die systolische. Eine Abnahme des Körpergewichts um 35% durch Gastroplastik reduzierte die E-Dezelerationszeit und das E/A-Verhältnis erheblich (Alpert et al. 1997). Ebenso nimmt die isovolumetrische Relaxationszeit ab (Wirth u. Kanel 1999).

*Reduktion der linksventrikulären Muskelmasse (LVM)*
Wenn unter einer Reduktionskost der Blutdruck sinkt, das Schlagvolumen abnimmt und die Herzfrequenz sinkt und damit die Herzarbeit, ist eine Abnahme der linksventrikulären Muskelmasse anzunehmen. Umfassend wurde dies von MacMahon et al. (1986) bei 41 jungen adipösen Hypertonikern untersucht. In 21 Wochen nahmen sie mit einer 1.000-kcal-Kost 8,3 kg ab. Die Dicke des interventrikulären Septums und der linksventrikulären Hinterwand verminderten sich um 14% bzw. 11%; die inneren Diameter des linken Ventrikels nahmen nur in der Tendenz ab (Tabelle 7.5). Daraus er-

**Tabelle 7.5.** Änderung von linksventrikulären Parametern bei adipösen Jugendlichen mit einer Hypertonie vor und nach einer 21wöchigen Therapie mit Reduktionskost oder Metoprolol (** signifikante therapiebedingte Differenz von $p>0,002$). (Nach MacMahon et al. 1986)

| | Reduktionskost (1.000 kcal/Tag) | | | Metoprolol (2mal 100 mg/Tag) | | |
|---|---|---|---|---|---|---|
| | vorher | nachher | Differenz [%] | vorher | nachher | Differenz [%] |
| Interventrikuläres Septum [mm] | 8,9 | 7,7 | −14** | 8,9 | 8,9 | ±0 |
| Linksventrikuläre Hinterwand [mm] | 8,5 | 7,6 | −11** | 8,5 | 8,3 | −3 |
| Linksventrikulärer endsystolischer Durchmesser [mm] | 32,8 | 31,5 | −4 | 30,2 | 30,1 | ±0 |
| Linksventrikulärer enddiastolischer Durchmesser [mm] | 51,3 | 50,5 | −2 | 49,1 | 49,1 | ±0 |
| Linksventrikuläre Muskelmasse [g] | 193,0 | 155,2 | −20** | 175,1 | 175,8 | ±0 |

rechnete sich eine Reduktion der Muskelmasse um 20%. Änderungen der kardialen Parameter waren mit Änderungen des Körpergewichts, nicht jedoch mit denen des Blutdrucks korreliert. Diese Beobachtung legt den Schluß nahe, daß für die Abnahme der LVM nicht die Abnahme der Afterload hauptverantwortlich ist, sondern vermutlich andere Mechanismen (z.B. Insulin, PGF-I). Man kann davon ausgehen, daß eine Gewichtsabnahme von 10 kg die LV-Muskelmasse um ca. 40 g reduziert.

Durch Gewichtsreduktion sinkt nicht nur der Blutdruck, auch die linksventrikuläre Hypertrophie bildet sich zurück.

### Bewegungstherapie

*Ruheblutdruck*
Da ein körperliches Training, insbesondere ein Ausdauertraining, eine ähnliche Wirkung auf die Insulinresistenz wie eine Reduktionskost (Koivisto et al. 1986; Wirth 1985a) hat, ist bei kombinierter Therapie eine additive Wirkung hinsichtlich der Blutdruckreduktion zu erwarten. Eine Gewichtsreduktion von 9 kg reduzierte den systolischen Blutdruck um 14, den diastolischen um 4 mmHg. Wurde gleichzeitig ein Ausdauertraining durchgeführt, sank der systolische Blutdruck um 17 und der diastolische um 11 mm Hg.

*Belastungsblutdruck*
Klinische Bedeutung hat nicht nur der Blutdruck in Ruhe, sondern auch der bei körperlicher und psychischer Belastung. Erfolgt eine Belastung auf dem Fahrradergometer, zeigt sich insbesondere bei kombinierter Reduktionskost-Trainings-Therapie eine Abnahme des Blutdrucks; bei 100 W für Frauen und 150 W für Männer war der systolische Blutdruck um 39 mmHg reduziert (Wirth et al. 1986b; Abb. 7.35). Auch das sog. Doppelprodukt aus Herzfrequenz und systolischem Blutdruck – ein Maß für den myokardialen $O_2$-Verbrauch – war nach Reduktionskost + Training um 22% niedriger, bei alleiniger Reduktionskost trat keine Änderung ein. Wenngleich der Blutdruck unter Reduktionskost bzw. Reduktionskost + Training sinkt, tritt keine Dysregulation im Sinne einer Orthostase im Stehversuch auf (Wirth et al. 1986b).

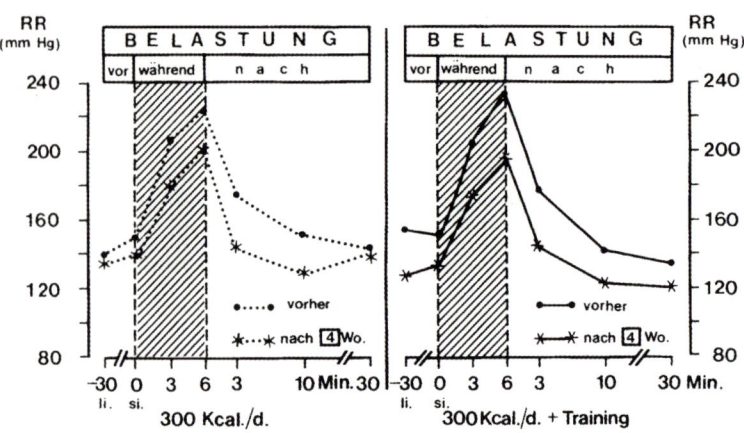

**Abb. 7.35.** Abnahme des systolischen Blutdrucks bei fahrradergometrischer Belastung (Stufentest) unter einer 4wöchigen Reduktionskost ohne (*links*) und mit (*rechts*) Ausdauertraining. (Wirth et al. 1986b)

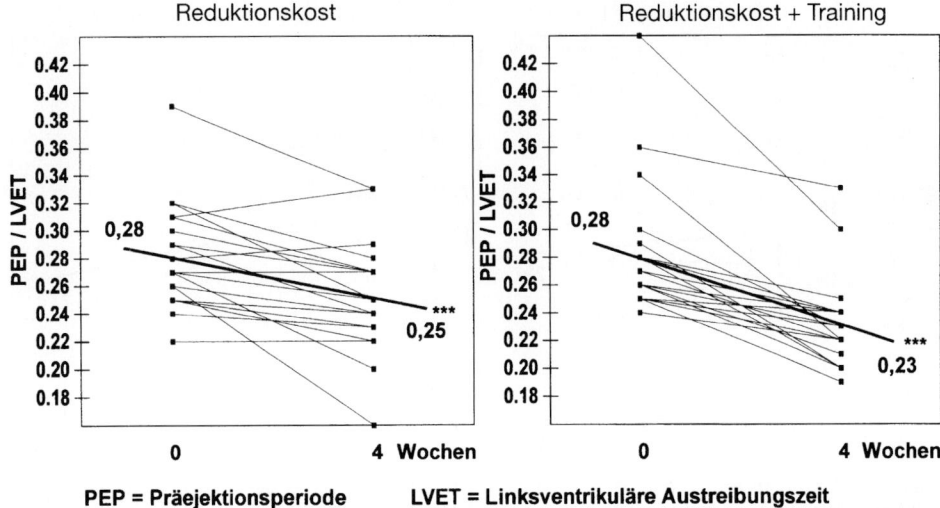

**Abb. 7.36.** Herzfunktion, beurteilt anhand der systolischen Zeitintervalle PEP/LVET bei Adipösen mit einer Grenzwert- bzw. Belastungshypertonie vor und nach einer 4wöchigen Gewichtsreduktion mittels einer Reduktionskost (800 kcal/Tag) bzw. in Kombination mit einem Ausdauertraining. *PEP* Präejektionsperiode, *LVET* linksventrikulär Austreibungszeit. (Aus Wirth u. Kröger 1995b)

*Herzmorphologie und Herzfunktion*

Aufgrund physiologischer Kenntnisse ist denkbar, daß ein Ausdauertraining günstige Auswirkungen auf das durch Adipositas belastete Herz hat. Wir fanden im Vergleich zur alleinigen Reduktionskost eine deutlichere Abnahme der LV-Diameter bei einer 4wöchigen Therapie (Wirth u. Kröger 1995b); sowohl der endsystolische als auch der enddiastolische Durchmesser wurden deutlicher reduziert. Aus kardiologischen Gründen ist es daher ratsam, eine Reduktionskost mit einem körperlichen Training zu kombinieren.

*Linksventrikuläre Hypertrophie*

Da bei Leistungssportlern nicht selten eine LV-Hypertrophie vorkommt, sollte man durch eine Bewegungstherapie keine Abnahme der linksventrikulären Muskelmasse (LVM) erwarten. Ein Ausdauertraining in Form von Ergometerbelastung, Walking, Schwimmen, Spielen und Gymnastik in Kombination mit einer Reduktionskost vermindert jedoch überraschenderweise die LVM (Abb. 7.37). Eine Reduktionskost reduzierte die LVM lediglich um 5%, kombiniert mit einem Ausdauertraining war eine Verminderung von 20% festzustellen. Unter Kombinationstherapie war ein positiver Effekt bei 13 von 17 Patienten nachweisbar (Wirth u. Kröger 1995b). Der Blutdruck sank bei gleichzeitigem Ausdauertraining nur unwesentlich stärker.

*Pharmakologische Aspekte*

Brauchbare pharmakologische Studien zur Behandlung der adipositas-assoziierten Hypertonie sind kaum vorhanden. Die meisten beziehen sich auf Nebenwirkungen hinsichtlich anderer kardiovaskulärer Risikofaktoren. In Anbetracht der Tatsache, daß insbesondere bei der abdominalen Adipositas in der Regel ein Metabolisches Syndrom (s. Abschn. 7.1) vorliegt, ist eine differenzierte Pharmakotherapie angebracht. Eine Reihe von Antihypertonika beeinflussen insbesondere den Kohlenhydratstoffwechsel negativ

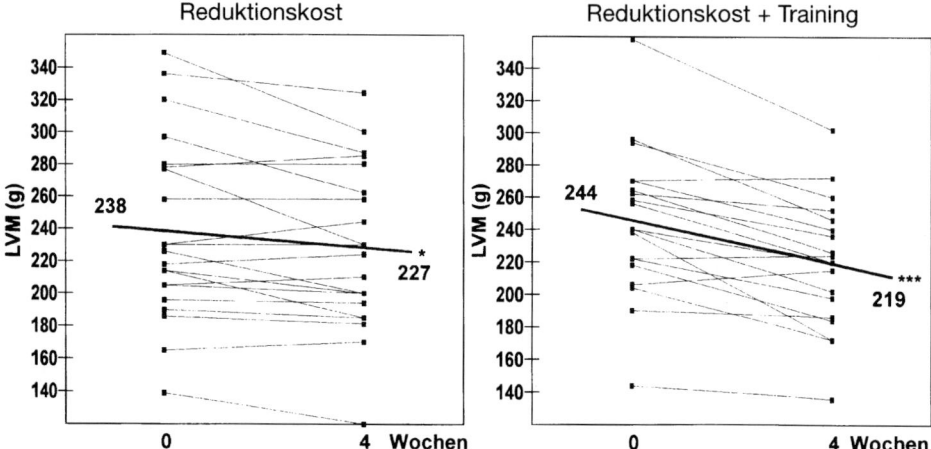

**Abb. 7.37.** Linksventrikuläre Muskelmasse (*LVM*, Echokardiographie) bei Adipösen mit einer Grenzwert- bzw. Belastungshypertonie vor und nach einer 4wöchigen Gewichtsreduktion mittels einer Reduktionskost (800 kcal/Tag, links) bzw. Reduktionskost plus Ausdauertraining (*rechts*). (Aus Wirth u. Kröger 1995b)

oder verschlimmern die Insulinresistenz. Wünschenswert wäre ein Pharmakon, das nicht nur den Blutdruck senkt, sondern auch die Insulinresistenz verbessert.

*Diuretika*
Insbesondere Thiazide haben negative Auswirkungen hinsichtlich der Insulinresistenz. Pollare (Pollare et al. 1988a) führte nach 4monatiger Behandlung mit 40 mg Hydrochlorothiazid eine Clamp-Studie durch und stellte fest, daß die insulinstimulierte Glukoseaufnahme um 11% reduziert und die Plasmaspiegel von Insulin als Ausdruck einer zunehmenden Insulinresistenz um 31% erhöht waren. Was die Lipide betrifft, werden vorwiegend die Triglyzeride und das HDL-Cholesterin negativ beeinflußt (Krone u. Nägele 1988a). Indapamid hat keine negativen metabolischen Auswirkungen.

*β-Blocker*
Schmieder (1993) behandelte 42 adipöse Hypertoniker über 6 Wochen entweder mit 2mal tgl. 50–100 mg Metoprolol oder 2mal tgl. 2,5–5 mg Isradipin. Der Blutdruck sank unter β-Blocker deutlicher (24/18 mmHg) als unter dem Kalziumantagonisten (18/10 mmHg). Diesen Unterschied kann man sich physiologisch erklären. Adipöse haben, hämodynamisch betrachtet, einen erhöhten Blutdruck aufgrund eines erhöhten Herzminutenvolumens bei gleichzeitig erniedrigtem peripheren Widerstand. β-Blocker senken den kardialen Antrieb, Kalziumantagonisten senken den ohnehin oft erniedrigten Widerstand in der Peripherie.

β-Blocker mit als auch ohne intrinsische Aktivität verschlechtern die Insulinwirkung (Tabelle 7.6). Eine 6wöchige Behandlung mit 2mal tgl. 100 mg Metoprolol und 2mal tgl. 25 mg Atenolol reduzierte die periphere Glukoseaufnahme um 20% bzw. 13%, die basalen Insulin- und Glukosespiegel waren erhöht, ebenso das $HbA_1$. Die Triglyzeride in der VLD- und LDL-Fraktion waren erhöht und HDL-Cholesterin erniedrigt (Pollare 1989). β-Blocker mit vasodilatierender Wirkung wie Celiprolol und Nevibolol zeigen diese negativen Auswirkungen nicht. Hinzu kommt, daß β-Blocker zur Gewichtszunahme aufgrund mehrerer Mechanismen führen (s. Abschn. 5.4.2).

**Tabelle 7.6.** Effekte verschiedener antihypertensiver Therapien auf kardiovaskuläre Risikofaktoren. ++ sehr guter Effekt, + guter Effekt, ± kein Effekt, – negativer Effekt)

| | Antihypertensive Pharmaka | | | | | Nicht-medikamentöse Therapie | |
|---|---|---|---|---|---|---|---|
| | Diuretika | β-Blocker | α₁-Blocker | Kalziumantagonisten | ACE-Hemmer | Reduktionskost | Reduktionskost+ Ausdauertraining |
| Blutdruck | + | + | + | + | + | + | + |
| Glukosetoleranz | – | – | (+) | ± | (+) | + | ++ |
| Plasmainsulin | – | – | (+) | ± | (+) | + | ++ |
| Insulinresistenz | – | – | + | ± | + | ++ | ++ |
| HDL-Cholesterin | – | – | + | ± | ± | ± | + |
| Triglyzeride | – | – | + | ± | ± | ++ | ++ |
| LDL-Cholesterin | – | ± | (+) | ± | ± | + | + |
| Linksventrikuläre Hypertrophie | ± | + | + | + | + | ++ | ++ |
| Körperliche Leistungsfähigkeit | ± | – | ± | ± | ± | (–) | + |

> ! β-Blocker sind aus hämodynamischer Sicht gut für adipöse Hypertoniker geeignet sind, nicht jedoch aus metabolischer.

*Kalziumantagonisten*
Sie sind im Unterschied zu den meisten β-Blockern stoffwechselneutral. Ihre Wirksamkeit ist jedoch bei Adipösen im Vergleich zu den β-Antagonisten geringer (s. oben). Einige Kalziumantagonisten erhöhen wahrscheinlich den Blutzucker und verschlimmern die Insulinresistenz; mit ziemlicher Sicherheit kann man das nur vom Nifedipin annehmen (Charles et al. 1981). Erklärt werden können diese Veränderungen mit einer Stimulation des sympathischen Nervensystems, was zur Hyperglykämie führt und eine Stimulation der Insulinsekretion zur Folge hat.

*ACE-Hemmer, α-Blocker*
Captopril steigert die insulinstimulierte Glukoseaufnahme um ca. 20%, was vorwiegend durch eine beschleunigte Aufnahme in die Skelettmuskulatur zu erklären ist (Pollare 1989; Rett et al. 1988). Der Effekt ist möglicherweise darauf zurückzuführen, daß lokal freigesetzte Kinine vermindert abgebaut werden. Eine Verbesserung der Insulinsensitivität ist auch für die α-Blocker Bunazosin und Doxazosin nachgewiesen; bei Diabetikern lassen sich klinisch auch Blutzuckersenkungen und Abnahmen des HbA₁ feststellen (Pollare et al. 1988b). Wie die AT-1-Blocker bei adipösen Hypertonikern einzustufen sind, ist noch unklar.

*Kombination von medikamentöser mit nicht-medikamentöser Therapie*
In der TAIM-Studie (Trial of Antihypertensive Interventions and Management Study), einer Multicenterstudie an 697 Patienten mit einer milden Hypertonie und Übergewicht bzw. Adipositas, wurden 9 verschiedene Therapien über 6 Monate untersucht: Antihypertensiva (Placebo, Chlothalidon, Atenolol) und Diäten (Normalkost, salzarme bzw. hypokalorische Kost) entweder als Monotherapie oder kombiniert (Pharmakon + Diät). Der blutdrucksenkende Effekt war bei den Antihypertensiva ähnlich, jedoch deutlicher in Kombination mit einer Diät. Die Reduktionskost war der salzarmen Kost überlegen, obwohl die Patienten nur 4,7 kg abnahmen. Das kardiovaskuläre Risikoprofil wurde am

besten durch die Kombination Atenolol/Reduktionskost beeinflußt, am wenigsten durch Chlorthalidon/Normalkost. Die Lebensqualität stieg v. a. unter Reduktionskost, sexuelle Probleme verstärkten sich unter Chlorthalidon/Normalkost. Die Untersucher schlossen aus der Studie, daß beide Medikamente in Kombination mit einer Reduktionskost empfehlenswert seien; eine Salzrestriktion hingegen habe wenig positive Auswirkungen (Wassertheil-Smoller et al. 1991).

*Schlußbemerkungen*

> Die effektivste Therapie der adipösen Hypertonie besteht in einer Kombination aus Reduktionskost plus Ausdauertraining und – falls erforderlich – einem Antihypertensivum mit positiven Auswirkungen auf das Gewicht und auf Begleitkrankheiten.

Aus dem Gesagten ergibt sich, daß die Behandlung von adipösen Hypertonikern grundsätzlich mit einer Reduktionskost in Kombination mit einem β-Blocker erfolgen sollte, sofern kein Metabolisches Syndrom vorliegt. Auch der Einsatz von Kalziumantagonisten ist nicht mit Sicherheit stoffwechselneutral. Bei Hinweisen auf eine Insulinresistenz sind $\alpha_1$-Antagonisten und ACE-Hemmer zu bevorzugen. Was die Höhe der Blutdrucksenkung betrifft, kann eine Gewichtsreduktion mit einem potenten Antihypertensivum durchaus mithalten. Ähnliches trifft für die linksventrikuläre Hypertrophie zu.

**FAZIT**
- Jeder 2. Adipöse leidet an einer Hypertonie.
- Die Hypertonie bei Adipositas ist sowohl durch hämodynamische als auch durch metabolische Veränderungen bedingt.

- Eine zentrale Rolle in der Genese spielt wahrscheinlich die Insulinresistenz mit Hyperinsulinämie und Stimulation des sympathischen Nervensystems.
- Die Adipositas geht mit einem vermehrten Blutvolumen und Volumenbelastung des Herzens einher.
- Nicht selten besteht bei der Adipositas linksventrikulär eine Dilatation, eine verminderte Pumpfunktion und eine exzentrische Hypertrophie; man spricht von einer adipösen Kardiomyopathie.
- Diese Veränderungen können auch ohne eine Hypertonie auftreten.
- Eine diastolische Funktionsstörung besteht häufig in Form einer verlängerten isovolumetrischen Relaxationszeit und einer Veränderung der Compliance.
- Bei jedem 2. adipösen Hypertoniker besteht eine linksventrikuläre Hypertrophie; sie kommt bei Adipösen 16mal häufiger vor als bei Normalgewichtigen.
- Eine linksventrikuläre Hypertrophie kann bei Adipösen auch ohne Hypertonie auftreten.
- Durch Gewichtsreduktion läßt sich die Hypertonie fast bei jedem Adipösen vermindern; bei jedem 2. verschwindet sie gänzlich.
- Ausdauertraining in Kombination mit Reduktionskost hat vorwiegend günstige Auswirkungen auf den Belastungsblutdruck, die linksventrikuläre Hypertrophie und die kardiale Funktion.
- Die Pharmakotherapie bei adipöser Hypertonie ist modifiziert: bei Präsenz eines metabolischen Syndroms sind v. a. $\alpha_1$-Blocker und ACE-Hemmer indiziert.

## 7.6 Koronare, zerebrale und periphere Arteriosklerose

### 7.6.1 Koronare Herzkrankheit und Herzinfarkt

Die Assoziation der Adipositas mit kardiovaskulären Risikofaktoren läßt vermuten, daß die koronare Herzkrankheit (KHK) gehäuft vorkommt. Andere Ursachen für die Exzeßmortalität wie Apoplex, Schlafapnoe, Karzinome, Lungenembolie oder Erkrankungen der Gallenblase und der Gallenwege treten dabei weit in den Hintergrund.

*Adipositas als unabhängiger kardiovaskulärer Risikofaktor*

In der FRAMINGHAM-Studie wurde erstmals eruiert, daß die Adipositas ein unabhängiger kardiovaskulärer Risikofaktor ist. In einer Beobachtungsphase von 26 Jahren an 2.252 Männern und 2.818 Frauen im Alter zwischen 28 und 62 Jahren trat bei 870 Männern und bei 688 Frauen eine KHK auf (Hubert et al. 1983). Das Gewicht wurde als sog. „Relatives Metropolitan-Gewicht" angegeben; es ist das Verhältnis von gemessenem Gewicht zum Gewicht mit der niedrigsten Sterblichkeit nach Tabellen der Metropolitan Life Insurance Company von 1959 (Society of Actuaries 1959; Abb. 7.38). Die prädikative Bedeutung des Gewichtes hinsichtlich der KHK war bei Männern unabhängig vom Alter, Cholesterin, systolischen Blutdruck, Rauchen, linksventrikulärer Hypertrophie und Glukoseintoleranz (multivariate Regressionsanalyse). Bei Frauen, insbesondere bei jüngeren, war das Gewicht positiv und unabhängig mit der KHK, dem Apoplex, der Herzinsuffizienz und dem kardiovaskulären Tod korreliert. Nur Bluthochdruck und Alter waren für die Entwicklung einer KHK bedeutender als das Gewicht.

Zu ähnlichen Ergebnissen kam die NURSES' HEALTH STUDY (Manson 1990) mit einem Kollektiv von 115 886 Personen im Alter von 30–55 Jahren und einer Beobachtungsdauer von 8 Jahren. Der Anstieg des BMI von >21 kg/m$^2$ auf 25–29 kg/m$^2$ (Präadipositas) erhöhte die KHK-Rate von 1,0 auf 1,8 und bei >29 kg/m$^2$ (Adipositas) auf 3,3. Auch hier war der Risikofaktor Gewicht unabhängig von familiärer Belastung, Rauchen, Blutdruck, Hypercholesterinämie und Diabetes

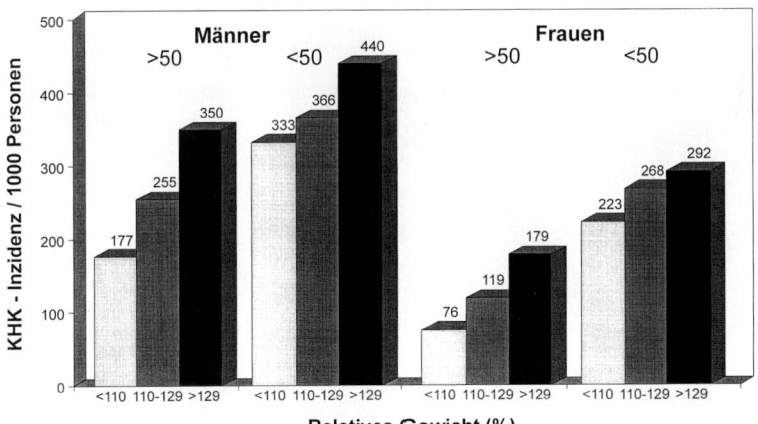

**Abb. 7.38.** Inzidenz (Neuerkrankungsrate) der koronaren Herzkrankheit in Abhängigkeit vom Körpergewicht und Alter bei Frauen und Männern in einer 26jährigen Verlaufsbeobachtung der FRAMINGHAM-Studie. (Mod. nach Hubert et al. 1983)

nachweisbar. Was die erwähnten anderen Risikofaktoren betraf, so stieg die KHK-Inzidenz mit zunehmendem Gewicht besonders deutlich bei den Rauchern und den Diabetikern an. Tabelle 7.7 listet alle bisherigen Studien auf, in denen das Körpergewicht als unabhängiger Risikofaktor ausgemacht wurde (Wolfram 1990).

### Faktoren der Adipositas bei koronarer Herzkrankheit

*Gewichtsänderung*
Eine Therapiestudie zur Prävention oder Behandlung der KHK mit Hilfe einer Reduktionskost liegt nicht vor. Will man Effekte der Gewichtsänderung beurteilen, ist man daher auf epidemiologische Untersuchungen angewiesen. Die NURSES' HEALTH STUDY zeigt, daß eine Gewichtszunahme von 5–8 kg seit dem 18. Lebensjahr innerhalb von 14 Jahren das KHK-Risiko um 64% erhöht. Frauen, die >11 kg zugenommen hatten, verdoppelten ihr Koronarrisiko (Abb. 7.39; Willet et al. 1995). Das Risiko für die Entwicklung einer KHK war um so höher, je höher der BMI im 18. Lebensjahr lag. Diese Zahlen sind vor allem deshalb besorgniserregend, da es sich um Frauen mit einem Gewicht in einem normalen Bereich handelte, nicht um extrem Adipöse. Aufgrund der großen Studienpopulation (115.818) konnte errechnet werden, daß durch 1 kg Gewichtszunahme das KHK-Risiko um 3,1% steigt. Betrachtet man die Gesamtinzidenz für ein KHK über alle Gewichtsklassen, hatte das Übergewicht einen Anteil von 37% an der Entwicklung einer Koronarsklerose, bei Frauen mit einem BMI >29 kg/m² betrug der Anteil des Übergewichts gar 72%. Diese und andere Daten haben die American Heart Association 1998 veranlaßt, der Adipositas ein Risikopotential wie einer Fettstoffwechselstörung oder dem Rauchen zuzuschreiben (American Heart Association 1998).

> Die Adipositas ist ein kardiovaskulärer Risikofaktor gleichbedeutend einer Hypercholesterinämie und dem Zigarettenrauchen (AHA).

*Geschlecht*
In der FRAMINGHAM-Studie konnte aufgrund der langen Beobachtungszeit ein Ver-

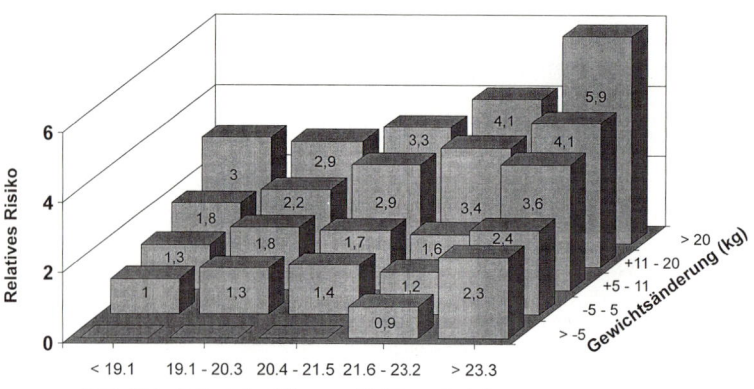

**Abb. 7.39.** Änderung des Risikos für die Entstehung einer koronaren Herzkrankheit in der NURSES' HEALTH STUDY im „normalen" Gewichtsbereich innerhalb von 14 Jahren. Bei Krankenschwestern mit höherem Gewicht nahm das Koronarrisiko deutlicher zu als bei solchen mit niedrigerem Gewicht. (Aus Willet et al. 1995)

**Tabelle 7.7.** Epidemiologische Untersuchungen, deren Ergebnisse die Adipositas als unabhängigen Risikofaktor ausweisen. *U* Untersuchungen, *F* Fragebogen. (Nach Wolfram 1990)

| | Probandenanzahl (n) | Männlich/weiblich | Beobachtungszeitraum (Jahre) | Erfassung | Berücksichtigt | | | | | Endpunkt | Adipositas als unabhängiger Risikofaktor |
|---|---|---|---|---|---|---|---|---|---|---|---|
| | | | | | Alter | Rauchen | Blutdruck | Cholesterin | Diabetes | | |
| Los Angeles Heart Study Chapman et al. (1971) | 1.503 | m | 15 | U | + | | + | + | | Herzinfarkt | + |
| Japan/Hawaii Robertson et al. (1977) | 7.705 | m | 2 | U | + | + | + | + | | Herzinfarkt, Herztod | |
| Manitoba Study Rabkin et al. (1977) | 3.983 | m | 26 | U | + | | + | | | Herzinfarkt, Herztod | |
| American Cancer Study Lew et al. (1979) | 750.000 | m w | 12 | F | + | + | | | + | Alle Todesfälle | + Männer und Frauen |
| Framingham Study Hubert et al. (1983) | 2.252 / 2.818 | m / w | 26 | U | + | + | + | + | + | Herzinfarkt, Herztod | + Männer und Frauen |
| Nurses' Health Study Manson et al. (1990) | 115.886 | w | 8 | F | + | + | + | + | + | Herzinfarkt, Herztod | + |
| Harvard Growth Study Must et al. (1992) | 508 | m w | 55 | F | + | | | | | Herzinfarkt, Herztod | + Im Jugendalter |

gleich hinsichtlich der Abhängigkeit vom Geschlecht gemacht werden (Hubert et al. 1983). Wenngleich die Inzidenz der KHK bei Männern etwa doppelt so hoch lag wie bei Frauen, war die Abhängigkeit vom Gewicht bei Frauen stärker ausgeprägt als bei Männern; das traf sowohl für die <50jährigen als auch für die >50jährigen zu (Abb. 7.38). Bei jüngeren Frauen war die Inzidenz der KHK und des Herzinfarktes bei Adipösen im Vergleich zu den Schlanken um das 2- bis 3fache erhöht; bei Männern betrug die Differenz „nur" knapp das Doppelte.

In der NORWEGIAN EXPERIENCE (Waaler 1984) war die positive Korrelation zwischen Gewicht und KHK ebenfalls nachweisbar, der Zusammenhang bei Männern und Frauen ähnlich. Bei einer Adipositas mit einem BMI von 37 kg/m$^2$ war bei beiden Geschlechtern die KHK-Rate gut verdoppelt.

Die Adipositas ist nicht nur ein unabhängiger kardiovaskulärer Risikofaktor, sondern auch die Ursache für eine Reihe anderer Risikofaktoren.

*Alter*
Neben dem Geschlecht ist auch das Alter ausschlaggebend dafür, ob sich aufgrund von Übergewicht und Adipositas eine KHK entwickelt. Umfassende Daten dazu stellte die NORWEGIAN EXPERIENCE mit 1 717 513 Personen zur Verfügung. Im Unterschied zu anderen Studien wurden Personen mit sehr unterschiedlichem Alter (15–90 Jahre) untersucht. Im Beobachtungszeitraum von 10 Jahren starben 176.574 Personen. Die U-förmigen Kurven flachten ab dem 70. Lebensjahr erheblich ab; ab dem 80. Lebensjahr war weder bei Männern noch bei Frauen eine Beziehung zwischen Gewicht und Sterblichkeit nachweisbar; das traf auch für den Herzinfarkt und den plötzlichen Herztod zu. Die Abflachung der Kurven und die mangelnde Korrelation kann durch die Übersterblichkeit der Adipösen bedingt sein. Die niedrigste Sterblichkeit bzw. Infarktrate hinsichtlich des Gewichtes verschob sich jedoch unwesentlich: sie lag bis ins höhere Alter bei einem BMI zwischen 21 und 25 kg/m$^2$.

Von Bedeutung ist auch der altersmäßige Beginn der Adipositas. Beginnt das *Übergewicht in der Kindheit und Jugend*, wirkt sich das auf die Entstehung einer Koronarsklerose erheblich aus. Hinzu kommt, daß ein hohes Gewicht in frühen Lebensjahren eine lange Dauer der Adipositas beinhaltet; es wundert daher nicht, daß gerade bei solchen Personen Organschäden besonders häufig auftreten. Im „follow up" der HARWARD GROWTH STUDY (Must et al. 1992) kam das deutlich zum Ausdruck. 508 Jugendliche im Alter zwischen 13 und 18 Jahren wurden 1922–1935 in die Studie aufgenommen; nach 55 Jahren erfolgte die Nachuntersuchung. Übergewicht in der Jugend war ein wesentlich wichtigerer Risikofaktor als Übergewicht im Erwachsenenalter. Das traf für kardiovaskuläre Krankheiten bei beiden Geschlechtern zu.

*Hospitalisationsmortalität*
Das Körpergewicht hat auch einen Einfluß auf den Verlauf des Herzinfarktes (Hoit 1987). 1760 Patienten mit einem akuten Herzinfarkt wurden entsprechend dem Gewicht in normal, übergewichtig und adipös eingeteilt. Bei den >65jährigen betrug die Sterblichkeit 30% bei Adipösen, 13% bei Übergewichtigen und 17% bei Normalgewichtigen; bei den Jüngeren konnte dieser Zusammenhang nicht nachgewiesen werden. In anderen Studien hingegen war die Hospitalisationsmortalität nicht vom Gewicht abhängig (Hubert et al. 1983).

*Insulin*
Epidemiologische Studien zeigen, daß mit zunehmender Plasmainsulinkonzentration das Risiko für einen Herzinfarkt steigt. In der PARIS PROSPEKTIVE STUDY, einer Untersuchung an 6.903 Beamten im Alter von 43–54 Jahren und 15jähriger Beobachtungszeit, konnte dies überzeugend gezeigt werden (Abb. 7.40).

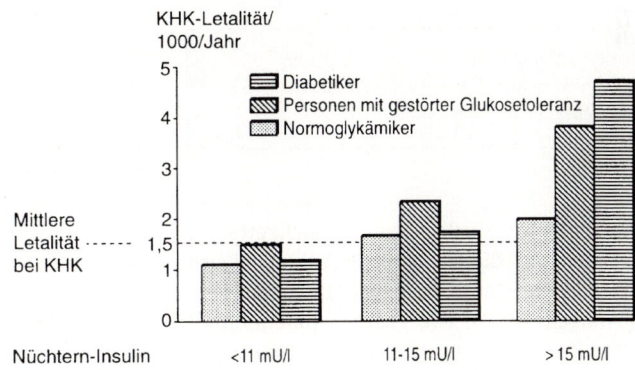

**Abb. 7.40.** Beziehung zwischen der Sterblichkeit an einer koronaren Herzkrankheit und dem nüchtern gemessenen Plasmaspiegel von Insulin bei Normalpersonen, Glukoseintoleranten und manifesten Diabetikern; PARIS PROSPECTIVE STUDY. (Mod. nach Fontbonne et al. 1991)

Untersuchungen in Australien und Finnland kamen zu ähnlichen Ergebnissen; eine Korrelation mit der KHK bestand z. T. mit dem nüchternen, z. T. auch mit dem postprandialen Insulin (Pyörälä 1979; Wirth u. Krone 1988c). Pathophysiologisch läßt sich dieser Zusammenhang gut erklären.

- Insulin stimuliert die Lipidsynthese in der Arterienwand sowie
- die Proliferation von glatten Muskelzellen.
- Insulin führt zur Hypertonie (s. oben),
- fördert die Lipidsynthese in der Leber (s. Abschn. 6.2) und
- erhöht die Aktivität des Plasminogenaktivator-Inhibitors (s. Abschn. 7.7.2).

Neben einer Reihe von epidemiologischen Daten zur Bedeutung einer Hyperinsulinämie hinsichtlich der Entstehung einer KHK gibt es auch aussagekräftige klinische. Després et al. (Gaudet et al. 1998) untersuchten eine Hochrisikogruppe für eine KHK, nämlich 120 Männer mit einer heterozygoten familiären Hypercholesterinämie. Das höchste KHK-Risiko wurde bei denjenigen beobachtet, die neben der Fettstoffwechselstörung eine Hyperinsulinämie und eine abdominale Adipositas aufwiesen. Ihr Risiko für eine >50%ige Koronarstenose war, nach Adjustierung für LDL-Cholesterin und Apo B, 7,6fach höher als das der Männer, die eine periphere Adipositas und normale Plasmainsulinspiegel hatten.

*Fettverteilung*
Kurz nach der „Renaissance" des Konzeptes von Vague (1947) von der klinischen Bedeutung der Fettverteilung durch Kissebah (1982) erschienen in Göteborg bereits Mitte der 80er Jahre die ersten Untersuchungen zur kardiovaskulären Morbidität und Mortalität in Abhängigkeit von der Körperzusammensetzung. In 2 Untersuchungen wurde bei Männern (Larsson 1984) und bei Frauen (Lapidus 1984) gezeigt, daß insbesondere bei einer hohen „waist-to-hip ratio" (WHR) Herzinfarkt, Angina pectoris, Apoplex und Tod häufiger vorkamen. Das Verhältnis von Hüft- zum Taillenumfang stellte sich als bester Prädiktor für die erwähnten Krankheiten und den Tod heraus; es war bei Frauen ein unabhängiger Risikofaktor, bei Männern konnte das nicht festgestellt werden. Diese Ergebnisse kamen nicht überraschend, gab es in der Zwischenzeit doch eine Vielzahl von Hinweisen, daß kardiovaskuläre Risikofaktoren mit der Fettverteilung zusammenhängen. Viel Fett im Abdominalraum führt über verschiedene Mechanismen zur Entwicklung von metabolischen Risikofaktoren (Metabolisches Syndrom) und damit zur Arteriosklerose (s. Abschn. 7.1.3).

> Eine abdominale Adipositas mit Insulinresistenz und Hyperinsulinämie ist ein bedeutsamer Risikofaktor.

Bisher konnte in allen Studien nachgewiesen werden, daß die abdominale Adipositas mit einer Überhäufigkeit der KHK einhergeht (Wolfram 1990). Die größte epidemiologische Untersuchung zu diesem Thema ist im HONOLULU HEART PROGRAM (Danahue et al. 1987) verankert. 7.692 Männer wurden in die Studie aufgenommen und nach 12 Jahren nachuntersucht. Neben anthropometrischen Basisdaten und kardiovaskulären Risikofaktoren wurde auch die Hautfaltendicke gemessen. Es zeigte sich, daß die subskapulare Hautfaltendicke – Maß für eine zentrale (abdominale) Adipositas – ein starker Prädiktor für die Entwicklung einer KHK (Herzinfarkt und Herztod) war (Abb. 7.41). Während die KHK-Rate bei Präadipösen und Adipösen (BMI >25,2 kg/m²) im Vergleich zu Schlanken (BMI <22,4 kg/m²) um ca. 30%

höher lag, betrug der Unterschied zwischen Personen mit zentraler und peripherer Adipositas das Doppelte. Auch die Risikofaktoren Cholesterin, Triglyzeride, Glukose, Blutdruck und Zigarettenrauchen waren mit der Fettverteilung korreliert.

### 7.6.2
### Apoplex

Weit weniger als die KHK und der Herzinfarkt sind zerebrovaskuläre Erkrankungen in Abhängigkeit vom Körpergewicht untersucht. Da die Hypertonie mit der Adipositas eng assoziiert und die Hypertonie der wichtigste zerebrale Risikofaktor ist, könnte man vermuten, daß auch die Adipositas ein zerebrovaskuläres Risiko darstellt. Die Frage jedoch ist bis heute nur in einigen Aspekten geklärt.

Studien, in denen das Körpergewicht bzw. Gewichtsindizes mit der Apoplexrate korreliert wurden, sind nicht einheitlich. Sie zeigen im wesentlichen einen Trend für diese Erkrankung bei Männern mit höherem Gewicht (Kannel 1983); viele Untersuchungen

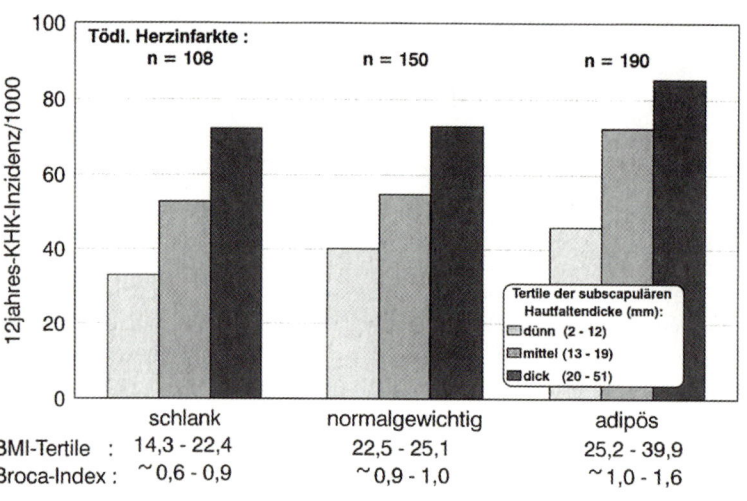

**Abb. 7.41.** Inzidenz der koronaren Herzkrankheit in Abhängigkeit vom Körpergewicht und der Fettverteilung (subskapuläre Hautfaltendickemessung). Eine dünne Hautfalte liegt bei peripherer Adipositas, eine dicke Hautfalte liegt bei zentraler Adipositas vor. (Nach Donahue et al. 1987)

bestätigten auch das nicht. Als man jedoch damit begann, beim Studiendesign auf die Fettverteilung zu achten, kam man zu valideren Ergebnissen (Abb. 7.42). Sie stammen v. a. von der GÖTEBORG-Studie, in der Männer (Larsson 1984) und Frauen (Lapidus 1984) unter mehreren Aspekten mehrfach nachuntersucht wurden. Bei der 18,5jährigen Beobachtung von 792 Männern, 1913 geboren, erlitten 57 (7,2%) einen Apoplex. Die Schlaganfallrate stand klar mit dem Taille-Hüft-Verhältnis in Beziehung. Männer mit abdominaler Adipositas erlitten mehr als doppelt so häufig einen Apoplex wie schlanke Männer mit peripherer Fettverteilung. Eine Multivarianzanalyse charakterisierte die Fettverteilung neben dem Blutdruck, dem Fibrinogen und einem Schlaganfall mütterlicherseits als zerebrovaskulären Risikofaktor; für das Cholesterin, den Hämatokrit, die Glukose, das Rauchen, die KHK und den BMI allein traf das nicht zu (Welin 1987).

Auch die Wanddicke der A. carotis ist mit der WHR deutlich assoziiert. In der ATHEROSCLEROSIS RISK IN COMMUNITIES STUDY (ARIC) zeigte sich bei 158800 Personen mittleren Alters, daß die sonographisch gemessene Wanddicke am deutlichsten mit der WHR korreliert war, ausgeprägter als mit dem BMI, dem Diabetes mellitus oder der körperlichen Inaktivität (Folsom et al. 1994).

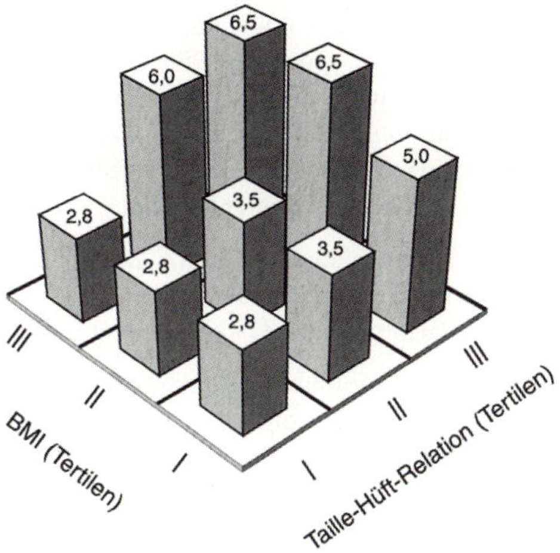

### 7.6.3
### Periphere arterielle Verschlußkrankheit

Adipöse weisen häufiger periphere Durchblutungsstörungen (AVK) auf als Nicht-Adipöse. Dieser Unterschied ist durch begleitende kardiovaskuläre Risikofaktoren wie Diabetes, Dyslipidämie und Hypertonie erklärbar (Vogelberg 1975). Auch in anderen Untersuchungen konnte die Adipositas nicht als eigenständiger Risikofaktor für die arterielle Verschlußkrankheit ausgemacht werden (Hubert et al. 1983). Diese Ergebnisse weisen – wie verschiedene andere Phänome – darauf hin, daß das arterielle Strombett in den Extremitäten etwas anderen pathophysiologischen Mechanismen unterworfen ist als das kardiale und zerebrovaskuläre. Ob abdominal Adipöse eine Präferenz für die AVK zeigen, ist nicht untersucht.

### 7.6.4
### Besonderheiten der Diagnostik bei kardiovaskulären Erkrankungen

*Elektrokardiographie*

Das EKG liefert bei Adipositas nicht sehr häufig klinische Ergebnisse. Wegen der Einfachheit und generellen Verfügbarkeit sollte jedoch routinemäßig eine elektrokardiographische Untersuchung mit den üblichen Extremitäten- und Brustwandableitungen erfolgen. Auf folgendes sollte man achten (Frank et al. 1986; Drenick u. Fischer 1988):

- Rhythmus: Vorhofflimmern ist sehr selten, wenn auch häufiger als bei Normalpersonen.
- Ventrikuläre Extrasystolie: Ventrikuläre Ektopien kommen v. a. beim dilatierten und/oder hypertrophierten Herz vor, ins-

**Abb. 7.42.** Apoplexrate in Abhängigkeit vom BMI und der Taille-Hüft-Relation in der GÖTEBORG-Studie bei 792 Männern innerhalb von 13 Jahren. (Aus Larsson et al. 1984)

besondere dann, wenn beide kombiniert präsent sind (exzentrische Hypertrophie). Messerli (1987) beobachtete bei Adipösen mit einer exzentrischen Hypertrophie 30mal häufiger ventrikuläre Extrasystolien als bei Schlanken, bei der konzentrischen Hypertrophie war die Ektopieneigung weniger stark ausgeprägt.

- Herzfrequenzvariabilität: Dieser für die Prognose wichtige Parameter wurde bisher kaum untersucht. Bei Stimulation des Parasympathikus (tiefes Atmen) war eine verminderte Variabilität hinsichtlich des R-R-Abstands zu sehen, nicht jedoch bei Stimulation des Sympathikus durch Handgriparbeit (Belastungstest; Zahorska-Markiewicz et al. 1993). Die Depression der parasympathischen Aktivität mag Bedeutung für die Übersterblichkeit Adipöser haben.
- Herzfrequenz: Mit zunehmendem Gewicht steigt die Frequenz geringgradig an, bei 15 kg um ca. 1 Schlag/min. Der Anstieg ist unabhängig von Blutdruck, Alter und Geschlecht. Bei Gewichtsreduktion nimmt die Frequenz ab.
- P-Welle: Diese ist oft betont, selten jedoch über 0,3 mV in Ableitung II. Auch Verbreiterungen kommen vor (<5%). Möglicherweise hängen diese Veränderungen mit der Volumenbelastung des Herzens bzw. einer gestörten Ventrikelfüllung zusammen (Alexander 1991). Diese Zeitdauer steht ebenfalls mit dem Gewicht in einer leichten Beziehung.
- QRS-Vektor und QRS-Amplitude: Bei Adipösen besteht häufig eine Deviation nach links, weniger als −30° kommt selten vor. Die Summe von S in V3 und R in V5 ist mit dem Gewicht positiv korreliert. Man sollte jedoch nicht von einem „positiven Links-Sokolow" auf eine linksventrikuläre Hypertrophie schließen. Überschätzt wird die Häufigkeit einer Niedervoltage; sie ist nur bei 4% der Adipösen zu beobachten.
- Endstreckenveränderungen: ST- und T-Veränderungen sind bei ca. 10% aller Adipösen nachweisbar. Rückschlüsse auf eine linksventrikuläre Hypertrophie oder Dilatation, KHK oder nichttransmurale Infarkte sind – wie bei Normalgewichtigen – in der Regel nicht zulässig.
- QT-Intervall: Eine Verkürzung ist ganz selten, eine Verlängerung (>0,42 s) dagegen häufig (25%). Ursache und Bedeutung dieser Adaptation sind unklar.

Alle diese Ergebnisse zeigen, daß mit Hilfe des EKGs klinisch wenig bedeutsame und selten sichere pathologische Befunde bei Adipösen festgestellt werden können.

### Blutdruck

Oben wurde erwähnt, daß jeder 2. Adipöse eine arterielle Hypertonie in Ruhe aufweist; unter Belastung ist der Blutdruck bei 2/3 erhöht. Betroffen sind sowohl der systolische als auch der diastolische Blutdruck. Diese Anpassung ist nicht durch methodische Fehler zu erklären, da auch transmissionsplethysmographische Blutdruckmessungen (Finapress) und blutig vorgenommene Meßmethoden zu diesem Ergebnis kommen.

Berücksichtigen muß man bei Adipösen allerdings den größeren Oberarmumfang. Folgende Blutdruckmanschetten (aufblasbarer Gummiteil) sollten nach den Empfehlungen der Deutschen Liga zur Bekämpfung des hohen Blutdrucks benutzt werden:

- Oberarmumfang <33 cm: 13–20 cm,
- Oberarmumfang 33–41 cm: 1–30 cm,
- Oberarmumfang >41 cm: 18–37 cm.

Eine Messung mit üblichen (schmalen) Manschetten und nachfolgender Korrektur anhand von Tabellen kann fehlerhafte Ergebnisse liefern. Mit zu schmalen Manschetten wird die Blutdruckhöhe überschätzt; eine Hypertonie wird in ca. 1/3 der Fälle falschpositiv diagnostiziert (Binder 1993). Am Handgelenk kann der Blutdruck nur bis zum einem Umfang von 20 cm gemessen werden.

## Ergometrie

Mit Hilfe der Ergometrie können Herzfrequenz, Blutdruck und Leistungsfähigkeit beurteilt werden; zudem können mit ca. 75%iger Sicherheit Hinweise für eine Belastungskoronarischämie erhalten werden (Hardinghaus u. Wirth 1989).

Die Leistungsfähigkeit des Adipösen übersteigt die eines Normalgewichtigen, was durch eine erhöhte Muskelmasse begründet ist. Wird die Leistungsfähigkeit jedoch in W/kg Körpergewicht ausgedrückt, wie das in manchen Labors der Fall ist, sind Adipöse weniger leistungsfähig. Geeigneter ist daher eine Orientierung an der Muskelmasse. Für klinische Zwecke empfiehlt sich die Impedanzmethode (s. Abschn. 3.4.4).

## Echokardiographie

Jeder Adipöse sollte bei jahrelangem Übergewicht echokardiographiert werden. Die linksventrikuläre Dilatation verläuft zu Beginn oft ohne Symptomatik. Besteht eine Dyspnoe, wird dieses Symptom meistens der vermehrten Körperfülle und nicht einer systolischen oder diastolischen Funktionsstörung zugeschrieben. Die linksventrikuläre Hypertrophie (LVH) wirkt sich prognostisch ungünstig aus und kann auch ohne Hypertonie vorkommen. Eine LVH besteht bei einem Drittel der Adipösen, besteht eine Hypertonie, ist eine LVH doppelt so häufig präsent (Abb. 7.27). Die verstärkte subkutane Fettschicht verhindert oft eine befriedigende Abbildung der intrakardialen Strukturen. Es sollten daher nur niedrigfrequente Schallköpfe mit 2,5 MHz – oder noch besser 2,0 MHz – zum Einsatz kommen. Damit gelingt zumindest bei 90% der Patienten eine brauchbare Darstellung. Bei unbefriedigender transthorakaler Anlotung und dringender Indikation wird man die transösophageale Echokardiographie anwenden.

## M- und B-Mode

Beurteilt werden v. a. die Diameter und die Wände des linken Ventrikels. Zur Beurteilung sollten Größen verwendet werden, die sich an der Körperoberfläche orientieren, wann immer das sinnvoll ist. Bei Verdacht auf KHK oder abgelaufenen Myokardinfarkt sollte die Wandbeweglichkeit beurteilt werden, evtl. unter Belastung (Streßechokardiographie).

Eine Echokardiographie sollte bei jedem Adipösen mit einer Hypertonie oder kardiovaskulären Symptomen/Beschwerden durchgeführt werden.

## D-Mode

Die Dopplertechnik erlaubt eine Messung der linksventrikulären Füllung, indem Flow-Charakteristika über der Mitralklappe bestimmt werden. Insbesondere das Verhältnis der frühen (E) zur späten (A) Füllung (E/A-Quotient) kann zugunsten der A-Füllung verschoben sein (Alpert et al. 1995). Von Bedeutung ist auch die isovolumetrische Relaxationszeit, die sich durch simultane Anlotung der Mitral- und Aortenklappe oder Ausmessung des Dopplersignals bestimmen läßt. Insbesondere bei gleichzeitig bestehender Hypertrophie sind Parameter der diastolischen Funktion pathologisch.

## Röntgenthorax

Eine Röntgenuntersuchung des Herzens in konventioneller Technik hat in Anbetracht der Echokardiographie erheblich an Bedeutung verloren; man sollte sie zur Primärdiagnostik daher nicht durchführen. Die röntgenologische Herzvolumenbestimmung ist durch die Ultraschalltechniken obsolet geworden. Nur bei unverwertbaren echokardiographischen Bildern, was bei der extremen Adipositas nicht selten der Fall ist, wird man eine Röntgenuntersuchung bei Verdacht auf eine Herzinsuffizienz in Erwägung ziehen.

> **FAZIT**
> - Die Adipositas ist ein unabhängiger kardiovaskulärer Risikofaktor.
> - Die Adipositas ist für die Entstehung einer KHK von gleicher Bedeutung wie eine Hypercholesterinämie oder das Rauchen (Statement der American Heart Association 1998).
> - Die KHK ist wahrscheinlich stärker mit der Fettverteilung als mit der Fettmasse korreliert.
> - Eine abdominale Adipositas im Verbund mit einem Metabolischen Syndrom gilt als Risikofaktor par excellence.
> - Gewichtsänderungen verringern bzw. vergrößern das koronare Risiko erheblich.
> - Die Adipositas begünstigt die Entstehung eines Apoplexes und einer peripheren arteriellen Verschlußkrankheit erheblich; ein unabhängiger Risikofaktor ist sie wahrscheinlich nur für den Apoplex.
> - Bei der Entstehung eines Apoplexes ist die Fettverteilung wichtiger als die Fettmasse.

## 7.7
## Gastrointestinale Erkrankungen

Gastrointestinale Erkrankungen sind im Vergleich zu kardiovaskulären und metabolischen weniger von Interesse, wenn auch nicht seltener – zumindest was die Gallensteinhäufigkeit und die Fettleber betrifft. Die anderen Krankheiten wie Pankreatitis, Obstipation und Hernien sind von untergeordneter Bedeutung.

### 7.7.1
### Gallensteine

*Häufigkeit*

Die Adipositas ist neben Geschlecht, Alter, Ernährung, Diabetes und Hypertriglyzeridämie der wichtigste Risikofaktor für Cholesterinsteine; Pigmentsteine kommen bei Adipösen nicht häufiger vor als bei Normalgewichtigen. Dies zeigte die TOPS-Studie bereits in den 70er Jahren an 62.739 Frauen (Bernstein et al. 1976). Bestätigt und erweitert wurden die Erkenntnisse v. a. durch die NURSES' HEALTH STUDY. Die Befragung von 88 837 Krankenschwestern zeigte eine Assoziation mit der Gallensteinhäufigkeit schon bei Präadipösen, bei deutlich Adipösen (BMI >32 kg/m$^2$) war sie sogar 6fach erhöht im Vergleich zu Schlanken (Maclure et al. 1989, Abb. 7.43); ein „Schwellengewicht" konnte nicht ausgemacht werden.

Für Männer ist der Zusammenhang zum Körpergewicht weniger deutlich und konnte in einigen Studien nicht nachgewiesen wer-

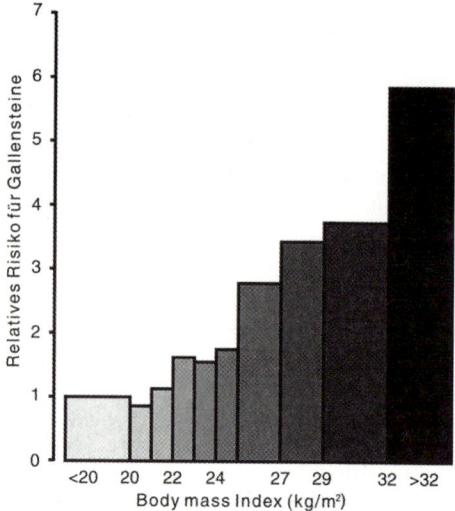

**Abb. 7.43.** Häufigkeit von symptomatischen Gallensteinen in Abhängigkeit vom Körpergewicht (BMI) bei 88 837 US-amerikanischen Krankenschwestern. (Nach Maclure 1989)

den (Everhart 1993). Möglicherweise ist bei Männern der Zusammenhang von Fettverteilung und Cholelithiasis stringenter. In einer 25jährigen Beobachtung der Zutphen Study (Moerman et al. 1994) traten signifikant häufiger Gallensteine bei den Männern auf, deren Verhältnis von subkutaner Hautfaltendicke über der Scapula zu der über dem M. triceps hoch war (Maß für zentrale Fettverteilung). Andere Studien, nicht alle, kamen zu ähnlichen Ergebnissen (Everhart 1993).

> **!** Gallensteine sind bei Adipösen – je nach Gewicht – sehr häufig anzutreffen.

### Pathophysiologie

Die Entstehung von Cholesteringallensteinen wird bei Adipösen vorwiegend durch eine Hypersekretion von Cholesterin in der Galle verursacht. Die hepatische Cholesterinsynthese ist, wie üblich bei Gallensteinträgern und Adipösen, stimuliert. Ursächlich kommt möglicherweise Insulin in Frage (Krone u. Greten 1984). Ob auch eine verminderte Kontraktion der Gallenblase vorliegt, wird kontrovers diskutiert.

Cholesteringallensteine können auch unter Reduktionskost, Fasten oder nach operativen Eingriffen zur Gewichtsreduktion entstehen. Aufgrund einer Metaanalyse wurde geschätzt, daß 10–25% aller Frauen und Männer unter einer niedrigkalorischen Kost Gallensteine entwickeln, wovon ca. 1/3 symptomatisch sind (Everhart et al. 1993). Deutlich höher ist die Komplikationsrate bei ausgeprägter Gewichtsreduktion. Nach vertikaler Magenplastik (s. 8.6) und Gewichtsreduktionen zwischen 14 und 81 kg innerhalb von 6 Monaten entwickelten 37% der Patienten Gallensteine. Nach 2 Jahren mußten 10% wegen symptomatischer Gallensteine cholezystektomiert werden (Shiffman et al. 1993).

Wird prophylaktisch Ursodesoxycholsäure verabreicht, kann diese Komplikation reduziert bzw. vermieden werden; über die Effektivität dieser Therapie besteht noch keine Klarheit.

### Therapie

Symptomatische Gallensteine werden operativ entfernt. Da die Adipositas das perioperative Risiko erhöht, bietet sich eine laparoskopische Cholezystektomie an. Wird die Technik leicht modifiziert, sind angeblich nur die Operationszeiten gegenüber Normalgewichtigen leicht erhöht, nicht jedoch die Komplikationsrate (Nies et al. 1994). Erschwerend für den operativen Erfolg unter laparoskopischen Bedingungen sind eine kontrahierte Gallenblase im Ultraschall, eine begleitende Pankreatitis und eine frühere Laparotomie.

## 7.7.2 Pankreatitis

Wenn die Häufigkeit von Gallensteinen bei Adipösen erhöht ist, ist auch eine gesteigerte Pankreatitisrate zu erwarten, da Gallensteine ursächlich für eine Pankreatitis in Frage kommen können. Große Untersuchungen liegen zur Pankreatitis bei Adipositas nicht vor. Kleinere Studien weisen auf eine höhere Erkrankungs- und Komplikationsrate hin (Funnell et al. 1993).

## 7.7.3 Fettleber und Fettleberhepatitis

Die Adipositas ist ein wichtiger Risikofaktor für die Entstehung einer Fettleber. Da auch andere Faktoren für die Genese der Fettleber in Frage kommen, die wiederum mit der Adipositas assoziiert sein können (z. B. Diabetes mellitus, Alkoholabusus), ist die Rolle der Adipositas nicht einfach auszumachen. Mitbedingt durch die unterschiedliche Definition der Fettleber, wird die Häufigkeit bei Adipösen zwischen 30 und 90% angegeben

(Gries et al. 1976; Hanefeld et al. 1968; van Steenbergen u. Lanckmans 1995). Bei abdominal Adipösen ist die Verfettung häufiger und ausgeprägter als bei peripher Adipösen (Kral 1993). Unter Gewichtsreduktion bildet sich die Fettleber zurück.

Erhöhte Enzymaktivitäten der Transaminasen, γ-GT, der alkalischen Phosphatase und eine erhöhte Serumkonzentration des Bilirubins können auf eine Fettleberhepatitis hinweisen; dies ist bei Adipösen selten der Fall. Eine Umwandlung einer Fettleber in eine Fibrose oder Zirrhose kommt selten vor (van Steenbergen u. Lanckmans 1995).

In der Fettleber findet man eine vermehrte Ablagerung vorwiegend von Triglyzeriden als „droplets" in Leberparenchymzellen. Fettsäuren können zum einen in der Leber selbst synthetisiert werden. Sie können auch vom Plasma aufgenommen werden; dorthin gelangen sie entweder postprandial in Chylomikronen oder werden aus Triglyzeriden aus dem Fettgewebe freigesetzt (Lipolyse). In der Leber unterliegt das Schicksal der Fettsäuren einer fein abgestimmten Regulation. Sie können entweder in den Mitochondrien zur ATP-Gewinnung oxidiert oder im endoplasmatischen Retikulum zu Triglyzeriden verestert werden. Die „Wegrichtung" hängt von vielen Faktoren ab, v. a. von hormonellen.

Eine bevorzugte Veresterung und damit Akkumulation von Triglyzeriden mit Ausbildung einer Fettleber kann folgende Ursachen haben:
- vermehrte hepatische Synthese von Fettsäuren und Veresterung zu Triglyzeriden; das ist häufig bei Zuständen von Hyperalimentation der Fall (s. Abschn. 6.2),
- verminderte Oxidation von Fettsäuren z. B. durch Äthanol oder Östrogene,
- verminderte Abgabe von Fettsäuren in Form von „very low density lipoproteins" (VLDL) an das Plasma z. B. durch Äthanol,
- vermehrte Freisetzung von Fettsäuren aus dem Fettgewebe, was bei Adipositas, insbesondere der abdominalen Form, der Fall ist.

Hat sich zudem ein Diabetes mit Insulinmangel eingestellt, liegen mehrfach erhöhte Serumkonzentrationen von freien Fettsäuren vor. Da die Aufnahme von freien Fettsäuren in die Leber konzentrationsabhängig ist, kann es zu einer „Überflutung" mit Fettsäuren mit verstärkter Veresterung kommen; die Kapazität für die Oxidation ist nämlich begrenzt.

Diskutiert wird, ob eine Verfettung der Leber nicht zur Insulinresistenz beiträgt. Die Leber hat einen erheblichen Anteil an der Insulinclearance und regelt damit die Plasmakonzentration. Ein hoher Triglyzeridgehalt bzw. eine Verfettung reduziert die Insulinclearance und trägt damit zur Hyperinsulinämie bei. Dieser Mechanismus ist möglicherweise unabhängig vom Körperfettgehalt und der Fettverteilung (Goto et al. 1995).

### 7.7.4
**Verschiedene Krankheiten**

*Obstipation*
Nicht nur Patienten mit Hypothyreose und sekundärer Adipositas, sondern auch primär Adipöse leiden häufiger unter Obstipation als Normalgewichtige; in der DÜSSELDORF STUDIE (Gries et al. 1976) waren es 34%. Ob für dieses Symptom nur mechanische Gründe (z. B. viszerales Fett) oder auch endokrin-metabolische in Frage kommen, ist ungeklärt.

*Intraabdominaler Druck*
Der intraabdominale Druck, gemessen als Druck in der Harnblase, ist bei extrem Adipösen im Vergleich zu Normalgewichtigen deutlich erhöht (18 vs. 7 cm $H_2O$). Da der Harnblasendruck auch mit bestimmten adipositas-assoziierten Komorbiditäten wie Inguinalhernien, Veneninsuffizienz, Streßinkontinenz und gastroösophagealem Reflux korreliert, wird vermutet, daß der gesteigerte intraabdominale Druck pathogenetisch eine Rolle spielt (Sugerman et al. 1997).

## Hernien

Hernien, sowohl Leisten- als auch Nabelhernien und Rektusdiastasen, sind bei Adipösen häufiger. Zudem entstehen bei Adipösen verstärkt Narbenhernien im Abdominalbereich. Als Ursache kommt v. a. die Drucksteigerung in der Bauchhöhle durch die Fettakkumulation in Frage. Besonders wichtig ist die Hiatus- bzw. Hiatusgleithernie. Steht ein operativer Mageneingriff an, muß der Chirurg wissen, ob eine Hiatushernie vorliegt, da er sein operatives Vorgehen danach ausrichten und u. U. eine Fundoplicatio vornehmen muß.

## Refluxösophagitis

Gesicherte Daten zur Refluxösophagitis bei Adipositas gibt es nicht. Extrem Adipöse haben wahrscheinlich häufigere Episoden eines gastroösophagealen Refluxes, häufiger pH-Absenkungen <4 und eine verzögerte Magenentleerung. Die Befunde korrelieren auch mit der WHR (Rigaud et al. 1995).

> **FAZIT**
> - Eine Cholelithiasis ist eng mit der Adipositas assoziiert.
> - Gallensteine können sich auch bei schneller und ausgiebiger Gewichtsreduktion entwickeln.
> - Auch Hernien und Refluxösophagitis sind bei Adipositas häufiger.
> - Das gehäufte Auftreten von Fettlebern ist klinisch ohne wesentliche Relevanz.

## 7.8 Respiratorisches System

Es ist evident, daß Adipöse häufig Probleme mit der Atmung haben. Augenfällig ist das in Form einer Dyspnoe bei Belastung. Grund hierfür ist jedoch weniger die eingeschränkte Lungenkapazität oder ein gestörter Gasaustausch als vielmehr die durch die erhöhte Körpermasse vermehrte Muskelarbeit und nicht selten eine begleitende rechts- oder linksventrikuläre Dysfunktion.

In den letzten Jahren rückten schlafbezogene Störungen aufgrund einer Hypoxämie in den Vordergrund des Interesses, nachdem gezeigt wurde, daß eine Schlafapnoe mit einer erhöhten Hypertonie-, Myokardinsuffizienz- sowie einer plötzlichen Herztodrate einhergehen kann (Kopelman 1992; He et al. 1988). Um die pathophysiologischen Zusammenhänge verstehen zu können, sind einige Erläuterungen notwendig.

### 7.8.1 Beeinträchtigung der Lungenfunktion

Die vermehrte Fettmasse im Bereich der Brust, des Diaphragmas und des Abdomens beeinträchtigen die Exkursionen des Thorax bei In- und Exspiration und verändern das Muster der Ventilation. Gemindert wird dadurch die Compliance (Dehnbarkeit) des respiratorischen Systems, d. h. die Volumenänderung durch Druckänderung. Das führt zu einer erhöhten mechanischen Atemarbeit, die bei Adipösen um ein Mehrfaches gesteigert sein kann. Die Muskelaktivität des Diaphragmas ist bei Adipösen eher erhöht und verstärkt auf Kohlendioxid ansprechbar (Kopelman 1992). Spirometrisch läßt sich feststellen, daß Adipöse ein vermindertes funktionelles Residualvolumen im Sinne einer restriktiven Ventilationsstörung haben. Insbesondere läßt sich dies beim Übergang vom Sitzen zum Liegen nachweisen. Zudem ist die Vitalkapazität häufig vermindert. Der $pO_2$ ist in Ruhe im Sitzen meist normal, fällt jedoch im Liegen als Ausdruck einer alveolären Hypoventilation oft ab, insbesondere bei deutlicher abdominaler Adipositas. Die pulmonale Ventilation der basalen Lungenabschnitte kann insbesondere bei Zwerchfellhochstand (intraabdominale Fettakkumulation) beeinträchtigt sein, zusätzlich besteht oft eine obstruktive Ventilationsstörung. Eine Rolle spielt schließlich, daß bei

Adipösen ein erhöhtes pulmonales Blutvolumen aufgrund eines generell höheren Blutvolumens (s. 7.5.2) vorliegt. Diese Adaptationen führen zu vermehrter rechts- und linksventrikulärer Herzarbeit.

### 7.8.2
### Schlafbezogene Atmungsstörungen

*Definitionen*

Es gibt eine Reihe von Begriffen, die – um Unklarheiten zu vermeiden – charakterisiert werden müssen:

*Nächtliche Hypoventilation*
Sie ist innerhalb bestimmter Grenzen normal. Erkennbar ist sie an einem Anstieg des arteriellen $pCO_2$ sowie einem Abfall des arteriellen $pO_2$.

*Hypopnoe*
Reduktion des Atemflusses an Mund und Nase um >50% für >10 s. Bei einer obstruktiven Hypopnoe ist die Zwerchfellfunktion intakt, bei einer zentralen Hypopnoe zeigt das Zwerchfell eine unphysiologisch reduzierte Kontraktilität.

*Apnoe*
Sistieren des Atemflusses an Mund und Nase für >10 s. Die obstruktive Apnoe ist gekennzeichnet durch Verschluß der oberen Atemwege bei intakter Zwerchfellfunktion mit konsekutiver alveolärer Hypoventilation, die zentrale Apnoe durch offene obere Atemwege, jedoch fehlende Zwerchfellaktivität mit konsekutiver alveolärer Hypoventilation.

*Obstruktives Schnarchen*
Partielle Obstruktion der oberen Atemwege mit Reduktion des Atemflusses von >50% sowie Abfall der $O_2$-Sättigung um >2% bei intakter Zwerchfellfunktion.

*Schlafapnoe*
Es gibt eine obstruktive, eine zentrale und eine gemischte Form. Bei der obstruktiven Form unterbleibt eine Aktivierung der Muskelgruppen, die das Offenhalten des Pharynx bewerkstelligen. Bei der zentralen Form besteht eine fehlende Aktivierung sämtlicher für die Atmung relevanten Muskelgruppen.

*Obstruktives Schlafapnoe-Syndrom*
*(OSAS, „obstructive sleep apnoe syndrome")*
Kombination von obstruktiver Schlafapnoe und obstruktivem Schnarchen. Krankheitsbild mit dem Leitsymptom Schnarchen und einer vermehrten Tagesmüdigkeit, verursacht durch eine unphysiologische Häufung von obstruktiven Schlafapnoen mit konsekutiver alveolärer Hypoventilation sowie wiederholten nächtlichen Aufweckreaktionen („arousals") mit nachfolgender Schlaffragmentation (s. unten).

*Pickwick-Syndrom*
Beschrieben von Charles Dickens in seinem Roman „The posthumous papers of the Pickwick Club" bei „little fat Joe", der offensichtlich unter Adipositas, Tagesmüdigkeit und Konzentrationsstörungen litt. Beim Pickwick-Syndrom besteht eine alveoläre Hypoventilation ohne obstruktive Schlafapnoe.

### Pathogenese der obstruktiven Schlafapnoe (OSAS)

Den pathophysiologischen Ablauf einer obstruktiven Apnoe während des Schlafs stellt man sich folgendermaßen vor: Die Einschlaflatenz von betroffenen Patienten ist im Vergleich zu Gesunden in der Regel auf <5 min verkürzt. Nach dem Schlafbeginn kommt es zu einer reduzierten Pharynxmuskelaktivität mit komplettem oder partiellem Kollaps der oberen Atemwege. Begünstigt wird dieser Kollaps durch anatomische und andere Umstände (s. unten).

Bei unvollständigem Kollaps tritt Schnarchen auf, bei komplettem Kollaps der oberen Atemwege kommt es zu einem Sistieren des Atemflusses an Mund und Nase. Dauert die Apnoe länger oder wiederholt sie sich in kurzen Abständen, resultiert ein Abfall des arteriellen $pO_2$ und ein Anstieg des $pCO_2$. Über zentrale Chemorezeptorenstimulation wird der Atemantrieb gesteigert, so daß es zu einer Vigilanzzunahme mit Aufweckreaktionen („arousal") kommt. Durch eine kompensatorische Hyperventilation normalisiert sich der arterielle $pO_2$ und $pCO_2$; der Schlaf tritt wieder ein. Bei Patienten mit OSAS wiederholt sich dieser Vorgang mehrmals in der Nacht, bei manchen mehr als 100mal. Je häufiger die Schlafarchitektur unterbrochen wird, um so ineffizienter wird der Schlafablauf und um so weniger erholsam wird der Schlaf. Die Folgen sind Müdigkeit sowie Einschlafneigung am Tag (Stumpner u. Häußinger 1989).

*Adipositas*
Prädisponierend wirken anatomische Besonderheiten (Retrognathie, große Tonsillen, großes Gaumensegel, Makroglossie), Alkoholgenuß am Abend, Sedativa, Relaxanzien, Hypertonie – und die Adipositas. Diskutiert wird, ob die Fettmasse im Nacken einen Einfluß auf die Atmung hat. Wenngleich einige Untersuchungen den Nackenumfang als Prädisposition ausweisen, konnten Grundstein et al. (1993) in einer umfangreichen Studie dies zwar bestätigen, aber andere Faktoren als wichtiger darstellen. Er fand bei 1.463 Männern, daß v.a. der Taillenumfang und damit das intraabdominale Fett entscheidend für die Ausbildung einer obstruktiven Schlafapnoe bei Adipositas ist. Untersuchungen mit CT-Bestimmung des viszeralen Fettes liegen nicht vor.

### Symptomatik

*Beschwerden und Symptomatik*
Die Patienten klagen über Tagesschläfrigkeit mit Einschlafneigung insbesondere während monotoner Situationen. Zudem geben sie nächtliches Erwachen, morgendliche Kopfschmerzen und einen wenig erholsamen Schlaf an. Fremdanamnestisch werden starkes, unregelmäßiges Schnarchen mit Atempausen sowie eine Reduktion der Leistungsfähigkeit mit Konzentrations- und Gedächtnisstörungen berichtet. Bei 40% der männlichen Patienten besteht eine sexuelle Dysfunktion (Heitmann et al. 1993).

*Häufigkeit*
Die obstruktive Schlafapnoe kommt bei etwa 2% der Frauen und 4% der Männer vor (Young et al. 1993). Bei Patienten mit obstruktiver Schlafapnoe findet sich ein Anteil der Adipösen mit ca. 60%; das Risiko bei Adipösen ist demnach etwa 4fach erhöht (Kopelman 1992). Bei niedrigen Apnoe-Hypopnoe-Indizes sind Übergewichtige und Adipöse nicht häufiger als in der Normalbevölkerung vertreten, bei höheren Apnoeindizes hingegen deutlich, insbesondere bei massiv Adipösen (BMI >35 kg/m$^2$; Abb. 7.44). 80% der Männer haben vermehrt abdominales Fett, erkenntlich an einer WHR >0,94 (Grunstein et al. 1993). Die Schlafapnoe gehört zu den Krankheiten, deren relative Häufigkeit bei Adipositas besonders auffällig ist, ähnlich wie ein Typ-2-Diabetes oder eine Hypertonie.

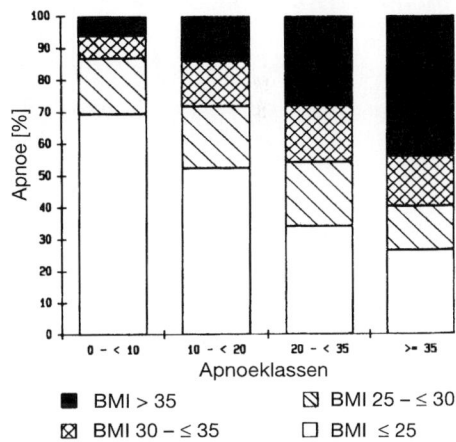

**Abb. 7.44.** Körpergewicht (BMI) und Apnoeindex (Apnoe-/Hypopnoe-Episoden) bei 2.459 Patienten. (Nach Heitman 1993)

Bei Adipösen ist nicht nur eine obstruktive Schlafapnoe häufig, sondern auch die damit verbundenen Folgen für einzelne Organe.

*Hypertonie*
Häufig wird ein unphysiologischer Blutdruckanstieg während der Nacht beobachtet; üblicherweise erfolgt ein Abfall. Man nimmt heutzutage an, daß sich durch ein langjährig bestehendes OSAS eine arterielle Hypertonie entwickeln kann. Einer Hypertonie bei Adipositas liegt vermutlich nicht selten eine OSAS als Ursache zugrunde.

*Herzrhythmusstörungen*
Nächtliche Herzfrequenzbeschleunigungen sind häufig; 20% aller Betroffenen entwickeln eine pulmonal-arterielle Hypertonie; der Pulmonaldruck kann allein aufgrund einer Adipositas erhöht sein. Typisch sind bradykarde Rhythmusstörungen mit SA-Blocks; es können auch AV-Blocks und maligne ventrikuläre Rhythmusstörungen auftreten (Heitmann et al. 1993; Grunstein et al. 1993).

### Therapie

*Gewichtsreduktion*
Zahlreiche Studien zeigen eine Verbesserung der Atmungsstörung nach Gewichtsreduktion; die verantwortlichen Mechanismen sind nahezu unbekannt. Durch eine Gewichtsverminderung um 26 kg verbesserte sich das exspiratorische Reservevolumen, der Apnoeindex fiel, und die $O_2$-Sättigung nahm erheblich zu (Rubinstein et al. 1988). Pasquali et al. (1990) reduzierten bei 213 Adipösen mit einem BMI von 37,5 kg/m$^2$ mit Hilfe einer Reduktionskost das Gewicht um durchschnittlich 18,5 kg. Dadurch fiel der Apnoe-Hypopnoe-Index von 66,5 auf 33,0, und die $O_2$-Sättigung nahm von 82% auf 88% zu. Letzteres war jedoch nur der Fall, wenn die Gewichtsreduktion >10 kg betrug (Abb. 7.45). Das Ausmaß der Gewichtsreduktion war sowohl mit der Änderung des Ap-

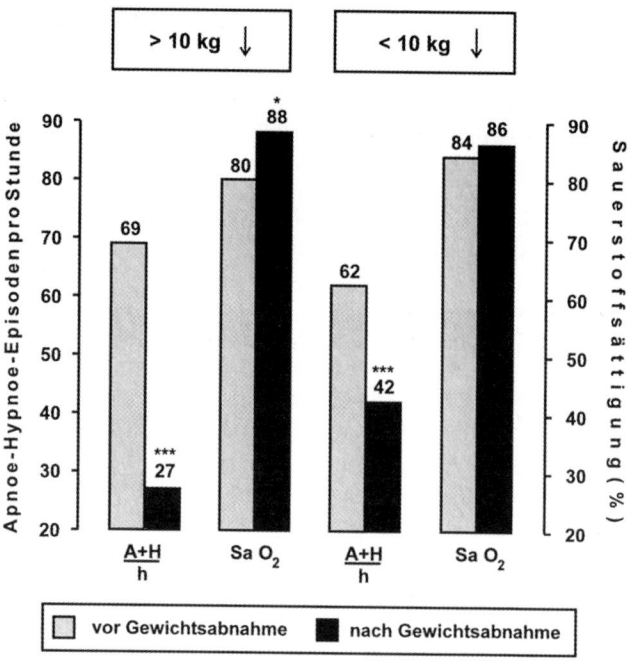

**Abb. 7.45.** Einfluß einer diätetischen Gewichtsreduktion auf die $O_2$-Sättigung und den Apnoe-Hypopnoe-Index bei adipösen Frauen und Männern. (Nach Pasquali et al. 1990)

noe-Hypopnoe-Indexes (r = 0,55) als auch mit der $O_2$-Sättigung (r = 0,46) korreliert. Nach Gewichtsreduktion waren etwa 1/3 der Patienten symptomfrei, 1/3 gebessert und 1/3 unverändert.

Diese Ergebnisse sprechen dafür, daß eine Gewichtsreduktion in jedem Fall angestrebt werden sollte, bei gegebener Indikation auch mit Hilfe einer restriktiven Magenoperation. Erschwert wird die Gewichtsreduktion durch die Müdigkeit und Antriebslosigkeit der Patienten. Unter Umständen ist es daher sinnvoll, bei schwerer obstruktiver Schlafapnoe parallel oder vorrangig mit einer nasalen Überdruckbeatmung zu beginnen, um den Patienten zur Änderung der Ernährung und zu vermehrter körperlicher Aktivität zu gewinnen.

Bei jedem Adipösen mit einer obstruktiven Schlafapnoe ist eine Gewichtsreduktion vorrangig.

*Andere Therapieformen*
Andere prädisponierende Faktoren wie Alkohol, Sedativa und Relaxanzien sollten eliminiert werden. Bei leichter bis mittelschwerer obstruktiver Schlafapnoe kann der Versuch mit Retard-Theophyllin in einer Dosis von 300–500 mg am Abend unternommen werden. Bei einer schweren Form hingegen kommt die nasale Überdruckbeatmung in der Nacht mittels einer Maske in Frage. Unter einer Überdruckbeatmung kommt es bereits nach Tagen zu einer wesentlichen Besserung des Befindens und der Symptome. Die Therapie hilft dem Patienten, den Circulus vitiosus mit Müdigkeit und Gewichtszunahme zu durchbrechen.

### FAZIT

- Eine obstruktive Schlafapnoe kommt bei Adipösen ca. 4mal häufiger vor als bei Normalgewichtigen. 2/3 aller Patienten mit Schlafapnoe sind adipös.
- Die obstruktive Schlafapnoe geht oft mit Begleitkrankheiten einher, die bei der Adipositas ohnehin häufiger vorkommen wie Rhythmusstörungen, Hypertonie und Herzinsuffizienz; das kardiovaskuläre Risiko ist dadurch erheblich erhöht.
- Eine Gewichtsreduktion bessert bei 2/3 bzw. beseitigt bei 1/3 der Patienten die Beschwerden/Symptomatik; der Erfolg hängt vom Ausmaß der Gewichtsreduktion ab.
- Eine Gewichtsreduktion sollte daher bei adipösen Schlafapnoeikern therapeutische Priorität haben, was bei uns derzeitig kaum praktiziert wird.

## 7.9 Bewegungsapparat

Die Vermutung liegt nahe, daß eine vermehrte statische Belastung des Bewegungsapparates gesundheitliche Probleme mit sich bringen kann, die die Wirbelsäule und die peripheren Gelenke betreffen. Trotz der Evidenz gibt es zu diesem Organbereich erstaunlich wenige Untersuchungen. Dieses Phänomen steht im krassen Widerspruch zur gesundheitspolitischen Bedeutung. Es mag dadurch begründet sein, daß die meisten Adipositasforscher primär aus dem metabolisch-endokrinologischen Bereich kommen und Orthopäden sich kaum für die Adipositas interessieren.

## 7.9.1 Arthrosen

*Gonarthrose*

Bei Adipösen steht die Gonarthrose im Mittelpunkt des Interesses. Viele Querschnittstudien in verschiedenen Ländern zeigen, daß die Gonarthrose mit steigendem Gewicht bei Frauen und Männern zunimmt. Daraus den Schluß zu ziehen, vermehrtes Gewicht sei ursächlich für die Gelenkdegeneration anzusehen, ist problematisch. Denkbar ist nämlich, daß primär eine Gonarthrose besteht, die eine Reduktion der körperlichen Aktivität und damit eine Adipositas induziert. Verläßliche Auskunft zu dieser Problematik geben daher nur longitudinale Beobachtungen.

In der FRAMINGHAM-Studie (Felson et al. 1988) wurden 1.420 Männer und Frauen mit einem durchschnittlichen Alter von 37 Jahren erfaßt und nach 36 Jahren nachuntersucht. Der Schweregrad der Gonarthrose wurde röntgenologisch mit 4 verschiedenen Stufen festgelegt. Männer mit dem höchsten Gewicht (5. Quintile) hatten ein Erkrankungsrisiko von 1,51 und Frauen von 2,07 im Vergleich zu normalgewichtigen Personen. Bei Frauen war der Zusammenhang zwischen Körpergewicht und Gonarthrose deutlicher als bei Männern (Abb. 7.46). Insbesondere bei schweren röntgenologisch nachgewiesenen Destruktionen war die Korrelation mit dem Körpergewicht evident. Die Entwicklung einer Gonarthrose war besonders dann gegeben, wenn zum vermehrten Gewicht noch gesteigerte körperliche Aktivität hinzukam.

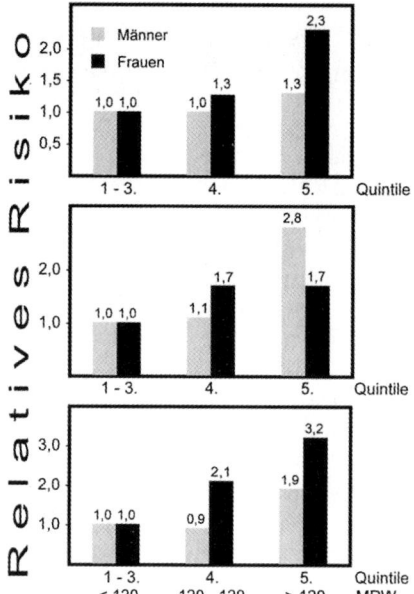

**Abb. 7.46.** Inzidenz der Gonarthrose bei Frauen und Männern aufgrund einer 36jährigen Beobachtung eines Subkollektivs der FRAMINGHAM-Studie (Felson 1988). Von 1.420 Personen entwickelten 468 eine radiologische Gonarthrose, die entweder asymptomatisch (110) oder symptomatisch (135) war; bei 223 Personen lagen fortgeschrittene röntgenologische Arthrosezeichen vor. *MRW* Metropolitan relative weight

Insbesondere die Gonarthrose ist häufig die Folge einer massiven Gewichtsvermehrung.

Die Mechanismen zur Entstehung der Gonarthrose bei Adipositas sind nicht geklärt. Denkbar ist, daß durch die verstärkte Belastung der Gelenkknorpel aufgerauht und verbraucht wird, was zur Gelenkverschmälerung führt. Als Folge davon kann es zur Osteophytenbildung und zur subchondralen Knochenverdichtung kommen. Durch Knorpelläsionen kann auch eine verstärkte Steifheit von subchondralen Knochenanteilen entstehen; bei vertikalen Belastungen „federt" der beeinträchtigte Knochen weniger, was zu erhöhter Vulnerabilität des Knorpels führt (Dequeker et al. 1983). Die Entstehung einer Gonarthrose wird möglicherweise durch die bei Adipösen häufig anzutreffende Varusstellung begünstigt. Diese Fehlhaltung hängt wahrscheinlich mit dem vergrößerten Oberschenkelumfang zusammen.

*Kniegelenkprothese*
Die Adipositas hat einen negativen Einfluß auf den langfristigen Erfolg einer Kniegelenkprothese. Adipöse Patienten sollten daher vor der Operation abnehmen, um den Operationserfolg zu sichern.

*Andere Arthrosen*
Bei Adipösen sind in Querschnittstudien auch gehäuft Fußgelenkarthrosen und Fersensporne nachgewiesen worden. Nicht überzeugend konnte bisher gezeigt werden, daß Adipöse häufiger an einer Koxarthrose oder an degenerativen Wirbelsäulensyndromen leiden.

### 7.9.2
### Dorsopathien

Rückenschmerzen sind mit dem BMI und der Fettverteilung korreliert. Insbesondere eine stammbetonte Adipositas führt zu einer Ventralisierung des Schwerpunkts mit konsekutiver Hyperlordosierung, was die Wirbelsäule besonders belastet und schädigen kann. In der MORGON-Studie, einer repräsentativen Erhebung, waren Rückenschmerzen und radikuläre Symptome deutlich mit dem BMI und der WHR assoziiert, bei Frauen enger als bei Männern. Frauen mit hohem BMI und hoher WHR hatten etwa doppelt so häufig Rückenschmerzen wie normalgewichtige Frauen mit niedrigem BMI (Han et al. 1997; Abb. 7.47).

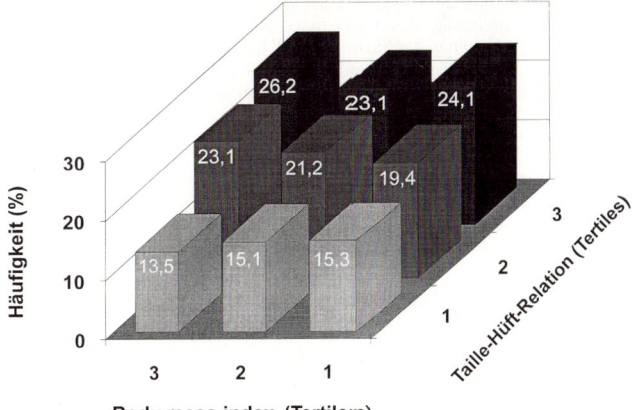

**Abb. 7.47.** Rückenschmerzen in Abhängigkeit vom BMI und der Fettverteilung (Taille-Hüft-Relation) bei 7.018 Frauen im Alter von 20–60 Jahren in einer repräsentativen Erhebung (MORGON-Studie). Rückenschmerzen waren bei abdominal adipösen Frauen doppelt so häufig wie bei normalgewichtigen Frauen. (Aus Han et al. 1997)

*Auswirkungen einer Gewichtsreduktion*

Zur Gewichtsreduktion bei orthopädischen Erkrankungen liegen wenige Untersuchungen vor. Eine 12jährige Beobachtung eines Subkollektivs der FRAMINGHAM-Studie an 796 Frauen im Alter von durchschnittlich 66 Jahren erlaubte Rückschlüsse auf die Inzidenz der Gonarthrose bei Gewichtsänderung (Felson et al. 1992; Tabelle 7.8). In die Untersuchung wurden nur Frauen eingeschlossen, die sowohl Beschwerden als auch röntgenologisch nachgewiesene Veränderungen aufwiesen. Die Gelenkveränderungen wurden auf die Änderung je einer BMI-Einheit (ca. 2,5 kg) bezogen. Eine Gewichtsreduktion von 2 BMI-Einheiten (5,1 kg) führte bei allen Frauen zu einer Reduktion der symptomatischen Gonarthrose von 54%; eine Gewichtszunahme gleichen Umfangs zu einer Inzidenzzunahme von 11%. Bei adipösen Frauen hatte die Gewichtsreduktion besonders günstige Ergebnisse; die Gewichtszunahme hatte negativere Auswirkungen als bei normalgewichtigen Frauen.

Diese Untersuchung zeigt erstmalig, daß die Entwicklung einer Gonarthrose durch Gewichtsreduktion deutlich beeinflußt werden kann. Ob auch der Verlauf einer Gonarthrose durch Gewichtsabnahme positiv verändert werden kann, bleibt vorerst spekulativ. Klinische Untersuchungen dazu fehlen.

**Tabelle 7.8.** Adipositas und Gonarthrose: Beeinflussung durch Änderung des Gewichts. FRAMINGHAM-Studie: 12jährige Beobachtungszeit bei Frauen; Kriterien: Beschwerden und röntgenologisch nachgewiesene Veränderungen. (Nach Felson et al. 1992)

Änderung der Inzidenz der symptomatischen Gonarthrose bei Gewichtsänderung von 5,1 kg

| | |
|---|---|
| Alle Frauen | Bei Gewichtszunahme + 11% |
| | Bei Gewichtsabnahme − 54% |
| Übergewichtige Frauen (BMI >25 kg/m²) | Bei Gewichtszunahme +28% |
| | Bei Gewichtsabnahme − 49% |
| Normalgewichtige Frauen (BMI <25 kg/m²) | Bei Gewichtszunahme n. s. |
| | Bei Gewichtsabhme n. s. |

## 7.9.3
### Osteoporose

In den letzten Jahren wurde überzeugend gezeigt, daß Adipöse eine höhere Knochenmasse aufweisen als Normalgewichtige und Schlanke. Unklar ist lediglich, ob alle Knochen davon betroffen sind oder nur die gewichtsbelasteten.

Die Dichte des Knochens läßt sich mit Hilfe der Computertomographie und der Single-Photonen-Absorptionsmetrie (SPA), der Mineralgehalt mittels Dual-Photonen-Absorptionsmetrie (DPA) oder „Dual-X-ray-Absorptionsmetrie" (DXA) bestimmen.

Adipöse Frauen haben am Radius, L 2–4, Femurkopf und am Trochanter major sowohl eine höhere Knochendichte als auch einen vermehrten Mineralgehalt; die Korrelationskoeffizienten zum Gewicht liegen zwischen 0,25 und 0,5 (Dawson-Hughes et al. 1987).

Die Abnahme von Dichte und Mineralgehalt des Knochens setzt bei Frauen insbesondere nach der Menopause ein. Eine Gewichtsvermehrung wirkt sich günstig auf diese Entwicklung aus. Der jährliche Verlust an Mineralien und Dichte beträgt bei normalgewichtigen Frauen ca. 0,6%, bei Adipösen hingegen ca. 30% weniger (Dawson-Hughes et al. 1987). Der verminderte Verlust bei Adipösen und deren vermehrte Knochenmasse mögen auch mit höheren Östrogenspiegeln zusammenhängen; schließlich wird bei postmenopausalen adipösen Frauen der Großteil der Östrogene im Fettgewebe gebildet (Abschn. 6.4.2).

## 7.9.4
### Knochenfrakturen

Wenn das Körpergewicht mit der Knochenmasse positiv korreliert und der Knochenverlust in der Menopause bei Adipösen geringer ist, müßten Adipöse auch seltener Wirbelkörperfrakturen aufweisen. Dies scheint inzwischen gesichert zu sein. Die

Adipositas schützt demnach vor der postmenopausalen Osteoporose und ihren Folgen, während Schlankheit, Rauchen, Alkohol, Kaffee, Kortison, kalziumarme Kost und Immobilität sie begünstigen (Dawson-Huges et al. 1987)

> **FAZIT**
>
> - Die orthopädische Leit(d)krankheit bei Adipösen ist die Gonarthrose.
> - Auch Rückenbeschwerden und radikuläre Symptome treten bei Adipösen häufiger auf, insbesondere dann, wenn eine abdominale Adipositas vorliegt.
> - Die Beschwerden und degenerativen Veränderungen an den tragenden Gelenken und der Wirbelsäule sind nicht nur durch eine vermehrte statische Belastung, sondern auch durch eine Fehlbelastung mit Fehlhaltung bedingt.

## 7.10 Bösartige Erkrankungen

Einer erhöhten Prävalenz von Neoplasien bei Adipositas wurde bisher wenig Aufmerksamkeit geschenkt. Das hat v. a. 2 Gründe. Zum einen wurde der Zusammenhang zwischen Körpergewicht und bösartigen Krankheiten nur in wenigen Studien untersucht, wenngleich bereits 1979 von der American Cancer Society (Lew u. Garfinkel 1979; Tabelle 7.9) verläßliche Daten aufgrund einer Erhebung an 750.000 Männern und Frauen über einen Zeitraum von 13 Jahren (1959–1972) veröffentlicht wurden. Zum anderen sind die pathophysiologischen Vorstellungen über die Genese von Karzinomen bei Adipösen immer noch rudimentär.

Die Karzinome zeigen geschlechtsspezifische Charakteristika. Bei Frauen geht es vorwiegend um Karzinome der Mamma, des

**Tabelle 7.9.** Relatives Risiko von malignen Erkrankungen bei Adipositas (* Frauen >70 Jahre). (American Cancer Society, Lew u. Garfinkel 1979; Dänische Studie, Moller et al. 1994)

|  | American Cancer Society (>40% Übergewicht) | Dänische Studie (Adipöse) |
|---|---|---|
| A) Männer |  |  |
| Prostata | 1,29 | 1,3 |
| Kolon/Rektum | 1,73 | 1,2 |
| B) Frauen |  |  |
| Mamma | 1,53 | 1,2* |
| Endometrium | 5,42 | 2,0 |
| Zervix | 2,39 |  |
| Ovar | 1,63 |  |
| Gallenblase | 3,58 |  |
| C) Männer und Frauen |  |  |
| Ösophagus |  | 1,9 |
| Leber |  | 1,9 |
| Pankreas |  | 1,7 |

Endometriums, der Zervix, des Ovars und der Gallenblase, bei Männern um Karzinome der Prostata und des Kolons sowie des Rektums. Die Geschlechtsspezifität legt den Verdacht auf eine Hormonsensitivität der Neoplasien nahe. Tatsächlich unterscheiden sich Adipöse von Normalgewichtigen hinsichtlich einer Reihe von Hormonen, auch bezüglich der Fettverteilung bestehen Unterschiede. Typisch für abdominal adipöse Frauen sind erhöhte Plasmaspiegel von Testosteron, Östrogenen sowie Insulin und erniedrigte von „sex hormone binding globulin" und Wachstumshormon. Bei Männern findet man eher erniedrigte Testosteronspiegel (Tabelle 7.10).

*Mammakarzinom*
In der Untersuchung der American Cancer Society (Lew u. Garfinkel 1979) stellte man bei Frauen mit einer Adipositas (>40% über der Norm) ein um 1,53fach erhöhtes Krebsrisiko fest; bestand nur eine Präadipositas oder eine leichte Adipositas, betrug der Faktor 1,16–1,22 (Tabelle 7.9). Wie in einigen anderen Studien, fand sich in der DANISH

**Tabelle 7.10.** Hormonelle Veränderungen bei Adipositas. *w* weiblich, *m* männlich

1. Adipöse vs Normalgewichtige
   - Insulin ↑
   - Testosteron + Androstendion ↑
   - Östrogene ↑
   - „Sex hormone binding globulin" ↓

2. Zentral Adipöse vs. Peripher Adipöse
   - Insulin ↑
   - Testosteron m ↓ w ↑
   - Östrogene w ↑
   - „Sex hormone binding globulin" ↓
   - Progesteron w ↑
   - Wachstumshormon (GH) ↓
   - Kortisol ↑

STUDY (Moller et al. 1994) eine Häufung von Mammakarzinomen nur bei älteren Frauen (>70 Jahre). Bei der zentralen Adipositas ist im Vergleich zur peripheren ein erhöhtes Mammakarzinomrisiko feststellbar (Schapira et al. 1994). Mit abfallendem Verhältnis von subkutanem zu viszeralem Fett steigt das relative Risiko auf 8,5 an. Frauen mit Mammakarzinom hatten im Vergleich zu Kontrollpersonen 45% mehr viszerales Fett.

Die Gründe für die Assoziation mit der Adipositas sind teilweise geklärt. Bekannt ist seit längerem, daß das Wachstum von Mammakarzinomen durch Östrogene stimuliert wird. Östrogene werden nicht nur im Ovar, sondern, wie vor kurzem gezeigt wurde, auch im Fettgewebe gebildet; auch Östrogenrezeptoren sind im Fettgewebe nachgewiesen (Mizutani et al. 1994). Dort wurde eine Aromatase (Cytochrom P 450) nachgewiesen, die die Umwandlung von Testosteron in Östrogene katalysiert (Abschn. 6.4.2). Bei Adipösen ist jedoch nicht nur die Produktion von Östrogenen aufgrund einer erhöhten Fettmasse gesteigert, die freien Hormonspiegel sind auch wegen niedriger Plasmakonzentrationen des „sex hormone binding globulin" erhöht (Tabelle 7.10).

*Endometriumkarzinom*

In der AMERICAN CANCER SOCIETY STUDY (Lew u. Garfinkel 1979) zeigte sich zwischen Körpergewicht und Neoplasien hinsichtlich des Endometriumkarzinoms die engste Beziehung. Bei Übergewicht betrug das relative Risiko 1,4, bei morbider Adipositas jedoch 5,4 (Tabelle 7.9). Ähnlich wie beim Mammakarzinom ist auch bei zentraler Adipositas eine höhere Morbidität feststellbar (Swanson et al. 1993); bei ausgesprochen zentraler Fettverteilung ist das Risiko 2,6fach höher als bei peripherer Fettansammlung.

*Zervixkarzinom*

Je nach Anteil des Körperfetts werden 1,4- bis 2,4mal höhere Karzinomraten festgestellt (Lew u. Garfinkel 1979; Moller et al. 1994).

*Ovarialkarzinome*

Auch hierzu liegen mehrere Untersuchungen vor (Galvao-Teles et al. 1991). Ob das Risiko – wie bei den anderen gynäkologischen Karzinomen – bei morbider Adipositas um ein Mehrfaches ansteigt, ist noch unklar.

Adipositas erhöht die Häufigkeit von Karzinomen sowohl bei Frauen als auch bei Männern erheblich.

*Prostatakarzinome*

Adipöse Männer haben größere Prostataadenome als Normalgewichtige (Daniell 1993). Die Krankheit scheint jedoch weniger mit dem Ausmaß des Körperfetts als vielmehr mit der Fettverteilung zusammenzuhängen. Übertrifft der Bauchumfang 110 cm, sind Harnleiterobstruktion und Operationen doppelt so häufig wie bei Personen mit einem Umfang <95 cm (Giovannucci et al. 1994). Prostatakarzinome treten bei Adipösen im Vergleich zu Normalgewichtigen ca. 3mal häufiger auf (Lew u. Grafinkel 1979; Moller et al. 1994). Die pathophysiologischen Zusammenhänge sind unklar, da insbesondere viszeral adipöse Männer niedrigere Testosteron- und höhere Östrogenspiegel haben (s. oben), was die Entwicklung einer

Prostatahypertrophie und eines Karzinoms eher hemmen sollte.

*Kolorektale Karzinome*
Die Häufigkeit dieser Neoplasien ist vorwiegend bei Männern erhöht; bei Frauen ist diese Tatsache bisher weniger gesichert. Bei der Genese werden bezüglich der Adipositas weniger hormonelle Veränderungen als vielmehr nahrungsabhängige Faktoren diskutiert. Möglicherweise steigern eine verminderte Aufnahme an Ballaststoffen und eine erhöhte an Fett bzw. gesättigten Fettsäuren die Karzinominzidenz; gesichert ist diese Annahme jedoch nicht. Zudem spielen bei der Genese Alkohol und Nikotin eine Rolle; beide Faktoren beeinflussen das Gewicht. Eine Reduktionskost vermindert die rektale Zellproliferation, einen Biomarker für die Karzinogenese (Steinbach et al. 1994).

*Gallenblasenkarzinom*
Eine 1,6- bis 3,6fache erhöhte Inzidenz ist bisher nur bei Frauen beobachtet worden (Lew u. Garfinkel 1979). Sollte die Genese mit der Ernährung zusammenhängen, sollte man auch bei Männern Ähnliches erwarten können.

*Ösophagus-, Leber- und Pankreaskarzinome*
Die DANISH STUDY (Moller et al. 1994) ermittelte für diese Karzinome eine 1,7- bis 1,9fache erhöhte Inzidenz, was möglicherweise mit einem erhöhten Alkoholkonsum zusammenhängt.

### FAZIT

- Das Karzinomrisiko ist bei Adipösen generell um ca. 50% erhöht.
- Liegt eine abdominale Adipositas vor, ist das Risiko für ein Neoplasma bei manchen Krebsarten mehrfach erhöht.
- Bei Frauen sind davon vorwiegend das Endometrium, die Mamma, die Zervix, das Ovar und die Gallenblase betroffen.
- Bei Männern besteht ein erhöhtes Risiko v. a. für die Prostata und für das Kolon/ Rektum, möglicherweise auch für Ösophagus, Leber und Pankreas.

## 7.11 Fertilität, Schwangerschaft, Geburt

### 7.11.1 Fertilität

Die Fertilität hängt, deutlicher als allgemein bekannt ist, vom Körpergewicht ab. Dieser Zusammenhang zeigt sich nicht nur bei einer vermehrten Fettmasse wie bei Adipositas, sondern auch bei vermindertem Körperfett. Seit langem ist bekannt, daß Hochleistungssportlerinnen häufig Regelstörungen aufweisen und infertil sein können; Ähnliches trifft für die Anorexia nervosa zu. Bei adipösen Frauen spielt nicht nur die Körperfettmasse, sondern auch die Fettverteilung eine Rolle. Auch bei adipösen Männern sind adipositas-assoziierte hormonelle Veränderungen bekannt.

#### Sexualhormone

*Östrogene*
Die Plasmakonzentrationen sind bei adipösen Frauen im Durchschnitt etwas höher als bei normalgewichtigen. Der Grund ist v. a. in einer Konversion von Androgenen zu Östrogenen im Fettgewebe zu suchen. Man geht davon aus, daß ca. 1/3 der Östrogene in Adipozyten gebildet werden, bei postmenopausalen Frauen mehr als die Hälfte. Bei Männern sind ebenfalls, bedingt durch denselben Mechanismus, die Östrogenspiegel erhöht (Abb. 7.48, Tabelle 7.11). Die verstärkte Bildung von Östriol und Östradiol führt zu einem Abfall von Testosteron.

**Abb. 7.48.** Östradiol, Östriol und Testosteron bei adipösen und normalgewichtigen Männern (*Punkte* Adipöse, *schraffiert* Normalgewichtige). (Aus Jarow et al. 1993)

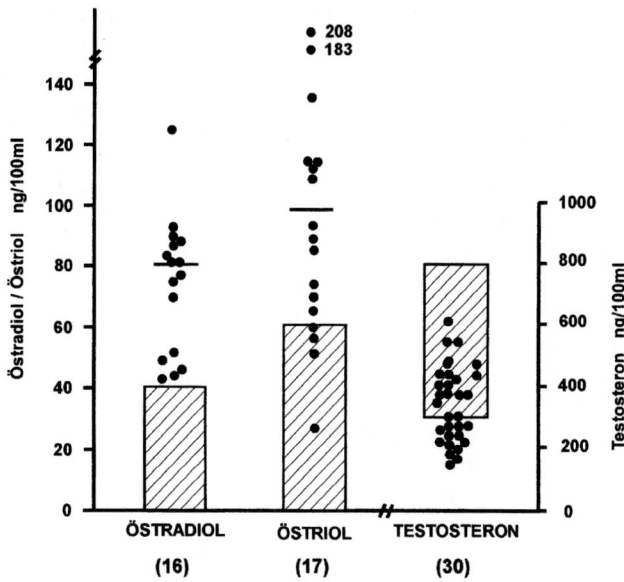

**Tabelle 7.11.** Veränderungen der Geschlechtshormone bei Adipositas im Vergleich zu Normalgewichtigen

|  | Frauen | Männer |
|---|---|---|
| Östrogene |  |  |
|   Östradiol | ↑↑ | ↑ |
|   Östron | ↑ | ↑ |
| Progesteron | ↓ |  |
| Testosteron |  |  |
|   Gesamt | ↑ | ↓ |
|   Frei | ↑ |  |
| Androstendion | –↑ | ↓ |
| „Sex hormone binding globulin" (SHBG) | ↓ | ↓ |
| TSH | – | – |
| LH | – | – |
| GnRH | (↓) | – |

*Androgene*
Insbesondere bei Männern, v. a. beim Vorliegen einer abdominalen Adipositas, sind die Serumkonzentrationen von Gesamttestosteron erniedrigt (Abb. 7.48, Tabelle 7.11). Da gleichzeitig das zugehörige Bindungshormon, das „sex hormone binding globulin" (SHBG) erniedrigt ist, was zu einer Erhöhung des freien Testosterons führt, besteht kein funktioneller Hypoandrogenismus (Givens 1992). Infertile adipöse Männer haben im Vergleich zu fertilen Adipösen ein niedrigeres freies Testosteron, ein niedrigeres SHBG und einen geringeren Testosteron-Östradiol-Quotienten (Jarow et al. 1993).

Kurtz (1987) fand bei adipösen, eumenorrhoischen, nichthirsuiten Frauen unwesentlich erhöhte Plasmaspiegel von Androstendion und Dehydroepiandrosteron (DHEA). Die Produktions- und Clearanceraten waren gleichermaßen von 53–94% erhöht, so daß sich im Plasma keine wesentliche Konzentrationsverschiebung feststellen ließ (Givens 1992). Die Autoren vermuten, daß die bei Adipösen nachweisbare Hyperinsulinämie für dieses Phänomen verantwortlich ist, da sowohl Insulin als auch C-Peptid mit der Produktions- und Clearancerate der Androgene korrelierten.

*„Sex homone binding globulin"*
Dieses Hormon, auch „steroid binding globulin" genannt, bindet Androgene und

Östrogene sowie Progesteron. Bei adipösen Männern und Frauen ist die Serumkonzentration vermindert, insbesondere bei abdominaler Fettakkumulation. Diese Adaptation hat die Erhöhung der freien Hormone zur Folge, da weniger Geschlechtshormone plasmatisch gebunden werden.

## Ovarielle Funktion

*Menses*
Bereits 1952 zeigte Rogers (1952), daß Frauen mit Regelstörungen zu 43% adipös waren, während in der Kontrollgruppe dies nur für 13% zutraf. In einer groß angelegten Untersuchung befragte Hartz (1979) 26.000 adipöse Frauen. Bei Normalgewichtigen bestanden in 2,6% Regelstörungen, bei Adipösen jedoch in 8,4%. Zudem fanden sich bei den Adipösen mehr Frauen mit Menorrhagien und Hirsutismus. Der Zusammenhang mit Regelstörungen, relativer Infertilität und Hyperandrogenismus ist besonders beim Polyzystisches Ovar-Syndrom (s. Abschn. 5.4.1) eklatant.

> Als Ursache für die Infertilität bei Frauen kann auch die Adipositas in Frage kommen.

*Gonadotropine*
Diese Hormone regulieren die follikuläre und die Luteinalphase der Follikel im Ovarium. Vereinfachter Regelkreis:

- Im Hypothalamus wird das „gonadotropine releasing hormone" (GnRH) freigesetzt, das die Produktion von follikelstimulierendem Hormon (FSH) und luteinisierendem Hormon (LH) in der Hypophyse anregt. FSH kontrolliert das Wachstum des ovariellen Follikels, LH die zyklische Freisetzung von Eiern aus dem Follikel.

- Im Follikel werden Östrogene und Progesteron gebildet; Östrogene bewirken eine Hemmung der Sekretion von FSH, LH sowie von GnRH (Feed-back-Regulation).

Bei adipösen Frauen besteht häufig eine subnormale Sekretion von GnRH, FSH und Progesteron; man bezeichnet diesen Zustand auch als Lutealphaseninsuffizienz (Givens 1992). Unter einem Mangel an Progesteron kommt es zu einer inadäquaten Vorbereitung des Endometriums auf die Eiimplantation. Diese hormonelle Dysregulation ist wahrscheinlich der häufigste Grund einer Infertilität bei adipösen Frauen.

## 7.11.2 Schwangerschaft

Auch die Schwangerschaft, nicht nur die Geburt, ist für eine Adipöse im Vergleich zu einer Normalgewichtigen mit einem höheren Morbiditätsrisiko verbunden. Im Vordergrund stehen Komplikationen: Hypertonie/Eklampsie, Diabetes mellitus, Urogenitalinfektion und Thrombose.

*Diabetes mellitus*
Die Schwangerschaft ist ein Risikofaktor für die Entwicklung eines Diabetes mellitus, eines sog. Gestationsdiabetes. Da beides, Schwangerschaft und Adipositas, häufig mit einer Insulinresistenz vergesellschaftet sind, ist damit zu rechnen, daß Schwangere mit Adipositas besonders häufig einen Gestationsdiabetes entwickeln. Wertet man diesbezüglich 3 Studien mit insgesamt 994 adipösen Schwangeren und 10789 nichtadipösen Schwangeren aus, zeigt sich bei Adipösen ein 6,6fach erhöhtes Diabetesrisiko (Kalkhoff 1992; Garbaciak et al. 1985; Edwards et al. 1978; Tabelle 7.12). Die Neuerkrankungsrate hinsichtlich Diabetes lag bei normalgewichtigen Schwangeren zwischen 1% und 3%, bei adipösen Schwangeren hingegen zwischen 4% und 18% (Kalkhoff 1992).

**Tabelle 7.12.** Relatives Risiko für das Auftreten verschiedener Erkrankungen bei adipösen Schwangeren (>135% des Normalgewichtes) im Vergleich zu normalgewichtigen Schwangeren. (Nach Kalkhoff 1992)

| Parameter | Relatives Risiko |
|---|---|
| Hypertonie | 5,2 |
| Präeklampsie | 1,9 |
| Diabetes mellitus | 6,6 |
| Urogenitalinfekt | 1,4 |
| Thrombose | 1,3 |

> Das Risiko einer Schwangeren, einen Diabetes oder eine Hypertonie zu entwickeln, ist bei Adipösen um ein Mehrfaches erhöht.

*Hypertonie/Präeklampsie/Eklampsie*
Eine Hypertonie besteht nach einer großen Untersuchung von Kalkhoff (1992) bei 0,9% der normalgewichtigen, jedoch bei 7,0% der leicht übergewichtigen und 17,2% der deutlich adipösen Schwangeren. Für die Häufigkeit einer Hypertonie wird bei adipösen Schwangeren eine relativ große Streubreite angegeben (5–23%). Die Häufigkeit der Hypertonie und der Präeklampsie/Eklampsie ist bei Normalgewichtigen 1,9fach geringer (Abrams u. Parker 1987; Edward et al. 1978; Tabelle 7.12).

*Urogenitalinfektionen*
Urogenitalinfektionen sind sowohl bei Adipösen als auch bei Schwangeren häufiger anzutreffen als in der Normalbevölkerung. Die Wahrscheinlichkeit einer Infektion während der Schwangerschaft liegt bei Normalgewichtigen bei 4–6%, bei Adipösen bei 5–9%; ein 1,4fach erhöhtes Erkrankungsrisiko wurde errechnet (Tabelle 7.12).

*Beinvenenthrombose*
Hierzu liegen nur wenige Untersuchungen vor. Das Risiko soll aufgrund einer Adipositas um ca. 30% erhöht sein.

*Verschiedene Erkrankungen*
Auch die Häufigkeit von Erbrechen, Ödemen, Albuminurie und Kreuzschmerzen ist bei adipösen Schwangeren erhöht (Stegmann et al. 1964).

### 7.11.3
### Geburt und post partum

Als Komplikationen stehen bei adipösen Schwangeren die Sectio („Kaiserschnitt"), regelwidrige Schädellagen und die erhöhte Mortalität im Vordergrund, beim Kind die Makrosomie und eine erhöhte Gewichtszunahme.

*Geburtseinleitung und Wehenmittelgabe*
Die Sächsische Perinatalerhebung an 121.371 Geburten zeigte, daß eine Geburtseinleitung bei adipösen Schwangeren doppelt so häufig ist wie bei normalgewichtigen. Eine Wehenmittelgabe kommt etwa um die Hälfte häufiger vor (Viehweg u. Neitz 1998).

*Sectio*
Über die Sectiohäufigkeit geben 3 große differenzierte Studien Auskunft (Tabelle 7.13). Sie zeigen unisono, daß mit zunehmendem Körpergewicht auch die Häufigkeit eines operativen Eingriffs zunimmt; das relative Risiko für diese Art der Entbindung ist bei adipösen Schwangeren ca. 1,6fach erhöht (Kalkhoff 1992). Ursache hierfür ist eine zephalopelvine Dysproportionalität, die vorwiegend durch einen größeren Kopfumfang des Kindes bedingt ist (Isaacs et al. 1994). Die Komplikationen aufgrund einer Sectio sind bei Adipösen jedoch nur geringgradig erhöht. Sie betreffen vorwiegend die Wundheilung, Endometritis, Urogenitalinfekte und die Anämie. Auch der Klinikaufenthalt ist bei Adipösen verlängert (Isaacs et al. 1994).

> Sectiorate und perinatale Morbidität sowie Mortalität sind bei adipösen Frauen erhöht.

**Tabelle 7.13.** Häufigkeit einer Sectio caesarea und perinatale Mortalität bei adipösen Schwangeren

|  | Normalgewichtig [%] | Mäßig adipös [%] | Deutlich adipös [%] |
|---|---|---|---|
| **Sectio** | | | |
| Garbaciak et al. (1985) | 10,4 | 12,4 | 19,6 |
| Abrams u. Parker (1987) | 13,3 | 16,9 | 21,5 |
| Edwards et al. (1978) | 8,6 | – | 11,0 |
| Viehweg u. Neitz (1998) | 11,3 | 14,2 | 20,2 |
| **Perinatale Mortalität** | | | |
| Ohne vorausgehende Komplikationen | 0,5 | 0,93 | 1,16 |
| Mit vorausgehenden Komplikationen | 1,19 | 3,15 | 3,76 |
| Gesamt | 0,67 | 1,66 | 2,25 |

## Makrosomie

Die Wahrscheinlichkeit, daß eine adipöse Schwangere auch ein Kind mit erhöhtem Gewicht (>4.000 g) gebiert, ist hoch. Das konnte in verschiedenen Untersuchungen nachgewiesen werden. Das Gewicht der Mutter war hinsichtlich des Kindgewichts ein unabhängiger Risikofaktor; andere Faktoren wie z. B. Diabetes mellitus wurden ausgeschlossen. Bei makrosomalen Babys betrug die Häufigkeit der maternen Adipositas (>90 kg) 77%, die eines Diabetes mellitus nur 8%.

Auch die Gewichtszunahme während der Schwangerschaft war mit dem Kindgewicht deutlich korreliert (Hohlweg-Majert et al. 1975). Bei extrem adipösen Schwangeren war diese Beziehung jedoch kaum nachweisbar (Kalkhoff 1992); der Grund hierfür ist unklar.

Als Ursache für das überhöhte Kindgewicht wird eine Hyperinsulinämie in der Schwangerschaft angeführt. Insulin ist als Wachstumsfaktor seit langem bekannt und wird auch in der experimentellen Forschung häufig zur Stimulation des Zellwachstums eingesetzt.

## Materne Mortalität

Wenn die Morbidität von Schwangeren (s. oben) gesteigert und die Sectiorate erhöht ist, ist eine erhöhte natale und perinatale Sterblichkeit zu vermuten. Dies ist zum Glück nur geringfügig der Fall und tritt v. a. dann auf, wenn bereits vor der Geburt Komplikationen bestanden (Tabelle 7.13).

Möglicherweise ist auch die Überlebenschance des Kindes durch Übergewicht bzw. Adipositas der Mutter erniedrigt. Die Daten hierzu sind allerdings bisher kaum beweisend.

## Totgeburten

Die Rate der Totgeburten ist bei adipösen Gebärenden um ca. 50% erhöht, bei extrem Adipösen verdoppelt (Viehweg u. Neitz 1998).

## Gewichtsentwicklung des Kindes

Kinder von adipösen Müttern werden mit großer Wahrscheinlichkeit ebenfalls adipös (s. Abschn. 5.1). Insbesondere Stunkard et al. (1986) und Bouchard (1992) haben in Zwillings- und Adoptionsstudien nachgewiesen, daß die Adipositas in 35–60% vererbt ist. Roberts et al. (1988) stellten fest, daß die Hälfte der Kinder von adipösen Müttern im 1. Lebensjahr überstark an Gewicht zunahmen. Die Ursache sah sie nicht in einer vermehrten Energieaufnahme, sondern in einem verminderten Energieverbrauch.

**FAZIT**

- Die Fertilität ist bei adipösen Frauen häufig deutlich, bei adipösen Männern geringgradig vermindert.
- Die Morbidität ist bei adipösen Schwangeren um ein Mehrfaches gesteigert; dies betrifft vorwiegend den Diabetes und die Hypertonie/Präeklampsie/Eklampsie.
- Bei adipösen Frauen wird die Geburt häufiger eingeleitet, eine Wehenmittelgabe ist ebenfalls häufiger erforderlich
- Adipöse Schwangere entbinden häufiger durch Sectio.
- Adipöse Frauen gebären Kinder mit einem höheren Gewicht; nach der Geburt ist die kindliche Gewichtszunahme oft gesteigert, was sich nicht selten lebenslang fortsetzt.
- Komplikationen bei Geburt sind erhöht.

# 8 Therapie

| | |
|---|---|
| **8.1** | **Therapiemanagement** 219 |
| 8.1.1 | Indikationen zur Behandlung 220 |
| 8.1.2 | Prädiktoren für Therapieerfolg/-mißerfolg 221 |
| 8.1.3 | Therapieziele 223 |
| 8.1.4 | Prinzipien des Therapiemanagements („10 Gebote") 224 |
| **8.2** | **Diätetische Maßnahmen** 224 |
| 8.2.1 | Auswirkungen einer energiereduzierten Kost 225 |
| 8.2.2 | Kostformen/Diäten 234 Totales Fasten – Nulldiät 235 – Extrem niedrigkalorische Diäten 237 – Deutlich niedrigkalorische Diäten 239 – Hypokalorische Mischkost 241 – Fettarme und kohlenhydratreiche Kost 242 – Crash- und Außenseiterdiäten 244 |
| **8.3** | **Bewegungstherapie** 249 |
| 8.3.1 | Gewichtsreduktion und Gewichtserhaltung 250 |
| 8.3.2 | Körperzusammensetzung 252 |
| 8.3.3 | Nahrungsaufnahme und Training 254 |
| 8.3.4 | Grundumsatz und Thermogenese 255 |
| 8.3.5 | Herzfunktion und Leistungsfähigkeit 257 |
| 8.3.6 | Praktische Gesichtspunkte 257 |
| **8.4** | **Psychotherapie/Verhaltungsmodifikation** 261 |
| 8.4.1 | Psychodynamische Therapie 262 |
| 8.4.2 | Verhaltenstherapie 262 |
| **8.5** | **Medikamentöse Therapie** 268 |
| 8.5.1 | Bedingungen und Indikationen einer Pharmakotherapie 268 |
| 8.5.2 | Appetithemmer/Sättigungsverstärker 269 |
| 8.5.3 | Hemmer der gastrointestinalen Digestion/Resorption 275 |
| 8.5.4 | Stimulatoren des Energieverbrauchs 278 |
| 8.5.5 | Pharmaka mit diversen Wirkmechanismen 280 |
| **8.6** | **Magenballon** 281 |
| **8.7** | **Operative Therapie** 283 |
| 8.7.1 | Auswahl des Patienten 284 |
| 8.7.2 | Malabsorptionstechniken 284 |
| 8.7.3 | Magenrestriktionen 285 |
| 8.7.4 | Kombination von Magenrestriktion mit Malabsorptionstechniken 289 |
| 8.7.5 | Kosmetische Operationen 290 |
| 8.7.6 | Weitere Methoden 291 |
| **8.8** | **Programme zur Gewichtsreduktion** 292 |
| 8.8.1 | AOK-Programme 292 |
| 8.8.2 | Bundeszentrale für gesundheitliche Aufklärung (BZgA) 295 |
| 8.8.3 | Deutsche Gesellschaft für Ernährung (DGE) 295 |
| 8.8.4 | Deutsche Gesellschaft für gesundes Leben (DGGL) 296 |
| 8.8.5 | Optifast-Programm 297 |
| 8.8.6 | Treffpunkt-Diät 300 |
| 8.8.7 | Tri-fit 300 |
| 8.8.8 | ReducTeam (Knoll) 302 |
| 8.8.9 | „Weight Watchers" 302 |
| 8.8.10 | Xeni-*Cal*culiertes Abnehmen (Roche) 304 |
| 8.8.11 | Programme in Rehabilitations- und Kurkliniken sowie Sanatorien 304 |

## 8.1 Therapiemanagement

Die langfristig erfolgreiche Behandlung eines Adipösen ist eine schwierige Aufgabe. Diese Tatsache wird dadurch belegt, daß viele Ärzte im Laufe ihrer Tätigkeit zu einer fatalistischen Einstellung kamen – zu Unrecht. Erklären läßt sie sich v. a. dadurch, daß Ärzten

a) oft die gesundheitlichen Gefahren einer Adipositas und deren Genese unzureichend bekannt sind.
b) Dadurch fehlt ihnen ein entschlossener Wille zur Behandlung sowie
c) ein interdisziplinärer Therapieansatz.

Sie fassen oft einen schnellen Therapieerfolg ins Auge und haben kein langfristiges Konzept. Erschwerend kommt hinzu, daß man bei Adipositastherapie fast ausschließlich auf die Mitarbeit des Patienten angewiesen ist.

Diese Charakteristika unterscheiden die Behandlung des Adipösen von vielen anderen Kranken; sie erklären den häufigen Mißerfolg.

Neben den Problemen, die mit dem Selbstbild des Arztes und seiner Ausbildung zusammenhängen, stehen strukturelle Probleme unseres Gesundheitssystems im Wege. Einige seien kurz genannt: Unterbewertung von chronischen Krankheiten, unzureichende Vergütung von interpersonellen Leistungen, mangelnde kommunale Voraussetzungen für langfristige Änderungen des Lebensstils sowie Überbewertung von technischen Eingriffen. Bestünden derzeitig günstige Voraussetzungen für die Adipositastherapie, ließen sich das heutige Wissen und die erprobten Möglichkeiten viel häufiger erfolgreich umsetzen.

### 8.1.1
**Indikationen zur Behandlung**

> **Medizinische und psychosoziale Gründe für eine Gewichtsreduktion**
>
> - A) kurzfristig:
>   - präoperativ,
>   - zur Konzeption,
>   - vor technischen Eingriffen (z. B. Koronarangiographie),
>   - andere medizinische Gründe (z. B. Abheilung eines Ulcus venosum),
>   - vor wichtigen sozialen Anlässen (z. B. Bewerbung).
> - B) Langfristig:
>   - Reduktion bzw. Beseitigung von Begleitkrankheiten,
>   - Verminderung des Sterblichkeitsrisikos (bei Jüngeren),
>   - Reduktion von Beschwerden,
>   - Steigerung der Lebensqualität, der Akzeptanz,
>   - Verbesserung von sozialen Chancen in Beruf, Familie und Gesellschaft

Eine Therapie sollte nur begonnen werden, wenn es hierfür einen Grund gibt. Dieser kann nicht nur medizinischer, sondern auch psychosozialer Art sein. Um medizinische oder psychosoziale Gründe für die Behandlung ausmachen zu können, bedarf es einer gründlichen und adipositasspezifischen Anamnese sowie einer körperlichen und laborchemischen Untersuchung; zuweilen sind weitere technisch-diagnostische Maßnahmen notwendig (Kap. 3). Gemäß den evidenzbasierten Leitlinen zur Behandlung der Adipositas in Deutschland (Lauterbach et al. 1998) gibt es folgende Indikationen:

1) BMI >30 kg/m$^2$,
2) BMI 25–30 kg/m$^2$, wenn
   - übergewichtsbedingte Gesundheitsstörungen,
   - ein abdominales Fettverteilungsmuster oder
   - psychosoziale Probleme bestehen.

*Kurzfristige Gewichtsreduktion*
Nicht jeder Adipöse muß langfristig abnehmen (s. oben). Vor Operationen oder technischen Eingriffen kann man sich u. U. auch mit einer mehrwöchigen oder mehrmonatigen Gewichtsreduktion zufrieden geben. Therapeutisch empfiehlt sich eine deutlich hypokalorische Kost, in manchen Fällen auch eine Formuladiät, sowie ein körperliches Training, um das Risiko des Eingriffs zu minimieren.

*Langfristige Gewichtsreduktion*
Die langfristige Gewichtsreduktion ist indiziert, wenn es um die Morbidität, Mortalität und die psychosoziale Befindlichkeit geht. Im Vordergrund steht nicht die schnelle, sondern die dauerhafte und nicht selten auch ausgiebige Gewichtsreduktion. Die Strategie zielt auf eine sichere, nebenwirkungsarme, effektive und kostengünstige Vorgehensweise ab, die die Rückfallprophylaxe miteinschließt. Da das Verhalten des Patienten hinsichtlich der Ernährung, des Es-

sens und der körperlichen Aktivität verändert werden soll, sind neben Informationen, Kenntnissen und Techniken auch psychotherapeutische Interventionen notwendig.

Die Therapie wird mit dem Basisprogramm begonnen. Bei Scheitern oder höherem BMI geht man auf die erweiterte Therapie über (Abb. 8.1). Die Basistherapie ist multifaktoriell, da auf mehreren Behandlungsebenen gleichzeitig interveniert wird. Viele Studien zeigen, daß eine mehrgleisige, kombinierte Therapie einer singulären überlegen ist (Perri 1987). Eine Einzelperson ist mit dem therapeutischen Auftrag meist überfordert. Zur Durchführung der Basistherapie ist ein Team aus Arzt, Ernährungsberater, Bewegungstherapeut und klinischem Psychologen optimal (Perri u. Nezu 1993).

Die Adipositastherapie wird multifaktoriell und interdisziplinär durchgeführt.

Für die langfristige Gewichtsreduktion bzw. den Gewichtserhalt ist eine Behandlung in der Kleingruppe (8–12 Personen) erforderlich. Diese beinhalten Selbstbeobachtung und Dokumentation von Gewicht, Essen und Bewegung, Informationen, Reizkontrolltechniken, modifiziertes Eßverhalten, Verstärkungstechniken, kognitive und emotionale Umstrukturierung und Rückfallprophylaxe (s. Abschn. 8.4.2).

*Patientenvorstellungen*
Patienten haben oft keine medizinischen oder psychosozialen Intentionen zur Gewichtsabnahme. Bei jüngeren Frauen spielen oft das Aussehen und die Unfruchtbarkeit eine dominierende Rolle, bei älteren Frauen Schmerzen in den Gelenken oder Dyspnoe. Bei Männern führt häufig die Angst vor einem Herzinfarkt zu dem Entschluß abzunehmen. Selbstverständlich spielen auch Beschwerden wie Belastungsdyspnoe und Schwitzen nicht selten eine Rolle, oft auch der Wunsch, weniger Medikamente bei bestehendem Diabetes oder bei Hypertonie einnehmen zu müssen.

### 8.1.2
### Prädiktoren für Therapieerfolg/-mißerfolg

Wir wissen auch heute noch sehr unzureichend, wer vermutlich die Therapie erfolgreich absolvieren und wer wahrscheinlich versagen wird. Grundsätzlich kann man feststellen, daß derjenige Erfolg haben wird, der die Gewichtsreduktion braucht, der einen hohen Leidensdruck hat und der die Methoden umsetzen kann. Von den Persönlichkeitsmerkmalen haben sich der Wunsch nach sozialer Akzeptanz und eine starke Selbstbehauptung als positiv herausgestellt, nicht jedoch die Selbstmotivation. Personen

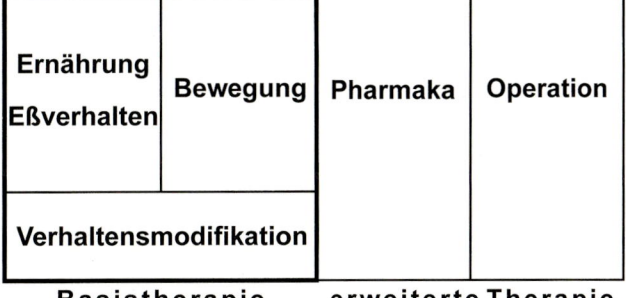

**Abb. 8.1.** Therapie der Adipositas: multifaktoriell und interdisziplinär (Grundprinzip). Begonnen wird die Therapie grundsätzlich mit der Basistherapie (*linke Hälfte*). Scheitert die Basistherapie oder ist der BMI hoch, kommt die erweiterte Therapie in Frage (*rechte Hälfte*). Die Indikation zu einer medikamentösen oder operativen Therapie sind der Abb. 8.3 zu entnehmen

mit Ich-Schwäche und Impulsivität hingegen sind anscheinend weniger für die Therapie geeignet (Munro u. Stolared 1992).

*Organische Prädiktoren*
In den letzten Jahren wurden eine Reihe von organischen Faktoren für den Therapieerfolg/-mißerfolg ausgemacht.

- Ungünstige Prädiktoren – organisch:
  - höheres Alter,
  - männliches Geschlecht,
  - niedriger BMI,
  - hyperplastische Adipositas,
  - gynoide Fettverteilung,
  - beeinträchtigte Beweglichkeit,
  - genetische Veranlagung,
  - Adipositas seit der Kindheit.

Unstrittig ist, daß sich Personen mit einem geringen Energieverbrauch mit der Gewichtsreduktion schwertun, da sie weit weniger Energie aufnehmen können, um eine vergleichbare Gewichtsreduktion zu erzielen wie Personen mit normaler Stoffwechselaktivität; typisch hierfür ist die kleine, ältere Frau. Verständlich ist auch, daß eine seit der Kindheit bestehende und oft genetisch bedingte Adipositas, der meist ein verminderter Grundumsatz zugrundeliegt, schwer zu behandeln ist. Relativ therapieresistent ist auch eine hyperplastische Adipositas (vermehrte Fettzellanzahl) und eine gynoide Fettverteilung mit reduzierten lipolytischen Stimuli (s. Abschn. 6.3).

*Psychosoziale Prädiktoren*

- Ungünstige Prädiktoren – psychosozial:
  - niedriger Sozialstatus,
  - mangelnde soziale Einbindung,
  - Unverständnis im familiären und beruflichen Umfeld,
  - fehlender Leidensdruck,
  - Ich-Schwäche
  - Persönlichkeitsstörung.

Persönlichkeitsstörungen, auch ein „binge eating disorder" bzw. eine Bulimie, sind natürlich sehr ungünstig im Hinblick auf den Therapieerfolg, ebenfalls Indolenz und Unbekümmertheit gegenüber Krankheiten. Ein niedriger sozialer Status und eine schlechte Ausbildung sind nicht nur Prädiktoren für eine Gewichtszunahme, sondern auch für eine ungünstige Prognose hinsichtlich einer

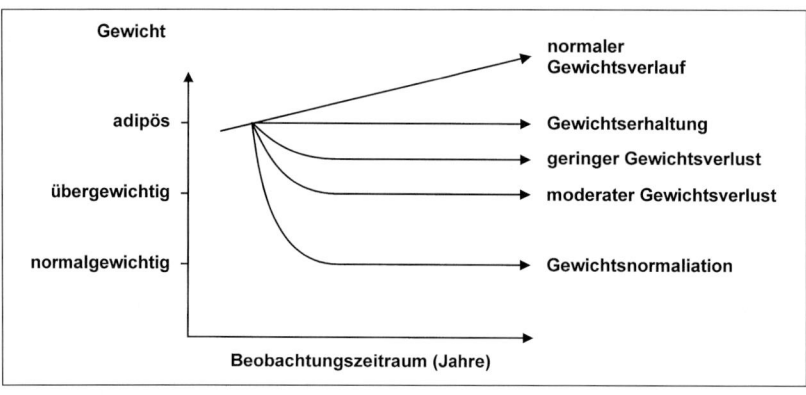

**Abb. 8.2.** Spontaner Gewichtsverlauf und Therapieziele. Üblicherweise nehmen die Menschen im Laufe des Erwachsenenalters an Gewicht zu (ca. 15 kg). Gelingt eine Verhinderung des Gewichtsanstiegs, ist bereits ein Therapieerfolg zu verzeichnen. Eine Normalisierung des Gewichts ist meist illusorisch. (Mod. nach Rössner)

Gewichtsreduktion. Ist dann noch das persönliche Umfeld wenig unterstützend, ist ein Scheitern der Therapie fast vorprogrammiert.

## 8.1.3 Therapieziele

Je unrealistischer das Therapieziel des Patienten oder des Therapeuten ist, desto unwahrscheinlicher ist der Erfolg. Es macht keinen Sinn, einem 120 kg-Mann mit 175 cm Größe ein Zielgewicht mit der geringsten Sterblichkeit von 71 kg vorzurechnen. Dieses Ziel ist utopisch. Abbildung 8.2 verdeutlicht in einfacher Weise, welche Therapieziele man realistischerweise ins Auge fassen und mit dem Patienten besprechen sollte. Man hat therapeutisch oft schon viel erreicht, wenn man den „normalen" – wenn auch nicht physiologischen – Gewichtsanstieg verhindern kann. Zur Erinnerung: In Deutschland nehmen die Menschen durchschnittlich 4 kg innerhalb von 10 Jahren an Gewicht zu. Eine Therapie mit Verhinderung dieses Anstiegs ist schon ein Erfolg. Die meisten Adipösen wollen jedoch wieder so viel wiegen wie mit 20 Jahren, wie zu einer Zeit, in der sie in der Regel noch normalgewichtig waren. Das Anstreben eines Normalgewichts ist illusorisch und, bemessen nach gesundheitlichen Aspekten, meistens auch nicht notwendig.

Die konkreten Therapieziele richten sich nach dem BMI, der Fettverteilung und der Komorbidität (World Health Organization 1997; Abb. 8.3):

*Präadipositas*
Besteht eine periphere Fettverteilung ohne begleitende Krankheiten, genügt die Verhinderung einer Gewichtszunahme. Liegt hingegen eine viszerale Fettverteilung vor oder bestehen Folgekrankheiten, sollte das Gewicht um mindestens 5% mit Hilfe des Basisprogramms reduziert werden.

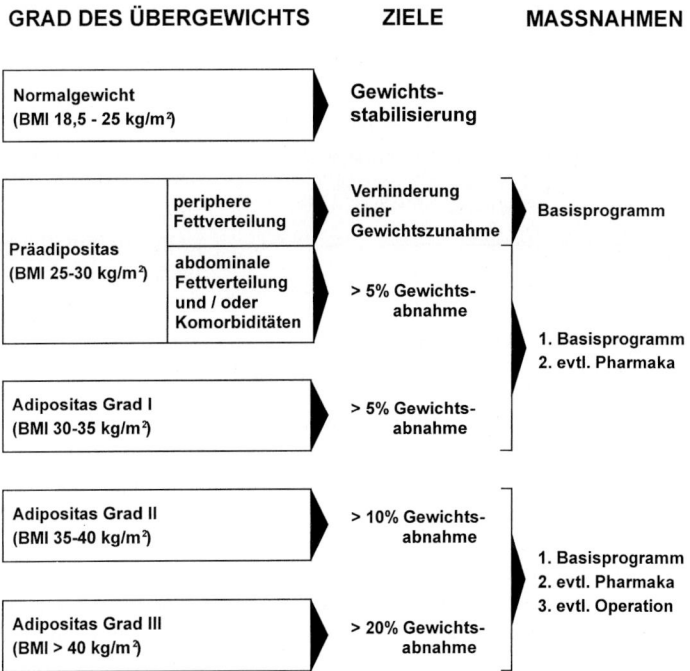

Abb. 8.3. Therapieziele und Therapiemaßnahmen in Abhängigkeit vom BMI und der Fettverteilung

*Adipositas Grad I*
Eine Gewichtsabnahme ist in jedem Fall indiziert. Ist das Basisprogramm gescheitert, kommen auch Pharmaka in Frage (nur in Kombination mit dem Basisprogramm).

*Adipositas Grad II*
Adipöse mit einem BMI >35 kg/m² wiegen meist >105 kg. Sie sollten schon >10% des Ausgangsgewichtes abnehmen (>10 kg), um einen gesundheitlichen Vorteil zu erreichen. Eine chirurgische Maßnahme wird nur dann erwogen, wenn erhebliche Komorbiditäten bestehen und bisher das Basisprogramm zu keinem Erfolg führte.

*Adipositas Grad III*
Eine langfristige Gewichtsabnahme >20% zu erreichen, ist ein schwieriges Ziel. Mit dem Basisprogramm gelingt das etwa 1–5% der Betroffenen. Diese „Gewichtsklasse" gilt daher generell als eine Indikation für einen operativen Eingriff. Personen mit einem BMI >40 kg/m² haben fast immer erhebliche Begleit- und Folgekrankheiten, sie haben auch fast immer mehrere frustrane Therapieversuche mit dem Basisprogramm hinter sich.

Die Therapieziele sind der evidenzbasierten Leitlinie zur Behandlung der Adipositas in Deutschland entnommen.

### 8.1.4
**Prinzipien des Therapiemanagements („10 Gebote")**

- Unterhalte dich gründlich und unvoreingenommen mit dem Adipösen!
- Untersuche den Patienten, auch laborchemisch!
- Stelle die Indikation zur Behandlung!
- Behandle, wenn möglich, die Ursachen!
- Behandle die Begleitkrankheiten!
- Wähle einen multifaktoriellen Therapieansatz!
- Beginne eine interdisziplinäre Therapie!
- Plane eine chronische Therapie!
- Denke bereits zu Therapiebeginn an Rückfälle und deren Management!
- Empfiehl nichts, was der Patient nicht befolgen kann!

### 8.2
**Diätetische Maßnahmen**

Die verbreitetste und sicherlich auch die effektivste Therapie der Adipositas besteht in einer Reduktion der Energiezufuhr. Auf diese Art läßt sich, je nach Energiegehalt der Nahrung, eine negative Energiebilanz erreichen. So einfach, wie sich dieses Behandlungsprinzip theoretisch darstellt, ist seine Umsetzung in der Praxis allerdings nicht. Für die Durchführung einer Ernährungstherapie ist die Mitarbeit des Patienten eine conditio sine qua non und eine Änderung des Lebensstils unabdingbar: schwierige Voraussetzungen für eine chronische Behandlung.

Eine Umstellung der Ernährung greift mehr oder weniger umfassend in den Stoffwechsel ein und tangiert nicht selten das Herz-Kreislauf-System. Die Zusammenhänge sollte man – neben den verschiedenen Diäten – kennen, um sinnvoll und verantwortlich therapieren zu können. Eine Reduktionskost ist nicht, wie vielfach erwähnt, eine „Allgemeinmaßnahme", sondern eine spezifische Therapie mit klaren Zielen, konkretem Vorgehen und spezifischen Auswirkungen; sie sollte wie ein Medikament verordnet und kontrolliert werden. Schließlich können bei einer diätetischen Intervention auch Nebenwirkungen und Komplikationen auftreten. Die diätetische Therapie ist demnach eine echte ärztliche Aufgabe, die hohe Ansprüche in theoretischer und praktischer Hinsicht stellt.

Diese Ausführungen sollen nicht so verstanden werden, als seien nur Ärzte für die Behandlung von Adipösen zuständig; im Gegenteil. Theoretische und praktische Kenntnisse sollten von Diätassistentinnen bzw. Ernährungsberaterinnen vermittelt werden. Patienten mit Ernährungswissen sind erfolgreichere Patienten; wer Essen, Trinken und Eßverhalten unter kognitiver Kontrolle hat, ist noch lange kein „Kalorienzähler". Da eine Umstellung der Ernährung auch eine Umstellung des Verhaltens impliziert, sind psychosoziale Kenntnisse und Fähigkeiten in der Verhaltenstherapie gefordert. Eine Kooperation mit klinischen Psychologen ist daher optimal (s. Abschn. 8.4).

Im folgenden werden prinzipielle Effekte einer Energierestriktion besprochen.

Auswirkungen einer Gewichtsreduktion auf adipositas-assoziierte Krankheiten und das Fettgewebe sind in den entsprechenden Kapiteln (6 und 7) besprochen.

## 8.2.1
## Auswirkungen einer energiereduzierten Kost

### Substrate und Metaboliten

Sobald ein Energiedefizit entsteht, muß der Körper auf seine Energiereserven zurückgreifen. Beim Menschen sind das vorwiegend Fette, Glykogen und Proteine. Die größte Energiereserve ist im Fettgewebe in Form von Triglyzeriden lokalisiert. Aus Tabelle 8.1 wird ersichtlich, daß ein doppelt so schwerer Mann etwa ein 5fach größeres Energiedepot aufweist. Der Hauptunterschied ist in der enormen Fettmasse zu sehen. Berücksichtigen sollte man aber auch, daß ein Adipöser auch eine größere Muskelmasse (Eiweißreservoir) hat; pro kg Gewichtszunahme werden ca. 250 g Protein „aufgebaut". Die enorme Depotenergiemenge bei Adipösen macht verständlich, daß sie auch lange Zeit ohne Nahrung auskommen können, was phylogenetisch sicher von Bedeutung ist. Die Fähigkeit, viel Fett speichern zu können, hat sicherlich zu einer Selektion in der Menschheitsgeschichte geführt. Was vor tausenden von Jahren ein Vorteil war, verkehrt sich heute allerdings ins Gegenteil.

Im „Guiness Buch der Rekorde" ist Jon B. Minnoch (1941–1983) erwähnt, der in 2 Jahren nachweislich mindestens 419 kg abgenommen hat (von 635 auf 216 kg), was einer durchschnittlichen Gewichtsreduktion von ca. 600 g pro Tag entspricht; er muß demnach in dieser Zeit fast ausschließlich gefastet haben.

Wie ist das möglich? Man muß kein Stoffwechselexperte sein, um zu ahnen, daß sich bei einer Umstellung auf einen katabolen Zustand viele Stoffwechselveränderungen ergeben. Am besten sind sie im Zustand des totalen Fastens untersucht; graduell treffen sie auch für eine hypokalorische Kost zu. Es ist das Verdienst von Owen et al. (1967) und Cahill (1970) sowie von Hagenfeldt u. Wahren (1971), sich mit dieser Frage schon vor Jahren intensiv beschäftigt zu haben. Sie haben den Grundstock für unser heutiges Verständnis gelegt.

Im nüchternen Zustand nach einem nächtlichen Fasten verbrennt die Muskulatur in Ruhe vorwiegend Fett (freie Fettsäu-

**Tabelle 8.1.** Substratvorräte zur Energiegewinnung bei einem normalgewichtigen und einem adipösen Mann. (Nach Cahill 1990)

|  | Normalgewichtiger Mann (70 kg) | | Adipöser Mann (140 kg) | |
| --- | --- | --- | --- | --- |
|  | [kg] | [kcal] | [kg] | [kcal] |
| Fett (Triglyzeride im Fettgewebe) | 12 | 111.000 | 70 | 651.000 |
| Eiweiß (vorwiegend im Muskel) | 7 | 30.000 | 12 | 52.000 |
| Glykogen (Leber und Muskel) | 0,3 | 1.200 | 0,4 | 1.500 |
| Gesamt |  | 142.200 |  | 704.500 |

ren), das Gehirn dagegen fast ausschließlich Glukose; Glukose ist beim Fasten „Mangelware". Ein 1.400 g schweres Gehirn hat einen Glukosebedarf von ca. 110–145 g/Tag (Cahill 1970). Die Glukoseproduktion wird vorwiegend in der Leber durch Glukosevorstufen wie Glyzerin, Laktat, Pyruvat und glukoplastische Aminosäuren gewährleistet; die Tagesproduktion beträgt ca. 180 g. Die Glukosepräkursoren gelangen über den Blutstrom zur Leber und Niere, wo sie zu Glukose umgewandelt werden. Dieser Stoffwechselweg wird „Cori-Zyklus" genannt (Cahill 1970).

Bei mehrtägigem bzw. mehrwöchigem Fasten findet hinsichtlich der Glukoneogenese insofern eine Änderung statt, als die Glukoseproduktion der Leber abnimmt und die der Niere (Kortex) zunimmt. Beide Organe liefern dann zu etwa gleichen Anteilen pro Tag gemeinsam ca. 70–100 g, was jedoch für den Bedarf, insbesondere den des Gehirns, nicht ausreicht. Owen et al. wiesen bereits 1967 nach, daß das Gehirn dann etwa 40 g Ketonkörper oxidiert; die Glukoseoxidation geht auf ca. 45 g zurück. Durch diese Adaptation ist der Mensch in der Lage, auch längere Hungerperioden ohne zerebralen Schaden zu überstehen. Zudem wurde beobachtet, daß die glukoplastische Aminosäuremenge von täglich ca. 75 g auf 20 g zurückging.

Aber auch in der Muskulatur zeigen sich Veränderungen. Während nach nächtlichem Fasten sowohl in Ruhe als auch bei körperlicher Belastung noch erheblich Ketonkörper (Acetoacetat, β-Hydroxybutyrat) aufgenommen und oxidiert werden, ist das nach längerem Fasten nicht mehr der Fall, obwohl die Ketonkörperspiegel beträchtlich ansteigen. Der Energiebedarf wird dann fast ausschließlich von freien Fettsäuren gedeckt (Hagenfeldt u. Wahren 1971).

Bei der Stoffwechseladaptation im Hungerzustand kommt der Leber eine entscheidende Rolle zu. Sie baut freie Fettsäuren aus dem Fettgewebe zu Ketonkörpern ab, um diese dem Gehirn zur Oxidation zur Verfügung zu stellen. Auf diese Weise kommt es zu einem „glucose sparing effect", wodurch v. a. Proteine im Muskel erhalten bleiben.

Es wurde somit gezeigt, daß bei kataboler Stoffwechsellage (und extrem beim Fasten) vorwiegend 2 Substrate, nämlich Triglyzeride aus dem Fettdepot und Protein aus dem Muskel, der Energiegewinnung dienen.

Folgende Stoffwechselumstellungen finden – zusammenfassend dargestellt – statt:

- Im Gehirn wird die Oxidation von Glukose teilweise durch Ketonkörper ersetzt.
- In der Muskulatur werden verstärkt freie Fettsäuren oxidiert.
- Die Proteolyse (Eiweißabbau in der Muskulatur) nimmt mit zunehmender Dauer ab.

### Hormone

*Insulin*
Die Plasmakonzentration von Insulin fällt bei verminderter oder ausbleibender Energiezufuhr durch abnehmende Glukosespiegel ab; das hat vielfältige Auswirkungen. Bedingt durch den antilipolytischen Effekt, begünstigen abfallende Insulinspiegel die Freisetzung von freien Fettsäuren aus Depottriglyzeriden, die Voraussetzung für ein Überleben im Hungerzustand. Insulin hemmt dann auch weniger die Glukoneogenese in der Leber sowie in der Niere; auf diese Weise wird die Glukoseproduktion erhöht. Auch die zelluläre Aufnahme von Aminosäuren geht zurück. Abfallende Insulinspiegel bei Reduktionskost und Fasten sind daher ein sinnvoller Vorgang und tragen wesentlich zu einem neuen metabolischen „steady state" bei.

*Glukagon*
Glukagon hat im wesentlichen antagonistische Wirkungen zum Insulin. Es steigert die Glukoneogenese und den Glykogenabbau. Bei verminderter Nahrungsaufnahme ist die Plasmakonzentration erhöht, was zur vermehrten Bereitstellung von Glukose bei-

trägt. Abnehmende Insulin- und ansteigende Glukagonspiegel wirken somit in mehrfacher Hinsicht synergistisch.

## Elektrolyte

*Natrium*
Bereits 1960 haben Bloom u. Mitchell nachgewiesen, daß beim Fasten in den ersten 3–5 Tagen eine stimulierte Natriurese vorliegt, die in der Folgezeit wieder zurückgeht. Diese Beobachtung wurde vielfach bestätigt und liegt auch bei hypokalorischen Kostformen, wenn auch in vermindertem Umfang, vor. Eine vermehrte Natriumausscheidung erklärt die rasche Gewichtsreduktion in den ersten Behandlungstagen: es wird vermindert Wasser durch Natrium gebunden.

Die Gründe für die verstärkte Natriurese bei hypokalorischer Kost sind vorwiegend in der Hypoinsulinämie zu sehen. Ein Insulinabfall begünstigt die Natriurese, da Insulin die Rückresorption von Natrium im Nierentubulus stimuliert (DeFronzo 1981). Proteinreiche (ketogene) hypokalorische Diäten verursachen eine besonders starke Natriurese (und damit Gewichtsreduktion) über ähnliche Mechanismen. Zur ausgeprägten Hypoinsulinämie gesellt sich eine deutliche Ketonämie, die ebenfalls die Natriurese fördert. Diese Adaptation geht mit niedrigeren Noradrenalinspiegeln einher und kann zu hypostatischen Beschwerden führen (DeHaven et al. 1980).

> **!** Eine Reduktionskost – und erst recht Fasten – beeinflußt Hormone und Elektrolyte tiefgreifend.

*Kalium, Phosphat, Magnesium, Chlorid*
Ditschuneit et al. (1970) zeigten in mehreren Untersuchungen, daß die Serumkonzentrationen von Natrium, Kalium, Kalzium und Chlorid beim Fasten weitgehend konstant bleiben. Serumkonzentrationen spiegeln jedoch das intrazelluläre Milieu unzureichend wider. Bei leicht hypokalorischen Kostformen ist, vom Kalzium abgesehen, eine ausreichende Zufuhr gewährleistet, bei extrem hypokalorischen Diäten ist eine Substitution erforderlich.

## Körperzusammensetzung und Stickstoffbilanz

Wenn ein Patient abnimmt, ist zu vermuten, daß die einzelnen Körperkompartimente unterschiedlich davon betroffen sind. Das Ideal, durch eine therapeutische Intervention nur Fett zu vermindern, ist in der Praxis nicht zu erreichen. Dennoch sollte jede Therapie auch danach beurteilt werden, inwieweit sie diesem Ideal nahekommt. Im Mittelpunkt des Interesses steht hierbei die Tangierung der Muskelmasse, die mit verschiedenen Methoden geschätzt oder bestimmt werden kann und mit dem Begriff „fettfreie Körpermasse" bzw. „lean body mass" umschrieben wird. Ein verstärkter Abbau von Eiweiß kann verständlicherweise zu unerwünschten Nebenwirkungen führen.

*Taille-Hüft-Verhältnis (WHR)*
Das Verhältnis von Taille zu Hüfte nimmt bei Gewichtsreduktion mit Hilfe einer hypokalorischen Kost oder Fasten leicht ab, da die Abnahme in der Taille ausgeprägter ist als an der Hüfte; einige Autoren fanden auch keine Änderung. Wird eine Reduktionskost mit einem körperlichen Training kombiniert, schwindet der Taillenumfang deutlich mehr als der Hüftumfang. Wing u. Jefferey (1995) stellten in einer 18monatigen Beobachtung an 159 Adipösen fest, daß die WHR während der 6monatigen Gewichtsreduktion (Reduktionskost + Training) abnahm, noch mehr jedoch in den folgenden 12 Monaten der Gewichtskonstanz; in der ersten Phase waren bei Männern größere Veränderungen zu sehen, in der zweiten bei Frauen.

*Subkutanes Fett*
Das subkutane Fett hat mit einem Anteil von ca. 75% am Gesamtkörperfett den größten Anteil am Fettdepot. Die Dicke dieser Fettschicht ist regional unterschiedlich; zudem hängt sie vom Geschlecht, dem Ausmaß der Adipositas und dem Alter ab. Aufgrund dieser vielfältigen Determinanten wäre es verwunderlich, wenn bei Gewichtsreduktion eine absolut und relativ gleichmäßige Reduktion der Fettschichtdicke an allen Körperregionen stattfinden würde; dies ist auch nicht der Fall (s. Abschn. 6.5).

Die absolute Abnahme des subkutanen Fettgewebes ist dort am größten, wo die Fettschicht am dicksten ist: v.a. am Abdomen, am Oberschenkel und suprailiakal; am wenigsten am Rücken und an den Armen (Abb. 8.4). Die Abnahme des subkutanes Fetts spiegelt im wesentlichen die lipolytische Aktivität wider.

Um geschlechtsspezifische Unterschiede exakt zu eruieren, untersuchten wir Frauen und Männer mit gleicher Gewichtsreduktion. Über 15 Wochen erhielten Frauen 1.200 kcal/Tag und Männer 1.500 kcal/Tag; sie nahmen in dieser Zeit 12,8 bzw. 13,4 kg ab; die Fettschichtdicke wurde mit Ultraschall gemessen (Wirth u. Steinmetz 1998). Es zeigte sich, daß Frauen insgesamt (absolut) mehr an subkutanem Fett abnahmen als Männer (Abb. 8.4). Die Abnahme war bei ihnen insbesondere über dem Abdomen sowie an Gesäß und Oberschenkeln ausgeprägt. Die Angaben vieler Frauen, sie würden bei Gewichtsreduktion an diesen Regionen ungenügend abnehmen, entspricht nicht der Realität; sie nehmen sogar mehr ab als Männer.

*Sagittaler abdominaler Durchmesser*
Diese Größe, ein Maß für das intraabdominale Fett, untersuchten wir ebenfalls bei dem oben erwähnten Kollektiv. Vor Therapiebeginn wiesen Männer einen größeren Durchmesser als Frauen auf (89 vs. 70 mm). Nach 13 kg Gewichtsreduktion hatten die Männer ihren intraabdominalen Durchmesser um 29 mm (33%) und Frauen um 14 mm (20%) reduziert (Abb. 8.4; Wirth u. Steinmetz 1998).

Betrachtet man diätbedingte Veränderungen am viszeralen und subkutanen Fettkompartiment, stellt man fest, daß Frauen mehr subkutanes, Männer hingegen mehr intraabdominales Fett mobilisieren (Tabelle 8.2).

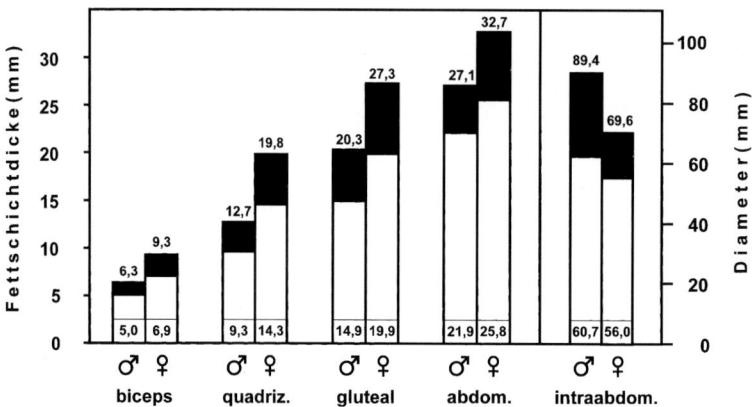

**Abb. 8.4.** Absolute Abnahme der subkutanen Fettschichtdicke an verschiedenen Körperregionen (*links*) sowie Reduktion des sagittalen intraabdominalen Durchmessers (*rechts*) bei Frauen (n=15) und Männern (n=17) mit gleicher Gewichtsreduktion von 13 kg; Bestimmung mit Ultraschall. *Obere Zahl*: vor Gewichtsabnahme; *untere Zahl*: nach Gewichtsabnahme. (Wirth u. Steinmetz 1995c)

**Tabelle 8.2.** Prozentuale Abnahme der subkutanen Fettschichtdicke bei Frauen und Männern mit gleicher Gewichtsabnahme (13 kg); Bestimmung mit Ultraschall. (Aus Wirth u. Steinmetz 1995c)

|  | M. biceps | M. quadriceps | M. glutaeus maximus | Abdominal | Summe aller Fettschichtdicken |
|---|---|---|---|---|---|
| Männer | 14,1 | 26,4 | 26,7 | 17,9 | 22,0 |
| Frauen | 23,6 | 25,3 | 21,0 | 14,3 | 20,4 |

> Frauen mobilisieren bei Gewichtsabnahme mehr subkutanes, Männer mehr intraabdominales Fett.

*Körperfettmasse*
Hauptziel der Adipositastherapie ist in erster Linie eine Reduktion der Gesamtkörperfettmasse. Jede Therapiemethode wird daher vorwiegend an diesem Effekt gemessen. In einer aufwendigen Untersuchung an 121 extrem adipösen Patienten gingen Wechsler u. Wenzel (1984) dieser Frage unter mehreren Aspekten nach. Sie wurden 28 Tage auf unterschiedliche Art diätetisch behandelt (Abb. 8.5):

1) totales Fasten (nur kalorienfreie Flüssigkeit),
2) 5 verschiedene Formeldiäten, die sich hinsichtlich Energie-, Protein- und Kohlenhydratgehalt, aber auch bezüglich der Eiweißzusammensetzung unterschieden.

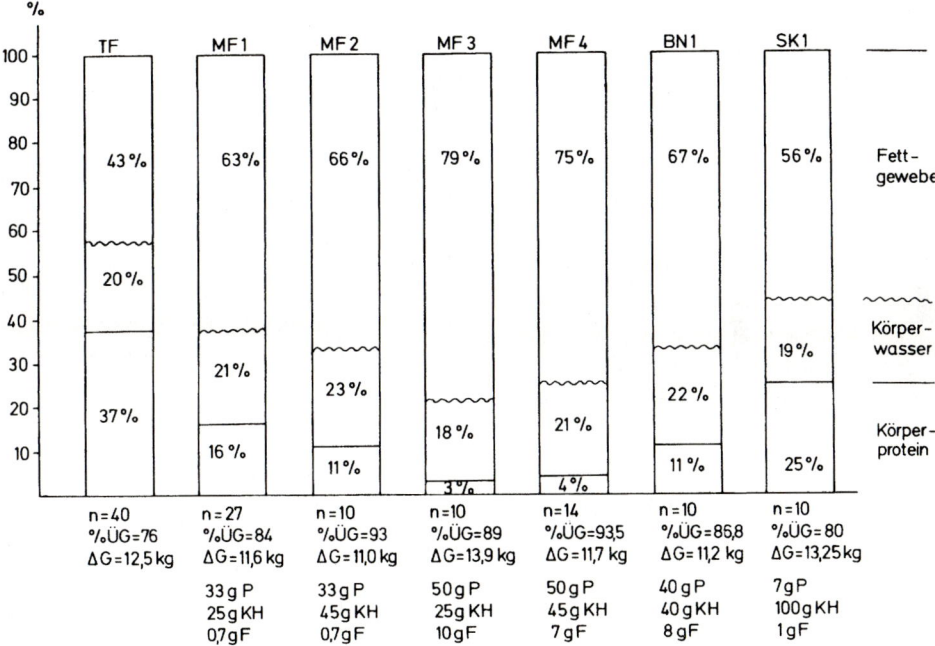

**Abb. 8.5.** Verlust an Körperfett, Körperprotein und Körperwasser während Gewichtsreduktion unter totalem Fasten (*TF*), verschiedenen Formuladiäten (*MF* Modifast), Formuladiät mit minderwertigerem Eiweiß (*BN*) und Schrothkur (*SK*). Die Therapiedauer betrug 4 Wochen. *ÜG* Übergewicht, *DG* Gewichtsreduktion, *P* Proteine, *KH* Kohlenhydrate, *F* Fett. (Nach Wechsler et al. 1984)

Die Reduktion des Körpergewichts war bei allen Methoden ähnlich und variierte zwischen 11,2 und 13,2 kg. Deutliche Unterschiede gab es jedoch hinsichtlich der Körperfettmasse. Beim totalen Fasten betrug der reduzierte Fettanteil an der Gewichtsreduktion nur 43%, bei der Schrothkur lediglich 56%. Wesentlich besser schnitten die proteinsubstituierten Formuladiäten ab. Die höchsten Fettreduktionen wurden mit 50 g hochwertigem Eiweiß und 25 bzw. 45 g Kohlenhydraten erreicht (Modifast); sie lagen über 70%. Dieser Vergleich zeigt überzeugend, daß ein modifiziertes Fasten der Nulldiät überlegen ist.

*Fettfreie Masse und Stickstoffbilanz*
Wie oben ausgeführt, wird das Ideal, bei Gewichtsreduktion nur das Körperfett zu reduzieren, mit keiner Therapiemethode erreicht. Neben Fett werden immer auch Proteine abgebaut, ein Vorgang, dessen klinische Bedeutung bis heute umstritten ist. Unumstritten ist jedoch, daß ein erheblicher Proteinkatabolismus aufgrund von totalem Fasten oder minderwertigem Eiweiß in Formuladiäten deletäre Folgen einschließlich Todesfällen zur Folge haben kann (Oster et al. 1977; Lantigua et al. 1980; Wechsler 1981a).

Bei diätetischer Gewichtsreduktion wird nicht nur Fett, sondern auch Eiweiß abgebaut.

Wünschenswert ist nach dem heutigen Kenntnisstand daher ein möglichst geringer Proteinverlust. Welche Mengen sind klinisch unbedenklich, welche gefährlich? James brachte in diese Diskussion eine neue Sichtweise durch die Feststellung ein, daß Adipöse nicht nur mehr Fett, sondern auch mehr fettfreie Masse haben. Nach seinen Untersuchungen, die inzwischen unbestritten sind, hat bei Gewichtszunahme die fettfreie Masse

(FFM = Magermasse) einen Anteil von ca. 30%. Der Umkehrschluß, daß bei Gewichtsreduktion auch die FFM ca. 30% ohne Probleme abnehmen könne, liegt daher nahe.

Im menschlichen Körper beträgt die Eiweißmasse etwa 5–20 kg. Eiweiß liegt in Form von Struktur- und Funktionsproteinen vor, wovon ca. 5% relativ schnell veränderlich sind (Rapoport 1977). Auch bei Gewichtskonstanz werden ständig Proteine abgebaut, was sich an der Stickstoffausscheidung im Urin nachweisen läßt. Bei eiweißfreier isokalorischer Ernährung wird am wenigsten Stickstoff ausgeschieden. Die Menge beträgt dann etwa 35 mg/kg KG oder 2,4 g/Tag; diese Menge wird auch als absolutes Eiweißminimum bezeichnet (Rapoport 1977). Vom Eiweißkatabolismus sind sowohl essentielle als auch nichtessentielle Aminosäuren betroffen. Als Ausdruck des Proteinabbaus in Organen sinkt auch das Serumalbumin unter Reduktionskost geringgradig (Wechsler et al. 1984).

Um den Eiweißverlust durch eine unterkalorische Ernährung möglichst gering zu halten, sind alimentär 3 Voraussetzungen notwendig:
- ausreichende Eiweißzufuhr,
- Verwendung von biologisch hochwertigem Eiweiß,
- ausreichende Kohlenhydratversorgung.

Beim totalen Fasten besteht hinsichtlich des Eiweißstoffwechsels ein erheblicher Katabolismus. Die Stickstoffbilanz ist in den ersten Tagen mit 8–15 g negativ, danach wird es weniger. Bei Frauen wird nach 2–3 Wochen, bei Männern nach 3–4 Wochen ein „steady state" mit einer Negativbilanz von 2–6 g pro Tag erreicht (Howard 1981; Wechsler et al. 1984). Innerhalb von 4 Wochen summiert sich somit der Stickstoffverlust auf 150–200 g (Abb. 8.6a; Wechsler et al. 1984). Da der Anteil des Stickstoffs in Proteinen relativ konstant ist

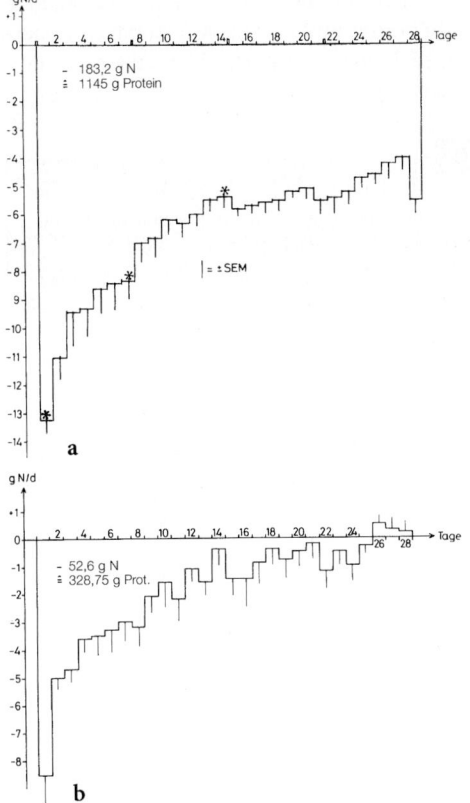

**Abb. 8.6a,b.** Stickstoffbilanz bei a totalem Fasten (n = 40) und b modifiziertem Fasten (n=27) mit Modifast (33 g Eiweiß, 25 g Kohlenhydrate, 1 g Fett) bei 4wöchiger Therapie. Man sieht, daß man mit proteinsubstituiertem Fasten den Proteinverlust mehr als halbieren kann. (Nach Wechsler et al. 1984)

und gewichtsmäßig 16% beträgt, ergibt sich ein Eiweißverlust von 900–1.300 g, was einem Muskelschwund von 4–6 kg entspricht; das ist erheblich.

Bollinger et al. (1966) und andere Arbeitsgruppen zeigten Ende der 60er Jahre, daß man durch Eiweißzufuhr beim Fasten den Proteinkatabolismus reduzieren kann; die Ära des proteinsubstituierten modifizierten Fastens (PSMF) war angebrochen. In Deutschland wurde diese Therapie v. a. von Ditschuneit und seiner Arbeitsgruppe evaluiert und verbreitet (1970). Inzwischen wurde von vielen Arbeitsgruppen gezeigt, daß bei einer Eiweißmenge von 40–60 g pro Tag nach 3–4 Wochen Therapie ein Stickstoffäquilibrium erreicht wird. (Abb. 8.6b; Wechsler et al. 1984; Sailer et al. 1981; DeHaven et al. 1980).

Wie wird eine Stickstoffbilanz erstellt? Die Stickstoffzufuhr in der Nahrung (1/6 der Eiweißzufuhr) wird der Stickstoffausscheidung gegenübergestellt, welche vorwiegend über den Urin erfolgt. Der Verlust im Stuhl, durch Hautabschilferungen, Nägel und Haare beträgt unter isokalorischer Kost 2–3 g pro Tag, bei deutlich hypokalorischer Kost und Fasten 1–2 g pro Tag. Ein Problem ist manchmal die unzuverlässige Kollektion des Urins. Diese Mängel werden in vielen Studien vernachlässigt, wodurch sich zu „positive" Stickstoffbilanzen ergeben.

Der Eiweißabbau wird aber nicht nur von der Eiweißmenge, sondern auch von der biologischen Wertigkeit der Aminosäuren bestimmt. Grundsätzlich haben tierische Eiweiße in Eiern, Fleisch und Milch eine hohe Wertigkeit. Die höchste Wertigkeit liegt bei einer Mischung aus tierischen und pflanzlichen Eiweißen im Verhältnis von etwa 1:2 vor; Mischungen von z. B. Milcheiweiß (Kasein) und Sojabohnen oder von Kartoffeln und Eiern sind sehr hochwertig. Beim Vergleich zweier Formuladiäten mit ähnlichem Eiweiß- und Kohlenhydratgehalt, aber unterschiedlicher biologischer Wertigkeit, zeigte sich, daß bei der Verwendung von Proteinen auf Eiklarbasis (Wertigkeit 100) innerhalb von 4 Wochen die Stickstoffbilanz mit 15 g negativ war.

Nicht nur Art und Menge der Proteine wirken auf den Eiweißkatabolismus, auch Kohlenhydrate haben Einfluß auf diesen Prozeß. Bereits 1946 zeigte Gamble, daß kleine Mengen von Kohlenhydraten (100 g) einen deutlichen stickstoffsparenden Effekt beim Fasten haben. Auch Wechsler et al. (1984) fanden, daß unter einer Formuladiät die tägliche Kohlenhydratmenge von 45 statt 25 g die Stickstoffbilanz um 20 g verbesserte.

Wurde bei 53 g Proteinzufuhr die Kohlenhydratzufuhr von 30 auf 87 g erhöht, verminderte sich der Stickstoffverlust pro Tag um 1,2 g; eine ausgeglichene Bilanz war ab der 2. Woche feststellbar (Davie et al. 1982). Alle diese Ergebnisse belegen, daß eine Niedrigenergiediät nicht nur ausreichend und hochwertige Proteine, sondern auch genügend Kohlenhydrate enthalten sollte. Neben dem proteinsparenden Effekt sprechen aber auch die Schmackhaftigkeit, die Auswirkungen auf das Sättigungsgefühl und die bessere körperliche Leistungsfähigkeit für die Aufnahme von mindestens 90 g Kohlenhydraten pro Tag.

### Energieverbrauch

Eine Reduktionskost oder gar Fasten sind eingreifende Maßnahmen, die den Menschen – zumindest bei langfristiger Anwendung – gefährden können, gehen sie ihm doch regelrecht „an die Substanz". Es ist daher nicht verwunderlich, daß Adaptationen in Gang gesetzt werden. Die therapeutisch wichtigste ist sicherlich die Abnahme des Energieverbrauchs bei Gewichtsreduktion; Benedict hat das schon 1907 beobachtet. Betroffen sind alle 3 Komponenten des Energieverbrauchs: Grundumsatz, Thermogenese und körperliche Aktivität.

### Grundumsatz

Im berühmt-berüchtigten MINNESOTA Experiment (Keys 1950) wurden Ende der 40er Jahre Kriegsdienstverweigerer 24 Wochen lang durchschnittlich mit 1.570 kcal/Tag ernährt. In dieser Zeit verloren sie 25% ihres Körpergewichts und 40% ihrer Muskelmasse; der Grundumsatz sank in toto um 39%, bezogen auf das kg fettfreie Masse um 17%. Eine Abnahme des Grundumsatzes ist physiologisch sinnvoll, da sie dem Substanzverlust entgegenwirkt und dem Menschen in Zeiten der Nahrungsknappheit das Überleben sichert. Für die Therapie von Adipösen bedeutet es jedoch, daß sich unter Reduktionskost mit der Zeit die Gewichtsabnahme verringert und – je nach Ausmaß des Energiedefizites – sistiert. Oder anders formuliert:

> Um unter Reduktionskost langfristig die gleiche Gewichtsabnahme zu sichern, muß die Energieaufnahme immer stärker eingeschränkt werden.

Ein Therapieversagen ist somit bei einer unterkalorischen Kost ohne Kenntnis dieses Anpassungsmechanismus vorprogrammiert.

Inzwischen ist der Energieverbrauch bei Gewichtsreduktion detailliert untersucht worden. Die Studien zeigten übereinstimmend, daß der Abfall des Grundumsatzes vom Ausmaß der Gewichtsreduktion abhängt (Abb. 8.7). Ursächlich kommt für dieses Phänomen die Abnahme der Muskelmasse in Frage, da diese eng mit dem Grundumsatz korreliert (s. Abschn. 5.3.1). Pro 10 kg Gewichtsreduktion vermindert sich der Grundumsatz um ca. 130 kcal/Tag. Aus Abb. 8.7 ist ersichtlich, daß die Reduktion des Grundumsatzes nicht linear zur Gewichtsreduktion erfolgt, sondern sich mit zunehmender Gewichtsreduktion abschwächt. Dieses Phänomen wird durch eine geringere Abnahme der Muskelmasse bei fortgesetzter Reduktionskost erklärt. Die Stickstoffbilanz ist, wie oben gezeigt (Abb. 8.6b), in den ersten Wochen stark negativ und nach 3–4 Wochen durch die zunehmende Synthese von Aminosäuren weitgehend ausgeglichen.

> Unter alimentärer Gewichtsreduktion werden alle 3 Komponenten des Energieverbrauchs reduziert: Grundumsatz, Thermogenese, körperliche Aktivität.

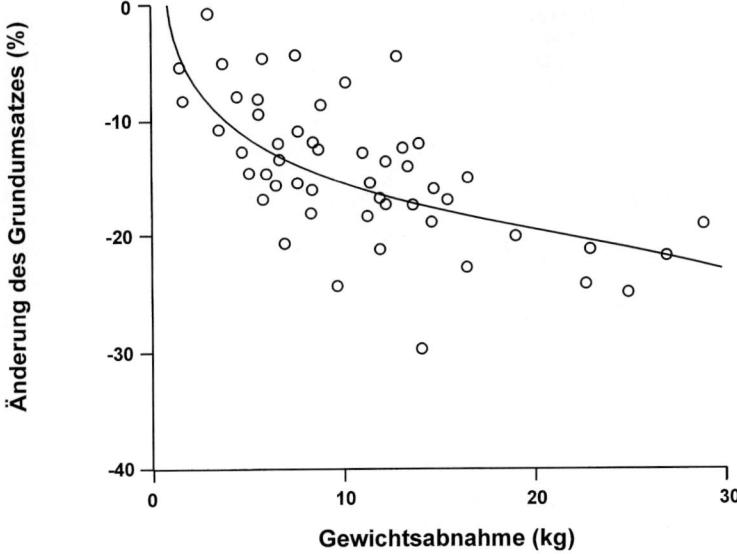

**Abb. 8.7.** Abnahme des Grundumsatzes unter Reduktionskost. Metaanalyse von 28 Studien. (Nach Prentice et al. 1991)

*Thermogenese*
Auch die zweite Komponente des Energieverbrauchs, die Thermogenese, nimmt unter hypokalorischer Kost ab. Jequiér (Jequiér u. Schutz 1985; Jequiér 1992) untersuchte verschiedene Gruppen von Adipösen nach Gewichtsreduktionen von 10–15 kg. Die glukoseinduzierte Thermogenese sank um 3–6%.

Sie war auch nach weiteren 4 Wochen Gewichtskonstanz im Vergleich zu Kontrollpersonen niedriger (Abb. 8.8). Ursache hierfür ist möglicherweise eine geringere sympathische Aktivität nach Gewichtsreduktion, wie Jung et al. (1979) unter Noradrenalininfusion herausfanden. Während mehrerer Zyklen der Gewichtsreduktion („weight cycling"

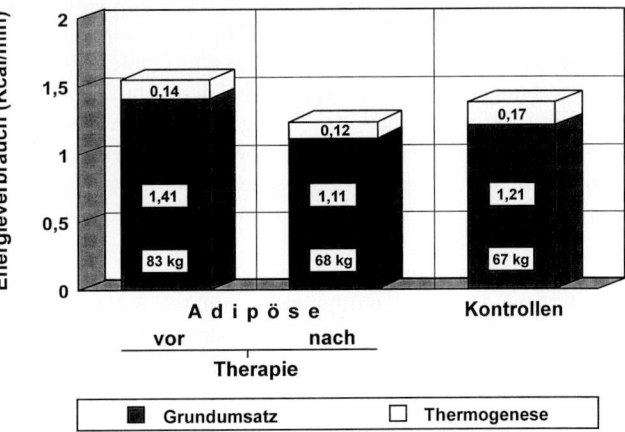

**Abb. 8.8.** Abnahme von Grundumsatz (*grau*) und Thermogenese (100 g Glukose oral, *weiß*) nach 17 Wochen Reduktionskost (–15 kg) mit anschließender 4wöchiger Gewichtskonstanz. (Nach Jéquier 1992)

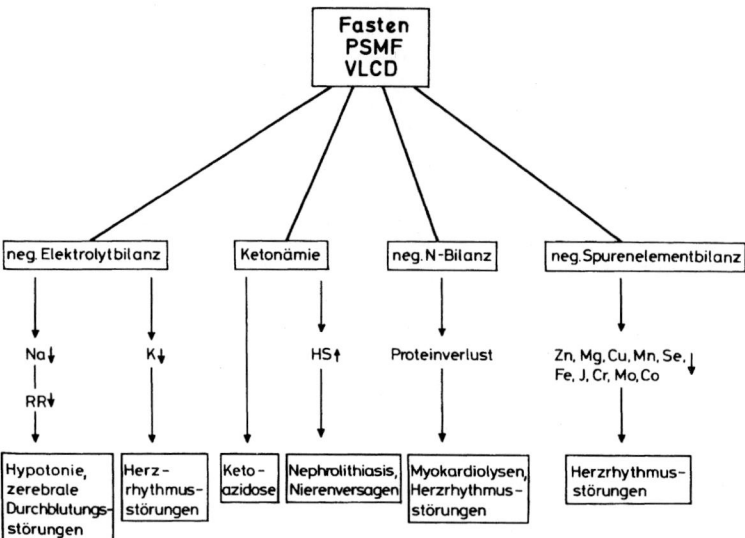

**Abb. 8.9.** Nebenwirkungen und Komplikationen beim Fasten sowie bei extrem hypokalorischer Kost. *PSMF* proteinsubstituiertes modifiziertes Fasten; *VLCD* „very low calorie diet". (Nach Wechsler 1981a)

oder JoJo-Effekt) verlaufen Gewichtsreduktion und Grundumsatz weitgehend parallel; es kommt glücklicherweise nicht zu einer überproportionalen Abnahme des Energieverbrauchs, wie häufig angenommen wird (Prentice et a. 1991).

*Körperliche Aktivität*
Natürlich spielt auch die geringere körperliche Belastung nach Gewichtsreduktion eine Rolle; schließlich muß weniger Masse bewegt werden. Diesen Gesichtspunkt stellten Ravussin u. Swinburn (1993) aufgrund von Untersuchungen in den Vordergrund, bei denen alle 3 Komponenten des Energieverbrauchs separat beurteilt werden konnten; Jequiér u. Schutz (1988) hingegen sehen den Haupteffekt v. a. im absinkenden Grundumsatz.

Die Abnahme von Grundumsatz und Thermogenese unter Reduktionskost stützt die Theorie des „set point", welche besagt, daß der Mensch ein „vorgegebenes" Gewicht hat. Wird es z. B. durch eine hypokalorische Kost unterschritten, werden kompensatorische Mechanismen zur Wiederherstellung des ursprünglichen Zustands aktiviert. Eine gute Stütze dieser Theorie ist eine Studie von Leibel et al. (1995), in der 18 Adipöse und 23 Normalgewichtige so über- und unterernährt wurden, daß sich das Gewicht um 10% nach oben bzw. um 10–20% nach unten bewegte. Dabei zeigte sich, daß sich alle Komponenten des Energieverbrauchs (Grundumsatz, Thermogenese, Aktivität) unabhängig vom Ausgangsgewicht kompensatorisch verhielten: bei Gewichtszunahme stiegen sie an, bei Gewichtsreduktion fielen sie ab. Damit wird nicht nur verständlich, daß nach Gewichtsreduktion schnell wieder eine Gewichtszunahme folgen kann. Erklärt werden kann damit auch die Tatsache, daß das Gewicht vieler Menschen trotz variierender Energieaufnahme nahezu konstant ist.

## 8.2.2
## Kostformen/Diäten

Man muß kein Ernährungsexperte sein, um von einer Vielzahl von Diäten zur Gewichtsreduktion gehört zu haben. Viele Adipöse, aber auch Gesundheitsbewußte und Menschen mit einem Hang zu esoterischer Lebensweise haben Diäten studiert und ausprobiert. Grundsätzlich kann man mit jeder Kostform abnehmen, die eine Energiezufuhr unterhalb des Energieverbrauchs gewährleistet. Hinsichtlich der Auswirkungen auf die Gewichtsreduktion, die Körperzusammensetzung, Stoffwechselparameter, den Energiehaushalt, Elektrolyte und v.a. Nebenwirkungen und Komplikationen gibt es jedoch z.T. erhebliche Unterschiede. Wichtig ist v.a. der Langzeiterfolg. Man sollte daher, bevor man eine bestimmte Kostform empfiehlt, Grundzüge und Wirkungsmechanismen kennen. Voraussetzungen zum Verständnis sind die oben gemachten Ausführungen. Zudem sollte man sich darüber im klaren sein, daß die Gewichtsreduktion mittels einer hypoenergetischen Kost eine eingreifende Maßnahme mit Risikocharakter ist und wie ein Medikament verordnet und kontrolliert werden sollte.

Im folgenden werden nur die Gründzüge der einzelnen Kostformen abgehandelt. Einzelheiten über Diäten mit Tagesplänen usw. sind der einschlägigen Literatur zu entnehmen (z.B. Hauner u. Hauner 1996); solche Angaben würden den Rahmen dieses Buches sprengen.

### Totales Fasten – Nulldiät

Seit den klassischen experimentellen Studien von Benedict im Jahre 1915 wurde das Fasten in Europa zunehmend verbreitet. In Deutschland haben sich mit dieser Methode vor dem 2. Weltkrieg v.a. von Mengershausen und in den 70er Jahren Ditschuneit et al. (1979) und Wechsler (1981a) beschäftigt.

*Indikation*
Für das totale Fasten gibt es heutzutage keine klinische Indikation. Zweifelsohne kann man bei vollkommener Nahrungskarenz am meisten Gewicht abnehmen. Der Unterschied hinsichtlich der Gewichtsreduktion im Vergleich zu einer extrem hypokalorischen proteinsubstituierten Kost ist jedoch so gering, daß auch bei Indikation zur schnellen Gewichtsreduktion (z.B. präoperativ) das Fasten abzulehnen ist (Abb. 8.5; Ditschuneit et al.1979). Bedenkt man, daß bei einem üblichen Energiebedarf von 2.500 kcal/Tag das Energiedefizit beim totalen Fasten im Vergleich zum proteinsubstituiertem Fasten (z.B. 500 kcal/Tag) nur um 20% differiert, wird verständlich, daß auch die Gewichtsreduktion beim Fasten nur geringfügig ausgeprägter ist.

Hinzu kommt, daß ein Fastender nicht lernt, seine Ernährung und sein Eßverhalten umzustellen. Ihm bleiben somit nur immer wiederkehrende Fastenkuren mit einem Auf und Ab des Gewichts; davon profitieren viele Fastenkliniken. Entsprechend ungünstig sind daher auch die Langzeiterfolge (Berger et al. 1976a, b). Gegen einen Fastentag ist jedoch aus klinischer Sicht nichts einzuwenden. Wer alle paar Wochen einen Tag lang nichts ißt und ausreichend trinkt, kann Gewicht abnehmen. Die Abnahme des Körperfettes ist jedoch weit geringer, als die Waage anzeigt: In erster Linie wird ein Flüssigkeitsverlust induziert; zudem wird vorwiegend Glykogen abgebaut (ca. 400 g = 1.700 kcal). Der Verlust an Fett beträgt nur ca. 150 g.

*Praktische Durchführung*
Die Durchführung einer Fastentherapie ist einfach und kostengünstig. Es ist lediglich auf eine ausreichende energiefreie Trinkmenge zu achten, so daß eine Urinproduktion von 2 l/Tag gewährleistet ist; bei Hitze und körperlicher Arbeit müssen sicherlich mehr als 3 l/Tag getrunken werden. Als Getränke empfiehlt sich natürliches Mineralwasser, um der negativen Elektrolytbilanz entgegenzuwirken.

*Kontrolluntersuchungen*
Wegen vielfältiger Nebenwirkungen und möglicher Komplikationen, insbesondere

bei bestehenden Begleitkrankheiten, ist eine ärztliche Überwachung bei mehrwöchiger Therapie notwendig. Länger als 4 Wochen sollte reines Fasten nicht dauern, auch wenn längere Perioden beschrieben werden. Folgende Kontrolluntersuchungen sollten wöchentlich durchgeführt werden:

- Blutdruckmessung,
- EKG,
- Blutgasanalyse,
- Blutzucker,
- Serumkonzentrationen von Natrium, Kalium, Kreatinin, Harnsäure und Transaminasen.

*Nebenwirkungen und Komplikationen*
An Beschwerden werden vorwiegend Hunger, Schwäche, Müdigkeit, Schwindel, epigastrische Schmerzen und Haarausfall angegeben. Einige dieser Beschwerden verschwinden im Laufe des Fastens, da eine Adaptation eintritt. Es werden jedoch auch euphorische Zustände von Fastenden berichtet. Wahrscheinlich führt die Energieumstellung von Glukose- auf Ketonkörperutilisation im Gehirn zu psychischen Veränderungen.

Metabolische Nebenwirkungen sind durch Anpassungen des Stoffwechsels an die katabole Stoffwechsellage bedingt (s. Abschn. 8.2.1): Ketonämie mit metabolischer Azidose, Hyperurikämie, Proteinkatabolismus und negative Bilanz von Elektrolyten, Spurenelementen und Vitaminen (Abb. 8.9). Erklärt werden diese Adaptationen folgendermaßen: Durch den Abbau von Depottriglyzeriden gelangen vermehrt freie Fettsäuren in die Blutbahn, die in der Leber zu Ketonkörpern metabolisiert werden. In der Zirkulation kommt es zu einem Anstieg von Aceton, Acetessigsäure und β-Hydroxybuttersäure; es entsteht eine kompensierte metabolische Azidose mit einem leichten Abfall des Blut-pH und abnehmendem Basenexzeß. Die vermehrte Ausscheidung von Ketonkörpern im Harn führt durch Hemmung der tubulären Harnsäuresekretion zur Abnahme der Harnsäureclearance. Die Folge davon sind ansteigende Harnsäurekonzentrationen im Plasma mit der Gefahr von Gichtanfällen. Trotz erhöhter Ausscheidung von Harnsäure entwickeln sich nur selten Harnsäuresteine; eine Urinmenge von >2 l/Tag beugt dem weitgehend vor.

Ein leichter Anstieg des Serumkreatinins, der Leberenzyme und des Gesamtbilirubins sind ohne klinische Bedeutung. Ein Leberversagen ist unter Nulldiät nicht beschrieben, ein Nierenversagen nur beim Auftreten von Harnsäuresteinen. Gallensteine können v. a. dadurch entstehen, daß Nahrungsreize für eine Gallenblasenkontraktion entfallen. Die negative Natriumbilanz und der Flüssigkeitsverlust können nicht nur zu Schwindel, sondern auch zu Hypotonien führen (selten). Da jeder 2. Adipöse jedoch hyperton ist, ist ein Abfall des Blutdrucks nicht nur negativ zu sehen.

Eine Abnahme der körperlichen Leistungsfähigkeit um bis zu 50% in den ersten Tagen geht vorwiegend auf die entleerten Glykogenspeicher und die veränderte Substratversorgung (weniger Glukose, vermehrt freie Fettsäuren und Ketonkörper) der Skelettmuskulatur zurück. Nach längerem Fasten macht sich jedoch auch der Eiweißabbau der Muskulatur negativ bemerkbar.

Schwere Nebenwirkungen und Komplikationen hängen vorwiegend mit Elektrolytveränderungen und dem kardialen Eiweißabbau zusammen. Die Eiweißhydrolyse, nachweisbar an der deutlich negativen Stickstoffbilanz, betrifft nicht nur die Skelettmuskulatur, sondern auch das Myokard. Sie kann sich insbesondere in Form von Rhythmusstörungen und Kammerflimmern mit Todesfolge manifestieren. Möglicherweise unterstützen auch Elektrolytverschiebungen, insbesondere Hypokaliämien, diese Komplikationen. Auch QT-Verlängerungen sind beschrieben (Wechsler 1981a). Oster (1977) beschrieb 3 transitorische zerebrale Ischämien bei 200 Fastentherapien.

Totales Fasten (Nulldiät) ist obsolet.

*Kontraindikationen*
1) Diabetes mellitus Typ I: Im Zustand des Insulinmangels haben Typ-I-Diabetiker durch eine gesteigerte Lipolyse eine Ketonämie. Fasten fördert die Lipolyse und damit die Ketonämie und trägt somit zur Verschlechterung der Stoffwechselsituation bei, was lebensgefährlich sein kann (Ketoazidose). Auch Typ-II-Diabetiker mit primärer Insulinresistenz können, insbesondere nach mehreren Jahren Krankheitsdauer und Entwicklung eines Insulinmangels, zur Ketoazidose neigen.
2) Hyperurikämie und Gicht: Trotz medikamentöser Therapie kann eine Gicht exazerbieren, was nicht zu verantworten ist.
3) Herzinfarkt und Apoplex in den letzten 3 Monaten sowie Anämie: Fasten verschiebt hinsichtlich der Verbrennung das Verhältnis von Fettsäuren/Glukose zugunsten der Fettsäuren. Bei der Fettsäureoxidation wird jedoch pro generiertem mol ATP mehr Sauerstoff benötigt; im Zustand einer hämodynamisch wirksamen Stenose oder einer Anämie sollte das natürlich vermieden werden.
4) Dekompensierte Leber- und Nierenerkrankungen sowie Porphyrie und Hyperbilirubinämien: Fasten führt über Mechanismen, die nicht ganz geklärt sind, zu einer leichten Leberschädigung und Beeinträchtigung der Nierenfunktion.
5) Persönlichkeitsstörungen: Wer fastet, muß sich regelmäßiger ärztlicher Kontrolle unterziehen, Nebenwirkungen und Komplikationen rechtzeitig erkennen und ausreichend trinken; dies muß ausdrücklich gewährleistet sein.

*Beurteilung*
Fasten ist obsolet. Es gibt für das Fasten keine Indikation und keine physiologische oder pathophysiologische Begründung. Ein Vorteil der schnellen Gewichtsreduktion besteht gegenüber extrem niedrigkalorischen Diäten kaum; letztere sind jedoch nebenwirkungsärmer und weitgehend komplikationslos. Oberstes Gebot für Methoden zur Gewichtsreduktion sollte sein: sie dürfen mit an Sicherheit grenzender Wahrscheinlichkeit nicht gesundheitsschädigend sein!

**Extrem niedrigkalorische Diäten („very low calorie diet", VLCD)**

*Definition*
Hierunter versteht man Diäten mit einem Energiegehalt von <800 kcal/Tag. Sie dürfen nicht kommerziell angeboten und vertrieben werden, da sie den Anforderungen der EU-Richtlinien nicht entsprechen. In Kliniken und ambulant können sie jedoch auf Eigenverantwortung zur Anwendung kommen. Für diese Kostform wird auch der Begriff „proteinsubstituiertes modifiziertes Fasten" (PSMF) verwendet (Ditschuneit et al. 1993). Er ist zumindest für die Formuladiäten nicht ganz zutreffend, da diese auch Mineralien, Spurenelemente und Vitamine substituieren.

*Indikationen*
Ein extremes Energiedefizit sollte man nur solchen Patienten zumuten, die möglichst schnell abnehmen sollen.

**Indikationen für VLCD**
- Adipöse (BMI >30 kg/m$^2$),
- nach mehreren frustranen Versuchen mittels einer Mischkost,
- präoperativ zur schnellen Gewichtsabnahme,
- schwerwiegende Gesundheitsstörungen (z. B. Schlafapnoe, entgleister Diabetes etc.).

> **Kontraindikationen (ähnlich wie beim Fasten) für VLCD**
>
> - Diabetes mellitus Typ I oder Typ II mit Neigung zur Ketoazidose,
> - konsumierende Erkrankung,
> - akuter Herzinfarkt, Rhythmusstörungen, instabile Angina pectoris, Apoplex,
> - schwere Leber- und Niereninsuffizienz,
> - Laktoseintoleranz,
> - Psychose, Sucht.

Wenngleich diese Diäten aufgrund ihrer Zusammensetzung eine sichere Gewichtsreduktion gewährleisten, sollte bedacht werden, daß eine Umstellung des Körpers ähnlich wie beim totalen Fasten erfolgt; schließlich beträgt die Energiezufuhr nur 10–30% der gewohnten. Unter einer VLCD kommt es – dem Fasten vergleichbar – zu einem deutlichen Anstieg der freien Fettsäuren und der Ketonkörper, auch eine deutliche Ketonurie ist nachweisbar. Die Kohlenhydratzufuhr liegt weit unter dem Bedarf; das betrifft auch das Gehirn.

Um einem Mißbrauch vorzubeugen, wozu es in England Anlaß gab, hat eine Regierungskommission 1987 dort (Dwyer u. Lu 1993) den sog. COMA-Report („Commitee on Medical Aspects of Food Policy") veröffentlicht, in dem Richtlinien zu Indikationen, Kontraindikationen und Kontrolluntersuchungen erlassen wurden.

*Praktische Durchführung*

Es gibt grundsätzlich zwei verschiedene VLCD:

1) Auf der Basis natürlicher Lebensmittel. Die Mahlzeiten werden vorwiegend in flüssiger Form eingenommen wie z.B. beim Dresdner Trunk (Weck u. Hanefeld 1995), der im wesentlichen aus Magermilchpulver, Buttermilch, Weizenkleie, Gemüse, Obst, Sonnenblumenöl und Knäckebrot besteht; hinzu kommen Salz, Gewürze und Tee. Die Diät wird durch eine Kaliumtablette und ein Multivitaminpräparat ergänzt. Obgleich diese Diät hochwertig, bekömmlich sowie preiswert ist und aufgrund der Eigenzubereitung ein Lerneffekt besteht, kann sie sich kaum durchsetzen.

2) Beliebter sind sog. Formuladiäten („Astronautenkost"): Das sind kommerziell hergestellte und vertriebene Instantprodukte mit verschiedener Geschmacksrichtung. Sie werden in Pulverform geliefert und sind als Getränke oder Suppen zuzubereiten; einige Firmen bieten auch Riegel und regelrechte Speisen an. Wenngleich diese Produkte mit einem Energiegehalt von >800 kcal/Tag angeboten werden, kommt man aufgrund einer Teilmenge zu einer niedrigen Energiezufuhr (z. B. 4 statt 6 Beutel).

*Kontrolluntersuchungen*

Sie sind zu Beginn wie beim totalen Fasten erforderlich. Nach 4 Wochen können die Kontrollen 2wöchig durchgeführt werden. Länger als 4–8 Wochen sollte eine VLCD nicht angewendet werden. Fast alle Patienten haben eine mit üblichen Teststreifen nachweisbare Acetonurie und können deshalb hinsichtlich der Compliance überprüft werden.

> ❗ Extrem niedrigkalorische Diäten (VLCD) haben nur wenige Indikationen.

*Nebenwirkungen und Komplikationen*

Aufgrund der deutlich katabolen Stoffwechsellage können ähnliche Nebenwirkungen und Komplikationen wie beim Fasten auftreten (Abb. 8.11). Sie sind hinsichtlich Häufigkeit und Ausmaß jedoch viel seltener bzw. geringer, bei einer hochwertigen Kost nahezu ausgeschlossen. Nebenwirkungen lassen sich oft beeinflussen. Bei Schwindel und Schwäche aufgrund einer Hypotonie empfiehlt sich eine vermehrte Kohlenhydratzufuhr, eine vermehrte Aufnahme an Mineralien in Form von Mineralwässern mit hohem $Na^+$-Gehalt hebt ebenfalls den Blutdruck. Ein übermäßiger Anstieg der Harnsäure kann durch eine erhöhte Kohlenhydrataufnahme abgeschwächt und die Harnsäuresteinbildung durch reichlich Flüssigkeitszufuhr weitgehend verhindert werden.

*Beurteilung*
Eine VLCD hat ihren Platz bei gegebener Indikation (s. oben). Ärztlicherseits sollte die Indikation gestellt und die Therapie kontrolliert werden. Bei Verwendung einer hochwertigen Diät hinsichtlich der Makronährstoffe und einer Bilanzierung der Mikronährstoffe bestehen in der Regel keine gesundheitlichen Probleme.

Formuladiäten werden von vielen Ernährungsexperten kritisiert, da sie zum einen grundsätzlich entbehrlich sind, die verwendeten Lebensmittel einer umfassenden Verarbeitung und eine Umstellung des Essens und des Eßverhaltens nicht erfolgt. Von den „kritischen" Befürwortern wird entgegengehalten, daß die Motivation zur Gewichtsreduktion durch einen schnellen und deutlichen Effekt unterstützt wird und gefahrlos möglich ist. Langfristig müssen jedoch, darin sind sich alle einig, Essen und Eßverhalten verändert werden. Über Langzeiterfolge gibt es widersprüchliche Berichte. Bedenken muß man, daß sich mit einer VLCD das Gesundheitsproblem „Adipositas" nicht bewältigen, sondern nur anfänglich oder zwischenzeitlich behandeln läßt. Die Umstellung auf eine hypokalorische Mischkost und ein verhaltenstherapeutisches Training müssen daher Bestandteil von Schulungsprogrammen sein.

## Deutlich niedrigkalorische Diäten

*Definition*
Hierunter werden Diäten mit einem Energiegehalt von 800–1200 kcal/Tag verstanden. Sie unterliegen seit dem 1. 10. 1997 bei kommerziellem Vertrieb der EU-Richtlinie 96/8. Diese schreibt neben dem erwähnten Energiegehalt eine Eiweißmenge von 25–50% der Gesamtenergiezufuhr mit biologisch hochwertigem Protein (Wertigkeit >100) vor. Die Kohlenhydratmenge soll 50–70% und die Fettzufuhr <30% der Gesamtenergie mit mindestens 4,5 g Linolsäure betragen. Ballaststoffe sollen pro Tag 10–30 g verzehrt werden. Auch die Zufuhr an Vitaminen, Mineralien und Spurenelementen ist geregelt, damit keine Defizite entstehen.

*Indikationen*
Es gibt im wesentlichen 2 Indikationen:

1) Eine schnelle Gewichtsreduktion ist erwünscht und eine Mischkost kann aus psychosozialen Gründen nicht eingehalten werden.
2) Mit einer üblichen hypoenergetischen Kost (1.200–1.800 kcal/Tag) ist die Gewichtsreduktion zu gering, wie dies nicht selten bei Personen mit geringem Energiebedarf (z. B. bei kleinen, älteren Frauen) der Fall ist. Die niedrigkalorischen Diäten sind demnach keine Kostformen der 1. Wahl, sondern kommen bei Problemen mit anderen Diäten zur Anwendung.

*Praktische Durchführung*
1) Formuladiäten: In diese Energieklasse fallen alle in Deutschland ambulant anwendbaren Formuladiäten. Sie unterliegen der EU-Richtlinie 96/8, wenn sie ausschließlich zur Ernährung verwendet werden, nicht jedoch, wenn sie zum Ersatz einzelner Hauptmahlzeiten (Nahrungsergänzung) gedacht sind. Formuladiäten sind in Apotheken und Reformhäusern erhältlich. Sie werden auch bei Programmen zur Gewichtsreduktion ent-

weder als Nahrungsersatz (z. B. Optifast-Programm) oder zum Ersatz einzelner Hauptmahlzeiten (z. B. Tri-fit-Programm) eingesetzt.

2) Mischkost: Die Ernährung mit dieser Kostform kann schwierig sein, weil akzeptable Mahlzeiten, insbesondere warme, mit diesem Energiegehalt hohe Anforderungen an die Kochfähigkeiten stellen. Im Handel sind eine Reihe von brauchbaren Rezepten erhältlich. Zu achten ist dabei auf einen hohen Gehalt an hochwertigem Eiweiß; aber auch Kohlenhydrate dürfen nicht zu knapp bemessen sein. Diese Diäten können defizitär hinsichtlich Mineralien, Vitaminen und Spurenelementen sein. Eine Substitution ist daher bei mehrmonatiger Anwendung erforderlich (Multivitaminpräparat).

*Kontrolluntersuchungen*
Insbesondere bei Verwendung einer Mischkost sind zumindest 14tägig Kontrollen von Natrium, Kalium, Kreatinin, Blutzucker und Blutdruck notwendig; zudem sollte ein EKG abgeleitet werden. Bei Verwendung einer Formuladiät ist eine ärztliche Kontrolle bei sachgerechter Anwendung nicht notwendig, wenn keine Begleitkrankheiten vorliegen; Studien liegen hierzu vor. Auch bei gleicher quantitativer Zufuhr von Makronährstoffen ist die Formeldiät der Mischkost bezüglich der Stickstoffbilanz überlegen (Abb. 8.10); der Eiweißabbau ist unter einer Mischkost etwa doppelt so hoch (Wirth et al. 1988b). Patienten mit niedrigem Energiebedarf weisen keine deutliche Acetonurie auf (keine sichere Nachprüfbarkeit der Diätcompliance mit Teststreifen).

Deutlich hypokalorische Kostformen – auch als Formuladiät – sind insbesondere bei Scheitern einer Mischkost angezeigt.

*Nebenwirkungen und Komplikationen*
Nur bei Patienten mit hohem Energiebedarf können Probleme auftreten. Sie sind hinsichtlich Häufigkeit und Ausmaß geringer als bei einer extrem niedrigkalorischen Diät (VLCD).

*Beurteilung*
Die Diskussion geht in dieser „Energieklasse" vorwiegend um die Formuladiäten (s. oben). Die Gegner führen ins Feld, daß jeder Patient auch mit einer Mischkost abnehmen könne. Die Befürworter von Formuladiäten

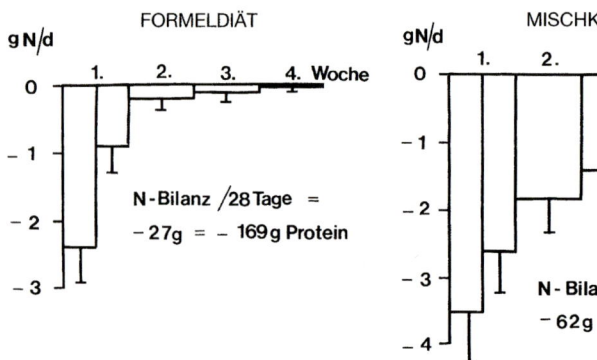

**Abb. 8.10.** Stickstoffbilanz bei Formuladiät und Mischkost mit je 700 kcal/Tag. Der Eiweißanteil bestand bei der Formuladiät aus Laktalbumin und Sojaeiweiß, bei der Mischkost vorwiegend aus Fleisch, Wurst und Eiern. (Aus Wirth et al. 1988b)

betonen die Motivationsverstärkung aufgrund einer raschen Gewichtsreduktion und belegen die gefahrlose Durchführung.

**Hypokalorische Mischkost ("low calorie diet", LCD)**

*Definition*
Kostformen mit einem Energiegehalt von 1.200–1.800 kcal/Tag, hergestellt aus konventionellen Lebensmitteln. Die empfohlene Energiemenge richtet sich nach dem Energieverbrauch. Sinnvoll ist ein Energiedefizit von >600 kcal, was zu einer täglichen Gewichtsreduktion von >80 g in den ersten Tagen und Wochen führt (vgl. Übersicht).

> **Grundzüge einer energiereduzierten Mischkost mit 1000–1800 kcal/Tag**
>
> - 1) Eiweiß
>   - Prinzip: 0,8 g pro kg Sollgewicht, hochwertig
>   - Empfehlenswert: mageres Fleisch, Wild, Fisch, fettarmer Käse, fettarme Milch, Butter- und Magermilch, Magerquark, Magerjoghurt, Sojaprodukte
>   - Ungeeignet: fette Fleisch-, Wurst-, Fisch-, Käse-, Milchsorten
> - 2) Kohlenhydrate
>   - Prinzip: komplexe Kohlenhydrate, ballaststoffreich
>   - Empfehlenswert: Obst, Gemüse, Rohkost, Teigwaren, Reis, Kartoffeln, Hülsenfrüchte, Vollkornprodukte
>   - Ungeeignet: Zucker, Süßigkeiten, Kuchen, Eis, Kekse, Weintrauben, Honig, Bier, Cola, Limonaden
> - 3) Fett
>   - Prinzip: rigorose Beschränkung
>   - Empfehlenswert; Halbfettmargarine, fettarme Garmethoden
>   - In kleinen Mengen: Streichfett
>   - Ungeeignet: Mayonnaise, Schlagsahne, Eis, Fette aller Art

*Indikationen und Kontraindikationen*
Liegen keine besonderen Umstände vor, sollte eine Gewichtsreduktion mit dieser „üblichen" Mischkost begonnen werden. Sie kann bei allen Graden der Adipositas und auch bei bestehenden Begleitkrankheiten, ebenso bei Kindern, durchgeführt werden. Bei instabiler Angina pectoris, akuter Erkrankung unterschiedlicher Genese sowie bei schwerer Leber- und Niereninsuffizienz ist die Behandlung jedoch nicht zu vertreten.

*Praktische Durchführung*
Für diese Reduktionsdiäten sind eine Vielzahl von brauchbaren Rezepten publiziert worden (z. B. Brigitte-Diät). Auch ohne besondere Stoffwechselkenntnisse ist eine Reduktionskost beurteilbar, wenn man bestimmte Kriterien anwendet (s. Kasten).

Eine Zufuhr von Eiweiß von etwa 0,8 g pro kg Sollgewicht ist ausreichend. Hochwertige Eiweiße sind in tierischen (Fleisch, Milch, Eier) und in pflanzlichen Lebensmitteln (z. B. Soja) vorhanden; eine Mischung von beiden erhöht die Qualität und reduziert den Eiweißabbau. Wichtig ist vor allem die Fettreduktion. Hierbei ist nicht nur an die sichtbaren Fette wie Butter, Margarine, Schmalz, Schokolade usw. zu denken, sondern auch an die „versteckten" z. B. in Wurst und Käse. Werden nur 50–70 g Eiweiß und 40–60 g Fett gegessen, bleibt für komplexe Kohlenhydrate ausreichend Raum (500–1.000 kcal/Tag). Diese Kost ist im wesentlichen fettarm und kohlenhydratreich und enthält viele Ballaststoffe. Eine ausgewogene konventionelle Mischkost kann zeitlich unlimitiert gegessen werden; sie ist demnach keine „Diät", sondern eine bestimmte Ernährungsform.

> Eine hypokalorische Mischkost mit mäßiggradigem Energiedefizit ist die Standardernährung zum Abnehmen.

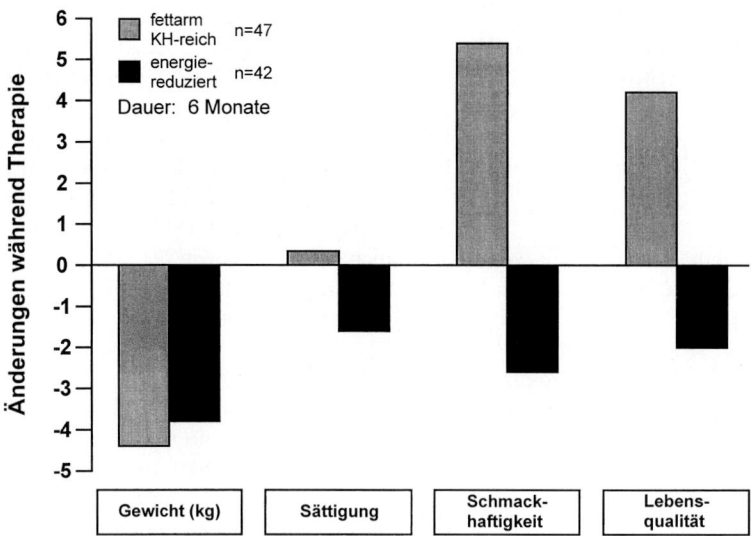

**Abb. 8.11.** Extrem fettarme und an komplexen Kohlenhydraten reiche Kost ad libitum im Vergleich zu einer energiedefinierten, hypoenergetischen Kost mit 1.200 kcal/Tag. Nach 6 Monaten wurden Gewicht, Sättigung, Schmackhaftigkeit der Kost und Lebensqualität untersucht. (Nach Shah et al. 1994)

*Kontrolluntersuchungen*
Eine ärztliche Überwachung ist bei Kostformen von >1.200 kcal/Tag grundsätzlich nicht notwendig. Kontrolliert werden müssen evtl. bestehende Begleitkrankheiten wie Diabetes, Hypertonie und kardiale sowie zerebrale Durchblutungsstörungen.

*Nebenwirkungen und Komplikationen*
Unter einer mäßig hypokalorischen Mischkost sind keine Nebenwirkungen und Komplikationen zu erwarten, wenn die Empfehlungen eingehalten werden. Nur bei einseitiger Kost, wie das leider bei den sog. Wunder- und Außenseiterdiäten oft der Fall ist, können Gesundheitsprobleme auftreten, da sie häufig Defizite aufweisen. (s. unten).

*Beurteilung*
Weltweit wird von Ernährungsexperten grundsätzlich eine hypokalorische Mischkost zur Gewichtsreduktion empfohlen. Ihre Vorteile sind: ausreichende Versorgung mit hochwertigem Eiweiß, keine Defizite hinsichtlich Vitaminen, Mineralien und Spurenelementen, bekömmlich und schmackhaft, sättigend, überall erhältlich und preiswert. Sie sind allerdings nicht spektakulär und werden daher von Therapeuten und Patienten mit Neigung zur Esoterik nicht empfohlen bzw. gemieden.

### Fettarme und kohlenhydratreiche Kost

*Definition*
Beschränkung der Fettzufuhr auf <80 g/Tag und Kohlenhydratzufuhr bis zur Sättigung. Diese Kostform ist nicht energiedefiniert wie die oben erwähnten.

*Indikationen*
Indikationen und Kontraindikationen sind ähnlich wie bei der hypokalorischen Mischkost. Wird jedoch ein Therapieziel mit >10% Gewichtsabnahme angestrebt, kann eine fettarme und kohlenhydratreiche Kost nur bei Personen mit hohem Fettkonsum (>120 g/Tag) empfohlen werden, da die Ge-

wichtsabnahme häufig zwischen 2 und 6 kg liegt (Willet 1998).

*Praktische Durchführung*
Die Patienten werden hinsichtlich einer fettarmen Kost sensibilisiert und geschult. Sie lernen den Fettgehalt in den einzelnen Lebensmitteln kennen und erhalten Vorschläge für alternative, fettarme Nahrungsprodukte (Ellrott u. Pudel 1997). Komplexe Kohlenhydrate wie Brot, Nudeln, Reis, Kartoffeln, Gemüse und Obst können bis zur Sättigung verzehrt werden. Zu beachten ist bei kohlenhydrathaltigen Lebensmitteln, daß solche mit viel Fett (z. B. Pommes frites) gemieden und solche mit wenig Fett (z. B. Pellkartof-

**Tabelle 8.3.** „Fitmacher statt Dickmacher". Fettreiche Lebensmittel und fettarme als Alternative (mit freundlicher Genehmigung der Fa. Dr. Suwelack & Health Care, Billerbeck)

| Statt | [kcal] | (g Fett) | Lieber | [kcal] | (g Fett) |
|---|---|---|---|---|---|
| **Backwaren** | | | | | |
| 1 Croissant | 305 | 20 | 1 Brötchen | 134 | 1 |
| 3 Biskuitkekse | 258 | 12 | 1 Zwieback | 55 | 1 |
| 1 Stück Nuß-Sahne-Torte | 346 | 24 | 1 Stück Obstkuchen, Hefeteig | 144 | 3 |
| **Beilagen** | | | | | |
| 150 g Kroketten | 198 | 8 | Salzkartoffeln | 105 | 1 |
| Bratkartoffeln | 280 | 14 | Pellkartoffeln | 105 | 1 |
| **Brotaufstrich** | | | | | |
| 1 TL Butter | 37 | 4 | 1 TL Halbfettbutter | 18 | 2 |
| 1 TL Nußnougatcreme | 89 | 3,5 | 1 TL Konfitüre | 50 | 0 |
| Erdnußbutter | 59 | 5 | 1 TL Honig | 18 | 0 |
| **Fisch** | | | | | |
| 100 g geräucherter Lachs | 315 | 20 | 100 g geräucherter Seelachs | 98 | 1 |
| 100 g Fischstäbchen | 189 | 3,5 | 100 g Schollenfilet | 87 | 2 |
| 150 g Hering, gegart | 243 | 14 | 150 g Kabeljaufilet, gegart | 102 | 1 |
| **Fleisch und Wurst** | | | | | |
| 150 g Schweineschnitzel | 351 | 16 | 150 g Hähnchenbrust | 134 | 1,5 |
| 1 Bratwurst | 298 | 23,5 | 1 Wiener Würstchen, fettreduziert | 94 | 7,5 |
| 125 g Schweinebraten | 201 | 11 | 100 g mageres Rindfleisch | 103 | 1,7 |
| 30 g Räucherschinken | 115 | 11 | 30 g Lachsschinken | 21 | 1 |
| 20 g Salami | 104 | 10 | 20 g Rindfleisch | 29 | 1 |
| 20 g Mortadella | 69 | 7 | 20 g Schweinefleisch in Aspik | 32 | 2 |
| **Getränke** | | | | | |
| Cola etc. | | | verdünnter Obstsaft | | |
| Bier, Wein | | | Weinschorle mit Mineralwasser | | |
| Milch (3,5% Fett) | | | Milch (1,5% Fett) | | |
| **Knabbereien** | | | | | |
| 50 g Kartoffelchips | 283 | 19 | 20 g Salzstangen | 81 | 1 |
| 50 g Erdnußflips | 291 | 13 | 50 g Popcorn | 167 | 2 |
| 50 g Studentenfutter | 280 | 18 | 5 Trockenaprikosen | 103 | 1 |
| **Milchprodukte** | | | | | |
| 2 Scheiben Käse (60% Fett) | 113 | 10 | 2 Scheiben Harzer | 38 | 0 |
| 1 TL Sahne (35% Fett) | 12 | 1 | 1 TL Kondensmilch (4% Fett) | 5 | 1 |
| 1 Scheibe Gouda (45% Fett) | 73 | 6 | 1 Scheibe fettarmer Gouda (11% Fett) | 35 | 2 |
| **Süßigkeiten** | | | | | |
| 1 Riegel Schokolade | 89 | 5 | 10 Lakritze | 34 | 1 |
| 1 Schokoriegel mit Karamel | 271 | 11 | 5 Karamelbonbons | 49 | 1 |
| 3 Pralinen mit Nougat | 192 | 12 | 5 Weingummi | 70 | 1 |
| 1 Milcheis mit Schokoüberzug | 293 | 20 | 1 Fruchteis | 53 | 1 |

feln) häufig verzehrt werden. Die Tabelle 8.3 enthält Lebensmittel mit hohem Fettgehalt und zeigt Alternativen auf („Fitmacher statt Dickmacher").

*Gewichtsabnahme*
Shah und Mitarbeiter (1994) verglichen eine energiedefinierte mit einer fettarmen Reduktionskost. 42 Adipöse erhielten eine Reduktionskost mit 1200 kcal/Tag und 47 eine fettarme Kost mit komplexen Kohlenhydraten ad libitum. Nach 6 Monaten war in beiden Gruppen die Gewichtsabnahme ähnlich (Abb. 8.11). In der Gruppe mit fettarmen und kohlenhydratreichen Lebensmitteln wurden die Sättigung, die Schmackhaftigkeit und auch die Lebensqualität höher bewertet als in der Gruppe mit einer üblichen Reduktionskost.

> Eine fettarme und an komplexen Kohlenhydraten reiche Kost ist zur langfristigen, geringen Gewichtsabnahme gut geeignet. Bei einem Therapieziel mit >5% Gewichtsabnahme und/oder geringem Energieverbrauch müssen oft auch die Kohlenhydrate reduziert werden.

*Beurteilung*
Eine Fettreduktion ist zweifelsohne die wichtigste alimentäre Maßnahme zur Gewichtsabnahme. Werden gleichzeitig Kohlenhydrate ad libitum verzehrt, ist nur bei Personen mit hohem Fettkonsum eine langfristige Gewichtsabnahme von >5% des Ausgangsgewichts zu erwarten. Die Empfehlung von einigen Ernährungsexperten, man könne Kohlenhydrate bis zu einer Menge von 500 g/Tag verzehren, ohne daß nennenswerte Mengen in Fettsäuren umgewandelt würden (Acheson et al. 1988), ist kritisch zu würdigen (Willet 1998, Noack u. Barth 1993). Eine Kost mit 500 g Kohlenhydraten enthält auch Fett (ca. 50 g) und Eiweiß (60 g); die Gesamtenergiemenge beträgt ca. 2700 kcal/d. Wer kann damit Gewicht abnehmen? Willet (1998) führt in einer kritischen Stellungnahme aus, daß die Langzeitergebnisse über 1 Jahr hinsichtlich der Gewichtsabnahme eher gering sind (+1,8 bis –3,4 kg). Weshalb bei längerer Anwendung einer fettarmen Kost „Kompensationsmechanismen" zum Tragen kämen, sei unklar.

### Crash- und Außenseiterdiäten

Die Palette von Sonderdiäten, meist mit besonderem Heilanspruch, ist lang und wird ständig variiert, nicht nur in Deutschland. Für Laien ist es schwierig oder gar unmöglich, sich in dieser Vielfalt zurechtzufinden. Auch für Experten ist die Beurteilung mitunter schwierig, da viele Diäten wissenschaftlich nicht evaluiert sind oder pseudowissenschaftlich vorgestellt werden. Aufgrund der Kenntnis von pathophysiologischen Zusammenhängen kann man jedoch die Auswirkungen und die Bedeutung dieser Diäten abschätzen.

>  Außenseiterdiäten („Wunderdiäten") sind spektakulär – und nicht geeignet zum langfristigen Abnehmen.

Die Ausführungen in Tabelle 8.4 sind umfassenden Darstellungen von Richter (1993), Sailer (1994) und Liebermeister (1994) entnommen; Einzelheiten s. dort.

**Tabelle 8.4.** Außenseiterdiäten, die in Deutschland, Österreich und der Schweiz häufig angewendet werden. (Nach Richter 1993; Liebermeister 1994; Sailer 1994)

| Diät | Prinzip | Beurteilung |
| --- | --- | --- |
| Apfeldiät | Extrem energiereduzierte und eiweißarme Diät unter ausschließlicher Verwendung von Äpfeln | Mangelnde Eiweißzufuhr. Sehr eintönig, keine Ernährungsumstellung |
| Apfelessig-Diät | Essig soll die vollständige Verdauung von Nahrungsmitteln verhindern und den Appetit dämpfen | Essig wird bereits im Magen in seine Bestandteile zerlegt. Kompletter Unsinn |
| Atkins-Diät | Extrem kohlenhydratarm, insbesondere in den ersten Wochen; ketogen. Das Essen von Kohlenhydraten wird mit einer Sucht verglichen; nur diese können im Fettgewebe gespeichert werden. Erlaubt ohne Begrenzung sind daher u. a. Fett, Eier, Speck usw. | Störungen im Wasser- und Elektrolythaushalt und Leistungsabnahme wegen fehlender Kohlenhydrate. Die purinreiche Kost und die Ketonämie begünstigen eine Hyperurikämie. Wegen der Freigabe für Fett und Cholesterin ist diese Diät für Patienten mit Fettstoffwechselstörungen, Diabetes und arteriosklerotischen Erkrankungen nicht geeignet |
| Beverly-Hills-Diät (Hollywood-Star-Diät) | Extrem eiweißarme und kohlenhydratreiche Diät unter vorwiegender Verwenwendung von Früchten | Eiweißmangeldiät mit allen Problemen bei mehrwöchiger Durchführung: Muskelabbau, Gefahr von Herzkomplikationen |
| Bierdiät | Extrem eiweißarm und kohlenhydratarm unter ausschließlicher Verwendung von Bier (2 l/Tag) | Kommentar überflüssig |
| Brotdiät (nach Prof. Menden) | Konsum von 1.200–1.600 kcal/Tag, Form von Brot unterschiedlicher Mehltypen; zusätzlich Fleisch, Fisch, Gemüse, Eier, Obst und Kartoffeln | Keine Mangeldiät, wenig abwechslungsreich |
| Buchinger-Fasten | Versteht sich als Heilfasten und besteht aus Fruchtsäften, Gemüsebrühe und Tee mit Honig (ca. 250 kcal/Tag), kann durch Milchprodukte, Sonnenblumen- und Leinsamenöl ergänzt werden (ca. 500 kcal/Tag). Täglicher Einlauf zur Darmreinigung (Buchinger 1935). Das Fasten wird meistens weniger als 4 Wochen durchgeführt. In den Buchinger-Kliniken wird das Heilfasten durch Bewegungstherapie, Physiotherapie, Psychotherapie, Entspannung und Gesundheitsschulung ergänzt | Buchinger hat das Heilfasten primär für chronische Gelenkleiden, gastrointestinale Störungen und Stoffwechselkrankheiten entwickelt, die Adipositas war kein Hauptanliegen. Die Eiweißarmut führt zu stark negativer Stickstoffbilanz. Die Theorien über Entgiftung und Entschlackung sind wissenschaftlich nicht belegt |
| FdH („Friß die Hälfte") | Von allem die Hälfte essen | Wegen Hunger langfristig nicht durchhaltbar. Defizitär an Mikronährstoffen |
| Fischdiät | Energiereduktion durch Verzehr von magerem Fisch für 7 Tage | Extrem kohlenhydratarme Diät, einseitig |
| Fit for life | Neben Schlankheit und Gesundheit wird Schönheit und Kraft versprochen. Ähnlich wie bei der Hay'schen Trennkost werden bei der gleichzeitigen Verdauung von Kohlenhydraten und Eiweiß Probleme gesehen. Die Verdauung läuft in verschiedenen Körperzyklen ab, Milch verklebt die Darmwände und die Schlackenbildung führt zu Krankheiten | Die komplizierten Ernährungsvorschriften sind nur schwer und mühsam zu befolgen. Die Kost enthält zu wenig Eiweiß und Kalzium. Destilliertes Wasser als Getränk ist Unsinn |

**Tabelle 8.4.** (Fortsetzung)

| Diät | Prinzip | Beurteilung |
|---|---|---|
| Gemüsediät | Kohlenhydratreduktion unter Verwendung von Gemüse | Eiweißmangeldiät mit allen Folgen |
| Dr.-Haas-Top-Diät | Extrem kohlenhydratreiche, energiereduzierte Diät unter Verwendung von Vollkornprodukten, Obst, Gemüse, Pfeffer, Magermilchprodukten, Fischöl, Olivenöl, Nüssen und Samen | Der hohe Kohlenhydratanteil gewährleistet trotz Gewichtsabnahme eine gute Leistungsfähigkeit. Bei einem Energiegehalt <1.000 kcal/Tag besteht jedoch ein Eiweißmangel, der langfristig auch die Leistung schmälert. Ein Kohlenhydratanteil von >60% wird allgemein als wenig schmackhaft empfunden |
| „Hay'sche Trennkost" | Diät mit Heilanspruch, wobei eine Entmischung der Kost gefordert wird: Fleisch *oder* Fisch, Brot *oder* Kartoffeln und insbesondere, Kohlenhydrate *oder* Eiweiß. Die gleichzeitige Verdauung von z. B. Kohlenhydraten und Eiweiß wird gestört, da sich die verantwortlichen Enzyme negativ beeinflussen. Das Essen besteht zu 80% aus basenbildenden Nahrungsmitteln (Obst und Gemüse) und zu 20% aus säurebildenden (Eiweiß und Kohlenhydrate) | Aufwendig hinsichtlich der Zubereitung und dem Verzehr von Mahlzeiten. Bei einer Energiezufuhr unter 1.200 kcal/Tag ist die Eiweißzufuhr nicht mehr gewährleistet. Die Theorie entbehrt jeder wissenschaftlichen Grundlage |
| Herbalife | Die Firma bietet viele verschiedene Produkte an: Formuladiät (Formula 1), Ballaststoffkonzentrat (Formula 2), Vitamine und Mineralien (Formula 3), Preßlinge mit Vitaminen (Formula 4) sowie Tees und andere Produkte | Mit Ausnahme der Formuladiät dürften die Produkte unwirksam sein; 6 Tabletten von Formula 2 enthalten z. B. die zu vernachlässigende Menge von 3,5 g Ballaststoffen. Aggressive Werbe- und Verkaufsmethoden haben Herbalife – zu recht – in Meßkredit gebracht. |
| Hollywood-Kur | Kohlenhydratarme und eiweißreiche Diät. Die Kost besteht vorwiegend aus Obst, Fleisch, Fisch und Eiern | Der Mangel an Kohlenhydraten bedingt Probleme hinsichtlich des Wasser- und Elektrolythaushalts sowie der körperlichen Leistungsfähigkeit |
| Kartoffel-Ei-Diät | Kohlenhydratreiche sowie eiweiß- und fettarme Diät aus Eiern und Kartoffeln (außer Frühstück) | Langfristig führt der Eiweißmangel zum Abbau von Skelett- und Herzmuskulatur; einseitig |
| Makrobiotische Kost | Diät mit Heilanspruch aus japanischen Zen-Klöstern. Nahrungsmittel werden in yin (sauer, Kalium, Zucker, Früchte) und yang (alkalisch, Natrium, Salz, Getreide) eingeteilt. Durch Speisenzubereitung kann man „Yinisieren" (z. B. Abkühlen, Verdünnen) oder „Yangisierungen" (z. B. Erhitzen, Salzen). Das optimale Verhältnis von yin : yang ist 5 : 1, was in Vollkornprodukten erreicht wird. Die Diät wird in Stufen von 3–7 durchgeführt, wobei die letzte eine ausschließliche Ernährung mit braunem Reis beinhaltet | Die höheren Diätstufen führen bei längerer Anwendung zu Mangelerscheinungen wegen zu geringer Zufuhr an Eiweiß, Eisen und Vitaminen. Die verordnete geringe Trinkmenge kann renale Komplikationen mit sich bringen. Gewarnt werden muß vor dem Verzehr verschimmelter Nahrung |
| Markert-Diät | Unter einer Reduktionskost kommt es zu einer Inaktivierung der Schilddrüse. Durch eine entsprechende Diät werde dies kompensiert: Eiweiß-Drink. Zudem Gemüsebrühe und Darmreinigung | Extrem hypoenergetische und kohlenhydratarme Kost mit erheblichen Flüssigkeitsverlusten durch Glauber- oder Bittersalz |

**Tabelle 8.4.** (Fortsetzung)

| Diät | Prinzip | Beurteilung |
|---|---|---|
| Mayo-Diät | Extrem fettreduzierte Diät der Mayo-Clinic (USA) | Da relativ viel Fleisch und Eier gegessen werden dürfen, hohe Cholesterin- und Purinzufuhr |
| F.-X.-Mayr-Kur | Kalorienreduziert mit Heilanspruch. Diese besonders in Österreich beliebte Kur basiert auf der „Zell-Milieu-Theorie" von Pischinger und fußt auf 3 „S": Schonung (Erholung und Regeneration der Verdauungsorgane), Säuberung (Entschlackung und Entgiftung), Schulung (Eßkultur nach Mayr). Schonung beinhaltet z. B. Teefasten und Milch-Semmel-Diät mit Eiweißzulagen; eine Säuberung erfolgt durch Trinkkuren, Abführen und Bauchmassage; die Schulung zielt auf das Einüben einer Eßkultur mit kleinen Portionen, gründlichem Kauen usw. ab | Bei Durchführung durch einen Mayr-Arzt keine Probleme. Theorie über Entgiftung usw. nicht belegt |
| Nußdiät | Nüsse sollen stärker sättigen als Kohlenhydrate in anderen Lebensmitteln | Auch wenn verschiedene Nußsorten um andere Kohlenhydrate ergänzt werden, bleibt es eine eiweißarme, einseitige Diät |
| Öko-Test-Diät | Kalorienreduktion unter Bevorzugung von pflanzlichen Lebensmitteln | Bei richtiger Anwendung keine Mangeldiät; empfehlenswert. Bei Verzicht auf tierische Lebensmittel Gefahr des Eiweißmangels, insbesondere, wenn die Energiezufuhr unter 1.200 kcal/Tag liegt |
| Pritikin-Diät | Extrem kohlenhydratreich unter bevorzugter Verwendung von komplexen Kohlenhydraten als Vollkornprodukte | Grundsätzlich empfehlenswert; da extrem fettarm, für viele nicht akzeptabel. Unterhalb von 1.200 kcal/Tag ungenügende Eiweißzufuhr mit Abbau von Muskelproteinen |
| Punktdiät | Durch richtige Verwertung des Sauerstoffs soll der Fettablagerung in Geweben entgegengewirkt werden; kohlenhydratarm. 1 Punkt entspricht ca. 1 g Kohlenhydrate; Bereich 40 (Minimum) bis 60 Punkte (Maximum) | Übermäßige Zufuhr von Cholesterin und Purinen. Kohlenhydratmangel mit allen Folgen. Alkohol ist auch in größeren Mengen erlaubt |
| Quarkdiät | Es ist nur Magerquark mit einem Energiegehalt von 700–1.000 kcal/Tag erlaubt | Fehlende Kohlenhydrate zur Stabilisierung des Wasser- und Elektrolythaushalts und Aufrechterhaltung der Leistungsfähigkeit; sehr einseitig |
| Reisdiät | 1.000 kcal/Tag in Form von Reis mit Apfelmus, nach einigen Wochen auch Gemüse und Fisch | Mangeldiät hinsichtlich Eiweiß, Mineralien und Vitaminen; einseitig. Gegen einen Schalttag bestehen keine Einwände |
| Rohkostdiät | Ausschließlich Verwendung von Rohkost, da Erhitzen der Nahrung für den Menschen schädlich sei | Um eine ausreichende Eiweißzufuhr zu gewährleisten, sind große Energiemengen erforderlich; die Gewichtsabnahme ist dann in Frage gestellt |
| Saftfasten | Täglich 1–1,5 l frisch gepreßte Obst- und Gemüsesäfte; diese sollen biologisch aktive Stoffe enthalten | Extrem eiweißarm, daher Abbau von Eiweiß; sehr eintönig. Saftfasten für einen Tag ist ohne Probleme möglich |
| Sunshine-Diät | Energiereduktion durch ausschließlichen Verzehr von Orangen und Hamburgern | Keine Mangeldiät, eintönig |

**Tabelle 8.4.** (Fortsetzung)

| Diät | Prinzip | Beurteilung |
|---|---|---|
| Schnitzler-Intensivkost | Vegetarische Kost aus „kontrolliertem" Anbau mit Heilanspruch, z. T. als Rohkost. Maximale Dauer 2 Wochen | Relativ eiweißarm; nur für Vegetarierer geeignet. Defizitär an Vitamin B12 und Mineralien |
| Schrothkur | Energie- und fettreduzierte Diät mit Heilanspruch und Schwitzpackungen. Die kohlenhydratreiche Diät enthält u. a. Dörrobst, Gemüse- und Pflaumensuppe und Toast. Am kleinen Trinktag werden ca. 1/2 l, am großen ca. 1 l Wein konsumiert (s. Abb. 8.5) | Der vorwiegend in Oberstaufen durchgeführten Kur mangelt es an Eiweiß, Mineralien und Vitaminen; der überstarke Eiweißkatabolismus ist wissenschaftlich belegt (Wechsler 1984). Hinzu kommt das Problem des hohen Alkoholkonsums. Eine deutliche Keton- und Alkoholämie sorgen für eine euphorische Stimmung |
| Traubenkur | Alleiniger Verzehr von Weintrauben | Unzureichende Eiweißzufuhr, für Diabetiker ungeeignet |
| Warland-Kur | Konsum von täglich 1 Pfund Kartoffeln und Sellerie; ergänzt durch Gemüsesaft, Leinsamen u. a. | Extrem kohlenhydratreich und eiweißarm; keine Abwechslung |
| Weizendiät | Ersatz einer Hauptmahlzeit durch Weizenkost mit ca. 200 kcal | Ohne Einwände, einseitig |

**FAZIT**

- Eine diätetische Gewichtsreduktion führt – je nach Energiedefizit – zu erheblichen metabolischen und endokrinen Adaptationen.
- Jede unterkalorische Ernährung bewirkt nicht nur einen Fettabbau, sondern auch einen Proteinverlust, was gesundheitsgefährdend sein kann.
- Der Proteinverlust wird durch Zufuhr von hochwertigem Eiweiß und Kohlenhydraten verringert.
- Eine diätetische Gewichtsreduktion führt zur Abnahme des Energieverbrauchs mit einer Reduktion aller 3 Komponenten: Grundumsatz, Thermogenese, Aktivität. Diese Adaptation erschwert die fortgesetzte Gewichtsreduktion (Set-point-Theorie).
- Beim totalen Fasten erfolgt eine eingreifende Umstellung des Stoffwechsels, die Komplikationen verursachen kann; Fasten ist obsolet.
- Zur Gewichtsreduktion wird grundsätzlich eine hypokalorische konventionelle Mischkost mit einem Energiegehalt von 1.200–1.800 kcal/Tag empfohlen.
- Eine fettarme Kost mit Kohlenhydraten ad libitum ist sinnvoll bei hohem Fettkonsum; bei anderen Adipösen verringert sie langfristig das Gewicht nur gerringgradig.
- Beim Versagen einer Mischkost und bei einer Indikation zur raschen Gewichtsreduktion kommt auch eine Formeldiät mit einem Energiegehalt um 800 kcal/ Tag in Frage. Auch einzelne Hauptmahlzeiten können durch eine Formuladiät ersetzt werden.
- Nur bei besonderen Indikationen zur schnellen Gewichtsreduktion und bei Personen mit extrem niedrigem Energieverbrauch sind extrem hypokalorische Kostformen (VLCD) kurzfristig sinnvoll.
- Sowohl zur Prophylaxe als auch zur Therapie der Adipositas sollte die Kost
  - fettarm und
  - kohlenhydratreich (komplexe Kohlenhydrate) sein.
- Crash- und Außenseiterdiäten sind spektakulär und nicht zur langfristigen Gewichtsreduktion geeignet.

## 8.3 Bewegungstherapie

Die Bewegungstherapie wird selten in Überlegungen bei der Adipositastherapie einbezogen. Die Gründe hierfür sind wahrscheinlich darin zu sehen, daß vermehrte körperliche Aktivität kein probates Mittel zur schnellen Gewichtsreduktion und bei alten Menschen nicht anwendbar ist. Auch mit der Compliance des Patienten wird häufig erst gar nicht gerechnet. Diese Haltung ist schwer verständlich, da die Alternative, eine diätetische Gewichtsreduktion, in der Regel zu keinem langfristigen Erfolg führt.

Eine Metaanalyse von 493 Studien zeigt, daß eine Bewegungstherapie durchaus ein probates Mittel zur Gewichtsreduktion darstellt (Miller et al. 1997). Der Gewichtsverlust ist bei kurzfristiger Therapie deutlich geringer als bei Ernährungstherapie (Abb. 8.12). Nach einem Jahr jedoch sind die Erfolge beider Methoden ähnlich. Eindeutig überlegen ist die Kombination aus vermehrter Bewegung und Reduktionskost.

In diesem Kapitel werden nur grundsätzliche Ausführungen zur Bewegungstherapie gemacht. Auswirkungen auf adipositas-assoziierte Krankheiten sind an anderer Stelle (s. Kap. 7) besprochen.

Für die Rationalität einer vermehrten körperlichen Aktivität bei Adipösen gibt es mehrere Gründe:

- Ein Hauptfaktor für die Zunahme der Prävalenz der Adipositas in Industrieländern ist der Bewegungsmangel. In den letzten Jahren haben sowohl Energieaufnahme als auch Energieverbrauch abgenommen; letzterer sank jedoch stärker, so daß es zu einer Positivierung der Energiebilanz mit steter Zunahme des BMI kam (Ministery of Agriculture 1992; Abb. 5.8). Der Energieverbrauch nahm allein von 1965–1977 um ca. 200 kcal/Tag ab (Grilo et al. 1993).
- Eine Negativierung der Energiebilanz ist natürlich nicht nur durch eine Einschränkung der Energiezufuhr, sondern auch durch eine Steigerung des Energieverbrauchs zu erreichen. Allein tägliches Treppensteigen statt Benutzung eines Fahrstuhls führt innerhalb eines Jahres zu einer Gewichtsreduktion von etwa 3 kg.

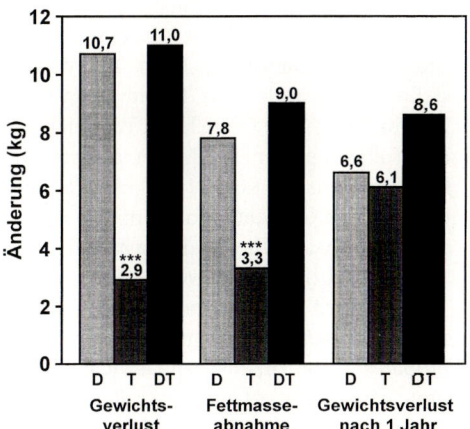
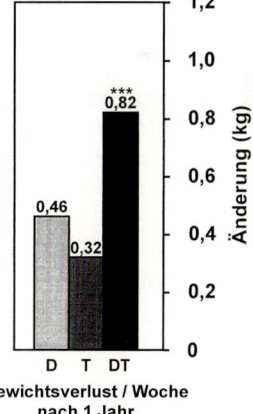
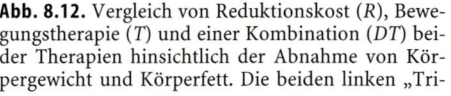

**Abb. 8.12.** Vergleich von Reduktionskost (*R*), Bewegungstherapie (*T*) und einer Kombination (*DT*) beider Therapien hinsichtlich der Abnahme von Körpergewicht und Körperfett. Die beiden linken „Triplets" stellen die kurzfristigen Änderungen, die beiden rechten die langfristigen dar. (Aus Miller et al. 1997)

- Vermehrte körperliche Aktivität reduziert adipositas-assoziierte Risikofaktoren auch ohne Abnahme des Körpergewichts (Wirth 1986a).

Um eine Bewegungstherapie sinnvoll in ein individuelles Behandlungskonzept integrieren zu können, bedarf es der Kenntnis sowohl von Therapieeffekten als auch Problemen und Komplikationen bei der praktischen Durchführung. Dank einer umfassenden Forschung auf diesem Gebiet liegen heute zu vielen Aspekten gesicherte Kenntnisse vor. Grundsätzlich sind beim körperlichen Training akute und chronische Effekte zu unterscheiden; sie können sogar gegensinnig sein. Aus klinischer Sicht sind vorwiegend die chronischen Effekte (körperliches Training) interessant; die akuten Auswirkungen (körperliche Belastung) sind wichtig zum Verständnis der chronischen Effekte bzw. bedeutend für Komplikationen.

---

**Positive Auswirkungen eines körperlichen Trainings bei Adipösen**

- A) Gewicht und Körperzusammensetzung:
  - verstärkte Gewichtsabnahme,
  - verstärkte Fettabnahme.
- B) Herz-Kreislauf-System und Stoffwechsel:
  - Zunahme der Leistungsfähigkeit,
  - Abnahme des Blutdrucks,
  - Abnahme der Herzfrequenz,
  - Reduktion von metabolischen Risikofaktoren:
    - Verbesserung des Lipidprofils,
    - Verminderung der Hyperinsulinämie,
    - Steigerung der Insulinwirkung.
- C) Bewegungsapparat:
  - Steigerung der Flexibilität, Koordination und Kraft.
- D) Psyche:
  - Steigerung des Selbstwertgefühls,
  - Verminderung der Depressivität,
  - „social support".

---

## 8.3.1
## Gewichtsreduktion und Gewichtserhaltung

### Gewichtsreduktion

Die Gewichtsreduktion hängt im wesentlichen vom belastungsinduzierten Energiemehrverbrauch ab; je höher die Intensität, je größer die Häufigkeit und je länger die Dauer, desto ausgeprägter ist die Gewichtsreduktion. Leon et al. (1979) trainierten auf einem Laufband 6 mäßig adipöse Männer an 5 Tagen in der Woche, anfänglich 15, zum Schluß 90 min pro Tag unter kontrollierten Bedingungen. Der tägliche Energieverbrauch betrug ca. 1.100 kcal. Nach 16 Wochen war das Gewicht von 99 auf 93 kg abgefallen. Die Gewichtsreduktion war linear, der Effekt bei allen ziemlich gleich.

Gewichtsreduktionen von 1 kg und mehr pro Monat durch vermehrte körperliche Aktivität erfordern jedoch einen erheblichen Trainingsumfang, der nur von sehr motivierten Personen befolgt wird und im alltäglichen Umgang mit Adipösen meist nicht zu realisieren ist. Am überzeugendsten wurde das in einer Untersuchung von Hagan et al. (1986) mit 96 mäßig adipösen Männern und Frauen gezeigt, die entweder nur trainierten, eine Reduktionskost einhielten oder beide Therapieformen kombinierten; eine Gruppe war ohne Behandlung. Nach 12 Wochen stellte man fest, daß das Training von 5mal 30 min täglich das Gewicht im Vergleich zur Kontrollgruppe um 1–2 kg verringerte. Die hypoenergetische Kost (1.200 kcal/Tag) reduzierte das Gewicht jedoch 5mal so ausgeprägt; ein zusätzliches Training zur Diät hatte einen additiven Effekt von 36%.

Aus diesen Beobachtungen ist der Schluß zu ziehen, daß die Bewegungstherapie kein probates Mittel zur raschen Gewichtsreduktion ist. Kombiniert mit einer Reduktionskost ist sie jedoch sinnvoll und trägt zur verstärkten Gewichtsreduktion in der Größenordnung von 10–40% je nach Trainingsprogramm bei (Wirth 1986a). Bei Männern ist der Gewichtsreduktionseffekt ausgeprägter als bei Frauen (Abb. 8.13).

## 8.3 Bewegungstherapie

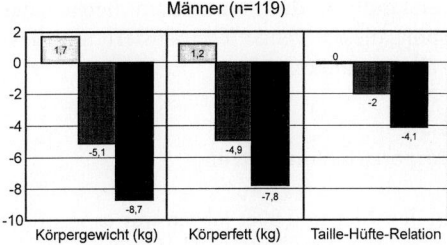

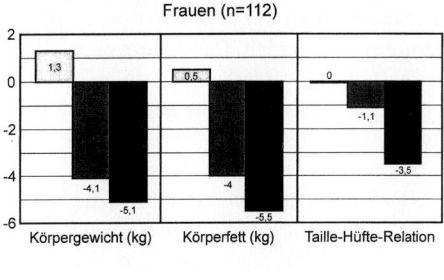

**Abb. 8.13.** Gewichtsreduktion, Körperfett und Taille-Hüfte-Relation unter Reduktionskost bzw. Reduktionskost plus Training nach einjähriger Therapie. (Nach Wood et al. 1991)

### Gewichtserhaltung

Das Hauptproblem einer langfristigen Gewichtsreduktion ergibt sich nicht in der Phase des Abnehmens, sondern in der Zeit danach – der Gewichtserhaltung („weight maintenance"). Dieser Einschätzung liegen zahlreiche Veröffentlichungen zugrunde, die nach Diätmaßnahmen eine Gewichtszunahme in ca. 80% der Fälle zeigen („relapse"). Ein Hauptgrund hierfür ist, wie schon mehrfach erwähnt, die Abnahme des Energieverbrauchs unter einer Reduktionskost. Hier ergibt sich ein wesentlicher Ansatzpunkt für die Bewegungstherapie.

In einem großen Versuch mit mäßig Adipösen teilten Pavlou et al. (1989) Probanden entweder einer Diät- oder Trainingsgruppe zu (Abb. 8.14); die Reduktionskost bestand entweder aus einer Mischkost oder einer Formuladiät. In der Therapiephase unter Supervision nahmen Patienten mit Bewegungstherapie stärker ab als solche ohne Sport. In der Nachbeobachtungsphase (ohne Supervision) zeigte sich überraschend, daß

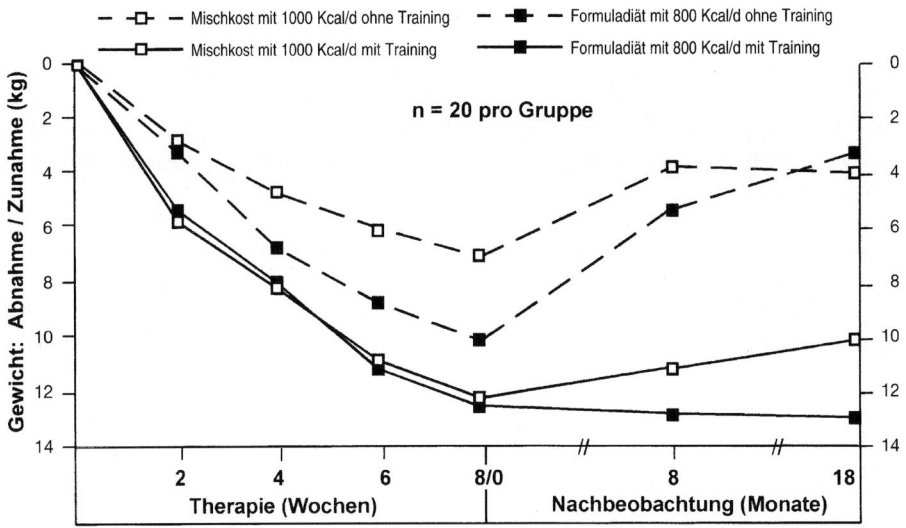

**Abb. 8.14.** Gewichtsreduktion und Gewichtserhaltung unter Reduktionskost (Mischkost und Formuladiät) bzw. Reduktionskost plus Training. Die Nachbeobachtung war ohne Supervision. (Nach Pavlou et al. 1989)

fast alle Patienten mit alleiniger Diät das zuvor verlorene Gewicht innerhalb von 18 Monaten wieder zunahmen, während trainierende Patienten in der Regel ihr Gewicht hielten.

> **!** Die Hauptbedeutung des körperlichen Trainings liegt in der Erhaltung des Körpergewichts nach einer Phase der Gewichtsreduktion.

Möglicherweise genügen wenig aufwendige Interventionen nach einer therapeutischen Phase der Gewichtsreduktion, um langfristig das Gewicht zu stabilisieren. Nach einer einjährigen Verhaltenstherapie hinsichtlich einer Ernährungsumstellung und vermehrter körperlicher Aktivität führten King et al. (1989) für ein weiteres Jahr nur minimale Interventionen durch. Die Probanden erhielten monatlich Instruktionen per Post und wurden alle 1–3 Monate telefonisch kontaktiert. Nach einem weiteren Jahr hatten die körperlich Aktiven 17%, die Diätprobanden jedoch 42% des im Jahr zuvor abgenommen Gewichtes wieder zugenommen.

Die Bewegungstherapie ist meist dann erfolgreich, wenn es gelingt, den Patienten in eine Gruppe mit sportlichen Aktivitäten im Betrieb, Sportverein, Freundeskreis oder Familie zu integrieren („social support"). Offensichtlich sprechen gerade Männer auf diese Therapieform besonders gut an. Allein die positive Einstellung der Ehefrau zum Sport führt dazu, daß 80% der Männer die Bewegungstherapie fortsetzen; ist die Einstellung der Ehefrau dagegen negativ, sinkt die Compliance der Männer auf 20% (Grilo et al. 1993).

Man darf nicht vergessen, daß gemeinsamer Sport etwas sehr Geselliges an sich hat und Kontakte auf unkomplizierte Art fördert. Bedenkt man, daß viele Adipöse depressiv und sozial isoliert sind und unter mangelndem Selbstbewußtsein leiden, wird verständlich, daß gemeinsam betriebener Sport dieses Defizit kompensiert und deshalb gut „ankommt".

### 8.3.2
### Körperzusammensetzung

In den 70er und 80er Jahren war es ziemlich umstritten, ob ein körperliches Training allein oder in Kombination mit einer Reduktionskost einen Einfluß auf die Körperzusammensetzung hat. Das Interesse an dieser Fragestellung war erheblich, da es unter einer hypokalorischen Kost auch zu einer Abnahme der fettfreien Körpermasse (vornehmlich Muskulatur) kommt (Prentice 1991). Wahrscheinlich sind auch die bei rascher Gewichtsreduktion berichteten tödlichen Komplikationen mit dem Verlust an Myokardproteinen in Zusammenhang zu bringen (Wechsler 1981a).

#### *Ausdauersport*

Versuchen Adipöse, ihr Gewicht allein mit Training zu reduzieren, wird ausschließlich das Körperfett vermindert. In der oben erwähnten Studie von Leon et al. (1979) nahmen die Patienten in 16 Wochen 5,7 kg ab; die Fettmasse nahm um 5,9 kg ab, die fettfreie Masse erhöhte sich um 0,2 kg. Solche Veränderungen sind bei Frauen und Männern gleichermaßen nachweisbar (Ballor u. Poehlman 1994).

Interessanter ist die Frage, ob ein Training in Kombination mit einer Reduktionskost den Abbau von Muskelmasse verhindern kann. 1976 zeigten Zuti u. Golding (1976), daß bei gleichem Energiedefizit (500 kcal/Tag), induziert durch eine hypokalorische Kost, Bewegungstherapie oder eine Kombination von beidem, die Gewichtsreduktion zwar gleich war, die Muskelmasse jedoch nur unter Diät abnahm. Diese Ergebnisse wurden in der Folgezeit nur teilweise bestätigt. Die aufwendigste Untersuchung hierzu wurde von Wood et al. (1991) an 264 Frauen und

Männern im mittleren Alter mit 120–150% des Idealgewichtes nach einjähriger Therapie durchgeführt. Er bestätigte, daß zwar die Fettmasse bei kombinierter Therapie stärker reduziert wird als bei alleiniger Diät, die Muskelmasse nahm jedoch auch geringfügig bei den trainierenden Männern ab. In einer Metaanalyse von 46 Studien zu diesem Thema kommen Ballor u. Poehlman (1994) zu dem Schluß, daß unter alleiniger Reduktionskost die fettfreie Körpermasse bei Frauen und Männern um 24 bzw. 28%, bei gleichzeitigem Training jedoch um weniger als Hälfte, nämlich um 11 bzw. 13% abnimmt (Abb. 8.15).

Durch ein Training in Kombination mit einer Reduktionskost wird die Muskelmasse weitgehend erhalten.

Die bei körperlichem Training zu verstärktem Fettgewebsabbau führenden Mechanismen sind bekannt. Unter einer körperlichen Belastung kommt es zu einer die Lipolyse begünstigenden Hormonkonstellation: die Plasmaspiegel der lipolytisch wirkenden Hormone Noradrenalin, Kortisol und Wachstumshormon steigen an, und das antilipolytische Insulin fällt ab. Hinzu kommt, daß die lipolytische Aktivität durch regelmäßig wiederholte Belastungen (Training) gesteigert werden kann (s. Abschn. 6.6.2; Abb. 6.12) Die Lipogenese wird durch Training hingegen reduziert (Wirth et al. 1985b). Beide Mechanismen tragen zur Verkleinerung der Fettzellen und damit zur Verminderung der Fettmasse bei.

### Krafttraining

Wenngleich es plausibel erscheint, eine Reduktionskost mit einem Krafttraining zur Präservation der Muskelmasse zu kombinieren, so sind die (wenigen) bisher erschienen Untersuchungen nicht ganz überzeugend. Von Donelly wurden 40 Frauen umfassend überwacht und intensiv trainiert (Donelly et al. 1991). Alle Probanden erhielten eine Formuladiät mit 520 kcal/Tag und wurden 8 Wochen entweder einem Ausdauer-, einem Krafttraining oder einer Kombination von beiden unterzogen. Die Gewichtsreduktion war in allen Gruppen beträchtlich (16–18 kg), aber die Abnahme der fettfreien Körpermasse (4–5 kg) differierte zwischen den Gruppen nicht. Diese Ergebnisse zeigen, daß ein Krafttraining einem Ausdauertraining hinsichtlich des Erhalts der Muskelmasse vermutlich nicht überlegen ist. Dies wurde kürzlich auch mit Hilfe der Kernspintomo-

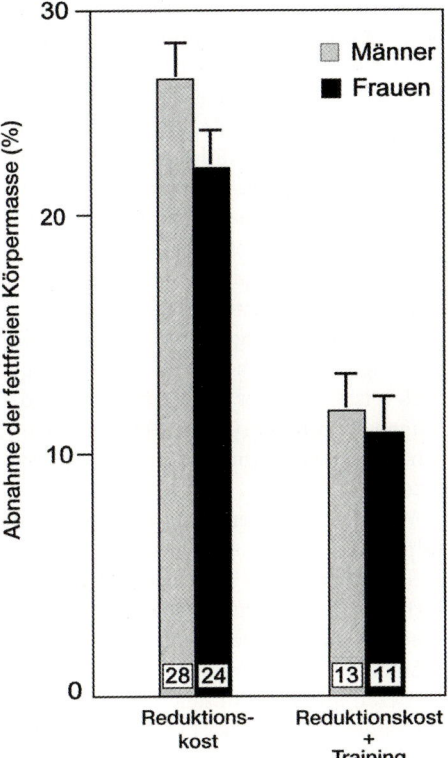

**Abb. 8.15.** Abnahme von fettfreier Körpermasse unter Reduktionskost bzw. Reduktionskost plus Training. (Metaanalyse nach Ballor u. Keesey 1991)

graphie bestätigt (Ross u. Rissanen 1994). Vermutlich wird es in Zukunft hierzu noch mehr Untersuchungen geben, die die Rolle des Krafttrainings bei der Reduktion bzw. der Erhaltung der Muskelmasse eruieren.

### Unterschiede in den Körperregionen

Von Ausdauertrainierten ist bekannt, daß ihre „waist-to-hip ratio" (WHR) kleiner ist als die von Normalpersonen, was auf eine geringere viszerale Fettmasse hinweist. Unter einer Reduktionskost sinkt die WHR leicht ab, bei gleichzeitigem Training ist diese Auswirkung jedoch doppelt so ausgeprägt (Abb. 8.13). Erklärt werden kann dieses trainingsinduzierte Phänomen damit, daß die Mobilisation von Depotfett unter körperlicher Belastung abdominal ausgeprägter ist als peripher (Arner et al. 1990). Die Trainingsart scheint keine Bedeutung zu haben. Ross u. Rissanen (1994) führten bei Frauen sowohl ein Ausdauer- als auch ein Krafttraining in Kombination mit einer Reduktionskost über 16 Wochen durch. Das viszerale Fett nahm in beiden Gruppen mehr ab (30 vs. 34%) als das subkutane (23 vs. 23%). Diese und ähnliche Beobachtungen weisen darauf hin, daß beim Training vorwiegend Depotfett am Stamm – bevorzugt intraabdominal – und weniger in der Peripherie mobilisiert wird.

> **!** Vermehrte körperliche Aktivität reduziert bevorzugt das viszerale Fett.

Die subkutane Fettschichtdicke wird über dem trainierenden Muskel stärker reduziert als über dem ruhenden. Probanden, die 5 Wochen lang ein isokinetisches Training mit einem Bein durchführten, verringerten am beanspruchten Oberschenkel die Fettschichtdicke signifikant (Krotkiewski et al. 1979a). Ein beinbetontes Ausdauertraining (vorwiegend Ergometrie) über 4 Wochen in Kombination mit einer Reduktionskost verringerte die Fettschicht über dem M. quadriceps doppelt so stark wie eine alleinige Reduktionskost (Wirth 1989).

### 8.3.3 Nahrungsaufnahme und Training

Viele glauben, daß ein erhöhter Energieverbrauch aufgrund von vermehrter Bewegung durch eine erhöhte Kalorienaufnahme wieder kompensiert wird. Denkbar ist auch, daß trainingsinduzierte metabolische oder kognitive Veränderungen zu einer Änderung der Nahrungszusammensetzung führen.

### Kalorienaufnahme

Aufsehen haben Beobachtungen von Mayer et al. (1954) erregt, als sie bei trainierenden Ratten eine verminderte Kalorienaufnahme feststellten. Aber nur Ratten, die auf niedriger Stufe trainiert wurden, fraßen weniger; solche mit stärkerer Belastung fraßen eher mehr. Diese Ergebnisse sind beim Menschen im wesentlichen bestätigt worden, wenngleich die Studien hierzu sehr divergierend sind. Der Grund hierfür mag im Meßinstrument begründet liegen. Protokolle und Ernährungsanamnesen sind kein verläßliches Mittel, um bei einer Intervention Veränderungen zu eruieren. Geeigneter sind Methoden, die verläßlich die Nahrungszufuhr registrieren.

Woo (1985) untersuchte 6 mäßiggradig adipöse Frauen im Alter von 42 Jahren jeweils 19 Tage unter 3 verschiedenen, kontrollierten Bedingungen stationär: ihre körperliche Belastung bestand entweder aus ihrer Spontanaktivität oder einer leichten bzw. mittleren Aktivität auf dem Laufband. Auch bei erhöhtem Energieverbrauch änderte sich die Nahrungsaufnahme nicht signifikant; es war nur eine Tendenz feststellbar (Abb. 8.16). Der erhöhte Energieverbrauch wurde nicht durch eine entsprechende Energiezufuhr

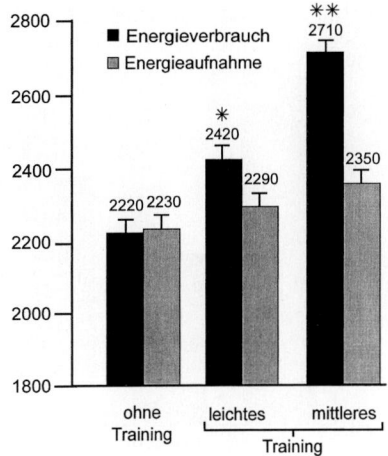

**Abb. 8.16.** Nahrungsaufnahme und Energieverbrauch bei keiner sowie leichter und mittlerer körperlicher Belastung. (Nach Woo 1985)

kompensiert. Zum gleichen Ergebnis kommt man, wenn man die Nahrungsaufnahme mit einem Eß-Dispenser mißt (Durrant et al. 1982) oder protokolliert (Keim et al. 1990). Wird hingegen eine umfangreiche körperliche Belastung (>500 kcal/Tag) durchgeführt, was für eine übliche Bewegungstherapie nicht zutrifft, steigt auch die Nahrungsaufnahme.

### Nahrungszusammensetzung

Bei jeder intensiven und längeren Belastung wird Glykogen in der Muskulatur und der Leber abgebaut, um den Energiebedarf an Glukose zu decken; der Vorrat reicht für ca. 1–3 h, je nach Intensität der Belastung. Nach größeren Anstrengungen müssen daher die Glykogenspeicher wieder aufgefüllt werden. Vor einigen Jahren wurde postuliert, daß dieser Regenerationsprozeß zu einer bevorzugten Aufnahme von Kohlenhydraten bei sportlich Aktiven führt (Björntorp 1976b). Nachfolgende Untersuchungen haben diese Vermutung jedoch nur teilweise bestätigt (Keim et al. 1990).

Sowohl körperliche Aktivität als auch Essen sind nicht nur biologisch gesteuert, sondern unterliegen auch kognitiven Einflüssen. Wichtig sind daher Informationen. Jeder sporttreibende Adipöse muß dahingehend aufgeklärt werden, daß eine besondere Ernährungsweise beim Gesundheitssport nicht notwendig ist. Selbst mehrere Stunden Belastung können unter einer hypokalorischen Mischkost durchgestanden werden.

### 8.3.4
### Grundumsatz und Thermogenese

Der Grundumsatz sinkt mit verminderter Energiezufuhr, am deutlichsten beim Fasten. Dieses seit Anfang dieses Jahrhunderts bekannte Phänomen (Benedict 1907) wurde inzwischen vielfach bestätigt: je ausgeprägter die hypokalorische Kost, desto größer die Abnahme des Grundumsatzes (s. Abschn. 8.2.1, Abb. 8.7). Herxheimer et al. (1926) wiesen schon vor 70 Jahren nach, daß sporttreibende Studenten nach körperlichen Belastungen einen höheren Grundumsatz hatten. Es lag daher nahe, den Effekt von Muskelarbeit auf den Grundumsatz bei Adipösen zu untersuchen.

#### Steigerung des Grundumsatzes

Nach wie vor ist umstritten, ob und in welchem Ausmaß ein körperliches Training den Grundumsatz steigert. Führen Adipöse nur ein Training durch, sind divergierende, nicht jedoch gegensätzliche Beobachtungen gemacht worden. Selbst in einer aufwendigen Studie, in der 121 adipöse Männer 1 Jahr lang trainiert wurden, was zu einer Abnahme der Fettmasse um 4,1 kg bei unveränderter fettfreier Körpermasse führte, änderte sich der Grundumsatz nicht (Frey-Hewitt et al. 1990). Dies mag vordergründig im Widerspruch zu Berichten stehen, in denen bei Athleten ein höherer Grundumsatz festgestellt wurde. Bei näherer Betrachtungsweise verschwindet jedoch die Differenz, wenn man den Energieverbrauch hinsichtlich der Körperzusammensetzung korrigiert.

> **!** Die durch eine Reduktionskost bedingte Abnahme des Grundumsatzes wird durch ein gleichzeitiges Training weitgehend kompensiert.

Mehr wissenschaftliche Aufmerksamkeit wurde der Frage gewidmet, ob Training in Kombination mit Reduktionskost Einfluß auf den diätbedingten Abfall des Grundumsatzes hat. Aufsehen erregte eine Untersuchung von Molé (Molé et al. 1989), in der 5 Adipöse zunächst 2 Wochen 500 kcal/Tag erhielten, was zu einem Abfall des Grundumsatzes um 13% führte. In weiteren 2 Wochen absolvierten sie ein leichtes Ausdauertraining mit einem Energieverbrauch von 150–200 kcal/Tag, worunter die Abnahme des Grundumsatzes voll kompensiert wurde.

Andere Untersucher kamen nicht zu diesem positiven Ergebnis, selbst dann nicht, wenn Krafttraining zusätzlich zu einem Ausdauertraining durchgeführt wurde (Donnelly et al. 1991). Am häufigsten wurde gefunden, daß ein die hypokalorische Kost begleitendes Training die Abnahme des Grundumsatzes verringert (Donahoe et al. 1984). Möglicherweise wirkt sich ein Training am günstigsten dann aus, wenn die Bewegungstherapie über längere Zeit, auch zur Gewichtserhaltung, durchgeführt wird. Van Dale (1990) konnte zeigen, daß zwar in der Phase der Gewichtsreduktion (16,5 kg in 13 Wochen) unter Kombinationstherapie der Grundumsatz etwas sinkt, bei Erhaltung des Körpergewichtes und fortgesetztem Training jedoch leicht ansteigt und das ursprüngliche Niveau wieder erreicht (Abb. 8.17). Unter einer Reduktionskost ist der Grundumsatz auch noch nach 31 Monaten niedriger als zu Beginn der Gewichtsabnahme. Diese Ergebnisse sind damit zu erklären, daß eine Bewegungstherapie unter Reduktionskost den Abbau von fettfreier Körpermasse reduziert. Wenn Proteine „gespart" werden, sinkt auch der Grundumsatz weniger.

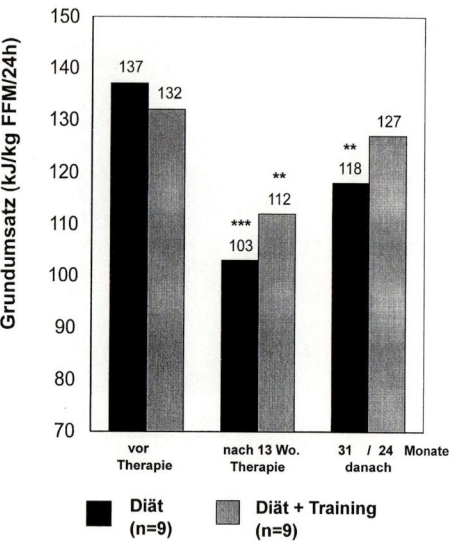

**Abb. 8.17.** Grundumsatz unter Reduktionskost bzw. Reduktionskost plus Training nach einer Phase der Gewichtsreduktion und während Gewichtserhaltung (1 cal = 4,18 J). (Nach van Dale et al. 1990)

### Thermogenese

Die nahrungsinduzierte Wärmebildung hat einen Anteil von ca. 10% am Gesamtenergieverbrauch. Viele nehmen daher an, daß diese Komponente zur langfristigen Gewichtsregulation erheblich beiträgt. Ob vermehrte körperliche Aktivität die Thermogenese nach Nahrungsaufnahme verstärkt, ist jedoch erheblich umstritten. Es wurden sowohl erhöhte, unveränderte als auch erniedrigte Werte nach einem Training gefunden. Eine akute Belastung allerdings erhöht die nahrungsinduzierte Thermogenese um ca. 40% (Segal et al. 1985a).

## 8.3.5
### Herzfunktion und Leistungsfähigkeit

Etwa jeder 4. mäßig Adipöse und jeder 2. extrem Adipöse weist eine adipöse Kardiomyopathie mit dilatiertem linkem Ventrikel und systolischer bzw. diastolischer Funktionsstörung auf (s. Abschn. 7.5). Auch eine linksventrikuläre Hypertrophie ist häufig und kann unabhängig von einer Hypertonie auftreten. Durch Gewichtsreduktion sind diese Veränderungen reversibel (Alexander 1991).

Die Auswirkungen eines alleinigen Trainings auf die Morphologie und Funktion des Herzens bei Adipösen wurden bisher nicht untersucht. Kombiniert mit einer Reduktionskost verringerten sich bei mäßig Adipösen ohne Hypertonie die Diameter des linken Ventrikels einschließlich der Dicke von Septum und Hinterwand zwischen 5 und 10% innerhalb von 4 Wochen. Die linksventrikuläre Muskelmasse nahm um 10% ab, doppelt so stark wie unter alleiniger Reduktionskost (Abb. 7.37). Dieses Ergebnis war überraschend, da man bei Hochleistungssportlern oft einen vergrößerten linken Ventrikel mit erhöhter Muskelmasse beobachtet („Sportlerherz"). Gleichzeitig verbesserte sich die linksventrikuläre Funktion gemessen an den systolischen Zeitintervallen (PEP/LVET) um 18% (Abb. 7.36).

Wenn sich die Herzfunktion verbessert, ist auch mit einer Steigerung der Leistung zu rechnen. Selbst bei deutlich unterkalorischer Ernährung gelingt es, die Leistung zu erhöhen, wenn eine Bewegungstherapie durchgeführt wird (Völker et al. 1985; Wirth et al. 1986b). Hauptursache der Leistungssteigerung ist wahrscheinlich eine verbesserte Herzfunktion. Hinzu kommt eine gesteigerte muskuläre Leistungsfähigkeit aufgrund einer enzymatischen Adaptation und eine Verbesserung der motorischen Grundeigenschaften wie Flexibilität, Koordination und Kraft (Hollmann u. Hettinger 1980). Wir konnten bei einem 4wöchigen Ausdauertraining eine Leistungssteigerung von 26% trotz einer Gewichtsreduktion von 11 kg feststellen (Abb. 8.18). Wird jedoch über mehrere Wochen eine deutlich kohlenhydratreduzierte Kost (1% Energieanteil) verabreicht, sinkt die Ausdauerleistung (75% $VO_2max$) um 51% nach 6 Wochen (Bogardus et al. 1981). Hypoglykämien treten jedoch nicht auf. Auch aus sportmedizinischer Sicht ist es daher sinnvoll, relativ kohlenhydratreiche Reduktionsdiäten zu empfehlen.

## 8.3.6
### Praktische Gesichtspunkte

#### Trainingsarten

Nicht jede Sportart ist für Adipöse geeignet (vgl. Übersicht). Vorteilhaft sind solche mit hohem Energieverbrauch (Tabelle 8.5).

Grundsätzlich sind solche Belastungsformen, bei denen das Körpergewicht ganz oder teilweise getragen wird, zu bevorzugen. Am geeignetsten ist sicherlich *Schwimmen* oder *Aquafitness*: es ist nicht nur gelenkschonend, dem Körper wird auch Energie in Form von Wärme entzogen. Auch der bei Adipösen schon bei leichteren Belastungen durch die erhöhte subkutane Fettschicht festzustellende Wärmestau (Schwitzen) tritt beim

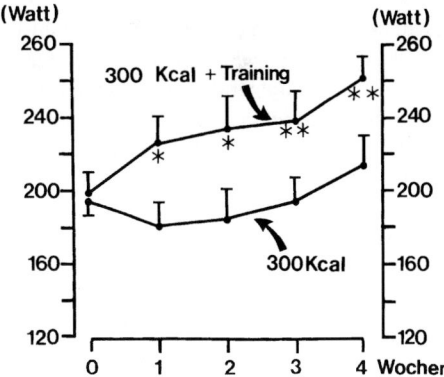

**Abb. 8.18.** Zunahme der Leistungsfähigkeit auf dem Ergometer bei kombinierter 4wöchiger Therapie trotz Gewichtsabnahme von durchschnittlich 10,7 kg. (Wirth et al. 1986b)

### Geeignete und ungeeignete Sportarten bei Adipositas

- 1) Geeignet
  - Schwimmen/Aquafitness
    - Wärmeentzug
    - gelenkschonend
  - Radfahren
  - Wandern
  - Walking
  - Skilanglauf
  - Rudern
  - Tanzen
- 2) Bedingt geeignet
  - Jogging
  - Basketball
  - Volleyball
  - Badminton
  - Tennis
  - Kraftsport
  - Ski alpin
- 3) Ungeeignet
  - Squash
  - Fußball
  - Fechten
  - Boxen
  - Gewichtheben

**Tabelle 8.5.** Energieverbrauch bei Sport und anderen Tätigkeiten (80 kg schwere Person)

| Tätigkeit | | Energieverbrauch [kcal/h] |
|---|---|---|
| *1. Ausdauersport* | | |
| Schwimmen | Schnell | 800 |
| | Langsam | 400 |
| Skilanglauf | Schnell | 900 |
| | Langsam | 400 |
| Dauerlauf | 15 km/h | 1.000 |
| Wandern | 5 km/h | 450 |
| Radfahren | 15 km/h | 450 |
| Kraftausdauer | Fitneßraum | 500 |
| Aerobics | | 500 |
| *2. Andere Sportarten* | | |
| Tennis | | 500 |
| Golf | | 350 |
| Reiten | | 300 |
| Gymnastik | | 250 |
| *3. Anderes* | | |
| Hausarbeit | | 150 |
| Ruhe | | 80 |

Schwimmen nicht auf. Adipöse fühlen sich nicht zuletzt deshalb im Wasser sehr wohl, da sie hinsichtlich dieser Fortbewegungsart nicht benachteiligt sind. Leider bieten öffentliche Schwimmbäder keine Schwimmtage für Adipöse an, so daß die soziale Stigmatisierung sie oft von dieser Bewegungsart fernhält.

*Radfahren* bietet ähnliche Vorteile wie das Schwimmen. Probleme bereiten oft die schmalen Sättel und die vermehrte Neigung zum Schwitzen am Gesäß. Aber auch *Spazierengehen, Wandern* und *Walking* sollten hinsichtlich des Trainingseffektes nicht unterschätzt werden. Bei diesen Bewegungsarten verbraucht der Adipöse relativ viel Energie, insbesondere bei ansteigenden Strecken.

*Spielsportarten* haben den großen Vorteil, daß sie in der Gruppe stattfinden, sich daher günstig auf die Depressivität auswirken und die soziale Isolation überwinden helfen; diese psychosozialen Aspekte dürfen nicht unterschätzt werden. Sie sind für die Compliance sehr wichtig.

Wer Sport treibt, sollte auf keinen Fall *Gymnastik* und *Stretching* vergessen. Gymnastik fördert die Flexibilität und Koordination, die bei Adipösen oft vermindert ist und ohne deren Besserung kein Training sinnvoll betrieben werden kann. Hierdurch wird auch die Verletzungsanfälligkeit reduziert.

Zur Durchführung eines Ausdauersports benötigt man auch Kraft, was man nicht vergessen sollte. *Krafttraining* steigert nicht nur das Kraftniveau, sondern auch die Ausdauer. Wenngleich bei weitem die meisten Studien bei Adipösen mit einem Ausdauertraining durchgeführt wurden, zeigt sich, daß ein Krafttraining auf die Körperzusammensetzung, das abdominale Fett und auf den Stoffwechsel ähnliche Wirkungen hat wie ein Ausdauertraining. Am besten hat sich ein Kraftausdauertraining bewährt. Dabei trainiert man mit ca. 50% der Maximalkraft, so daß die Übungen 12- bis 20mal wiederholt werden können.

Für Patienten mit einer Hypertonie im WHO-Stadium II und III kommt natürlich ein Kraftsport ebensowenig in Frage wie bei schwerwiegenden Herzkrankheiten oder Einschränkungen von seiten des Bewegungsapparates. Auf keinen Fall sollte man extrem Adipösen Joggen oder andere Sportarten empfehlen, bei denen insbesondere die Fuß- und Kniegelenke stark belastet werden. Diese Gelenke sind bei Adipösen oft ohnehin statisch geschädigt.

### *Trainingsintensität und Trainingsdauer*

Für Adipöse gelten ähnliche Richtwerte wie für Herzkranke, Diabetiker und Hypertoniker. Vor Aufnahme eines Trainings sollte eine Stufen-Ergometrie durchgeführt werden, um Kontraindikation für den Sport auszuschließen und Hinweise auf die Belastbarkeit zu erhalten. Belastet werden sollte mit ca. 80% der Herzfrequenz, die bei submaximaler Belastung (Herzfrequenz = 190 minus Lebensalter) erreicht wird. Diese Intensität ermöglicht eine Unterhaltung ohne Mühe und verhindert eine Erschöpfung nach der Belastung. Die Regel „Trimming 130" macht keinen Sinn, da Jüngere damit unterfordert und Ältere gefährdet sind.

Dazu ein Rechenbeispiel: Ein 50jähriger erreicht eine submaximale Herzfrequenz von 140 (= 190 minus Lebensalter). Belastet werden sollte mit einer Herzfrequenz von 112.

Zur Trainingsintensität gibt es von Rominj et al. (1993) eine interessante und aufwendig durchgeführte Untersuchung. Sie belasteten trainierte Probanden mit 25, 65 und 85% der maximalen Sauerstoffaufnahme über 120 Minuten. Die Substratoxidation wurde aufwendig ermittelt, indem neben dem Gausaustausch auch Isotope verwendet wurden. Dabei zeigte sich, daß bei höheren Belastungsstufen weniger Fettsäuren (FS) aus dem Depotfett mobilisiert und in verschiedenen Organen (hauptsächlich Muskulatur) oxidiert wurden (Abb. 8.19a,b). Bei zunehmender Intensität der Belastung werden vermehrt muskuläre Triglyzeride und Glykogenspeicher abgebaut. Bei einer geringen Intensität waren FS aus dem Depotfett bei weitem der Hauptenergielieferant. Diese Aussagen trafen sowohl für die relative Oxidation (Abb. 8.19a) als auch die absolut oxidierten Mengen (Abb. 8.19b) zu.

Wenn die physiologischen Grundlagen für eine geringe Belastungsintensität zur optimalen Fettoxidation sprechen, folgt daraus auch, daß sich Patienten zur Gewichtsreduktion langandauernd belasten können. Ein Gewichtsabnahmetraining unterscheidet sich daher von einem Herzkreislauftraining durch eine geringere Intensität (Herzfrequenz ca. – 10 Schläge/min) und eine längere Dauer. Diese Art der Belastung ist Adipösen auch hinsichtlich der Durchführung und der Wahl der Bewegungsart angenehmer.

Die Mobilisation von Depotfett und dessen Oxidation in Form von FS setzt bereits nach wenigen Minuten Belastung ein. Das zeigen Untersuchungen, bei denen die Lipolyse im Fettgewebe mittels Katheterisierung oder Mikrodialyse direkt untersucht wurde (Arner et al. 1990; Frayn et al. 1993). Die Ansicht vieler Sportmediziner, die die Substratoxidation allein aufgrund des Gasaustausches beurteilen, die Lipolyse beginne erst nach 20 Minuten Belastung, ist nicht haltbar.

> Zur Gewichtsreduktion sollte mit niedriger Intensität langandauernd trainiert werden.

### *Trainingshäufigkeit*

Effekte hinsichtlich des kardiovaskulären Systems (Herzfrequenz, Leistung) stellen sich schon mit einem 20minüten Training 3mal pro Woche ein, Stoffwechselparameter und Körpergewicht werden meistens erst bei einem Trainingsumfang von 3mal 60 min nen-

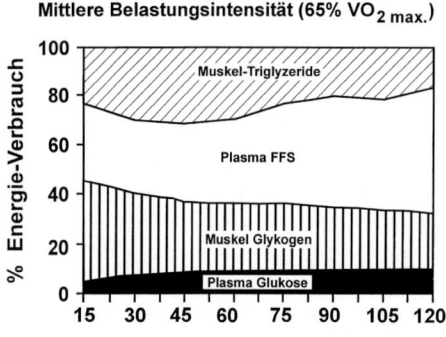

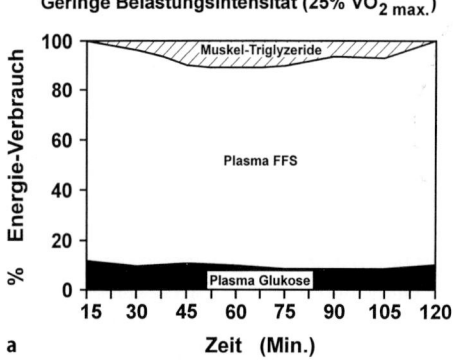

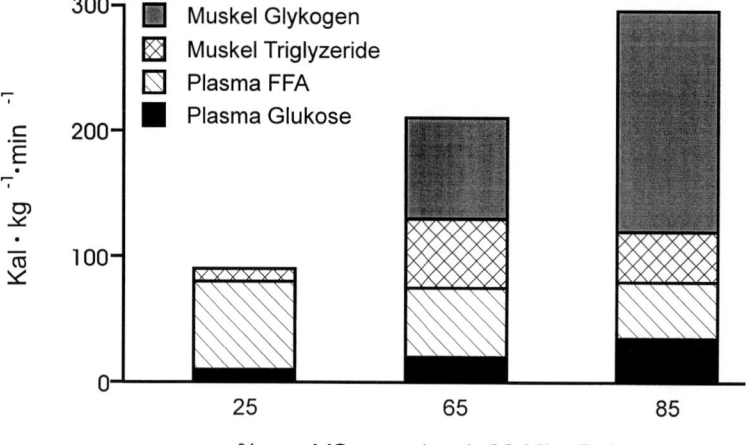

**Abb. 8.19a–b.** a Relativer und b absoluter Anteil von verschiedenen Substraten an der Energiebereitstellung bei verschiedenen Belastungsintensitäten (beurteilt nach der maximalen Sauerstoffaufnahme = $VO_2$ max). Bei geringer Intensität ist die Mobilisation und Oxidation von Fettsäuren deutlich höher als bei starker Belastung. Bei hoher Belastungsintensität hingegen werden erheblich muskuläre Triglyzeride und Glukose aus Glykogen abgebaut und oxidiert. (Nach Romijn et al. 1993)

nenswert beeinflußt. Der Energieverbrauch sollte mindestens 1.000 kcal pro Woche betragen, damit das Körperfett meßbar abnimmt. Um Sport praktikabel zu machen, sollte er im Tagesablauf einen festen Platz haben (ca. 30 min); fällt er einmal aus, sind therapeutische Auswirkungen immer noch gewährleistet.

### FAZIT

- Bewegungtherapie ist für eine schnelle Gewichtsreduktion ungeeignet.
- Bewegung ist ein probates Mittel zur Gewichtserhaltung nach einer Phase der Gewichtsreduktion.
- Bei körperlichem Training kommt es ausschließlich zu einer Abnahme der Fettmasse.
- Akute und chronische Belastung beschleunigen die Lipolyse.
- Die Muskelmasse wird bei einer Kombination mit einer Reduktionskost weitgehend erhalten.
- Der Grundumsatz sinkt bei Kombinationstherapie nur in der Phase der schnellen Gewichtsreduktion leichtgradig.
- Die Nahrungsaufnahme nimmt üblicherweise bei einer Bewegungstherapie nicht zu.
- Werden Reduktionskost und Bewegungstherapie kombiniert, steigt die Leistungsfähigkeit.
- Geeignete Sportarten sind v.a. Schwimmen und Radfahren.
- Bei geringer Belastungsintensität werden mehr Fettsäuren aus dem Depotfett mobilisiert und in der Muskulatur oxidiert als bei starker Belastung.
- Empfehlenswert sind längere und weniger intensive Belastungen.
- Bewegung in der Gruppe ist gesellig, erhöht das Selbstbewußtsein und befreit viele Adipöse aus der Isolation.

## 8.4 Psychotherapie/ Verhaltungsmodifikation

Ausgehend von der Vorstellung, daß Adipöse sich in ihrer Nahrungsaufnahme im Unterschied zu Normalgewichtigen weniger kontrollieren können und seelische Fehlentwicklungen oder Probleme für diesen Kontrollverlust verantwortlich sind, bemühten sich spätestens seit den 60er Jahren ärztliche und psychologische Psychotherapeuten um diesen Bereich. Psychodynamische Behandlungsansätze der Adipositas legen ihren Schwerpunkt auf die Lösung innerer Konflikte oder von Verhaltensproblemen, wodurch die Patienten in die Lage versetzt werden sollen, selbstbestimmend entscheiden zu können, was, wann und wieviel sie essen.

Verhaltenstherapeutische Programme zielen auf das Eß- und Bewegungsverhalten. Leider trifft zu, daß die meisten Programme ihren Fokus ausschließlich auf die Energiezufuhr gerichtet haben (Pudel u. Westenhöfer 1991b; Tuschhoff et al. 1995). Sie lassen dabei unberücksichtigt, daß hinsichtlich des Verhaltens auch die körperliche Aktivität und damit der Energieverbrauch verändert werden soll. Dieser Aspekt ist aus ätiologischer Sicht wichtig, da die Adipositas häufig durch Bewegungsmangel mitverursacht ist. In neuerer Zeit kommen verstärkt interdisziplinäre Ansätze zum Zuge, die eine mehrgleisige Änderung des Lebensstils der Betroffenen anstreben (Perri 1987, 1993a). Nicht vergessen darf man natürlich, daß man durch eine Psychotherapie allein keine Gewichtsreduktion erzielen kann; es muß eine Änderung des Essens, des Eßverhaltens und der körperlichen Aktivität resultieren.

Insbesondere in Deutschland spielen tiefenpsychologische Verfahren eine Rolle. Über diese Therapieart liegen eine Reihe von Erfahrungsberichten vor, jedoch keine randomisierten Studien.

## 8.4.1
### Psychodynamische Therapie

Bei psychodynamischen Therapieformen ist das Hauptinteresse auf die Bearbeitung innerpsychischer Störungen gerichtet, die der Adipositas zugrunde liegen; es geht nur sekundär um die Symptombeseitigung (Gewichtsreduktion). Viele Psychotherapeuten bezweifeln jedoch, daß die Aufdeckung von unbewußten Konflikten, die im hyperphagen Verhalten zum Ausdruck kommen, zu einer Änderung des Zuvielessens oder gar einer längerfristigen Gewichtsreduktion führen. Zwar berichten einige Autoren von Gewichtsreduktionen bei psychoanalytisch behandelten Übergewichtigen, doch sind die angegebenen Fallzahlen hierbei sehr gering (Stunkard u. Wadden 1992; Wadden u. Stunkard 1993). Es ist allgemein bekannt, daß die Psychotherapie sehr von Schulen geprägt ist, die nicht selten ihr Vorgehen apodiktisch vertreten, was eine objektive Beurteilung unmöglich macht.

Die tiefenpsychologische Behandlung stellt eine sehr teure Möglichkeit der Gewichtsreduktion dar. Schließlich werden oft Einzeltherapien favorisiert, die zudem über Monate oder Jahre andauern. Ein weiteres Problem ist die Tatsache, daß die Mehrzahl der Adipösen aus niedrigen sozialen Schichten stammt. Sie können in der Regel die intellektuellen und introspektiven Anforderungen, die die Methode an sie stellt, nicht erfüllen. Nicht unwesentlich ist zudem, daß eine Psychoanalyse mit Regressionen einhergeht, was sicherlich einem aktiven Lebensstil zur Gewichtsreduktion entgegensteht. Zwar fordert Bruch (1973) ein psychoanalytisches Vorgehen, das die Intellektualisierungen und Regressionen in der Behandlung möglichst gering hält, Berichte zur Umsetzung dieser Vorgaben in der Adipositas liegen jedoch nicht vor.

Wenn auch der Erfolg eines psychodynamischen Vorgehens hinsichtlich der Gewichtsreduktion gering sein mag, so weist dies nicht zwangsläufig einen geringen globalen positiven Therapieeffekt aus. Die Bearbeitung innerer Konflikte kann sich sehr wohl günstig auf die Lebenssituation Adipöser auswirken. So ist vorstellbar, daß der seelische Leidensdruck der Betroffenen als Reaktion auf ihr Übergewicht und ihr Aussehen durch die psychoanalytische Behandlung verringert werden kann. Wie in Abschn. 4.5 näher ausgeführt, ist der psychosoziale Druck auf Adipöse erheblich. Aus klinischer Sicht muß allerdings festgehalten werden, daß Veränderungen in der Selbstwahrnehmung und im Selbstkonzept der Patienten nicht genügen, da aus gesundheitlichen Gründen eine erhebliche Gewichtsreduktion oft unverzichtbar ist (Zuber u. Kepplinger 1991).

## 8.4.2
### Verhaltenstherapie

Die Verhaltenstherapie (VT) geht von der Annahme aus, daß Verhaltensstörungen zumindest teilweise erlernte Reaktionen sind. Auf der Grundlage der Lerntheorien werden die problematischen Verhaltensmuster verständlich und modifizierbar. Ein Vorteil der VT ist die konkrete Beschreibung des Vorgehens mit der Möglichkeit einer empirischen Überprüfung der Effekte der therapeutischen Interventionen. Detaillierte Beschreibungen der Vorgehensweise liegen im Standardwerk von Foreyt (1977) und in deutscher Sprache von Hautzinger u. Kaul (1978) vor.

> Die Verhaltenstherapie (VT) ist eine etablierte und effektive Methode zur Gewichtsreduktion.

*Prinzipien der Verhaltenstherapie*
- Selbstbeobachtung: Der Patient beobachtet seine Ernährung, sein Eßverhalten und seine Bewegung.

- Selbstbewertung: Er beurteilt das oben Beobachtete.
- Selbstkontrolle: Er ändert seine Ernährung, sein Eßverhalten und seine körperliche Aktivität.

*Elemente der Verhaltenstherapie bei Adipösen:*
1. Kognitive Vorbereitung des Patienten: Erklärung der Lerngesetze, Absprache realistischer Ziele, Stärkung der Patientenmotivation zur Eigenaktivität etc.
2. Analyse der Bedingungen sowie des kognitiven, affektiven, psychischen und motorischen Verhaltensmusters, die mit dem Eßverhalten funktional zusammenhängen: Erfassen des äußeren Rahmens; Erfassen von gedanklichen Einstellungen, Gewohnheiten und Gefühlen, die mit dem Essen zu tun haben (z. B. Protokolle).
3. Veränderung der dysfunktionalen Verhaltensweisen (z. B. durch Selbstkontrolltechniken).
4. Verstärkung des neuen Verhaltens (z. B. durch Selbstverbalisation oder durch Angehörige).
5. Rückfallprophylaxe: Thematisieren möglicher Rückfälle.

**Therapieziele**

Die verbreitetsten Ziele der Verhaltenstherapien sind:

- Änderung des Eßverhaltens mit Reduktion der Nahrungsenergie,
- Steigerung der körperlichen Aktivität,
- Bewältigung von adipositasassoziierten psychosozialen Nachteilen.

**Interventionen**

*Selbstbeobachtung*
Die Selbstbeobachtung und Dokumentation des eigenen Verhaltens stellt die Basis der Verhaltenstherapie bei Adipositas dar. Der Patient protokolliert seine Nahrungsaufnahme und seine körperliche Aktivität sowie seine damit einhergehenden Kognitionen (Anlässe, Beurteilung usw.; s. Tabelle 5.4).

*Bewältigungsstrategien/Coping*
Der Patient muß seine Krankheit und deren organmedizinische und psychosoziale Folgen bewältigen. Er muß lernen zu akzeptieren, daß er anders ist als viele andere Menschen (nämlich „dick") und vermutlich nie so sein wird wie viele andere (nämlich schlank). Mit dem Aussehen ist sein Problem allerdings noch nicht abgehandelt. Die Umwelt reagiert auf ihn, diskriminiert und isoliert ihn mit oft verheerenden psychischen Auswirkungen. Zudem kann er auch noch organisch krank werden.

*Motivation*
Das am eigenen Leib erfahrene Leid motiviert ihn nicht zwangsläufig zum Handeln. Der Adipöse hat meist viele frustrane Versuche der Gewichtsabnahme hinter sich. Er zweifelt aufgrund dessen selbst an seiner Willenskraft, seinem Durchhaltevermögen und hält sich für einen aussichtslosen Fall. Das Aufzeigen von Krankheitsfolgen der Adipositas stärkt die Motivation selten. Raucher geben in der Regel auch nicht das Rauchen auf, wenn man versucht, sie an gesundheitliche Schäden zu erinnern. Viel weiter kommt man, wenn man positive Aspekte der Gewichtsabnahme darstellt (z. B. Abnahme der Kleidergröße, bessere Fitneß). Die Therapieziele müssen auch zeitlich greifbar sein; eine Gewichtsabnahme von 2 kg in 4 Wochen ist realistischer als eine von 6 kg in einem halben Jahr. Bestehen adipositas-assoziierte Krankheiten, sollte deren Verbesserung unbedingt zur Motivationsverstärkung benutzt werden (Margraf 1998).

**Verhaltenstherapeutische Maßnahmen zur Gewichtsreduktion (mod. nach Paul u. Jacoby 1989)**

- 1) Selbstbeobachtung
  - Tagebuch/Tagesprotokolle führen, auf denen Zeit und Ort des Essens, Art und Menge des Essens, Gefühle, Empfindungen etc. verzeichnet sind.
- 2) Reizkontrolltechniken
  - Einkaufsverhalten:
    - Einkaufsliste anfertigen,
    - nach dem Essen einkaufen,
    - nicht mehr Geld als für geplante Lebensmittel nötig mitnehmen.
  - Planung des Essens:
    - Nahrungszufuhr einschränken,
    - Mahlzeiten zu festgelegten Zeiten essen,
    - kein Essen annehmen, das von anderen angeboten wird.
  - Eßarrangement:
    - Lebensmittel aus Sichtweite entfernen,
    - Essensplatz dekorieren,
    - Reste übrig lassen,
    - nach dem Essen sofort vom Tisch aufstehen.
  - Einladungen:
    - vorher planen, was man ißt,
    - weniger Alkohol trinken,
    - vorher eine Kleinigkeit essen.
- 3) Essen
  - langsam essen,
  - immer nur Essen für eine Mahlzeit zubereiten,
  - beim Essen nichts anderes tun (beispielsweise Lesen, Fernsehen).
- 4) Verstärkungstechniken (Belohnung):
  - Protokollbögen als Grundlage für Belohnungen nehmen,
  - bestimmte Belohnungen für bestimmte erreichte Ziele festlegen,
  - Familie und Freunde bitten, durch Lob zu unterstützen.
- 5) Ernährungsinformationen:
  - Kalorienwert und Zusammensetzung von Lebensmitteln lernen,
  - weniger Fett, mehr komplexe Kohlenhydrate essen.
- 6) Körperliche Aktivität:
  - Routineaktivität erhöhen,
  - Sport treiben und langsam Leistung steigern.
- 7) Kognitives Umstrukturieren:
  - keine unrealistischen Ziele setzen,
  - Imperative wie „immer" und „nie" vermeiden,
  - an Erfolgen und nicht an schwierigen Phasen orientieren,
  - negativen Gedanken rationalere entgegensetzen.
- 8) Rückfallprophylaxe:
  - Identifizierung risikobehafteter Situationen,
  - Erarbeitung von Problemlösungsstrategien zur Umgehung solcher Situationen,
  - Bearbeitung von Versagens- und Schuldgefühlen.

*Selbstbehauptung*
Ein wichtiges Ziel der VT ist das selbstbestimmte Essen. Ein Adipöser soll sich Essen weder aufdrängen noch verbieten lassen. Im Rollenspiel kann das Ablehnen von angebotenen Speisen geübt werden. Viele Patienten schaffen die einfachste Form „nein danke" nicht und flüchten sich in Ausreden („Mit dem Abnehmen muß ich ja nicht heute be-

ginnen") und Notlügen. Das Ablehnen von Speisen kann in der Gruppe geübt und besprochen werden (Tuschhoff et al. 1995).

*Reizkontrolltechniken*
Sie sind auf eine Vermeidung von Gelegenheiten zur Hyperphagie ausgerichtet. Betroffen davon sind der Einkauf von Lebensmitteln, die Planung des Essens, das Eßarrangement sowie besondere Anlässe zum Essen. Essen in Gesellschaft und Essen zu besonderen Anlässen muß thematisiert werden.

*Flexible statt rigide Eßkontrolle*
Viele Patienten erlegen sich „konsequente", „drastische" und „durchgreifende" Eßkontrollen auf. Sie beschließen z. B. an Silvester „nie wieder Schokolade zu essen" oder „auf immer und ewig auf Pommes frites zu verzichten". Solche rigiden Vorhaben sind von vornherein zum Scheitern verurteilt. Da sie nicht eingehalten werden können, führen sie zu Gegenregulationen beim „Sündenfall": „Jetzt ist es mir auch egal" oder „ich bin anscheinend unfähig, das durchzuhalten".

Erfolgversprechender sind flexible Eßkontrollen. Sie sollen konkret, realistisch und in einer überschaubaren Zeit erreichbar sein (Pudel 1998). Beispiel: Patient ißt zum Frühstück nicht mehr täglich Wurst und Käse, sondern nur noch an 3 Tagen in der Woche.

*Soziale Unterstützung*
Essen und Bewegung haben nicht nur eine physische, sondern auch eine soziale Funktion (s. Abschn. 4.5). Für das Eß- und Bewegungsverhalten ist daher die soziale Unterstützung durch die Familie, die Verwandtschaft, die Arbeitskollegen und Freunde von Wichtigkeit. Probleme in diesem Umfeld werden thematisiert. Frauen z. B. verhalten sich nicht selten nach dem Motto „Liebe geht durch den Magen". Adipöse mit niedrigem Energieverbrauch müssen sich bewußt machen, daß sie nie so essen können wie Menschen ohne diese Besonderheit und daß vermehrte Bewegung für sie gesundheitlich wichtiger ist als für andere.

*Verstärkungstechniken*
Ist es dem Patienten gelungen, das erwünschte Verhalten umzusetzen, setzt ein Verstärkerplan ein (Fremd- oder Eigenverstärkung). Ziele können die Gewichtsreduktion, die Konfektionsgröße, das Verschwinden oder die Besserung einer assoziierten Krankheit, die Steigerung von körperlicher oder geistiger Leistung u. a. sein. Um diese Technik sinnvoll zu nutzen, werden kleine Ziele definiert.

*Verhaltensregeln*
Bei den Vorgaben, die die dysfunktionalen Verhaltensmuster bei der Nahrungsaufnahme reduzieren, wird dem Patienten beispielsweise geraten, das Besteck zwischen den einzelnen Bissen abzulegen, gründlich zu kauen, Pausen zwischen den einzelnen Gängen einzulegen, beim Essen nichts anderes zu tun (z. B. nicht lesen oder fernsehen) und nur eine Mahlzeit zuzubereiten. Die Verhaltensregeln spielen heute in der Verhaltenstherapie eine untergeordnete Rolle.

*Kognitive Umstrukturierung*
Hier geht es darum, irrationale und negative Gedanken und Gefühle durch positive und realistische zu ersetzten. Beispiele für dysfunktionale Gedanken: „Ich werde nie Gewicht abnehmen"; „Nie wieder werde ich Eis essen"; „Ich bin und bleibe fett"; „Niemand wird mich mögen". Die kognitive Umstrukturierung erfolgt durch bestimmte Frage- und Konfrontationstechniken im therapeutischen Dialog.

Viele Adipöse haben sich eine Rechtfertigung für ihren Zustand geschaffen; eine Rechtfertigung stabilisiert. Diese kann sowohl das Körpergewicht, das Essen, das Eßverhalten als auch die körperliche Aktivität betreffen. Besonders in den unteren Sozialschichten mit körperlicher Arbeit ist eine Einstellung häufig anzutreffen, derzufolge man „stark" sein müsse, um arbeiten zu können; die Fettmasse wird dabei als Muskelmasse fehlinterporetiert. Zudem wird die mit einer Gewichtsreduktion einhergehende leichte Verminderung der körperlichen Leistungsfähigkeit überbewertet und als Schutzbehauptung gegen die Notwendigkeit einer ausgiebigen Gewichtsreduktion angeführt. Auch bezüglich der Nahrungsmittel und des Eßverhaltens gibt es viele Rechtfertigungen. Sie reichen von „Andere essen das doch auch" bis „Ich kann doch nicht immer hungern" oder „Einmal wird man sich doch satt essen dürfen". Die Berufsarbeit wird hinsichtlich des Energieverbrauchs meist weit überschätzt, so daß eine Bewegungstherapie als ohnehin überflüssig erachtet wird. Diese psychischen Konstrukte können z. B. in Rollenspielen bearbeitet werden.

*Wissen über Ernährung*
Im Unterschied zu früheren Jahren wird heute großer Wert auf das Vermitteln von Wissen über Nahrungsmittel hinsichtlich ihrer Makro- und Mikronährstoffe und des Energiegehaltes gelegt. Besonders wichtig ist die Empfehlung, fettreiche Speisen zu meiden und solche mit komplexen Kohlenhydraten zu bevorzugen (s. Abschn. 8.2.2). Der Patient soll die ernährungsphysiologischen Wirkungen von gängigen Nahrungsmitteln so kennen, daß er selbst seine Ernährung zusammenstellen kann.

*Körperliche Aktivität*
„Increased physical activity is perhaps the single best correlate of long term weight control" stellte Perri et al. (1993b) fest, der wohl am meisten Erfahrung mit der VT in Kombination mit Bewegungstherapie oder Reduktionskost hat. Er spricht mit diesem Satz die Möglichkeit an, alltägliche Aktivitäten wieder aufzunehmen und zu steigern sowie später ein regelmäßiges Ausdauer- und Krafttraining zu beginnen. Bewegung ist eine wichtige Komponente der Gewichtsreduktion, insbesondere hinsichtlich der Gewichtserhaltung nach einer Phase der Gewichtsreduktion durch eine Reduktionskost (s. Abschn. 8.3.1). Zudem trägt sie dazu bei, ein positives Körperselbstbild zu entwickeln und damit zu einer Steigerung der Lebensqualität zu kommen.

*Rückfallverhütung*
Die Technik der Rückfallverhütung wurde von Marlatt u. Gordon (1985) eingeführt und von Perri u. Nezu (1993a) modifiziert. Es geht darum, risikobehaftete Situationen, die einen Rückfall einleiten können, zu identifizieren. Durch Erlernen von Bewältigungsstrategien kann hier vorgebeugt werden. Patienten erleben diätetische „Ausrutscher" oft als Katastrophen und reagieren darauf mit Schuldgefühlen. Nicht selten überkompensieren sie die kurzfristige Gewichtszunahme mit Fastentagen; sie pendeln von einem rigiden Verhalten zum anderen. Diese Problematik muß thematisiert werden. Ist eine solche Situation bei einem Teilnehmer aktuell, können andere ihn von diesen Gefühlen entlasten und selbst erleben, wie einfach mit diesem Problem umgegangen werden kann.

*Therapiesetting*
Die Therapie findet meist in Gruppen mit 6–15 Personen 1- bis 2mal in der Woche für ca. 90 min statt. Die Sitzungen werden von einem in der VT Ausgebildeten geleitet. Die Dauer der Behandlung schwankt zwischen einigen Wochen und einem Jahr.

### Ergebnisse

Verhaltenstherapien sind in den letzten Jahrzehnten weltweit durchgeführt worden, so daß zahlreiche Ergebnisse vorliegen. Nach anfänglicher Euphorie über die Möglichkeiten der VT bei der Adipositasbehandlung machte sich schon bald Ernüchterung breit. Die 1967 von Stuart berichteten Ergebnisse mit 18 kg Gewichtsreduktion mittels Selbstkontrolltechniken konnten nicht wiederholt werden. Größeren Erfolg, insbesondere lang-

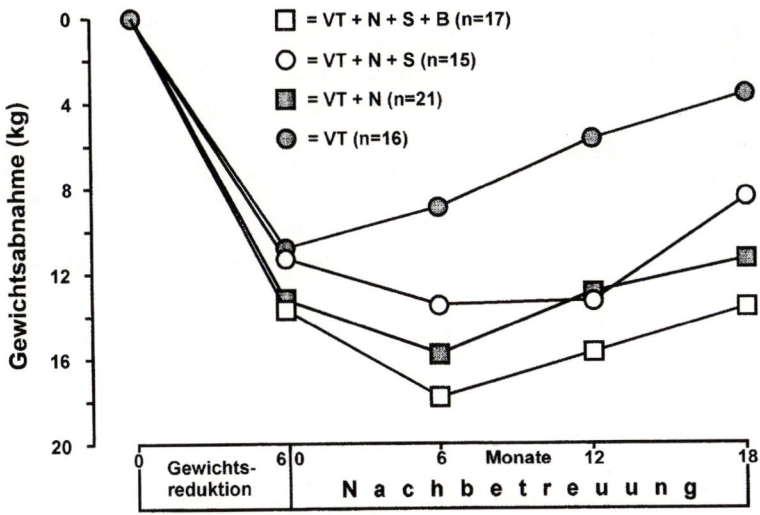

**Abb. 8.20.** Rückfallprophylaxe nach einer Phase der Gewichtsreduktion: Kombination von Verhaltenstherapie (*VT*) Bewegungstherapie (*B*) soziale Unterstützung („social support", *S*) und Nachsorge (*N*). (Nach Perri 1987)

fristigen, scheinen verhaltenstherapeutische Interventionen zu haben, die mit anderen Maßnahmen (z. B. diätetischen, bewegungstherapeutischen, pharmakologischen) kombiniert werden. Perri (Perri 1987; Perri u. Nezu 1993a) erprobte in einer Serie Programme mit einem Rückfallprophylaxetraining, einem Ausdauertraining sowie einer Nachsorge. Die Abb. 8.20 zeigt, daß nach initialer Phase der Gewichtsreduktion die einzelnen Gruppen ähnliche Gewichtsverluste zwischen 10 und 14 kg aufwiesen. Bereits nach 6 Monaten konnte man jedoch feststellen, daß unter alleiniger VT die Patienten wieder zunahmen, während die Gruppen mit kombinierter Therapie eine weitere Gewichtsreduktion verzeichneten. Nach 18 Monaten hatten unter alleiniger VT die Patienten nahezu 2/3 des Gewichtes wieder zugenommen, wohingegen unter der Viererkombination eine weitgehende Gewichtskonstanz zu verzeichnen war. Zudem fiel auf, daß die einzelnen Maßnahmen einen additiven Effekt hatten (Perri 1987).

> **FAZIT**
>
> - Essen, Trinken, Eßverhalten und körperliche Aktivität sind Verhaltensweisen und daher grundsätzlich einer Verhaltenstherapie zugänglich.
> - Die Verhaltenstherapie hat eine Reihe von Maßnahmen zur Verhaltensänderung entwickelt; diese sind weitgehend evaluiert. Bei der Adipositastherapie sollte man von Verhaltensmodifikation sprechen, da Adipöse in der Regel nicht psychisch krank sind.
> - Elemente der Verhaltensmodifikation sind: Selbstbeobachtung, Selbstbewertung, Selbstkontrolle, Motivationsstärkung, kognitive Umstrukturierung, Erlernen von Reizkontrolltechniken, flexible Eßkontrolle, soziale Unterstützung, Rückfallprophylaxe.
> - Am effektivsten sind Kombinationen von Verhaltenstherapie mit anderen Methoden (z. B. Reduktionskost, Bewegungstherapie, „social support", Nachsorge).

- Die Verhaltenstherapie sollte in ein interdisziplinäres Schulungs-/Trainingsprogramm mit Langzeitnachsorge integriert sein.
- In Einzelfällen kann eine psychodynamische/tiefenpsychologische Therapie indiziert sein.

## 8.5
## Medikamentöse Therapie

Die medikamentöse Therapie spielte in den letzten Jahren eine unwesentliche Rolle bei der Behandlung der Adipositas. Der Hauptgrund hierfür lag in einem Mißverhältnis von therapeutischem Nutzen und gesundheitlichem Risiko. Insbesondere das gehäufte Auftreten von primär pulmonalen Hypertonien durch den Appetitzügler Aminorex (Menocil) in den 60er und 70er Jahren erschütterte die Glaubwürdigkeit in die medikamentöse Therapie in Deutschland. Wenngleich die „Wunderpille" immer noch nicht vorhanden ist, existieren inzwischen doch einige Möglichkeiten, die man zur adjuvanten Behandlung kennen und nutzen sollte.

### 8.5.1
### Bedingungen und Indikationen einer Pharmakotherapie

Das Committee for Proprietary Medicinal Products (CPMP) hat im Dezember 1997 eine „Note for Guidance on Clinical Investigation of Drugs used in Weight Control" herausgegeben, nach dem sich auch das Bundesinstitut für Arzneimittel und Medizinprodukte (BfArM) in Berlin richtet. Danach sollte ein Antiadipositum das Körpergewicht langfristig reduzieren, um die assoziierte Morbidität und Mortalität zu senken. Ein Pharmakon sollte erst zum Einsatz kommen, wenn zumindest ein adäquater Versuch einer nicht-medikamentösen Therapie (Diät) insuffizient verlaufen ist. Eine relevante Gewichtsreduktion wird bei einer Abnahme von >5% vom Ausgangsgewicht angenommen.

Gemäß den Leitlinien zur evidenzbasierten Therapie der Adipositas in Deutschland (Lauterbach et al. 1998) ist die *Indikation* für eine *medikamentöse adjuvante Therapie* gegeben, wenn:

- BMI >30 kg/m², wenn mit dem Basisprogramm keine ausreichende Gewichtsreduktion (>5 bzw. 10%) erreicht wurde;
- BMI >27 kg/m², wenn Komorbiditäten vorhanden sind und das Basisprogramm inadäquat das Gewicht verminderte.

Der Einsatz eines Antiadipositums bei gegebener Indikation dient einem medizinischen Zweck. Es handelt sich demnach nicht um eine Lifestyle-Medikation. Ärzte sind aufgefordert, den Mißbrauch als Lifestyle-Droge (z. B. zur Gewichtsabnahme aus kosmetischen Gründen) zu verhindern.

Eine medikamentöse Therapie ist nur bei Versagen der Basistherapie und nur in Verbindung mit der Basistherapie indiziert.

Da man das Körperfett grundsätzlich auch ohne pharmakologische Unterstützung reduzieren kann, muß man an ein Antiadipositum besondere Anforderungen stellen. Eine antiadipöse Substanz sollte daher folgende Charakteristika aufweisen:

1) potente Gewichtsreduktion durch Verminderung der Fettdepots;
2) langfristige Wirkung ohne Toleranzentwicklung;
3) Wirkung auch in Kombination mit Reduktionskost und körperlicher Aktivität;
4) Verbesserung der Lebensqualität,
5) Senkung der Morbidität und Mortalität,

6) Abwesenheit von wesentlichen Nebenwirkungen auch bei langfristiger Anwendung,
7) keine negative Beeinflussung von adipositasassoziierten Krankheiten.

Möglichkeiten der pharmakologischen Intervention sind sowohl hinsichtlich der Energiezufuhr als auch des Energieverbrauchs gegeben (s. Übersicht). Eine *Reduktion der Energieaufnahme* kann auf unterschiedlichen Ebenen erfolgen. Am wirkungsvollsten ist derzeit entweder eine Hemmung des Appetits oder der Nahrungsdigestion/-absorption. Die beiden Wirkprinzipien haben unterschiedliche Wirkorte: die Appetithemmer wirken zentral, die Resorptionshemmer peripher. Über eine *Erhöhung des Energieverbrauchs* wird seit einiger Zeit pharmakologisch intensiv geforscht. Katecholaminagonisten wirken u. a. auf diese Weise. Weitere Agonisten von $\beta_2$- und $\beta_3$-Rezeptoren befinden sich z. Z. in der klinischen Erprobung.

Patienten sollten über Sinn und Nutzen von antiadipösen Medikamenten umfassend aufgeklärt werden. Im folgenden werden im Handel befindliche Substanzen ausführlich, solche in der Erprobung nur marginal besprochen.

## 8.5.2
### Appetithemmer/Sättigungsverstärker

Die Verminderung der Kalorienaufnahme durch Appetithemmer stellt ein sinnvolles Therapiekonzept dar. Das trifft nicht nur für hyperphage Personen, sondern auch für Adipöse zu, die aufgrund eines verminderten Energieverbrauchs die Nahrungsaufnahme reduzieren müssen; letztere müssen sie sogar unter die Norm senken. Ein Appetithemmer sollte nicht nur die Gesamtenergieaufnahme reduzieren, sondern bevorzugt die von Fetten, da die Adipositas häufig durch einen erhöhten Fettkonsum verursacht ist.

### Sympathomimetika

*Wirkungsweise*
Katecholamine vermitteln ihren Effekt am Zentralnervensystem, indem sie aus extragranulären Speichern adrenerger Neurone im Gehirn Noradrenalin und/oder Dopamin freisetzen, z. T. hemmen sie auch deren Wiederaufnahme. Ihr Wirkungsort hinsichtlich der Appetithemmung ist der nucleus paraventricularis im Hypothalamus. Die Katecholamine binden an $\beta$- und $\alpha$-Rezeptoren und vermitteln ihre Wirkung über cAMP (Tabelle 5.5). Typische Substanzen sind die Amphetamine. Isomere von Pseudoephedrin und Norpseudoephedrin sind reine $\alpha_1$-Agonisten. Bei uns sind Ephedrin, Norpseudoephedrin, Phenylpropanolamin, Phenproporex, Amfepramon und Mefenorex als Antiadiposita erhältlich (Tabelle 8.6). Eine Differentialtherapie der einzelnen Sympathomimetika bezüglich Wirkung und Nebenwirkung ist nicht klar erkennbar (Bättig 1993). Gewichtsreduktionen von ca. 1 kg innerhalb von 4 Wochen werden berichtet (Silverstone 1993).

Sibutramin unterscheidet sich von diesen Substanzen insofern, als es nur auf Noradrenalin wirkt und nur dessen Wiederaufnahme im Synapsenspalt stimuliert (s. unten).

*Nebenwirkungen*
Beschwerden und Symptome können aufgrund der adrenergen Wirkung auftreten: Unruhe, Nervosität, Benommenheit, Mundtrockenheit, Übelkeit, Obstipation, Schlaflosigkeit, Kopfschmerzen, Muskeltremor, psychomotorische Erregungszustände. Bei bestehenden Herzkrankheiten können Rhythmusstörungen und Angina pectoris entstehen; der Blutdruck kann leicht erhöht und die Herzfrequenz beschleunigt werden. Nach längerfristiger Einnahme können bei abruptem Absetzen Entzugserscheinungen auftreten; die Gefahr einer Abhängigkeit ist gegeben. Bei Sibutramin ist eine Abhängigkeit jedoch nicht gegeben.

**Tabelle 8.6.** Antiadipöse Pharmaka (unvollständig)

| Arzneistoff | Handelsname | Dosis |
|---|---|---|
| **A) Sympathomimetika** | | |
| Ephedrin | Vencipon | 1mal 12,5 mg |
| Norpseudoephedrin | Mirapront | 1mal 20 mg |
| | Fasupont | 1- bis 2mal 15 mg |
| | Antiadipositum X-112 S | 2mal 15 mg |
| | Vita-Schlanktropfen | 2mal 10 bis 20 Tropfen |
| Amfepramon | Regenon retard 60 | maximal 75 mg |
| | Tenuate retard | 1mal 75 mg |
| Mefenorex | Rondimen | 2mal 40 mg |
| Phenylpropanolamin | Recatol | 1mal 50 mg |
| Sibutramin | Reductil | 1mal 10 bzw. 15 mg |
| **B) Serotoninagonisten** | | |
| Sibutramin | Reductil | 1mal 10 bzw. 15 mg |
| Fluoxetin | Fluctin | 3mal 20 mg |
| **C) Digestionshemmer** | | |
| Orlistat | Xenical | 3mal 120 mg |
| Acarbose | Glucobay | 3mal 50–100 mg |
| **D) Ballaststoffe** | | |
| Guar | Glucotard | 3mal 5 mg |
| | Guar Verlan | 3mal 6,6 mg |

*Kontraindikationen*
Phäochromozytom, Engwinkelglaukom, Thyreotoxikose, Blasenentleerungsstörungen und Restharnbildung, koronare Herzkrankheit mit Angina pectoris und Rhythmusstörungen, Hypertonie, Schwangerschaft. Pharmaka, die die Noradrenalinkonzentration an den Nervenendigungen reduzieren (Gunanethidin, Reserpin, α-Methyldopa) antagonisieren die Wirkung, Amantadin (z. B. PK-Merz) verstärkt sie.

*Beurteilung*
Sympathomimetika senken ohne Zweifel wirksam das Gewicht, sie sind jedoch wegen ihrer Nebenwirkungen auf das Herz-Kreislauf-System und der Gefahr der Abhängigkeit – abgesehen von Sibutramin – problematisch. Eine Expertenkommission riet daher von ihrem Gebrauch ab (Dinnendahl et al. 1987).

### Serotoninagonisten

*Wirkungsweise*
Die Nahrungszufuhr wird durch verschiedene zentrale Neurotransmitter reguliert (s. Abschn. 5.2.1); eine wichtige Rolle spielt dabei die Monoaminase Serotonin, die aus Aminosäuren gebildet wird. Serotonin (5-Hydroxy-Tryptamin) vermittelt seine hypophage Wirkung vermutlich durch Bindung an den 5-HT1D-Rezeptor. Serotonin wirkt postsynaptisch in allen 3 Hypothalamuskernen. Fluoxetin stimuliert die Freisetzung von Serotonin in den Synapsenspalt, Fenfluramin und das rechtsdrehende Stereoisomer Dexfenfluramin hemmen zusätzlich die Wiederaufnahme von Serotonin in die Nervenendigungen (Garattini et al. 1986). Sibutramin hemmt die neuronale Wiederaufnahme von Serotonin und Noradrenalin (s. unten). Fluoxetin ist für die Indikation Depression

in der BRD zugelassen, nicht zur Behandlung der Adipositas. Fenfluramin und Dexfenfluramin wurden 1997 wegen Nebenwirkungen vom Markt genommen.

*Klinische Auswirkungen*
Huth u. Burkard (1993) zeigten bei 349 Adipösen mit einer Glukoseintoleranz bzw. einem Typ-2-Diabetes, daß 60 mg Fluoxetin in 52 Wochen zu einer Gewichtsreduktion von 2,8 kg im Vergleich zu 1,1 kg in der Plazebogruppe führte.

Fluoxetin in einer Dosis von 60 mg über 24 Wochen senkt bei adipösen Typ-2-Diabetikern die Insulindosis um 47% und das $HbA_{1c}$ um 16%; die Patienten hatten zudem 9,3 kg an Gewicht abgenommen (Gray et al. 1992). Die klinischen Wirkungen von Sibutramin sind unten beschrieben.

*Nebenwirkungen*
Mundtrockenheit, Übelkeit, Diarrhö und Müdigkeit können gelegentlich vorkommen; selten sind Schwindel, Polyurie und Schlaflosigkeit. Die Gefahr einer psychomotorischen Stimulation oder einer Abhängigkeit besteht nicht. Fenfluramin und Dexfenfluramin: Im Jahre 1996 und 1997 erschienen eine Reihe von Publikationen, die auf verschiedene Nebenwirkungen aufmerksam machten. Zum einen wurde in Tierversuchen ein toxischer Schaden in Hirnneuronen angenommen (McCann et al. 1997). In einer Fallkontrollstudie wurde eine Häufung von Fällen mit einer primären pulmonalen Hypertonie unter Antiadiposita festgestellt; 24 der 95 Patienten hatten Dexfenfluramin bzw. Fenfluramin eingenommen (Abenhaim et al. 1996). Schließlich stellten Connolly u. Mitarbeiter (1997) in der Mayo-Clinic in Rochester schwerwiegende Herzklappenveränderungen bei 24 Frauen fest, die als Anorektika vorwiegend eine Kombination aus Phentermin und Fenfluramin (sog. „phen-fen-therapy"). Nach der Veröffentlichung von weiteren retrospektiven Studien relativierte Devereux (1998) in einem Editorial im NEJM die Nebenwirkungen von Anorektika. Er machte u. a. darauf aufmerksam, daß Adipöse häufiger Herzklappenveränderungen und einen erhöhten pulmonal-vaskulären Druck hätten als Normalgewichtige. Das pulmonal-vaskuläre und kardiale Risiko – insbesondere von Fenfluramin und Dexfenfluramin – ist bis heute nicht geklärt.

*Kontraindikationen*
Keine gleichzeitige Verabreichung von MAO-Hemmern, Neuroleptika und zentral wirkenden Appetitzüglern. Insbesondere MAO-Hemmer können zu einem exzessiven Anstieg von Serotonin im Gehirn mit Ausbildung eines Serotoninsyndroms (Verwirrtheit, leichte Manie, Unruhe, Muskelkrämpfe, Tremor, Schwitzen, Fieber) führen. Keine Anwendung bei Glaukom, Mammatumoren, Anorexia nervosa, Depressivität (nicht Fluoxetin), schweren Leber- und Nierenfunktionsstörungen bei Kindern und Schwangeren. Das Reaktionsvermögen wird durch Alkohol und Beruhigungsmittel vermindert.

*Beurteilung*
Serotoninagonisten kommen grundsätzlich als adjuvante Behandlungsmöglichkeit in Frage. Serotoninagonisten sind potente Appetithemmer bzw. Sättigungsverstärker. Bei gegebener klinischer Indikation (s oben) sollten sie zum Einsatz kommen. Mit anderen Therapiemethoden sind sie kombinierbar.

### Kombination: Sympathomimetikum und Serotoninagonist (Sibutramin)

*Wirkungsweise*
Sibutramin (Reductil®) ist ein Serotonin-(5-Hydroxy-Tryptamin) und Noradrenalin reuptake-Inhibitor (SNRI). Sibutramin wird gut enteral resorbiert, wird eiweißgebunden im Plasma transportiert und unterliegt einem ausgeprägten sog. First-pass-Effekt in der Leber. Es entstehen hauptsächlich 2 pharmakologisch aktive Metabolite mit einer Halbwertszeit von 14–16 Stunden; aus

dieser Pharmakokinetik ergibt sich eine einmalige tägliche Dosis (Heal et al. 1998).

Der sympathomimetische Effekt wird, was die Sättigung und den Hunger betrifft, über $\alpha_1$- und $\beta_1$-Rezeptoren vermittelt. Die Stimulation der Thermogenese erfolgt zum einen über einen ZNS-Mechanismus mit selektiver Aktivierung des braunes Fettgewebes und zum anderen über eine direkte Stimulation von $\beta_3$-Rezeptoren im braunen Fettgewebe. Die serotoninerge Wirkung wird über 5-Hydroxy-Tryptamin$_{2A/2C}$-Rezeptoren vermittelt. Sibutramin wirkt im doppelten Sinne dual: sympathomimetisch und serotoninerg sowie durch Verstärkung der Sättigung und indirekte Stimulation der Thermogenese.

Die Wirkungsweise von Sibutramin unterscheidet sich von anderen sympathomimetischen serotoninergen Substanzen in mehrfacher Hinsicht. Während Amphetamine die Freisetzung von Noradrenalin und Dopamin stimulieren, hemmt Sibutramin selektiv die Wiederaufnahme von Noradrenalin. Sibutramin hat keinerlei Effekte auf den Dopaminstoffwechsel; es hat auch kein Sucht- oder Mißbrauchspotential (wie z. B. Amphetamine). Es beeinflußt auch nicht die Monoaminooxidase. Im Unterschied zu Fenfluramin und Dexfenfluramin ist Sibutramin ein reiner Wiederaufnahmehemmer (Abb. 8.21). Sibutramin erhöht – anders als Dexfenfluramin – die Serotoninkonzentration im Hypothalamus nur leicht. Die Wirkungen von Sibutramin hinsichtlich Sättigung, Gewichtsabnahme und Thermogenese können durch die Kombination eines Wiederaufnahmehemmers von Noradrenalin (z. B. Nisoxetine) und von Serotonin (z. B. Fluoxetin) imitiert werden (Heal et al. 1998).

> Sibutramin senkt das Gewicht durch einen dualen Mechanismus: Verstärkung der Sättigung und Erhöhung des Energieverbrauchs.

*Gewichtsreduktion*

Sibutramin vermindert das Körpergewicht dosisabhängig. In einer großen amerikanischen Untersuchung mit 1.047 Adipösen und einem mittleren BMI von 34,5 kg/m$^2$ wurden Sibutramindosen von 1–30 mg verwendet (Abb. 8.22).

Eine Gewichtsabnahme war nach 4 Wochen evident, sie setzte sich bis zum Versuchsende fort, wenn >5 mg verabreicht wurden (Lean 1997).

In einer Langzeitbeobachtung wurden 485 Patienten mit einem BMI von 33 kg/m$^2$ untersucht. Das Gewicht wurde in 12 Mona-

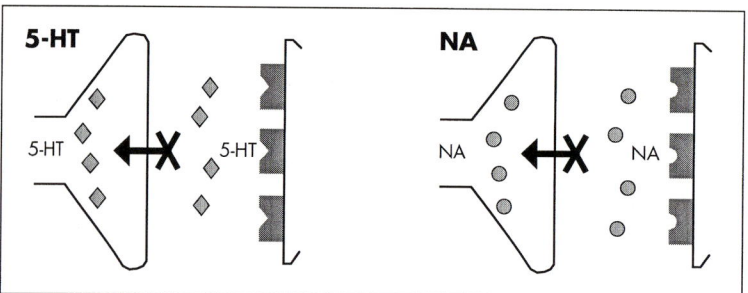

**Abb. 8.21.** Pharmakologische Wirkmechanismen von Sibutramin (Reductil®) zur Appetithemmung/Sättigungsverstärkung in den Synapsen des Gehirns. Die Wiederaufnahme von Noradrenalin (*NA*) als auch von Serotonin (*5-HT*) in präsynaptische Vesikel wird gehemmt. Sibutramin stimuliert nicht die Freisetzung dieser Monoamine, beeinflußt auch nicht Dopamin

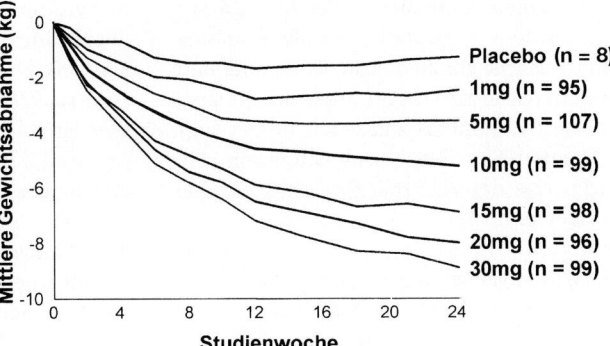

**Abb. 8.22.** Dosis-Wirkungs-Beziehung von Sibutramin und Gewichtsabnahme in einer großen amerikanischen Studie mit 1.047 Patienten über 24 Wochen. (Aus Lean 1997)

ten unter Placebo um 1,8 kg und unter 10 und 15 mg Sibutramin um 4,8 bzw. 6,1 kg vermindert (Jones et al. 1995). Unter der 15 mg-Dosis wurde das Körpergewicht um >5% bei 65% und um >10% bei 39% der Teilnehmer vermindert. Wurden nur die Responder (>2 kg Gewichtsabnahme in 4 Wochen) betrachtet, betrug die durchschnittliche Gewichtsabnahme unter 15 mg 7,7 kg in 12 Monaten.

Sibutramin wirkt auch in der Phase der Gewichtsstabilisierung nach einer Phase der Gewichtsabnahme mit einer deutlich hypoenergetischen Kost. Über 4 Wochen sank bei 180 Patienten mittels einer VLCD mit 220–800 kcal/Tag das Gewicht um durchschnittlich 7,5 kg. Patienten mit einer hypokalorischen Mischkost nahmen danach innerhalb eines Jahres wieder um 0,5 kg zu. Erhielten sie in der Folgezeit zusätzlich 10 mg Sibutramin, nahmen sie um weitere 5,2 kg ab; 75% konnten das zuvor durch eine VLCD verlorene Gewicht halten (Apfelbaum et al. 1999; Abb. 8.23).

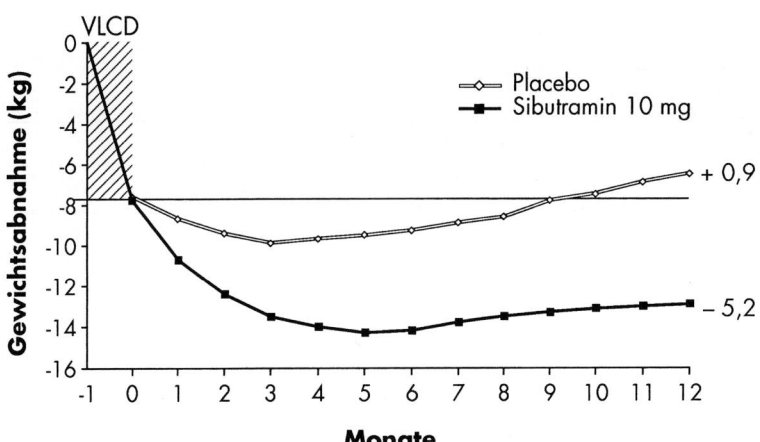

**Abb. 8.23.** Gewichtsabnahme unter einer VLCD („very low calorie diet") mit 220–800 kcal/Tag über 4 Wochen und Gewichtserhaltung über 1 Jahr unter einer Reduktionskost im Vergleich zu Reduktionskost + 10 mg Sibutramin. (Aus Apfelbaum et al. 1999)

Bei einem Subkollektiv der STORM-Studie wurde gezeigt, daß bei einer Kombinationstherapie aus Reduktionskost und Sibutramin das viszerale Fett prozentual doppelt so stark vermindert wurde wie das Gesamtkörperfett. Eine Gewichtsabnahme von 11 kg reduzierte das viszerale Fett um 22% (Van Gaal et al. 1998).

*Auswirkungen auf die adipositasassoziierte Morbidität*
Daten liegen bisher nur zu kardiovaskulären Risikofaktoren vor. Da bei der Adipositas oft mehrere Risikofaktoren erhöht sind und nicht selten ein komplettes Metabolisches Syndrom vorliegt, kann man davon ausgehen, daß mehrere Risikofaktoren gleichzeitig verändert werden. Nach 12wöchiger Behandlung wiesen doppelt so viele Patienten kein *Metabolisches Syndrom* mehr auf, wenn sie zusätzlich zur Reduktionskost Sibutramin erhielten. Bei den *Lipiden* wurden vorwiegend die Triglyzeride gesenkt und das HDL-Cholesterin erhöht (Tabelle 8.7). Gesamt- und LDL-Cholesterin, die bei Adipösen in der Regel nur leicht erhöht sind, wurden ebenfalls gebessert. Eine Gewichtsreduktion unter Sibutramin hat quantitative Auswirkungen auf die Lipide, wie man sie unter einem Fibrat beobachten kann. Bei *Diabetikern* verbessern sich Blutzucker, Harnzucker, $HbA_1$ und die Glukosetoleranz. Eine $HbA_1$-Verbesserung von >1% war in einer Studie bei 35% der Sibutramin-Behandelten, jedoch nur bei 5% der Placebo-Kontrollierten zu verzeichnen (Lean 1997). Ob der *Blutdruck* sinkt oder ansteigt, hängt im wesentlichen vom Ausgangsblutdruck ab. Bei hypertensiven Adipösen zeigt sich im Mittel unter Sibutramin eine leichte Verminderung sowohl des systolischen als auch des diastolischen Blutdrucks (3–5 mmHg). Bei normotensiven Adipösen hingegen steigt der Blutdruck bei Sibutramin-Behandelten leicht an (2–6 mmHg). Ratsam ist eine Blutdruckkontrolle in den ersten Wochen der Behandlung, um Patienten mit einem Blutdruckanstieg zu erkennen.

*Nebenwirkungen*
Seit der Zulassung von Sibutramin in den USA 3/1998 und in der BRD 2/1999 sind mehr als 1.000.000 Personen behandelt worden. In kontrollierten Studien wurden ca. 9.000 Patienten untersucht. Im Vordergrund der Nebenwirkungen stehen Mundtrocken-

**Tabelle 8.7.** Prozentuale Veränderungen von Lipiden und Lipoproteinen unter Sibutramin. Je deutlicher der Gewichtsverlust, desto ausgeprägter die Verbesserung des Lipidprofils (Metaanalyse, Archivdaten Knoll Pharmaceuticals)

| Behandlungsgruppe | Triglyceride (n) | Cholesterin (n) | | |
|---|---|---|---|---|
| | | Gesamt | LDL | HDL |
| Placebo (alle Patienten) | 2,4 (445) | 2,8 (445) | 5,0 (439) | 4,0 (443) |
| Sibutramin (alle Dosen) (alle Patienten) | −6,7*** (1030) | 0,6** (1031) | 1,1* (1013) | 8,6*** (1028) |
| ≥5% Gewichtsverlust | −15,8*** (524) | −2,1*** (524) | −1,4** (522) | 8,2** (524) |
| ≥10% Geiwichtsverlust | −20,5*** (234) | −4,5*** (234) | −5,0*** (234) | 9,8*** (234) |

Anzahl der Patienten in Klammern und Unterschied zu Placebo:
 * = p < 0,05
 ** = p < 0,01
 *** = p < 0,001

**Tabelle 8.8.** Nebenwirkungen von Sibutramin

| Nebenwirkungen | Sibutramin [%] (n = 3.044) | Placebo [%] (n = 1.627) |
|---|---|---|
| Mundtrockenheit | 18 | 4 |
| Obstipation | 13 | 6 |
| Schlaflosigkeit | 10 | 4 |
| Appetitlosigkeit | 10 | 2 |
| Schwindel | 7 | 3,5 |
| Übelkeit | 6 | 3 |
| Tachykardie | 3 | <1 |
| Hypertonie | 3 | 1 |
| Vasodilation | 2 | 1 |
| Palpitationen | 2 | <1 |

heit, Obstipation, Schlaflosigkeit und Schwindel (Tabelle 8.8). Aufgrund der sympathomimetischen Teilwirkung kann die Herzfrequenz ansteigen (im Mittel 3–6 Schläge/min). Psychomotorische Aktivierungen wie unter Amphetaminen sind bei Sibutramin nicht beobachtet worden. Auch Herzklappenveränderungen, die unter der Kombinationsbehandlung mit Phentermin und Fenfluramin auftraten, konnten echokardiographisch nicht nachgewiesen werden.

*Kontraindikationen*
Koronare Herzkrankheit, Herzinsuffizienz, Tachykardie, zerebrovaskuläre Erkrankungen, Phäochromozytom, Engwinkelglaukom, Blutdruck >145/90 mm Hg und schwere Leber- und Nierenfunktionsstörungen. Gleichzeitige Einnahme folgender Medikamente: MAO-Hemmer, Noradrenalin- und Serotoninwiederaufnahmehemmer.

### 8.5.3
### Hemmer der gastrointestinalen Digestion/Resorption

*Hemmung der Fettspaltung/Fettresorption (Orlistat)*

*Wirkungsweise*
Orlistat (Xenical®) ist ein Inhibitor von Lipasen im Gastrointestinaltrakt, die eine dominierende Rolle bei der Fettverdauung spielen (Abb. 8.24). Es handelt sich um ein synthetisiertes Derivat von Lipstatin, einem natürlichen Produkt von *Streptomyces toxytricini*. Orlistat hemmt potent und selektiv durch kovalente Bindung alle gastrointestinalen Lipasen: Magen- und Pankresalipase, Carboxylesterlipase und Phospholipase $A_2$. Andere intestinale Hydrolasen wie Amylase, Trypsin, Chymotrypsin, pankreatische Phospholipase $A_2$ u. a. werden nur schwach oder nicht gehemmt (Guerciolini 1997).

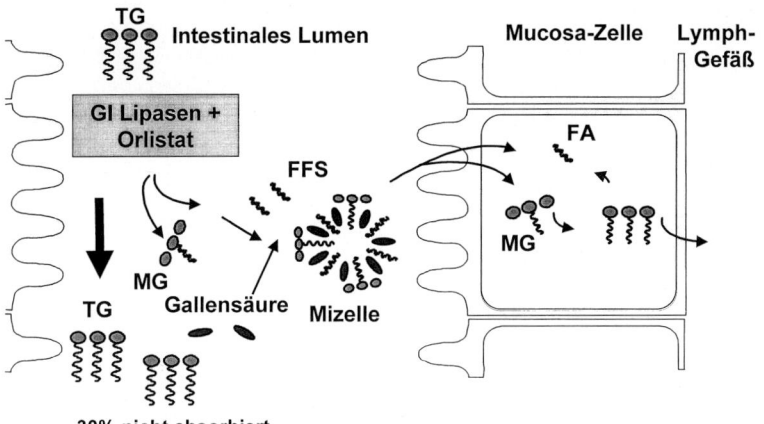

**Abb. 8.24.** Wirkungsweise von Orlistat. Orlistat hemmt kompetitiv triglyzeridspaltende Lipasen

Durch die Hemmung von Lipasen wird die Hydrolyse von Triglyzeriden und damit die Resorption von Monoglyzeriden und freien Fettsäuren im Dünndarm vermindert. Bei einer Dosis von 3×120 mg zu den Mahlzeiten werden ca. 30% des ingestierten Fettes nicht verdaut; höhere Dosen wirken unwesentlich stärker (Abb. 8.25). Das Stuhlgewicht wird leicht erhöht. Unter Normalkost (ca. 120 g Fett/Tag) wird dadurch ein Energiedefizit von ca. 330 kcal/d und unter Reduktionskost von ca. 200 kcal/d erzielt.

Orlistat wird nur zu etwa 1% resorbiert und metabolisiert. Lipasen im Blutkreislauf werden nicht tangiert werden.

> Orlistat senkt das Gewicht durch Hemmung der Fettverdauung – ein sinnvolles Prinzip.

*Gewichtsreduktion*
Orlistat vermindert das Körpergewicht dosisabhängig (Van Gaal et al. 1998). Klinische Langzeitstudien mit einer Dauer bis zu 2 Jahren belegen die Gewichtsabnahme und Gewichtserhaltung. In einer randomisierten, placebo-kontrollierten Multicenter-Studie mit 688 Adipösen (BMI 28–47 kg/m²) wurde das Gewicht deutlich über 2 Jahre reduziert (Abb. 8.26). Im 1. Jahr erhielten alle Patienten eine fettarme Reduktionskost mit einem Energiedefizit von 600 kcal/d, im 2. Jahr war die Ernährung eukalorisch zur Gewichtserhaltung. Unter Placebo betrug die Gewichtsabnahme 6,1 kg, unter 3×120 mg Orlistat 10,3 kg. Eine Gewichtsabnahme von >5% war bei 49% der Placebo-Behandelten und bei 69% der Orlistat-Gruppe zu verzeichnen. Mehr als 10% des Ausgangsgewichtes verloren 18% unter Placebo und 39% unter Orlistat. Im 2. Jahr unternahm die Hälfte der Patienten in jeder Gruppe einen Shift zu einem anderen Therapieregime (Abb. 8.26). Patienten mit Placebo im 1. Jahr verloren im 2. Jahr unter Orlistat weitere 3,6 kg. Patienten mit Orlistat im 1. Jahr nahmen nur halb so viel an Gewicht im 2. Jahr unter einer eukalorischen Kost zu, wenn sie mit Orlistat statt mit Placebo behandelt wurden (Sjöström et al. 1998). Werden nur die Responder betrachtet (>5% Gewichtsabnahme in den ersten 12 Wochen), betrug die Gewichtsabnahme 14,2 kg.

*Auswirkungen auf die adipositasassoziierte Morbidität*
Durch die Gewichtsreduktion unter Orlistat werden allen kardiovaskulären Risikofakto-

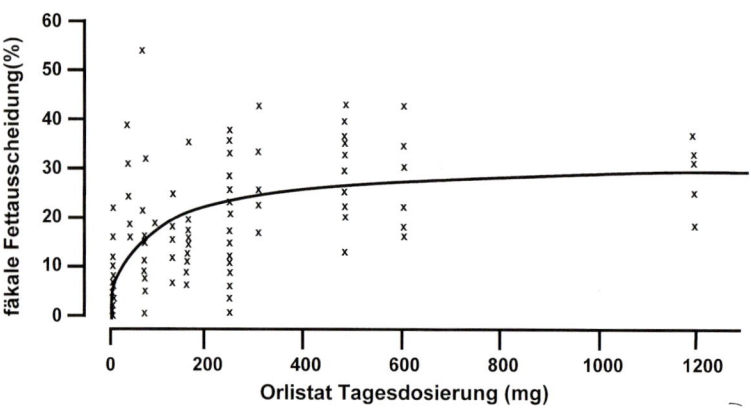

**Abb. 8.25.** Die Triglyzeridspaltung wird von Orlistat dosisabhängig mit individuellen Schwankungen inhibiert. Als Dosis werden 360 mg in 3 Portionen vor den Mahlzeiten empfohlen

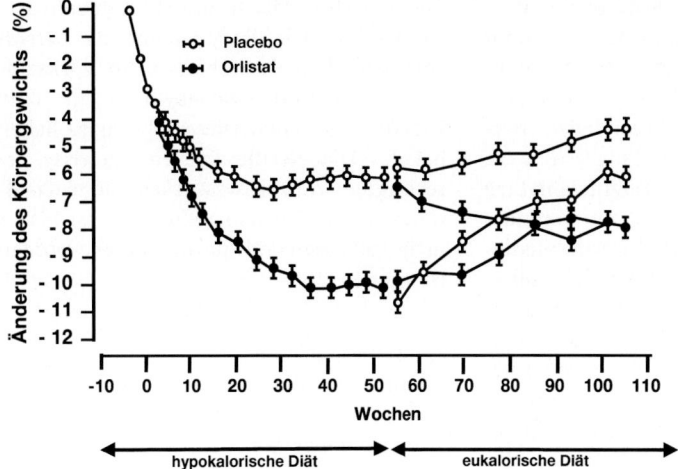

**Abb. 8.26.** Gewichtsabnahme in einer Langzeitstudie über insgesamt 2 Jahre. Alle Patienten erhielten eine hypoenergetische Kost mit einem Energiedefizit von 600 kcal/Tag im 1. Jahr, im 2. Jahr eine eukalorische Kost. Nach einem Jahr wurde eine erneute Randomisierung vorgenommen. (Aus Sjöström et al. 1998)

ren günstig beeinflußt (Tabelle 8.9). Bei den *Lipiden* fällt im Vergleich zu Placebo eine deutliche Erniedrigung des LDL/HDL-Cholesterin-Quotienten auf. Ebenso werden Triglyzeride erheblich gesenkt; die Differenz zu Placebogruppen liegt in der Regel bei 10–20%. Der *Blutdruck* lag in den genannten Studie (Tabelle 8.9) unter Orlistat nur marginal niedriger; andere Studien zeigen größere Differenzen. Bei *Diabetikern* verbessern sich glykämische Parameter ähnlich wie unter oraler Antidiabetika: Das $HbA_{1c}$ wurde bei schlecht eingestellten Typ-2-Diabetikern um 0,53% unter Orlistat im Vergleich zu 0,05% unter Placebo. Die Blutzuckerwerte und die Sulfonylharnstoffdosis wurden unter Orlistat signifikant gesenkt (Hollander et al. 1998).

*Nebenwirkungen*
Bezüglich Verträglichkeit und Nebenwirkungen gibt es gute Daten. Mehr als 20.000 Patienten wurden in kontrollierten Studien beobachtet und seit der Zulassung 9/1998 in Deutschland und 4/1999 in den USA wurden ca. 3 Millionen Patienten mit Orlistat behandelt. Die Nebenwirkungen unter Orlistat betreffen vorwiegend den Gastrointestinaltrakt. Im Vordergrund stehen fettige/ölige Stühle, häufigere Stuhlfrequenzen, weicher

**Tabelle 8.9.** Prozentuale Veränderungen von Lipiden, Lipoproteinen und Blutdruck unter Placebo und 3×120 mg Orlistat nach 1 Jahr und nach 2 Jahren Behandlung. Die Änderungen beziehen sich auf den Vergleich des 1. Tages der Behandlung (nach einer 4wöchigen Placebo-run-in-Phase) und der 52. bzw. 104. Woche. (Aus Sjöström et al. 1998)

| Behandlungs-gruppe | | Triglyceride [%] | Cholesterin [%] | | | | Blutdruck [mmHg] | |
|---|---|---|---|---|---|---|---|---|
| | | | Gesamt | LDL | HDL | LDL/HDL | Systolisch | Diastolisch |
| Placebo nach | 1 Jahr | + 3,9 | +4,3 | +3,7 | +8,6 | − 4,3 | +1 | ±0 |
| | 2 Jahren | +17,6 | +6,2 | +5,4 | +10,3 | − 5,3 | +2 | +2 |
| Orlistat nach | 1 Jahr | − 4,4 | −1,5 | −2,5 | +8,7 | −10,2 | −2 | −2 |
| | 2 Jahren | − 7,5 | −2,2 | −2,5 | +13,0 | −13,5 | ±0 | ±0 |

bis flüssiger Stuhl und Flatulenz (Tabelle 8.10). Die Nebenwirkungen sind somit hauptsächlich Ausdruck der orlistat-induzierten Steatorrhoe und können durch eine alimentäre Fettreduktion vermieden werden. Im 2. Jahr der Behandlung waren die Nebenwirkungen geringer als im 1. Jahr. Eine Diarrhö entwickelt sich nicht; mit Veränderungen bei Elektrolyten und Körperflüssigkeiten ist daher nicht zu rechnen. Die Abbrecherquote war in den meisten Studien unter Placebo größer als unter Orlistat. Die Langzeitstudien zeigen, daß sich die Plasmaspiegel für die Vitamine A, D, E und β-Carotin im Mittel nicht signifikant ändern. Niedrige Vitaminspiegel wurden unter Orlistat häufiger (1–5%) beobachtet als unter Placebo, in einigen Fällen kann eine Substitution notwendig werden. Interaktionen mit anderen Pharmaka wurden bis auf eine mögliche Resorptionshemmung durch Cyclosporine, nicht festgestellt.

*Kontraindikationen*
Pankreasinsuffizienz, Maldigestion/Malabsorption, Morbus Crohn, Colitis ulcerosa.

**Hemmung der Kohlenyhdratspaltung/ Kohlenhydratresorption (α-Glukosidasehemmer)**

α-*Glukosidasehemmer (Acarbose, Miglitol)*
Acarbose (Glucobay®) und Miglitol (Diastabol®) hemmen dosisabhängig, kompetitiv und reversibel die terminale Kohlenhydratresorption. Die Enzymhemmung betrifft vorwiegend die Disaccharide. Ihre Wirksamkeit ist u. a. an den Nebenwirkungen – z.B. Diarrhö – zu sehen. Diese Substanzen haben bei der Diabetestherapie eine gewisse Berechtigung. Daß sie wesentlich und nachhaltig auch das Gewicht reduzieren, ist bisher nicht überzeugend nachgewiesen worden (Berger 1992).

### 8.5.4
### Stimulatoren des Energieverbrauchs

*Sympathomimetika*

Sie hemmen nicht nur den Appetit oder verstärken die Sättigung, sondern stimulieren über β-Rezeptoren auch den Grundumsatz und die Thermogenese. Diese Wirkungen liegen im Bereich von 3–8% (Bättig 1993; Silverstone 1993). Wahrscheinlich wird der Effekt über $β_3$-Rezeptoren vermittelt. Dafür spricht, daß die Wirkung von Ephedrin (stimuliert alle 3 β-Rezeptoren) durch Nadolol (blockt $β_1$- und $β_2$-Rezeptoren) nur zu ca. 60% gehemmt werden konnte (Liu et al. 1995). Die Steigerung des Energieverbrauchs spielt im Vergleich zur Reduktion der Energieaufnahme wahrscheinlich eine geringere Rolle.

Sibutramin (Reductil®) stimuliert über die Hemmung der Wiederaufnahme von Noradrenalin den Energieverbrauch. Nach

**Tabelle 8.10.** Nebenwirkungen unter Orlistat im 1. und 2. Jahr der Behandlung. (Aus Sjöström et al. 1998)

| Nebenwirkungen [%] | Im 1. Jahr | | Im 2. Jahr | |
|---|---|---|---|---|
| | Orlistat | Placebo | Orlistat | Placebo |
| Fettiger/öliger Stuhl | 31 | 17 | 8 | 1 |
| Vermehrter Stuhl | 20 | 7 | 2 | 2 |
| Weicher Stuhl | 15 | 9 | 6 | 2 |
| Flüssiger Stuhl | 13 | 10 | 8 | 5 |
| Bauchschmerzen | 7 | 9 | 7 | 7 |
| Flatulenz | 7 | 3 | 3 | 2 |
| Stuhlinkontinenz | 7 | 0 | 2 | 0 |

Untersuchungen von Astrup (1998) wird nicht nur die Thermogenese, sondern auch der Grundumsatz etwas gesteigert. Unter Gewichtsreduktion war die Abnahme des Energieverbrauchs unter Sibutramin ähnlich wie unter Placebo, obwohl die Patienten mit Sibutramin 2,4 kg und die mit Placebo nur 0,3 kg Gewicht abgenommen hatten. Aus den Studien wurde abgeleitet, daß die anorektische Wirkung von Sibutramin zu ca. 20% der Steigerung des Energieverbrauches zuzurechnen ist.

**Weitere Pharmaka**

*Schilddrüsenhormone*
Schilddrüsenhormone werden seit Ende des letzten Jahrhunderts zur Behandlung der Adipositas eingesetzt. Sie erhöhen nachweislich den Grundumsatz, indem sie den Turnover (Umsatz) einer Reihe von zellulären Prozessen der Glykolyse, des Protein-Turnovers und des Cori-Zyklus erhöhen. Unter einer hypokalorischen Kost kann es zu einem geringen Abfall von T3 und T4 und zu einem Anstieg von rT3 im Serum kommen (Krotkiewski et al. 1981). Diese Stoffwechselanpassung könnte mit der diätetisch induzierten Reduktion des Grundumsatzes zusammenhängen. Eine Pharmakotherapie kann daher sowohl als Monotherapie als auch in Kombination mit einer Reduktionskost in Frage kommen.

Klinische Studien zeigen allerdings, daß keine oder keine wesentliche Gewichtsreduktion bei Euthyreose erzielt werden kann. Ein therapeutischer Effekt ist nämlich nur bei relativ hohen Dosen zu erwarten. Diese wiederum bergen die Gefahr einer Hyperthyreosis factitia in sich. Nebenwirkungen wie Tachykardien, Blutdruckanstieg, Stenokardien (Steigerung des myokardialen Sauerstoffverbrauchs) und Rhythmusstörungen zwingen zum Therapieabbruch, meist bevor eine nennenswerte Gewichtsreduktion erfolgte. Die Therapie mit Schilddrüsenhormonen ist daher verlassen worden.

> Schilddrüsenhormone kommen bei Euthyreose zur Therapie der Adipositas nicht in Frage.

*β₂- und β₃-Agonisten*
Diese Substanzen sind thermogenetisch und erhöhen das Körperprotein und vermindern das Körperfett. Beim Menschen ist die Wirkung der bisher bekannten Analoga nicht sicher nachgewiesen, möglicherweise deshalb, da beim Menschen nur rudimentär braunes Fettgewebe vorhanden ist (s. Abschn. 6.8). Mit einem spezifischen $\beta_3$-Agonisten wurde eine geringradige Steigerung der 24-h-Energieverbrauchs durch vermehrte körperliche Aktivität nachgewiesen (Toubro u. Astrup 1995). Zur Zeit wird intensiv an dieser Substanzklasse geforscht.

*Koffein*
Es erhöht den Grundumsatz; am wirkungsvollsten ist es angeblich in Kombination mit Ephedrin (Bättig 1993). Man muß jedoch sehr viele Tassen Kaffee trinken, um einen nachweisbaren Effekt zu erzielen. Der Koffeineffekt ist nämlich nur von kurzer Dauer. Um ganztägig eine Anhebung des Grundumsatzes zu erzielen, sind daher viele Einzeldosen erforderlich. Da die Wahrscheinlichkeit einer koronaren Herzkrankheit jedoch ab 5 Tassen/Tag ansteigt, ist ein hoher Kaffeekonsum nicht empfehlenswert. In einer 24wöchigen Studie verminderte Koffein nur in Kombination mit Ephedrin das Gewicht (Astrup et al. 1992).

*Nikotin*
Es erhöht möglicherweise durch Stimulation von Acetylcholinrezeptoren den Grundumsatz. Eine therapeutischer Einsatz verbietet sich aufgrund verschiedener toxischer Wirkungen.

### 8.5.5
### Pharmaka mit diversen Wirkmechanismen

*Leptin*
Leptin reduziert im Tierversuch und beim Menschen über verschiedene Mechanismen das Gewicht (s. Abschn. 6.4.2). Als Therapeutikum für Adipöse wird es seit Jahren intensiv beforscht und steht derzeit noch nicht zur Verfügung.

*Biguanide (Metformin)*
Sie haben neben ihrer Wirkung auf die Hyperinsulinämie, die Insulinresistenz und die Glukoneogenese auch Effekte auf die intestinale Glukoseabsorption. Zur Therapie von adipösen Diabetikern sind Biguanide sicher empfehlenswert (Mehnert 1984b). Metformin senkt zudem das Gewicht, wohingegen Sulfonylharnstoffe zu einer Gewichtszunahme führen können. In Frankreich ist Metformin mit dieser Indikation zugelassen. In der UNITED KINGDOM PROSPECTIVE DIABETES STUDY (UKPDS) kam es unter einer intensiven Therapie mit Sulfonylharnstoffen bzw. Insulin innerhalb von 10 Jahren zu Gewichtszunahmen zwischen 4 und 8 kg, während unter Metformin – mit der gleichen Auswirkung auf das $HbA_{1c}$ – kein Anstieg des Gewichts zu verzeichnen war.

*Testosteron*
Hierzu gibt es bisher wenig Studien. Die Behandlung resultiert aus der Erkenntnis, das abdominal adipöse Männer verminderte Testosteronspiegel haben. Reduziert wird anscheinend nicht das Gewicht, sondern isoliert die Fettmasse. Die Behandlung von abdominal adipösen Männern mit 80 mg Testosteron über 8 Monate verminderte die Körperfettmasse sowie das viszerale Fett um 7% und den sagittalen Abdomendurchmesser um 9% (Marin et al. 1992a). Gleichzeitig verbesserten sich die kardiovaskulären Risikofaktoren einschließlich der Insulinresistenz; das Prostatavolumen nahm nur unwesentlich zu.

*Diuretika, Abführtees*
Sie führen zu einem Flüssigkeitsverlust, nicht jedoch zu einer Verminderung der Fettmasse.

*Glukagon, Glukagon-like-peptide-1 (GLP-1)*
Beide Substanzen reduzieren die Nahrungsaufnahme. Ob sie beim Menschen klinisch zum Einsatz kommen, ist noch unklar.

*Choriongonadotropin*
Diese Substanzen hat keine Berechtigung bei der Behandlung von Adipösen.

*Cholecystokinin (CCK)*
Wenngleich CCK in der Regulation von Nahrungsaufnahme und Sättigung eine Rolle spielt (s. Abschn. 5.2.1), ist es bisher als Pharmakon zur Therapie der Adipositas nicht einsetzbar. In der Erprobung sind CCK-Analoga (Asin et al. 1992).

*Quellmittel*
Matricur® und $CM_3$® kamen 1999 als Medizinprodukte auf den Markt. Sie quellen im Magen und können über verschiedene Mechanismen die Sättigung verstärken bzw. den Appetit hemmen. Matricur® ist ein Komprimat aus Rindercollagen, das durch Flüssigkeitsaufnahme im Magen innerhalb einer halben Stunde ca. 18fach expandiert. Es verbleibt ca. 8 Stunden im Magen und wird nahezu vollständig verdaut. $CM_3$® wird in einer Kapsel verabreicht, die im Magen angedaut wird, wodurch Cellulose freigesetzt wird und diese sich um das 5- bis 6fache ausdehnt. Die Hersteller empfehlen die Einnahme von 2–4 Komprimaten bzw. Kapseln vor den Mahlzeiten. Kontrollierte Studien liegen bisher zu beiden Produkten nicht vor.

*Ballaststoffe*
Sowohl wasserlösliche als auch wasserunlösliche Ballaststoffe sollen durch eine Verzögerung der Magenentleerung und eine Beeinträchtigung der intestinalen Absorption das Gewicht vermindern. Der klinische Be-

weis für diese Annahme ist bisher nicht erbracht worden, wenngleich Ballaststoffe ein sinnvolles Konzept in der Ernährung darstellen.

*Olestra*
Olestra ist kein Medikament, sondern ein synthetisch hergestelltes Sucrose-Triglyzerid mit 5–7 Fettsäuren. Dieses Fett schmeckt ähnlich wie das natürlich vorkommende Fett, es hat auch ähnliche physikalische Eigenschaften. Verdaut und resobiert wird es allerdings nicht; aufgrund der veränderten chemischen Struktur wird es von Lipasen nicht angegriffen (Aggarwal et al. 1993). Die Unverdaulichkeit von Fetten hat naturgemäß Nebenwirkungen: Fettstühle, Flatulenz und angeblich auch Tenesmen. Wieviel und wie lange man mit Olestra das Gewicht vermindern kann, ist unklar. In den USA ist es von der FDA zugelassen.

> **FAZIT**
>
> - Antiadiposita sollten nur bei gegebener Indikation eingesetzt werden – nicht aus kosmetischen Gründen („Lifestyle-Droge").
> - Eine medikamentöse Behandlung kommt bei Adipösen nur bei Versagen der nicht-medikamentösen Therapie (Basistherapie) in Frage.
> - Eine medikamentöse Therapie erfolgt immer gleichzeitig mit der Basistherapie.
> - In Frage kommen nur Pharmaka, die nachweislich die Fettmasse reduzieren bzw. Begleitkrankheiten bessern.
> - Antiadipöse Pharmaka dürfen keine schwerwiegenden Nebenwirkungen haben, da eine Gewichtsreduktion auch durch eine Umstellung der Ernährung oder vermehrte körperliche Aktivität möglich ist.

> - Klinisch empfehlenswert sind z. Z. zwei Pharmaka: Sibutramin als Wiederaufnahmehemmer von Noradrenalin und Serotonin und Orlistat als Hemmer der Fettspaltung/Fettresorption.
> - Verschiedene Medikamente mit unterschiedlicher Wirkungsweise sind z. Z. in Erprobung.

## 8.6 Magenballon

*Prinzip*
Experimentell gilt als gesichert, daß man durch Dehnung der kleinen Kurvatur des Magens ein Sättigungsgefühl induzieren kann. Hervorgerufen wird dieser Effekt wahrscheinlich durch Stimulation von Dehnungsrezeptoren mit nervaler Fortleitung in das Sättigungszentrum im Nucleus ventromedialis hypothalami. Es liegt daher nahe, diese physiologische Wirkung des Speisebreis durch mechanische Manipulation zu imitieren.

*Technik*
Hennig (1979) berichtete erstmals über einen intragastralen flüssigkeitsgefüllten Ballon, den er im Selbstversuch implantieren ließ. Willmen et al. (1984) entwickelten die Methode weiter und verwendeten u. a. einen Ballon aus Silikon mit Material von Mammaprothesen. Inzwischen werden Ballons aus Latex, Silikon und Polyurethan verwendet. Silikonballons werden in der Regel mit Flüssigkeit (AHS, Biomedics, Dow Corning, Taylor), Polyurethanballons (Ballobes) mit Luft gefüllt; Latex ist weitgehend verlassen worden. Sowohl flüssigkeits- als auch luftgefüllte Ballons sind mit Ultraschall erkennbar. Die Ballons werden mittels eines Schlauchsystems oder Gastroskops implantiert und da-

nach mit Flüssigkeit oder Luft gefüllt; sie können gastroskopisch auch wieder entfernt werden. Das Volumen kann, je nach Ballon, ca. 200–550 ml betragen, was etwa 12–40% der Magenkapazität bei Adipösen entspricht. Der Ballon verbleibt in der Regel 3–10 Monate im Magen.

*Indikation*
Die Arbeitsgruppe für interventionelle Therapie der Adipositas der Deutschen Gesellschaft für Adipositasforschung (Wechsler et al. 1991) fordert, daß konservative Therapien mit Reduktionskost, Bewegungstherapie, Pharmaka und Psychotherapie mehrfach gescheitert sind. Nur Personen mit Gewicht von >40% über dem Normalgewicht sollten dieser Behandlung zugeführt werden. Voraussetzung ist zudem, daß der Patient diese Therapie möchte und drohende Komplikationen erkennen kann.

*Kontraindikationen*
Ulkuskrankheit, erosive Gastritis, Zustand nach B I- und B II-Resektion, Blutungsneigung und Markumarisierung, Schwangerschaft, Persönlichkeitsstörungen, mangelnde Compliance.

*Therapieeffekte*
Die Veröffentlichungen differieren erheblich hinsichtlich der Gewichtsreduktion; Abnahmen von 5–15 kg in 6 Monaten wurden häufig beschrieben (Wechsler 1989; Geliebter 1991). Die Gewichtsreduktion ist in den ersten Wochen deutlich größer als in den nachfolgenden Monaten (Abb. 8.27). Dieses Phänomen hängt möglicherweise damit zusammen, daß aufgrund der Ballonimplantation eine Zunahme der Magenkapazität erfolgt, wie das v. a. bei der Ratte nachgewiesen ist. Auch beim Menschen zeigt sich, daß der Therapieerfolg vom Magenvolumen abhängt; je kleiner der Magen, desto größer die Gewichtsreduktion (r = 0,45; Geliebter 1991). Ob auch hormonelle Veränderungen dabei eine Rolle spielen, ist umstritten. Der Ballon war in vielen Studien einer Reduktionskost nicht über- sondern unterlegen, auch im doppelblinden Versuch (Mathus-Vliegen et al. 1991). Drastische Gewichtsreduktionen von 50 kg in 35 Wochen wurden allerdings auch beschrieben (Mathus-Vliegen et al. 1991).

*Nebenwirkungen/Komplikationen*
Epigastrische Schmerzen und ein Völlegefühl sind bei fast jedem Patienten zu Beginn vorhanden, bei manchen verschwinden sie nach einigen Tagen (Tabelle 8.11). Übelkeit und Erbrechen ist etwa bei jedem 4. Patienten vorhanden, Druckulzera und Erosionen in ca. 6% der Fälle. Refluxösophagitis und Antrumtamponade wurden ebenfalls beschrieben (Wechsler 1989). Deflatiert der Ballon, geht er intestinal ab und kann zu ei-

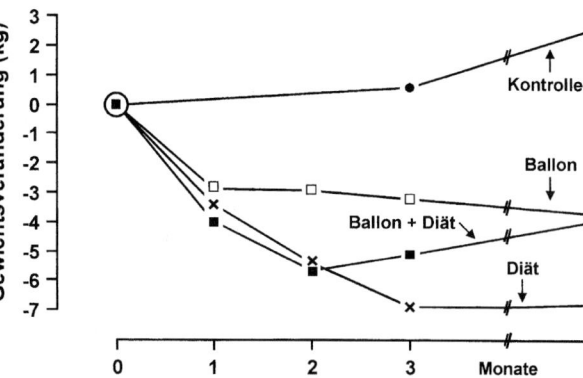

**Abb. 8.27.** Gewichtsreduktion nach Implantation eines Magenballons (Silikon-Gummi, 300 ml NaCl) allein oder in Kombination mit einer Reduktionskost (1.000 kcal/Tag) im Vergleich zur Reduktionskost bzw. ohne Therapie. Die Therapiedauer betrug 3 Monate, die Nachbeobachtung 6 Monate. (Nach Geliebter et al. 1991)

**Tabelle 8.11.** Nebenwirkungen und Komplikationen beim Magenballon. Unterschiede hinsichtlich des Materials, der Größe oder der Form sind unwesentlich

| Nebenwirkung | Häufigkeit [%] |
| --- | --- |
| Völlegefühl | 50–80 |
| Epigastrisches Druckgefühl | 50–80 |
| Epigastrische Schmerzen | 25 |
| Übelkeit und Erbrechen | 25 |
| Druckulzera | 6 |
| Erosionen | 4 |
| Obstruktionsileus | 1–2 |
| Refluxösophagitis | 25 |

nem Ileus führen, was mit einer Häufigkeit von 1–2% vorkommt; eine chirurgische Intervention ist dann umgehend notwendig.

*Beurteilung*
Die Implantation eines Magenballons sollte nur im Rahmen von Studien erfolgen. Die Methode hat das Stadium einer generellen klinischen Anwendung (noch) nicht erreicht. Da inzwischen das Magenband auch laparoskopisch angelegt werden kann, gehen viele Zentren auf diese internventionelle Methode über (s. Abschn. 8.7.3).

## 8.7 Operative Therapie

Die meisten Adipositasexperten sind sich darin einig, daß die Adipositas eine schwer zu behandelnde Krankheit ist, manche halten sie sogar für unheilbar. Die Schwierigkeiten bestehen nicht in fehlenden Therapiemöglichkeiten. Durch eine Kombination von Ernährungsumstellung, Bewegungstherapie, Verhaltenstraining und Pharmaka läßt sich bei jedem Patienten das Gewicht reduzieren – vorausgesetzt, er ist compliant. Die oft fehlende Motivation und Kooperation ist v. a. durch den häufig fehlenden Leidensdruck bedingt; die kardiovaskulären Risikofaktoren z. B. verursachen nämlich in der Regel keine Beschwerden und Symptome. Ein Leidensdruck entsteht meistens erst bei Auftreten von Organkomplikationen (z. B.

Herzinfarkt, diabetische Mikroangiopathie, Gonarthrose) oder aus psychosozialen Gründen.

Bei extremer Adipositas sollte man grundsätzlich auch eine operative Therapie in Erwägung ziehen. Diese Einschätzung beruht auf der nüchternen Tatsache, daß eine Adipositas Grad II (BMI >35<40 kg/m$^2$) und erst recht mit Grad III (BMI >40 kg/m$^2$) mit konservativen Mitteln nur in Ausnahmefällen erfolgreich behandelt werden kann. Wer kennt schon Adipöse, die 20 oder gar 50 kg auf Dauer mit konservativer Therapie abgenommen haben? Hier sind gewöhnlich Allgemeinärzte, Internisten, Psychotherapeuten, Ernährungsberaterinnen und Bewegungstherapeuten mit ihrem Latein am Ende. In den letzten Jahren haben sich neue operative Methoden mit geringen Komplikationen etabliert, so daß man Vorbehalte gegenüber Operationen kritisch überdenken sollte (Wolf et al. 1994; s. Übersicht).

---

**Chirurgische Methoden zur Therapie der morbiden Adipositas**

- Restriktionen
  - Magenrestriktion
    - vertikale Gastroplastik
    - horizontale Gastroplastik
  - Magenband
  - andere Techniken
  - Ösophagusband
  - Kieferverdrahtung
- Malabsorptionstechniken
  - jejunoilealer Bypass
  - Ileogastrostomie
  - andere Techniken
- Kombination von Magenrestriktion und Malabsorptionstechniken
  - Roux-en-Y-Bypass
  - gastrischer Bypass („loop")
  - biliopankreatischer Bypass
- kosmetische Operationen
  - Liposuktion
  - Dermolipektomie

## 8.7.1
**Auswahl des Patienten**

*Indikationen*
Internationale und nationale Leitlinien differieren in ihren Empfehlungen nur unwesentlich. Folgendes läßt sich formulieren:

- *Alter:* Ein operativer Eingriff sollte nur bei Erwachsenen, nicht bei Jugendlichen oder sogar Kindern vorgenommen werden. Nach dem 60. Lebensjahr besteht – je nach evtl. vorhandenen Komplikationen – nur noch eine eingeschränkte Indikation. Bestehen lediglich kardiovaskuläre Risikofaktoren, wird man in höherem Alter eher zurückhaltend sein; für eine fortgeschrittene Gonarthrose mit drohender TEP gilt das nicht.
- *Gewicht:* Bei einem BMI >40 kg/m² besteht grundsätzlich eine Indikation. Liegen erhebliche Begleit- und Folgekrankheiten vor, kann auch ab einem BMI von 35 kg/m² operiert werden. Schwerwiegende Folgekrankheiten sind: Gonarthrose, Coxarthrose, Spondylolisthesis, schwer einstellbarer Diabetes oder Bluthochdruck, Organkomplikationen wie Arteriosklerose (Herzinfarkt, Apoplex usw) oder Schlafapnoe.
- *Frustrane konservative Gewichtsreduktion:* Bevor man einem Patienten zu einer Operation rät, sollte er mindestens 2mal die Möglichkeit zur Gewichtsreduktion mit einem multifaktoriellem Therapieansatz einschließlich einer Schulung gehabt haben.

*Kontraindikationen*
1) Kinder und Jugendliche, Patienten über 60 Jahre (relativ),
2) sekundäre Adipositas bei Krankheiten oder unter adipogenen Pharmaka,
3) chronische Leber-/Darmkrankheiten wie Leberzirrhose, M. Crohn usw. bei Bypass-Techniken,
4) Psychosen und Psychoneurosen, Eßstörungen,
5) fehlende Krankheitseinsicht,
6) zu erwartende mangelnde Kooperation nach der Operation hinsichtlich Ernährung und Kontrolluntersuchungen,
7) Sucht- oder Drogenproblematik.

## 8.7.2
**Malabsorptionstechniken**

Bei den Malabsorptionsmethoden werden Eingriffe vorwiegend am Darm, teilweise aber auch in Kombination mit einer Magenrestriktion vorgenommen. Die Techniken am Darm wurden nicht primär für die Adipositas entwickelt, sondern bei anderen Krankheiten am Darm, Magen und Pankreas. Man beobachtete aufgrund einer Malabsorption eine Gewichtsreduktion und setzte sie später auch modifiziert bei Adipösen ein. Wenngleich diese reinen Malabsorptionsmethoden effizient sind, sollten sie aufgrund ihrer Komplikationen und Nebenwirkungen nur noch von historischem Interesse sein. Da sie dennoch immer noch zur Anwendung kommen, werden sie hier kurz erwähnt.

*Jenunoilealer Bypass*
Das proximale Jejunum wird mit dem terminalen Ileum End-zu-Seit anastomisiert. Auf diese Weise wird die resorbierende Oberfläche des Dünndarms auf etwa 10% reduziert. Teile vom Jejunum und vom Ileum enden blind („blind loop"). Häufig kommt es zu einem Reflux von Darminhalt aus dem Kolon mit Keimbesiedelung des Dünndarms und Beschwerden („blind loop syndrom"). Chirurgen in Skandinavien und Amerika bevorzugen häufig eine End-zu-End-Anastomose. Das Ileum kann auch direkt mit dem Magen verknüpft werden (*Ileogastrostomie*).

Reine Malabsorptionstechniken sind heute obsolet.

*Komplikationen
der Malabsorptionstechniken*
Diese Operationsmethoden sind hinsichtlich der Gewichtsreduktion effektiv. Die meisten Autoren berichten von einer Reduktion des überschüssigen Körperfettes um 60% innerhalb von 1 bis 2 Jahren, was auch nach 5 Jahren noch nachweisbar ist (Gries 1987). Diese Bypass-Methoden, von denen es noch viele Varianten gibt, haben sich dennoch nicht behauptet. Die Lebensqualität kann durch die Flatulenz und die Diarrhoe eingeschränkt sein. Die induzierte Malabsorption betrifft leider nicht nur die Hauptnährstoffe, sondern auch Vitamine, Mineralien und Spurenelemente; es können sich entsprechende Mangelkrankheiten (z. B. Hypokaliämie, Vitamin-B-Mangel usw.) entwickeln. Hinzu können toxische Leberschädigung, Megakolon und Ileus kommen, auch die Revisionsrate lag mit etwa 20% sehr hoch (Gries 1987; Mason 1993).

**8.7.3
Magenrestriktionen**

Um die Techniken der Magenrestriktion hat sich besonders Mason (1993) verdient gemacht. Neben dem ersten gastrischen Bypass 1967 hat er 1971 die horizontale und 1976 die vertikale Gastroplastik eingeführt. Bei der *horizontalen Gastroplastik* wird am Magenfundus ein Reservoir mit nur ca. 10% des gesamten Magenvolumens geschaffen. Dies geschieht mit Hilfe eines Abnähers, der an der kleinen Kurvatur beginnt, horizontal verläuft und an der großen Kurvatur einen Durchgang von etwa Kleinfingerdicke beläßt. Da der Magensack mit der Zeit dilatiert und das vorzeitige Sättigunggefühl ausbleibt, wurde die Methode verlassen und hat nur noch historische Bedeutung.

**Vertikale Gastroplastik nach Mason
(„vertical banded gastroplasty", VBG)**
Die vertikale Gastroplastik ist eine z. Z. häufig angewendete Methode. Es wird ein selektiver Eingriff nur am Magen durchgeführt, das Intestinum bleibt unverändert. Verbreitet sind die Methoden nach Mason sowie Eckhout (s. unten).

*Technik*
Bei der Operation wird zunächst ein rundes Fenster an der vorderen und hinteren Magenwand nahe der kleinen Kurvatur ausgestanzt (Abb. 8.28a). Ausgehend von diesem Fenster wird der Magen parallel zur kleinen Kurvatur bis zum His-Winkel abgenäht. Auf diese Weise entsteht ein 20–30 ml großes Magenreservoir im Fundus. Durch das Fenster und um die kleine Kurvatur wird ein Band aus Marlex gelegt; es wird so verengt, daß ein 11–12 mm breiter Durchlaß (Stoma) entsteht. Das Band wird durch Nähte fixiert und verwächst später bindegewebig.

*Wirkprinzip*
Das Magenreservoir wird auf etwa 1/50 der vorherigen Kapazität reduziert. Bereits nach etwa 1/2 Tasse Nahrung ist der „Magen" gefüllt. Dadurch entsteht ein Sättigungsgefühl, was die weitere Nahrungsaufnahme beendet. Vermittelt wird das Sättigungsgefühl wahrscheinlich über pressorische und Dehnungsrezeptoren sowie nervale und hormonelle Signale, die dem Hypothalamus zugeleitet werden (s. Abschn. 5.2.1).

*Komplikationen*
Husemann (1994, 1998) berichtet bei 211 Operierten folgendes: Sterblichkeit 0,5%, Thrombose 2,4%, Lungenembolie 0,9%, Revision 1,9%, Auslaßstenose 1,4%, Wundinfektion 5 %. Mason (1993) gibt die Mortalität mit 0,3% an, die hauptsächlich durch eine Perforation (0,6%) in den ersten beiden Wochen verursacht wird. Im Vergleich mit anderen Operationsverfahren, insbesondere

**Abb. 8.28a–d.** a,b Magenrestriktionen als Monotherapie oder c,d in Kombination mit einer Operation zur Malabsorption. Die vertikale Magenplastik und das Magenband sind die z. Z. gängigen Methoden

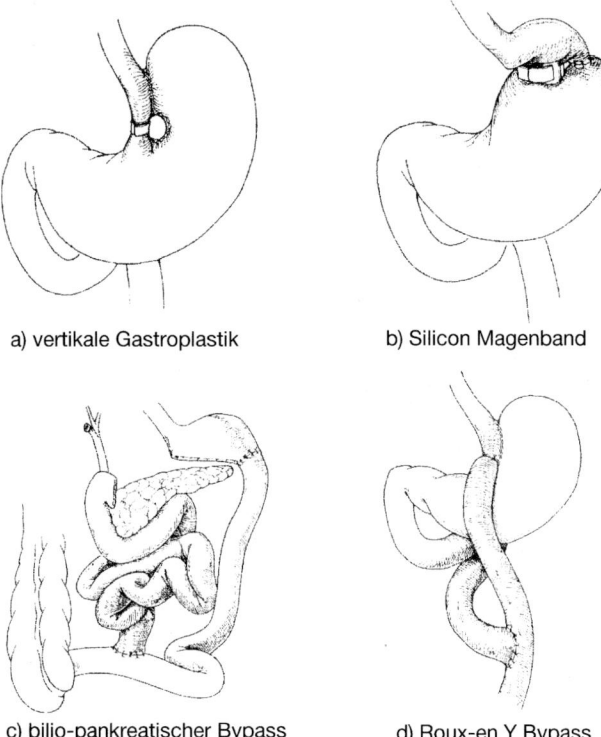

a) vertikale Gastroplastik

b) Silicon Magenband

c) bilio-pankreatischer Bypass

d) Roux-en Y Bypass

den Bypass-Operationen, ist aufgrund des kleineren Eingriffs, des unveränderten Intestinums und der früheren Mobilisation die Komplikationsrate gering. Diese Tatsachen begründen die Bevorzugung dieser Methode.

*Ergebnisse*
Nicht alle, nämlich etwa 20%, nehmen nicht ab, was entweder mit einer unzureichenden Operationstechnik oder mit einer Umgehung des Wirkprinzips durch den Patienten zusammenhängt. Durchschnittliche Gewichtsreduktionen von 30–60 kg in den ersten beiden Jahren sind die Regel. Etwa 1/6 verliert mehr als 75% der überschüssigen Fettmasse, 2/3 mehr als 50% (Wolf et al. 1994; Gries 1987; Mason 1993). Der Effekt ist auch noch Jahre später nachweisbar (Abb. 8.29). Bobachtungen über 10 Jahre und mehr fehlen noch.

*Ernährung und Eßverhalten*
Nach einer vertikalen Gastroplastik muß der Patient seine Eßgewohnheiten ändern, sonst kommt es zu Komplikationen oder fehlendem Therapieerfolg. In den ersten Tagen nach der Operation wird der Patient parenteral ernährt. Danach wird mit einer flüssigen Aufbaukost begonnen, die hinsichtlich der Hauptnährstoffe nur gering defizitär, bezüglich der Mineralien jedoch ausgeglichen sein sollte. Vitamine werden zusätzlich verabreicht. Nach ca. 4 Wochen wird auch wieder feste Nahrung aufgenommen. Grundsätzlich können alle Speisen verzehrt werden. Die Anzahl der Mahlzeiten richtet sich nach der gewünschten Gewichtsreduktion. Empfohlen werden 5 Mahlzeiten. Nimmt der Patient mehr als 1 kg pro Woche ab, sollte die Häufigkeit der Mahlzeiten heraufgesetzt werden.

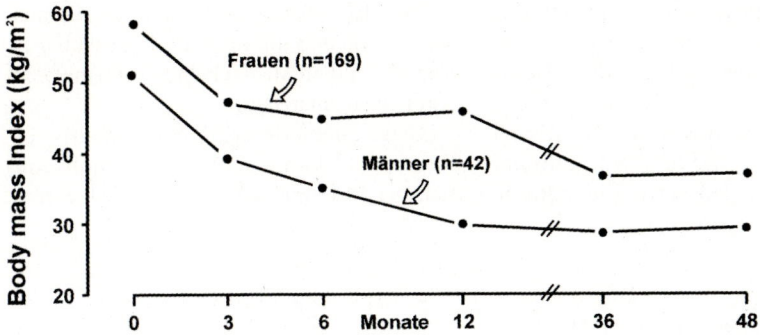

**Abb. 8.29.** Gewichtsreduktion durch vertikale Gastroplastik nach Mason. (Nach Husemann 1994)

Grundsätzlich werden dem Patienten folgende Regeln vermittelt:

1) kleine Bissen,
2) effektives Kauen,
3) langsames Essen,
4) kleine Mahlzeiten,
5) Getränke vor dem Essen oder ca. 1/2 Stunde danach.

Werden diese Regeln mißachtet, können Bauchschmerzen, Übelkeit und Erbrechen resultieren. Das Wirkprinzip der vorzeitigen Sättigung kann durch häufige Zufuhr einer flüssigen und/oder hochkalorischen Kost (z. B. Schokolade) umgangen werden. Alle Patienten bedürfen einer dauernden Substitution mit einem Multivitaminpräparat, evtl. sind auch Mineralien und Spurenelemente notwendig.

*Besonderheiten*
Die vertikale Gastroplastik hat im Vergleich zu anderen Operationsverfahren eine Reihe von Vorteilen. Diese sind nicht nur in der geringen Kompliationsrate begründet. Bei der vertikalen Gastroplastik kann u. U. der ursprüngliche Mangenzustand wiederhergestellt werden. Der Magen kann auch mittels Endoskop eingesehen werden, was insbesondere bei der Abklärung von Beschwerden oder zur Erkennung von Malignomen wichtig ist. Wenngleich die langfristige Führung eines operierten Patienten einfach erscheint, ist die Deutsche Adipositasgesellschaft aufgrund der bisherigen Erfahrung der Meinung, daß eine Anbindung an ein erfahrenes Zentrum erforderlich ist (Wechsler et al. 1991).

*Voruntersuchungen*
- Gastroskopie bzw. Magen-Darm-Passage (wichtig: Hiatusgleithernie mit Reflux),
- Thoraxröntgen,
- kardiologische Diagnostik: EKG, Ergometrie, Echokardiograph,
- pulmonale Diagnostik: Spirometrie, evtl. Bodyplethysmographie,
- Oberbauchsonographie (wichtig: Gallensteine),
- Labor: Blutbild, Gerinnung, Stoffwechsel.

 Bei jedem extrem Adipösen stellt sich die Frage nach einer operativen Therapie.

### Vertikale Gastroplastik nach Eckhout („silastic ring vertical banding gastroplasty", SRVBG)

Im Unterschied zur vertikalen Gastroplastik nach Mason wird ohne vorherige Ausstanzung eines Fensters eine Klammernahtreihe parallel der kleinen Kurvatur durchgeführt. Die Stomasicherung erfolgt durch einen Silikonring mit ventraler und dorsaler Abstützung auf der Klammernahtreihe. Vorteile dieser Modifikation sind ein relativ schnell und mit geringem technischem Aufwand durchführbarer Eingriff sowie die einfache Rerversibilität der Operation.

### Magenband
(„adjustable silicone gastric band", ASGB)

Das Anbringen eines Dacronbandes um den Fundus, um eine Restriktion und damit eine vorzeitige Sättigung zu erreichen, wird schon seit vielen Jahren erprobt. Seit Kuzmak (1991) ein justierbares Magenband einführte, erfährt diese Methode eine Renaissance. Um den Fundus, knapp unterhalb der Kardia, wird ein Band aus silikonbeschichtetem Dacron gelegt (Abb. 8.28b, 8.30). Dieses Band ist im Durchmesser auch postoperativ verstellbar, da es mit einem flüssigkeitsgefüllten Reservoir (Port) verbunden ist, das in die Bauchdecke implantiert wird. Mit Hilfe einer Spritze kann durch Volumenänderung im Port die Stomaweite korrigiert werden. Das Magenband wurde erstmals 1993 von Cadiére laparoskopisch implantiert. Voraussetzung ist, daß die Kardia gut einsehbar ist und hinter dem Magen keine Probleme beim Anbringen entstehen.

Diese Methode wird z.Z. intensiv erforscht und klinisch erprobt. Komplikationen bei 48 Eingriffen nach Markiefka et al. (1994) ergeben sich wie folgt:

a) intraoperativ:
 - 1 Splenektomie nach Läsion,
 - 1 Relaparotomie nach intraabdominaler Blutung,

b) bis 4 Wochen postoperativ:
 - 1 tödliche Lungenembolie,
 - 4 subkutane Hämatome bzw. Abszesse,
 - 1 Platzbauch,
 - 1 intraabdominaler Abszeß,

c) Spätkomplikationen:
 - 9 Stomastenosen,
 - 3 Refluxösophagitiden,
 - 3 Banddislokationen,
 - 2 Umwandlungen nach Eckhout wegen ungenügender Gewichtsreduktion,
 - 1 mechanischer Ileus,
 - 1 Spätabszeß mit Peritonitis,
 - 3 Narbenhernien.

Inzwischen ist die Methode dahingehend modifiziert worden, daß das Magenband auch laparoskopisch implantiert wird. Sollte sich diese Technik ohne größere Komplikationen und mit guten Resultaten durchsetzen, hätte man erstmals ein Instrument zur langfristigen Gewichtsreduktion durch einen minimalen Eingriff zur Verfügung. Kunath u. Memari (1995) berichten von nur leichten Problemen bei diesem durchschnittlich 2 1/4 h dauernden schwierigen Eingriff. Die Kosten allein für das Magenband (ca. DM 2.000) sind nicht unerheblich. Eine Differentialindikation von laparoskopischer und offener Implantation zeichnet sich ab. Bei einem BMI >45 kg/m$^2$ ist die offene Implantation zu favorisieren.

Wirkprinzip und Voruntersuchungen sind gleich und Gewichtsabnahmen ähnlich wie bei der vertikalen Magenplastik.

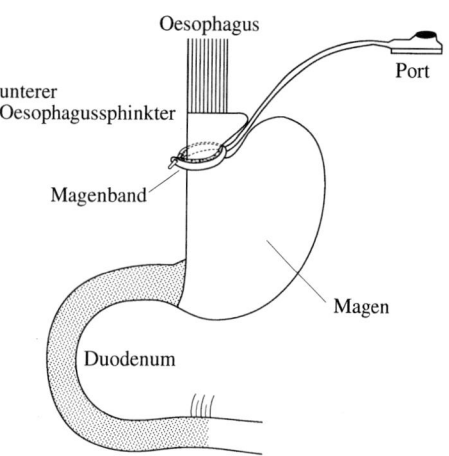

**Abb. 8.30.** Implantat eines anpaßbaren Magenbandes. (Von Husemann zur Verfügung gestellt)

### 8.7.4
**Kombination von Magenrestriktion mit Malabsorptionstechniken**

Mit diesen Operationsmethoden versucht man, die Vorteile der Magenrestriktion (Restriktion der Energiezufuhr) mit denen der Malabsorption (Reduktion der Energieverwertung) zu verbinden. Es wundert daher nicht, daß sie hinsichtlich der Gewichtsreduktion am effektivsten sind. Sie kommen oft nicht als primäre Methode, sondern bei Versagen einer reinen Restriktionstechnik in Frage.

Mason (1993) führte bereits 1967 eine *Magenbypassoperation* durch, bei der er – ähnlich wie bei der horizontalen Gastroplastik – den Fundus abnähte und eine Jejunumschlinge hochzog, in die sich der Speisebrei aus dem Fundus an der großen Kurvatur entleeren konnte („loop gastric bypass"). Bei dieser Methode stand die Billroth-II-Resektion Pate, bei der eine Jejunumschlinge an den verkleinerten Magen gelegt wird. Da sich das Magenreservoir mit der Zeit aufdehnt, ist diese Methode weitgehend wieder verlassen worden.

*Roux-en-Y-Magen-Bypass*

Diese Operationsmethode ist ebenfalls weltweit verbreitet und stellt eine Modifikation des „loop gastric bypass" dar.

*Technik*
Ähnlich der vertikalen Magenplastik wird an der kleinen Kurvatur ein Magenreservoir mit einem Stoma geschaffen (Abb. 8.28d). Das Jejunum wird durchtrennt und an dieses Stoma angeschlossen; das proximale Jejunum wird End-zu-Seit an dieses Teilstück anastomisiert.

*Wirkprinzip*
Magenrestriktion durch Schaffung eines Pouch mit Stoma sowie Malabsorption, da der Speisebrei das gesamte Duodenum und das proximale Jejunum umgeht.

*Komplikationen*
Das operative Risiko für Früh- als auch für Spätkomplikationen ist größer als bei der vertikalen Magenplastik. Es können sich v. a. peptische Geschwüre bilden. Durch Umgehung der Dünndarmpassage kann ein Dumping-Syndrom entstehen, das sowohl durch hypertone Flüssigkeiten im proximalen Dünndarm als auch durch eine pankreozibale Asynchronie verursacht wird. Die Malabsorption kann zu Mangelzuständen (besonders Eisen und Kalzium) führen. Magenreservoir, Stoma und Jejunum können mit der Zeit dilatieren, wodurch die Wirksamkeit reduziert wird. Ein wesentlicher Nachteil im Vergleich zur vertikalen Gastroplastik ist die Tatsache, daß der distale Magenanteil diagnostisch nicht kontrollierbar ist.

*Vorteile*
Es handelt sich um ein Verfahren mit weitgehend gesicherter langfristiger Gewichtsreduktion. In einer Studie mit 201 Patienten hatten nach 5 Jahren 89% der Patienten mehr als ein Drittel des überschüssigen Fettes verloren; unter konservativer Therapie mit einem multifaktoriellen Ansatz waren es nur 21% (Martin et al. 1995). Die Kosten waren in den ersten Jahren nach operativer Therapie höher. Ab dem 5. Jahr kehrte sich das Verhältnis jedoch zugunsten der chirurgischen Behandlung um (Abb. 8.31).

*Biliopankreatischer Bypass*

Diese Methode umgeht das Problem von Bakteriumwachstum und Dumping im umgangenen Dünndarmsegment. Der Magen wird zu 2/3 reseziert und mit einer Ileumschlinge, das Jejunum mit dem terminalen Ileum End-zu-Seit anastomisiert (Abb. 8.28c). Operationsrisiko und Komplikationen sind ähnlich wie beim Roux-en-Y-Bypass, gastrische Pobleme entfallen weitgehend. Eine langfristige Gewichtsreduktion ist zu erwarten. Da die Malabsorption erheblich ist und auch ein Proteinmangel entste-

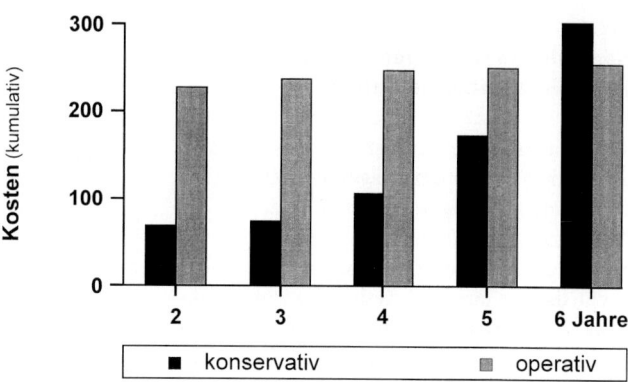

**Abb. 8.31.** Kostenvergleich einer chirurgischen (Roux-en-Y-Magen-Bypass) mit einer konservativen Therapie (multifunktioneller Ansatz) bei 201 Patienten. Nach 5 Jahren sind die Kosten bei der chirurgischen Therapie pro kg Gewichtsabnahme und Jahr niedriger. (Aus Martin et al. 1995)

hen kann, können ähnliche Nachsorgeprobleme auftreten wie beim Roux-en-Y-Bypass (Mason 1993).

### 8.7.5
### Kosmetische Operationen

Die operativen Möglichkeiten zur Körperkonturierung („body styling", „body contouring") haben sich in den letzten Jahren deutlich verbessert, so daß man bei bestimmten Indikationen auch an einen chirurgischen Eingriff denken sollte; Risiko und Nutzen sind dabei sorgfältig abzuwägen, wobei es beim „Nutzen" im wesentlichen um die psychosoziale Verfassung geht. Hinsichtlich der Indikation muß unmißverständlich klargestellt werden, daß mit kosmetischen Operationen die Fettmasse unwesentlich reduziert wird und diese Methoden das konservative oder operative Vorgehen am Magen nicht ersetzen. Dennoch sind bei Adipösen mit psychosozialen Nachteilen und Diskriminierung auch kosmetische Probleme zu berücksichtigen.

*Liposuktion*

*Methode*
Mit einer ca. 12 cm langen, 4–8 mm dicken, vorn abgerundeten Kanüle und einer seitlichen Öffnung wird das Fett in Lokalanästhesie oder Narkose abgesaugt (aspirative Liposplastik). Zu große und zu nahe beieinander gelegene Stichkanäle führen zu großen Seromen und Hämatomen und im Spätergebnis zu welliger Haut. Ein zurückhaltendes Vorgehen hingehen hat wenig Effekt und muß mehrmals „nachgebessert" werden. Um die Absaugung effektiver und schonender zu gestalten, können Injektionen zur Blutstillung (z. B. Adrenalin) und zur Fettlösung (z. B. Hyaluronidase) erfolgen.

*Indikationen*
Mit der Liposuktion können lokale Fettansammlungen vorwiegend an Hüften, Oberschenkeln, Abdomen, Kinn u. a. Körperteilen vorgenommen werden. Zu solchen „Fettpolstern" kommt es v. a. bei der Lipomatose und bei der gluteal-femoralen Adipositas („Reithose") oder bei der abdominalen Form („Kugelbauch"). Die Methode bewirkt bei diesen Fettansammlungen eine bessere Körperkonturierung. Die zweite Indikation, ist die Fettabsaugung nach erfolgreicher ausgiebiger Gewichtsreduktion. Aufgrund der enormen subkutanen Fettansammlung vor der Gewichtsreduktion hat sich die Haut ausgedehnt; sie schrumpft durch Gewichtsreduktion häufig nur ungenügend. Die Liposuktion ist zumindest am Abdomen unzureichend; eine Bauchdeckenplastik (Dermolipektomie) ist effizienter.

*Komplikationen*
Hämatome und Serome sind, je nach Ausmaß der Plastik, zu erwarten. Das kosmetische Endergebnis ist nach 4–8 Monaten zu erwarten. In einer Sammelstatistik wurden bei 48.527 Eingriffen 5 Todesfälle aufgrund von Komplikationen der Lidocainapplikation, Venenthrombosen und Lungenembolien registriert (Rao et al. 1998). In vielen Fällen sind Nachkorrekturen nötig, was nicht immer als Komplikation zu werten ist und zum Vorgehen gehört. Die Oberfläche über dem Eingriff bleibt oft dauerhaft wellig.

**Dermolipektomie**

*Methode*
Bei Durchführung der Methode im Abdominalbereich (Bauchdeckenplastik) werden vom Schambereich bis unter die Mammae Haut und subkutanes Fett reseziert. Die Schnittführung kann unterschiedlich erfolgen; bei der sog. W-Schnittführungstechnik liegt der Schnitt noch im Schambereich (Hönig 1992). Eine Muskel- und Faszienraffung ist zusätzlich möglich. Der Nabel kann reseziert und neu plaziert werden. Ähnliche Eingriffe können auch an anderen Körperstellen vorgenommen werden, z. B. am Oberschenkel.

*Indikationen*
Bauchdeckenstraffung nach erfolgter, ausgiebiger Gewichtsreduktion, wobei sich eine sog. Fettschürze entwickelt. Dies ist häufig nach einer restriktiven Magen- bzw. Darmoperation der Fall, d. h. der Patient muß u. U. mehrfach operiert werden, worüber er aufgeklärt werden sollte.

*Komplikationen*
Da es sich um größere, oft mehrstündige Eingriffe handelt, sind die Komplikationen nicht zu vernachlässigen.

## 8.7.6
## Weitere Methoden

### Kieferverdrahtung („jaw wiring")

Im Jahr 1974 führte Garrow (1988), der mit den Ergebnissen einer Reduktionskost, Pharmaka und dem jejunoilealen Bypass nicht zufrieden war, eine Verdrahtung der Zähne durch. Die Mehrzahl der Patienten nimmt mit dieser Technik ohne größere Komplikation ab; nach Entfernung der Drähte erfolgt jedoch fast immer eine erneute Gewichtszunahme. Wenngleich die Methode sicher zu Recht als rigoros gelten darf, „umgingen" manche Patienten dennoch dieses mechanische Hindernis. Hinzu kamen Probleme mit dem Draht im Mund und Sprechschwierigkeiten, so daß sie als obsolet bezeichnet werden darf.

### Bauchband („waist cord")

Kurze Zeit später erprobte Geliebter ein ca. 20 cm breites Bauchband; Garrow (1988) verschmälerte es auf die Breite eines üblichen Maßbandes. Das Band übt einen leichten Druck auf das Abdomen aus und macht dem Träger sein „Bauchproblem" bewußt. Nach Mahlzeiten und bei Gewichtszunahme nimmt der Druck zu; die Rückkoppelung ist direkt spürbar. Bezüglich der langfristigen Gewichtsreduktion ist die Methode umstritten.

### Stereotaktische Elektrokoagulation

1974 führten dänische Neurochirurgen erstmals eine stereotaktische Operation im vermeintlichen Hungerzentrum durch. Sowohl der Erfolg als auch die Nebenwirkungen waren unbefriedigend, so daß die Methode weitgehend verlassen worden ist.

> **FAZIT**
> 
> - Bei der extremen Adipositas sollte eine operative Maßnahme grundsätzlich in Erwägung gezogen werden.
> - Favorisiert werden heutzutage sog. Magenrestriktionstechniken wie die vertikale Gastroplastik und das anpaßbare Magenband; bei unzureichender Gewichtsreduktion kommen auch andere Operationsverfahren in Frage.
> - Historische Bedeutung haben: jejunoilealer Bypass, duodenoilealer Bypass, Ileogastrotomie, gastrischer Bypass („loop").
> - Jede Operation bedarf einer verantwortungsvollen Indikationsstellung, einer umfassenden Aufklärung und einer sorgfältigen Nachsorge.
> - Die Fettabsaugung ist keine anerkannte Methode.
> - Nach erfolgreicher Gewichtsreduktion ist oft eine Dermolipektomie am Bauch bzw. den Oberschenkeln indiziert.

## 8.8 Programme zur Gewichtsreduktion

Im folgenden werden einige Programme zur Gewichtsreduktion in Deutschland vorgestellt, die von Instituten, Firmen und Kliniken entwickelt worden sind. Unter „Programm" wird eine Behandlung verstanden, die nicht nur eine singuläre Therapieart (z. B. Diät) beinhaltet, sondern einen multifaktoriellen Behandlungsansatz hat. Die Programme sind nur zum Teil evaluiert bzw. wissenschaftlich fundiert, sie werden dennoch besprochen. Eine Beurteilung wurde aufgrund der in 8.1 definierten Kriterien vorgenommen. Die Darstellung erhebt keinen Anspruch auf Vollständigkeit.

### 8.8.1 AOK-Programme

*Vier-Jahreszeiten-Kur*

Es handelt sich um ein Programm der AOK, das in Kooperation mit der Gesellschaft für interdisziplinäre Verhaltenswissenschaft (GiV) Göttingen durchgeführt wird. In das Programm werden auch Personen, die nicht bei der AOK versichert sind, aufgenommen. 85% der Teilnehmer sind Frauen im mittleren Alter.

*Ziele*

Ziel des Programms ist eine Verhaltensänderung hinsichtlich der Ernährung. Bezogen auf die individuelle Ernährungssituation soll eine bedarfsgerechte Ernährung zur Gewichtsreduktion erreicht und stabilisiert werden. Mit Grundprinzipen der Verhaltenstherapie wird auf postalischem Wege versucht, über Selbstbeobachtung, Selbstbewertung und Selbstbelohnung eine Stärkung der Fähigkeit zur Selbstregulation zu erreichen.

*Teilnahme*

Personen mit einem Übergewicht bis zu 20% sind willkommen. Besteht ein größeres Übergewicht oder sind gravierende Krankheiten bekannt, wird ein Besuch beim Hausarzt empfohlen. Für spezielle gesundheitliche Probleme, die sich während der Gewichtsreduktion v. a. bei Diabetes, Hypertonie, Gicht usw. ergeben können, wird neben dem Arztkontakt eine telefonische Beratung angeboten.

*Programm*

Die Teilnahme über 12 Monate gliedert sich in 5 Abschnitte. Zunächst erfolgt ein Ernährungstraining über 4 Wochen, in dem grundsätzliches Wissen über eine gesunde Ernährung und sinnvolles Eßverhalten vermittelt werden. Das Wissen ist in einem „Vier-Wochen-Kurbegleiter" festgehalten; zudem wird ein Ernährungsfahrplan verschickt. Am

Ende dieser Periode erhalten die Teilnehmer einen Fragebogen zum Eßverhalten sowie ein Protokoll, um das Essen über 7 Tage zu dokumentieren. Danach beginnt die zweite, 4–6 Wochen dauernde Periode. Die Protokollierung des Essens und die Einstellung zum Eßverhalten wird bis zum Jahresende mehrmals wiederholt und jeweils brieflich kommentiert.

Die empfohlene Ernährung lehnt sich im wesentlichen an die Richtlinien der DGE an. Basis ist der „Lebensmittelkreis" mit Darstellung von 8 Gruppen von Nahrungsmitteln (Abb. 8.32). Von einer einseitigen Diät wird abgeraten, eine fettarme und kohlenhydratreiche Kost mit komplexen Kohlenhydraten nahegelegt.

Das Ernährungsverhalten wird im Arbeitsbuch „Vier-Jahreszeiten-Kurbegleiter" in 11 Kapiteln zu folgenden Themen trainiert: Süßhunger, Kontrolle, Selbstsicherheit, Entspannung, Kohlenhydrate, geheime Ver-

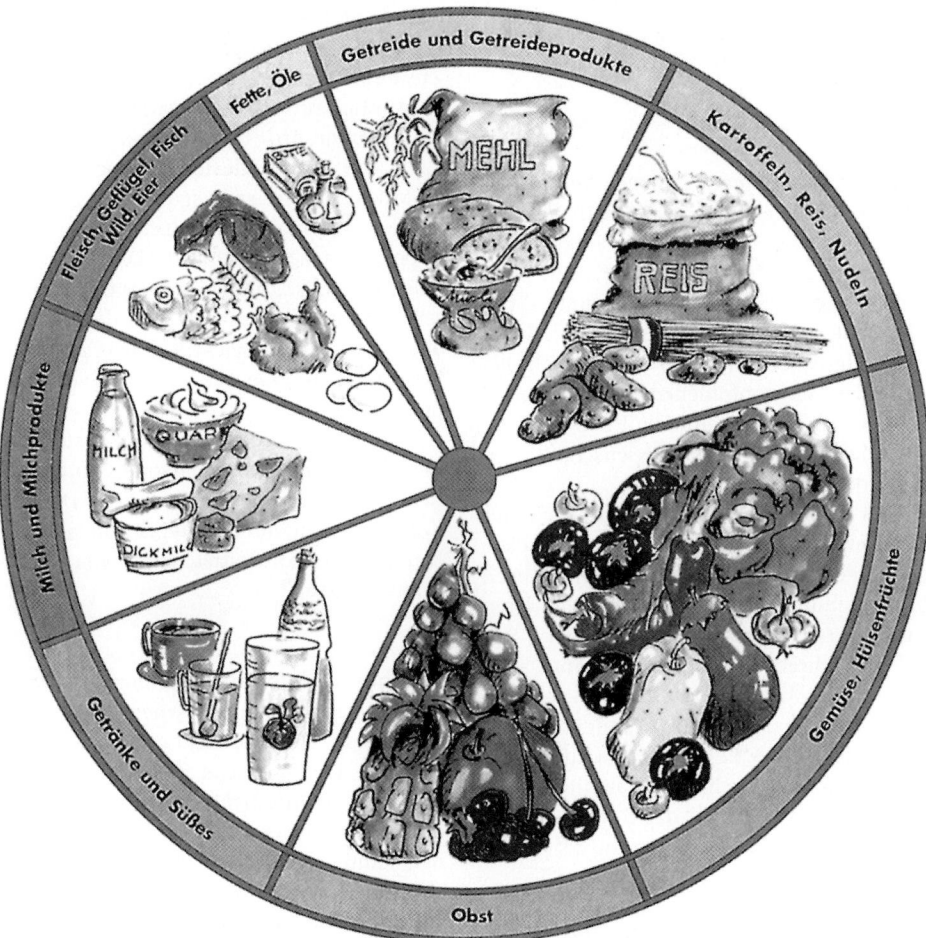

**Abb. 8.32.** Der Lebensmittelkreis gibt an, welche Lebensmittelgruppen in einer gesunden hypokalorischen Mischkost enthalten sein sollen. Die Größe des Kreisausschnittes symbolisiert den Anteil an der Energieaufnahme („Vier-Jahreszeiten-Kur")

führer, Essen in Gesellschaft, Belohnung, Heißhunger, Gewichtsstillstand und fettarm essen. Im Mittelpunkt steht der flexible und nicht der rigide Umgang mit Lebensmitteln und Essen. Die Briefe werden mit Hilfe der EDV erstellt, nachdem die persönlichen Daten und die des Ernährungstagebuches eingegeben wurden. Sie enthalten auch quantitative Angaben zu den Hauptnährstoffen und deren Energiegehalt, Vitaminen, Mineralien und Spurenelementen.

*Kosten*
Als einmalige Kosten für die Teilnahme fallen bei AOK-Versicherten DM 75, bei anderen Teilnehmern DM 112 an.

*Beurteilung*
Mit dem Instrumentarium der Verhaltenstherapie wird versucht, das Eßverhalten mit dem Ziel der „Stärkung der Fähigkeit zur Selbstregulation" zu ändern. Hierzu steht umfangreiches Informations- und Trainingsmaterial zur Verfügung. Einfluß auf den Teilnehmer wird über Briefkontakt genommen. Die empfohlenen Nahrungsmittel entsprechen bewährten Richtlinien, auch die Gewichtung erfolgt nach wissenschaftlichen Erkenntnissen.

Das Programm wird grundsätzlich nur Übergewichtigen, nicht jedoch Adipösen empfohlen. Die Ernährungsempfehlungen basieren auf Ernährungsprotokollen, deren Aussagekraft erheblich bestritten wird. Seit einigen Jahren ist nämlich bekannt, daß quantitative Angaben von Übergewichtigen nicht brauchbar sind (sog. „under-reporting"; s. Abschn. 5.2.2). Einfluß wird in dem Programm fast ausschließlich auf das Eßverhalten, nicht jedoch auf das Bewegungsverhalten genommen. Die Bewegung hat jedoch – wie das Essen – bei der Genese und Therapie von Übergewicht und Adipositas einen ähnlichen Stellenwert wie die Energieaufnahme.

*„Pfund um Pfund"*
Dieses Programm erhebt Anspruch auf eine ernsthafte Behandlung von Übergewichtigen. Adipöse sind in diesem Kurs nicht erwünscht und werden auf andere Programme verwiesen.

*Programm*
Der Kurs erstreckt sich nach einer 2wöchigen Vorbereitungszeit über insgesamt 12 Wochen und beinhaltet 10 Gruppentreffen unter Leitung von Diätassistentinnen. Die empfohlenen Nahrungsmittel entsprechen im wesentlichen denen der DGE; ihre Zusammenstellung orientiert sich am Lebensmittelkreis (Abb. 8.32). Der Energiegehalt beträgt pro Tag zwischen 1.000 und 1.800 kcal. Es handelt sich demnach um eine an Mikronährstoffen ausgewogene, fett- und cholesterinarme, vollwertige, mäßiggradige hypokalorische Mischkost. Die Gruppenstunden sind kognitiv orientiert und vermitteln Kenntnisse über Ursachen des Übergewichtes, das Zielgewicht, die Energiebilanz, Lebensmittelkunde, richtiges Eßverhalten und Bewegung.

Für AOK-Mitglieder ist die Kursteilnahme kostenlos. Andere Personen entrichten für den Kurs eine Gebühr von 150,– DM. Die Kosten werden in der Regel von anderen Krankenkassen erstattet, selten von Privatkrankenkassen.

*Beurteilung*
Es handelt sich um ein Programm, das Übergewichtigen empfohlen werden kann. Wenngleich es für Adipöse nicht gedacht ist, sollte dennoch ärztlicherseits die Indikation zur Gewichtsreduktion aufgrund einer Untersuchung gestellt werden. Komplikationen können nämlich nicht nur durch Änderungen von Stoffwechselgrößen und des Blutdruckes auftreten, sondern auch am Herzkreislaufsystem und den Gelenken durch die Bewegungstherapie. Die Propagierung eines „Wohlfühlgewichtes" mag marketingtech-

nisch von Vorteil sein. Viele Begleitkrankheiten wie z. B. Diabetes können jedoch nicht gefühlt werden; der Begriff ist daher gesundheitlich irreführend. Der Hauptnachteil des Programmes liegt in der mangelnden multifaktoriellen Therapie; die Behandlung durch Bewegung, Psychotherapie und Pharmaka spielen gegenüber der diätetischen eine untergeordnete Rolle oder werden überhaupt nicht erwogen. Die AOK ließ verlauten, einen interdisziplinären Ansatz erstellen zu wollen.

## 8.8.2
### Bundeszentrale für gesundheitliche Aufklärung (BZgA)

Die BZgA hat in Zusammenarbeit mit dem Institut für Therapieforschung (IFT) das Programm „Abnehmen – aber mit Vernunft" erarbeitet. Es ist für Übergewichtige gedacht und wird jährlich von mehr als 10.000 Personen in Anspruch genommen.

*Programm*
Ziel der Behandlung ist die langfristige Gewichtsabnahme durch Änderung des Verhaltens. Aus diesem Grunde werden die Gruppensitzungen mit maximal 15 Personen verhaltenstherapeutisch unter einem geschulten Gruppenleiter abgehalten. In 20 Wochen finden wöchentliche Treffen statt, in denen es um Ernährung, Eßverhalten, Entspannung und körperliche Aktivität geht.
Die empfohlene Mischkost entspricht im wesentlichen den Empfehlungen der DGE. Sie hat einen Energiegehalt zwischen 1.200 und 2.400 kcal pro Tag. Es ist eine abwechslungsreiche, fettarme und kohlenhydratreiche Kost, die Raum für eine individuelle Gestaltung läßt. Je nach Ausbildung des Schulungsleiters werden Entspannungsübungen praktiziert, Bewegungstherapie wird empfohlen und besprochen.

*Beurteilung*
„Abnehmen – aber mit Vernunft" ist vernünftig und kann generell empfohlen werden. Die ausgewogene Mischkost ist risikoarm und die Gruppensitzungen sind – wie erwünscht – verhaltenstherapeutisch orientiert. Zu kurz kommt die Bewegungstherapie. Diese wird in der Regel nicht praktiziert, sondern nur empfohlen; auch die Schulungsleiter sind in Bewegungstherapie nicht ausgebildet. Langzeitergebnisse liegen nicht vor. Eine Eingangsuntersuchung und Kontrollen durch einen Arzt sind nicht vorgesehen.

## 8.8.3
### Deutsche Gesellschaft für Ernährung (DGE)

Die Deutsche Gesellschaft für Ernährung (DGE) ist eine Einrichtung des Bundes, die sich mit der Ernährung in vielfacher Hinsicht beschäftigt. Unter anderem gibt sie Ernährungsempfehlungen für Laien heraus. Zum Abnehmen hat sie das Programm „Ich nehme ab" entwickelt. Es wird vor allem an Volkshochschulen und von Krankenkassen angeboten.

*Programm*
In 10 Wochen wird ein Gruppenprogramm vermittelt, das vorwiegend auf eine Änderung der Ernährung und des Essens zielt. Der Gruppenleiter soll die Inhalte vorwiegend verhaltenstherapeutisch vermitteln. Die empfohlene Mischkost ist in erster Linie fett- und energiearm. Die Nahrungsmittel werden nach einem Bausteinprinzip beurteilt und ausgewählt. Bewegung wird in Form von gymnastischen Übungen empfohlen.

*Beurteilung*
Die empfohlene Mischkost ist in vielen Programmen Standard: Sie ist sinnvoll, risikolos und abwechslungsreich. Zu wenig Gewichtung hat jedoch die Bewegung. Daten zur langfristigen Gewichtsreduktion fehlen. Untersuchungen und Kontrollen durch Ärzte sind nicht vorgesehen.

## 8.8.4
### Deutsche Gesellschaft für gesundes Leben (DGGL)

*Organisation*

Die Deutsche Gesellschaft für gesundes Leben (DGGL) mit Sitz in Bickenbach vertritt in Deutschland das BCM Programm (BCM = „body cell mass"). In ca. 2000 Beratungsstellen wird von Ärzten, Psychologen, Ernährungswissenschaftlern und Diätassistentinnen das Programm angeboten. Diese werden in einem Fortbildungszyklus auf ihre Tätigkeit vorbereitet und in 6 Regionalbüros geschult. Neben Schulungsangeboten werden auch Forschungsprojekte durchgeführt.

*Methode*

In der Reduktionsphase werden die Teilnehmer angehalten, eine hypokalorische „low-insulin-response" Basis-Kost-Mahlzeit einzunehmen. Anfänglich werden davon 2 Mahlzeiten pro Tag verzehrt, später nur noch eine. Eine Portion der Basiskost (Pulver), zubereitet mit fettarmer Milch, enthält 170 kcal in Form von 19 g Eiweiß, 15 g Kohlenhydraten und 4 g Fett. Das Nährstoffprofil der Mischkost beinhaltet ca. 55% Kohlenhydrate, 15–20% Eiweiß und 20–30% Fett. Die Diät ist ausreichend mit Vitaminen, Spurenelementen und Mineralien angereichert. Getrunken werden täglich 2,5–3 l kalorienfreie Flüssigkeit. Zudem werden Hinweise für körperliche Aktivität und Streßmanagement gegeben.

Vor und während der Therapie wird die Körperzusammensetzung mit Hilfe der Impedanzanalyse (s. 3.4.4) ermittelt. Gemessen werden die Resistance und der Phasenwinkel. Aus diesen Meßgrößen werden 3 Komponenten ermittelt: Körperfett, Körperzellmasse (BCM) und extrazelluläre Masse (ECM). Die BCM und der Quotient ECM/BCM dienen zur Steuerung der Ernährung. Basierend auf diesen Größen wird ein Beratungsgespräch mit dem Programmteilnehmern durchgeführt (Abb. 8.33).

*Programm*

Das Programm gliedert sich in 3 Phasen:
1. Intentionsbildung. Zu Beginn wird Abstand zu bisherigen Ernährungsgewohnheiten geschaffen: Zwei Tage lang werden alle 3 Stunden Getränke der BCM-Start-Diät eingenommen.
2. Reduktionsphase. Beginn der Ernährung mit 1 oder 2 Mischkostmahlzeiten und 1 bzw. 2 Mahlzeiten in Form einer Nahrungsergänzung (BCM Basis-Kost) kombiniert mit einem Milchprodukt. Zwischenmahlzeiten werden nicht empfohlen. In dieser mehrwöchigen Phase werden die Teilnehmer in offenen Gruppen alle 2 Wochen in der Beratungsstelle beraten und geschult.
3. Follow-up Periode. In dieser Phase erfolgt die Integration der 3. normalen Mahlzeit (kohlenhydratreich und fettarm). Nach Absprache wird der Teilnehmer halbjährlich wieder in die Beratungsstellen eingeladen.

*Kosten*

Die Teilnehmer bezahlen monatlich für die Beratung eine Pauschale von 35 DM und für die Basis-Kost 140 DM, später 70 DM. Die Kosten entstehen nur bei Inanspruchnahme.

*Beurteilung*

Die Gesellschaft findet mit ihrem Konzept bei vielen Teilnehmern und Ärzten Anklang. Die Leiter der Beratungsstellen werden in einem Fortbildungszyklus in Regionalbüros geschult. Motivierend dürfte sich die Atmosphäre in den Beratungszentren und der Einsatz der Impedanzanalyse auswirken.

Kritisch zu vermerken ist, daß wissenschaftliche Erkenntnisse zu metabolischen Auswirkungen und zur Effizienz nur ansatzweise vorhanden sind. Die Therapie beinhaltet vor allem eine hypoenergetische Kost. Bewegung wird zwar empfohlen, es findet jedoch keine systematische Gruppentherapie statt und die Empfehlungen genügen kaum sportärztlichen Erkenntnissen.

## 8.8 Programme zur Gewichtsreduktion

Fettabbau und Fettneubildung durch häufige kleine Mahlzeiten (niedrige prandiale und relativ hohe postprandiale Insulinspiegel) oder mit 3 größeren Mahlzeiten (relativ hohe prandiale und niedrige postprandiale Insulinspiegel) günstiger beeinflußt werden, ist Gegenstand der Diskussion.

### 8.8.5
### Optifast-Programm

Optifast 800, eine Formuladiät, gibt es seit vielen Jahren in den USA. Dort wurde ein Programm zur langfristigen Gewichtsreduktion entwickelt, das modifiziert auch in Deutschland eingeführt wurde. Therapeutisch gesehen handelt es sich um einen interdisziplinären und multifaktoriellen Ansatz. Das Optifast-Programm wird in sog. Optifast-Zentren durchgeführt, die v. a. Krankenhäusern angegliedert sind.

#### Therapeutenteam

Es besteht aus dem Programmleiter (Organisation, Qualitätssicherung), einem Arzt (Untersuchung, Überwachung), einem Psychologen (Gruppenleitung, Verhaltenstherapie), einer Ernährungsfachkraft und einem Physiotherapeuten. Das Team wird von einem Schulungsteam 4mal hinsichtlich des Programminhaltes geschult, hinzu kommt ein Intensivseminar. Dem Team stehen umfangreiche Handbücher, Kompendien und Broschüren zur Verfügung, in denen nahezu alle Aspekte der Adipositas abgehandelt werden.

#### Indikation/Kontraindikation

Nicht jeder übergewichtige oder adipöse Patient kann an dem Programm teilnehmen. Es soll gewährleistet sein, daß dieses Programm aus gesundheitlichen Gründen durchgeführt wird und dem Teilnehmer keinen Schaden bringt. Formale Voraussetzung dazu ist ein BMI >32 kg/m². Durch Eingangsuntersuchung und Erstgespräch wird festgestellt, ob der Patient die notwendigen persönlichen,

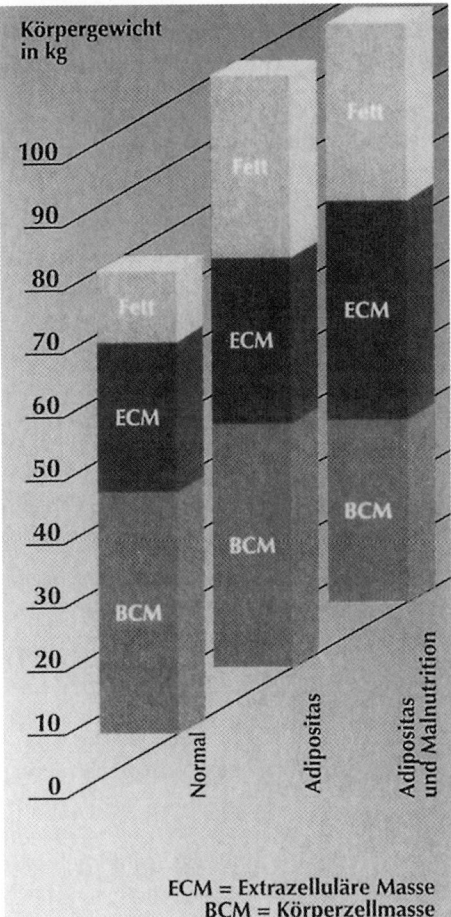

**Abb. 8.33.** Mit der Impedanzmessung bestimmte Körperzusammensetzung bei Normalgewichtigen, Adipösen und Adipösen mit Mangelernährung. (Von der Deutschen Gesellschaft für Gesundes Leben zur Verfügung gestellt)

Die Bestimmung der BCM, insbesondere der ECM bzw. deren Quotient, sind unter einer Reduktionskost unzureichend erforscht. Rückschlüsse auf Funktionszustände des Körpers sind vermutlich nur dann erlaubt, wenn große Compliancefehler (z. B. Eiweißmangel) vorliegen. Den Patienten werden nur 3 Mahlzeiten empfohlen, was bei Adipösen in mehrfacher Hinsicht Sinn macht. Ob

sozialen und körperlichen Voraussetzungen für dieses Programm mitbringt.

*Programm*
Es gibt ein Kern- und ein Folgeprogramm. Das Kernprogramm umfaßt 26 Wochen und gliedert sich in 4 Phasen (s. unten). Das Folgeprogramm geht ebenfalls über 26 Wochen. Inhalte des Programms, die sowohl das Therapeutenteam als auch den Teilnehmer betreffen, werden ausführlich dokumentiert (z. B. Kenntnisse über Lerninhalte, Gewichtskurve, Protokoll für Bewegung und Ernährung).

A) *Kernprogramm*
1. Vorbereitungsphase (1 Woche): In dieser Zeit wird die Eignung des Teilnehmers überprüft. Sie umfaßt ein psychologisches Gespräch, eine Ernährungs- und Bewegungsanamnese sowie eine medizinische Untersuchung. Letztere beinhaltet den körperlichen Status, verschiedene Laborparameter und ein EKG.
2. Fastenphase (12 Wochen): Es ist die Periode der schnellen Gewichtsreduktion mit Hilfe von OPTIFAST 800.
Es handelt sich um eine Formuladiät in Pulverform mit unterschiedlichen Geschmacksrichtungen. Die Tagesmenge enthält 70 g Eiweiß (v. a. Kasein), 14,5 g Fett (davon 7 g essentielle Fettsäuren) und 90 g Kohlenhydrate. Diese Menge, verteilt über 5 Portionen am Tag, entspricht einem Energiegehalt von 770 kcal. Zudem enthält die Diät ausreichend Vitamine, Mineralien und Spurenelemente. Beginn der Bewegungstherapie. Es finden wöchentliche Gruppensitzungen von 60–90 min Dauer statt.
3. Umstellungsphase (6 Wochen): Schrittweise wird die Einnahme von Optifast reduziert und auf konventionelle Mischkost umgestellt. In dieser Zeit werden in den wöchentlichen Sitzungen v. a. Kenntnisse über eine energiereduzierte Mischkost vermittelt. Es stehen Menüpläne zur Verfügung, die einen Energiegehalt von 800–1600 kcal/Tag aufweisen. Die Bewegungstherapie wird mit steigender Dauer und Intensität fortgesetzt.
4. Stabilisierungsphase (7 Wochen): Hauptintention ist die Verinnerlichung der erlernten Verhaltensweisen hinsichtlich Ernährung, Eßverhalten und körperlicher Aktivität, um einen Gewichtsanstieg nach der Phase der schnellen Gewichtsreduktion zu verhindern. Die Menüpläne beinhalten 1.000–2.100 kcal/Tag. Die wöchentlichen Gruppensitzungen dienen vorwiegend der Auffrischung von Lerninhalten und der Prophylaxe von „Rückfällen". Das körperliche Training und die Gymnastik im Optifast-Zentrum bzw. zu Hause sind in dieser Periode besonders wichtig.

B) *Folgeprogramm*
Diese Periode umfaßt ebenfalls 26 Wochen, in denen die zuletzt in der Stabilisierungsphase begonnene Therapie fortgesetzt wird. Die Gruppentreffen finden jetzt alle 2 Wochen statt und haben ein Verhaltenstraining zum Schwerpunkt. Die edukativen und psychologischen Ziele verfolgen eine Vertiefung und Verfestigung von ernährungsphysiologischen und bewegungstherapeutischen Lerninhalten und Verhaltensweisen.

*Ernährung*
In der Fastenphase ist die Ernährung festgelegt (ausschließlich Optifast), in den nachfolgenden Phasen wird Optifast reduziert (Umstellungsphase) und schließlich gänzlich eliminiert (Stabilisierungsphase). Für diese beiden letzten Perioden des Kern- sowie das gesamte Folgeprogramm wird eine Mischkost, im wesentlichen nach dem Richtlinien der Deutschen Gesellschaft für Ernährung (DGE), empfohlen. Sie beinhaltet eine fettarme, cholesterinarme, polyensäurereiche, ballaststoffreiche Kost. Zudem wird eine Frisch- und Vollwertkost empfohlen.

*Bewegung*
Die Bewegungstherapie beginnt bereits in der Fastenphase und wird in der Folgezeit hinsichtlich Dauer und Intensität gesteigert. Sie umfaßt Gymnastik, Dehnübungen, Ausdauersport, Krafttraining und Spiele. Die Belastungsintensität wird anhand der Herzfrequenz/min (Pulsmessung) nach einer alterskorrigierten Regel festgelegt. Hauptart der Bewegung ist das Gehen. Es werden jedoch auch andere Arten der Bewegung wie Radfahren, Schwimmen, Joggen usw. empfohlen.

*Verhaltenstherapie*
Die Psychotherapie dient der Veränderung von Essen, Eßverhalten und der Steigerung körperlicher Aktivität sowie der Gewährleistung eines sinnvollen Ablaufs der Gruppentreffen. Zur Anwendung kommen verhaltenstherapeutische Prinzipien, die sich bei der Behandlung der Adipositas in den letzten Jahren durchgesetzt haben (s. Abschn. 8.4.2). Die Therapie wird fast ausschließlich als Gruppentherapie durchgeführt.

*Ergebnisse*
Das Optifast-Programm wurde insbesondere in den USA, aber auch in Deutschland (Olschewski 1992; Jalkanen 1994) wissenschaftlich begleitet. Eine der größten Studien stammt von Kirschner et al. (1988), in der 4.026 morbid Adipöse über 14 Wochen mit dem Optifast-Programm (420 kcal/Tag) abgenommen haben. Die Männer nahmen im Durchschnitt 30 kg, die Frauen 21 kg ab. Diese Gewichtsreduktion beseitigte die kardiovaskulären Risikofaktoren bei etwa 3/4 aller Adipösen; beim restlichen Viertel waren Verbesserung festzustellen (s. Übersicht links).

---

**Gewichtsreduktion durch OPTIFAST: Auswirkungen auf Risikofaktoren (Kirschner et al. 1988)**

- Hypertonie (>140/90 mm/Hg)
  - RR normalisiert, keine Pharmaka 71%
  - RR normalisiert, weiterhin Pharmaka 12%
  - RR weiterhin erhöht 17%
- Diabetes mellitus (Blutzucker >140 mg %)
  - orale Antidiabetika abgesetzt 100%
  - Insulintherapie abgesetzt 87%
  - Insulindosis reduziert 10%
- Hypercholesterinämie (>250 mg %)
  - normalisiert durch Gewichtsabnahme 73%
  - erniedrigt, jedoch nicht normalisiert 27%
- Hypertriglyzeridämie (>170 mg %)
  - normalisiert durch Gewichtsabnahme 77%
  - erniedrigt, jedoch nicht normalisiert 23%

---

*Kosten*
Das Kernprogramm kostet insgesamt DM 4.500. Einzelne Krankenkassen übernehmen teilweise die Kosten.

*Beurteilung*
Das Optifast-Programm ist auf eine langfristige Gewichtsreduktion bei Adipösen angelegt. Ob es diesem hohen Anspruch gerecht wird, ist bisher nicht bewiesen, da es keine Beobachtungen über Jahre gibt. Insbesondere kurz- und möglicherweise auch mittelfristig läßt sich mit diesem Vorgehen das Gewicht deutlich reduzieren. Die ausgewogene Nährstoffrelation und die ausreichende Versorgung mit Vitaminen, Mineralien und Spurenelementen dürften Beschwerden und Komplikationen auch bei schneller Gewichtsreduktion weitgehend ausschließen. Der interdisplinäre und multifaktorielle interdisziplinäre Therapieansatz entspricht einer optimalen Behandlung. Ob die initiale Therapie mit einer alleinigen Formuladiät sinnvoll ist, wird kontrovers diskutiert. Defizite bestehen bei der Bewegungstherapie sowohl hinsichtlich der Empfehlung (Trainingspuls) als auch der Durchführung.

## 8.8.6
## Treffpunkt-Diät

Dieses Programm wird von der Gesellschaft für Gewichtsreduktionsschulung und Ernährungsberatung mbH (GfGE) Burbach seit 1987 durchgeführt. Anfang 1996 betreuten ca. 300 Diätberaterinnen etwa 500 Diätgruppen in der gesamten Bundesrepublik.

*Programm*
Den Teilnehmern wird vor Beginn der Therapie empfohlen, den Hausarzt zu konsultieren. Eine Gewichtsreduktion wird in 3 Phasen durchgeführt: Abnehmphase, Umstellungsphase und Erhaltungsphase.

1. In der *Abnehmphase*, deren Dauer u. a. vom Ausgangsgewicht, der körperlichen Aktivität und der Diätdisziplin abhängt, wird empfohlen, sich ausschließlich von Diätprodukten der Firma zu ernähren. 30 Produkte in Form von Suppen, Müslis, Cremespeisen, Fertiggerichten und Riegeln stehen mit unterschiedlicher Geschmacksrichtung zur Verfügung. Die Diät hat einen Brennwert von ca. 750 kcal/Tag. Pro Tag werden 5 Mahlzeiten empfohlen. Das Eiweiß besteht vorwiegend aus Laktalbumin.
2. In der anschließenden *Umstellungsphase* (3–6 Wochen) lernen die Teilnehmer den Übergang von einer Formuladiät auf eine ausgewogene Mischkost; letztere orientiert sich an den Empfehlungen der DGE.
3. Danach folgt die *Erhaltungsphase*, um den Erfolg der Gewichtsreduktion zu sichern. Erforderlich dazu sind Motivation und Tips, die von der Gruppenleiterin und den Gruppenteilnehmern vermittelt werden.

Die Gruppe wird von einer geschulten Gruppenleiterin geführt. Als Gruppenleiter werden Personen mit unterschiedlicher Vorbildung ausgewählt. Sie nehmen an 2 mehrtägigen Seminaren teil, bilden sich etwa 4mal jährlich weiter und erhalten weitere Informationen durch Rundschreiben und über Infotheken. Die Gruppentreffen sind wöchentlich und dauern ca. 60 min. Das Setting der Gruppe wird zur Solidarisierung mit Betroffenen, zur sozialen Unterstützung, zur Motivation und zum Austausch von Erlerntem und Erfahrenem genutzt. Die Gruppenteilnehmer lernen auch einzukaufen sowie mit Konflikten und sozialen Ereignissen (z. B. Einladungen) umzugehen. Zudem wird Bewegung zur Steigerung des Energieverbrauchs und zur Initiierung von Kontakten empfohlen.

*Kosten*
Das Programm finanziert sich aus dem Verkauf der Diätprodukte. Die Teilnahme an den Gruppentreffen ist kostenlos. Eine Mahlzeit kostet durchschnittlich DM 3,20.

*Beurteilung*
Das Programm beinhaltet, wie der Name Treffpunkt-Diät impliziert, im wesentlichen eine Diät mit Gruppentreffen. Begrüßenswert ist der nicht alleinige Vertrieb von Diätprodukten, sondern die Information und Schulung zu Inhalten der Ernährung und des Eßverhaltens. Inwieweit die Gruppenleiterinnen in der Lage sind, eine Gruppe therapeutisch mit Anspruch auf langfristige Verhaltensänderung zu führen, kann nicht beurteilt werden. Was fehlt, ist die klare Indikationsstellung für eine Gewichtsreduktion sowie eine obligatorische ärztliche Voruntersuchung. Bei einer mehrwöchigen deutlich katabolen Stoffwechsellage wäre sicherlich auch eine ärztliche Zwischenuntersuchung zwingend, schließlich wird die Diät auch insulinpflichtigen Diabetikern empfohlen. Die Bewegungstherapie wird nicht in der Gruppe anläßlich der Treffen praktiziert.

## 8.8.7
## tri-fit

Tri-fit versucht, eine multifaktorielle Therapie mit einem Stufenmodell in der Praxis des niedergelassenen Arztes umzusetzen. Die einzelnen Therapieelemente sollen flexibel auf die individuellen Erfordernisse des Patienten zugeschnitten werden. Das Programm wurde gemäß den evidenzbasierten Leitlinien zur Therapie der Adipositas in Deutschland entwickelt (Lauterbach et al. 1998).

*Untersuchungen*
Patienten mit einem BMI >30 kg/m² bzw. >27 kg/m² und Folgekrankheiten können am Programm teilnehmen. Neben einer standardisierten Untersuchung einschließlich kardiovaskulärer Risikofaktoren werden Fragen zu psycho-sozialen Problemen und zur Lebensqualität erfaßt. Während der Behandlung werden Kontrolluntersuchungen durchgeführt. Vor Beginn der Schulung wird das Therapieziel definiert. Alle Untersuchungen werden dokumentiert und wissenschaftlich ausgewertet.

*Programm*
Die Behandlung bzw. Betreuung erstreckt sich insgesamt über 52 Wochen; sie gliedert sich in 3 Phasen:
1. *Abnehmphase* über 3 Monate. Die Patienten werden hinsichtlich einer fettarmen und energiereduzierten Mischkost geschult. Bei frustranen Vorerfahrungen mit einer Mischkost oder aus anderer Indikation kann auch eine Formuladiät zu Anwendung kommen; 1 bis 2 Hauptmahlzeiten werden ersetzt. Eine Bewegungstherapie kann in den Gruppenstunden oder außerhalb erfolgen.
2. *Stabilisierungsphase* über 3 Monate. Die Ernährung erfolgt ausschließlich in Form einer Mischkost. Bei Patienten mit geringem Energieverbrauch, mangelnder Sättigung oder Gewichtsanstieg kann auch eine adjuvante medikamentöse Therapie erfolgen. Die Bewegungstherapie wird fortgesetzt.
3. *Langzeitbeobachtung* über 6 Monate. Die Therapie ist wie in der Stabilisierungsphase mit dem Unterschied, daß nur noch ein Gruppentreffen am Ende der Phase angesetzt ist. Kontakte werden brieflich und telefonisch aufrechterhalten.

Ist das Zielgewicht nach Durchlaufen des Programms nicht erreicht, kann die Behandlung wieder von vorn begonnen werden. Eine erneute Abnahmephase kann auch schon nach Beendigung der Stabilisierungsphase erfolgen.

*Schulung*
Trainer der Schulung sind ausschließlich Ärzte und Ernährungsfachkräfte. Beide werden in separaten Programmen für die Aufgabe geschult und zertifiziert. Ihnen stehen Schulungsmaterialen in Form eines Curriculums und Foliensätze für 14 Doppelstunden zur Verfügung. Geschult werden geschlossene Gruppen.

*Kosten*
Pro Schulungsdoppelstunde entrichten die Patienten 30,– DM. Einzelne Krankenkassen erstatten Teilbeträge.

*Beurteilung*
Das tri-fit-Programm ist zu neu, um eine Beurteilung abgeben zu können. Vom Ansatz her entspricht es derzeitigen Forderungen hinsichtlich der Therapie Übergewichtiger und Adipöser. Ob es sein 2. Ziel, die Umsetzbarkeit in der Praxis des niedergelassenen Arztes, erreicht, wird die Zukunft zeigen.

> **Tri-fit beansprucht für sich:**
> 
> - Konzept aufgrund wissenschaftlicher Erkenntnisse und praktischer Erfahrung,
> - langfristige, patientengerechte Behandlung
> - flexible, individuelle Therapie hinsichtlich Ernährung, Bewegung und Pharmakotherapie
> - Zertifizierung von Ärzten und Ernährungsfachkräften für die Schulung
> - Wissenschaftliche Evaluation
> - ökonomische Umsetzbarkeit für Patient und Arzt

## 8.8.8
## ReducTeam (Knoll)

*"Focus Adipositas"*

Es handelt sich um ein Informations- und Motivationsprogramm mit insgesamt 3 Gruppendoppelstunden mit Informationen zu Ursachen und Folgen der Adipositas, Prinzipien der Ernährung sowie Rolle und Konzept einer Bewegungstherapie. Danach sollen die Teilnehmer eine Entscheidung treffen, ob sie am Kurs „Adipositas-Praxis" oder einem anderen Programm teilnehmen wollen (z.B. Volkshochschule).
Kosten: 30–40,- DM pro Abend.

*„Adipositas-Praxis"*

Das Programm wurde von Promotio erstellt, das in mehreren Gesundheitszentren vorwiegend Bewegungstherapie vermittelt.

*Programm*
„Praxis-Adipositas" ist schwerpunktmäßig auf die Bewegungstherapie ausgerichtet. Dem Kursleiter stehen ein Schulungskoffer mit ca. 200 Folien, ein Trainerhandbuch sowie weitere Utensilien zur Verfügung. Zu Beginn und am Ende des Kurses erfolgt eine sportmedizinische Untersuchung einschließlich der Bestimmung der Körperzusammensetzung (BIA). Das 12wöchige Programm in geschlossenen Gruppen mit 8–12 Personen gliedert sich in 2 Teile:
1. *Intensiv-Kurs* über 6 Wochen. In dieser Zeit finden 2mal wöchentlich Kurstreffen statt, wobei in einer Stunde zu Themen der Bewegung, Ernährung und Verhaltensänderung geschult wird. Die zweite Stunde enthält bewegungstherapeutische Module. Die Gruppenschulung ist verhaltenstherapeutisch orientiert
2. *Follow-up-Kurs* über 6 Wochen. Es finden wöchentlich 1mal Treffen zur gemeinsamen Bewegungstherapie statt. Es kommen verschiedene, für Adipöse geeignete Sportarten zur Anwendung.

*Kosten*
Die Teilnehmer entrichten in der Regel selbst einen Betrag an den Kursleiter (30–40,- DM pro Doppelstunde). Ärzte werden für dieses Programm 2tägig geschult; an diesen Seminaren können auch Ernährungsfachkräfte und Bewegungstherapeuten teilnehmen. Die Kosten hierfür betragen einschließlich Schulungsmaterial 1.050,- DM. Die Kosten für Reductil® betragen 132,- DM im Monat.

*Beurteilung*
„Praxis-Adipositas" startete erst im Frühjahr 1999, eine erfolgsorientierte Beurteilung ist daher nicht möglich. Geschult werden die Patienten umfangreich hinsichtlich einer Bewegungstherapie, die häufigen und abwechslungsreichen Gruppenstunden sind vorbildlich. Die Belastungsbeurteilung entspricht allerdings nicht gängigen Prinzipien. Da ca. 70% der Schulung auf die Bewegung entfällt, kommt die Ernährungstherapie zu kurz. Die Kursstunden werden hauptsächlich von Bewegungstherapeuten durchgeführt werden, deren Ernährungsfachkompetenz angezweifelt werden muß. Die Gesamtdauer über 3 Monate ist zu kurz.

*Kontaktadresse*
Hotline: 06 21/5 94 34 35

## 8.8.9
## „Weight Watchers"

„Weight Watchers" wurde 1963 in den USA gegründet; in Deutschland gibt es das Programm seit 1970. Seitdem haben mehr als 3 Mio. Personen an diesem Programm teilgenommen. Der durchschnittliche BMI bei den vorwiegend jungen (durchschnittliches Alter 39 Jahre) Frauen (96%) liegt bei Eintritt in die Organisation bei 27 kg/m$^2$.

*Programm*
Es besteht aus Ernährung, Verhalten, Bewegung und der Gruppe (Abb. 8.34).

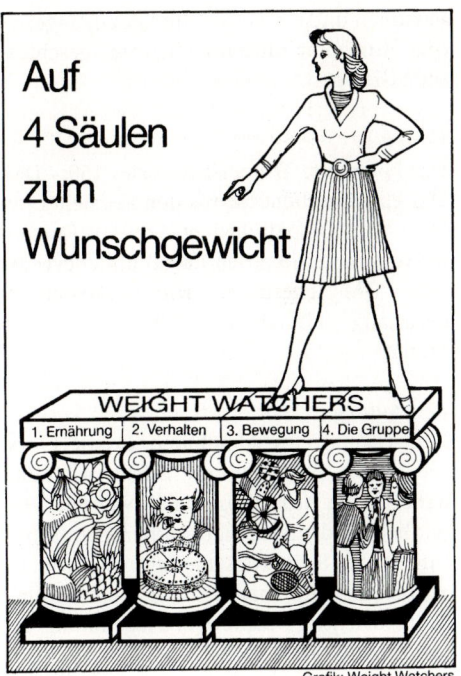

**Abb. 8.34.** Die Therapiesäulen der „Weight Watchers"

- Die *Ernährungsempfehlungen* entsprechen im wesentlichen denen der DGE. Vermittelt wird eine auf 1.100–1.350 kcal/Tag reduzierte Mischkost (für Frauen), die aus 6 Nahrungsmittelgruppen (Obst, Gemüse, Milchprodukte, Brot/Getreide, Fett, Eiweiß) besteht.
- Das *Verhaltensprogramm* soll den Teilnehmer beim Erkennen von Fehlern in der Ernährung und beim Eßverhalten unterstützen und Handlungshilfen sowie Problemlösungen bieten. Großer Wert wird auf die Bewältigung von besonderen Situationen (z. B. Einladungen, Feste) gelegt.
- *Bewegung* wird ebenfalls zur Gewichtsreduktion empfohlen, um Risikofaktoren zusätzlich zu mindern und die Leistungsfähigkeit zu fördern. Der Teilnehmer erhält Anleitungen für gymnastische Übungen zu Hause.
- Ein wöchentliches Treffen in der *Gruppe* erfüllt vielfältige Funktionen. Zu Beginn der Stunde wird das Gewicht durch den Gruppenleiter ermittelt und dokumentiert. Die Gruppenleiter sind von „Weight Watchers" ausgewählte und geschulte Laien; sie waren früher selbst übergewichtig bzw. adipös (Selbsterfahrung). In einer 3monatigen Grundausbildung werden sie zu „Trainern in Theorie und Praxis gesunder Ernährung und Verhaltenstherapie und erhalten Fähigkeiten in Rhethorik, Gruppendynamik und Präsentation". Das Gesamtprogramm wird intern als gruppenunterstützte Therapie bzw. Beratung bezeichnet (Biesalski 1992).

*Phasen der Therapie*
Es gibt 3 Phasen: Gewichtsreduktion, Gewichtserhaltung und Dauermitgliedschaft. Die Phase der Gewichtsreduktion dauert einige Wochen. In dieser Zeit soll das Ziel- bzw. Wunschgewicht durch Ernährungsumstellung erreicht werden. In der 6wöchigen Erhaltungsphase wird erlernt, das Gewicht durch ein verändertes Ernährungs/Eßverhalten sowie durch vermehrte körperliche Aktivität zu halten. Daran kann sich eine Dauermitgliedschaft anschließen mit dem Ziel, langfristig (lebenslang) das Gewicht unter Kontrolle zu halten; die Treffen in der Gruppe sind monatlich.

*Kosten*
Die Einschreibgebühr beträgt DM 27,–, die wöchentliche Gebühr DM 24,–. Die Dauermitgliedschaft ist kostenlos. Einige Krankenkassen übernehmen teilweise die Kosten.

*Beurteilung*
„Weight Watchers" wird dem Anspruch, die Adipositas solle lebenslang behandelt werden, durch die Dauermitgliedschaft gerecht. Die Frage, ob eine Änderung der Ernährung, des Eßverhaltens und der körperlichen Aktivität von Laien – wie bei „Weight Watchers" – oder professionellen Therapeuten besser

vermittelt und umgesetzt werden kann, ist offen. Das therapeutische Vorgehen ist, bedingt durch den Laien-Gruppenleiter, vorwiegend kognitiv und nicht psychotherapeutisch ausgerichtet; Persönlichkeitsprobleme können daher vermutlich nicht professionell bearbeitet werden. Die Bewegungstherapie findet nicht in der Gruppe, sondern – wenn überhaupt – zu Hause statt. Empfohlen wird eine Gymnastik; Körperfett kann jedoch nur mit einem Ausdauer- bzw. Kraftausdauertraining reduziert werden (s. Abschn. 6.6). Bedenkt man, daß nahezu alle Adipöse Krankheiten aufweisen, vermißt man im Programm eine ärztliche Untersuchung und eine medizinische Indikation zur Gewichtsreduktion.

## 8.8.10
### Xeni-*Cal*culiertes Abnehmen (Roche)

Das Programm basiert im wesentlichen auf psychologisch-verhaltenstherapeutischen Prinzipien. Es wurde für Adipöse und Übergewichtige mit Gesundheitsproblemen entwickelt.

Dem Kursleiter stehen eine Trainerbox mit einem Trainermanual, Flip-Chart mit 50 Charts, Video, Lebensmittelkarten und anderem Schulungsmaterial zur Verfügung. Für den Patienten gibt es ebenfalls ein Manual sowie ein „Fettkonto", in dem Nahrungsmittel entsprechend dem Fettgehalt eingetragen werden (1 Fettpunkt = 1 g Fett).

*Programm*
In insgesamt 8 Doppelstunden werden Themen zur Entstehung der Adipositas, Ernährung, Bewegung und Eßverhalten über 8 Monate vermittelt. Kursleiter kann ein Arzt sein, er kann auch eine Ernährungsfachkraft über „Richtig Essen" ordern. Die Fa. Roche schult Ärzte und Ernährungsfachkräfte zur Durchführung der Schulung („train the trainer"). Diese Seminare werden für Ärzte und Ernährungsfachkräfte üblicherweise gemeinsam angeboten. Die Gruppen umfassen 6–10 Personen und sind offen für Neuzugänge; einige Kursleiter führen jedoch nur geschlossene Gruppen.

*Kosten*
Das komplette Trainer-Set kostet 150,– DM. Das Patientenhonorar für den Kursleiter beträgt 480,– DM. Sind Nicht-Ärzte als Kursleiter vorgesehen, werden davon üblicherweise 160,– DM abgeführt. Xenical® kostet bei dreimaliger Einnahme pro Tag 198,– DM pro Monat.

*Beurteilung*
Xeni-*Cal*culiertes Abnehmen existiert erst seit Herbst 1998; über die Effektivität kann daher keine Aussage gemacht werden. Vorbildlich sind die verhaltenstherapeutischen Inhalte des Schulungsprogramms sowie die ansprechenden Charts. Die Ernährungstherapie orientiert sich überwiegend an bewährten Grundregeln. Die Fettreduktion wird allerdings pointiert herausgestellt, was für Adipöse mit niedrigem Energieverbrauch, bei denen auch eine Kohlenhydrat- bzw. Eiweißreduktion unerläßlich ist, problematisch ist. Ob der Ersatz von „Kalorienzählen" durch „Fettpunktzählen" Sinn macht, steht zur Diskussion. Die Bewegungstherapie kommt theoretisch und praktisch zu kurz. Das Gesamtprogramm mit 8 Stunden ist relativ kurz.

*Kontaktadresse*
Hotline für Ärzte und Kursleiter 0 40/3 03 79 23 40, für Patienten 0 40/30 37 92 30

## 8.8.11
### Programme in Rehabilitations- und Kurkliniken sowie Sanatorien

In Deutschland gibt es ca. 1.000 Reha- und Kurkliniken, in denen jährlich ca. 600.000 Adipöse einer Gewichtsreduktion unterzogen werden; ihre Programme haben somit für die Therapie der Adipositas anteilmäßig die größte Bedeutung.

*Voraussetzungen für die Aufnahme*
In diesen Kliniken werden die Kosten in der Regel vom Rentenversicherungsträger (RV) oder von den Krankenkassen getragen. Der RV-Träger (z. B. BfA, LVA usw.) gewährt eine solche Maßnahme, um eine bestehende oder drohende Berufs- bzw. Erwerbsunfähigkeit abzuwenden („Reha vor Rente") oder die Arbeitsfähigkeit wiederherzustellen. Ist der Patient nicht berufstätig (z. B. berentet, Hausfrau), kann die Krankenkasse hinsichtlich ihres Präventionsauftrags die Kosten übernehmen.

*Programme*
In diesem Bereich unseres Gesundheitssystems herrscht eine große Vielfalt. Einige Kliniken, meist Reha-Kliniken im eigentlichen Sinne, führen inzwischen multifaktorielle und interdisziplinäre Programme mit Ernährungsumstellung, Bewegungstherapie, Verhaltenstherapie und Gruppenschulung durch. Andere hingegen lassen es bei einer Diätberatung (oft auch nur in der Gruppe) und der Verordnung einer Reduktionskost bewenden. Wieder andere pflegen Außenseitermethoden hinsichtlich der Ernährung (s. Abschn. 8.2.2). Die Programme sind, von wenigen Ausnahmen abgesehen, nicht evaluiert. Seit 1999 existieren Leitlinien zur Therapie der Adipositas in Reha-Kliniken, die von der Deutschen Adipositasgesellschaft verabschiedet wurden.

*Beurteilung*
1. *Zugang und Motivation*: Ein Hauptproblem dieser Maßnahmen liegt in der oft mangelnden Motivation der Patienten. Viele Patienten kommen wegen Begleitkrankheiten und erfahren häufig erst in der Klinik, daß eine Gewichtsreduktion die vorrangigste Therapie ist (z. B. bei Diabetes, Hypertonie). Einige Kliniken führen daher Motivationsprogramme zur Verbesserung des Therapieerfolges durch. Besonders schwierig ist die Situation, wenn Patienten in Erwartung einer „Kur" mit passiven Behandlungen und Erholung in die Klinik kommen (Wirth 1995a).
2. *Kurzzeittherapie:* Naturgemäß beschränkt sich die Behandlungsdauer auf die Zeit des Klinikaufenthaltes, die zwischen 2 und 6 Wochen liegt. Sinnvoll wäre eine Nachbetreuung entweder in Kooperation mit niedergelassenen Ärzten oder der Klinikambulanz. Der RV-Träger hat hierzu keinen gesetzlichen Auftrag, die Krankenkassen erkennen vermutlich das Problem nicht in seiner Tragweite.

An unserer Klinik wurden adipöse Patienten mit den schwierigsten persönlichen und sozialen Voraussetzung für einen langfristigen Therapieerfolg, nämlich vorwiegend Männer aus dem Arbeiter-, Handwerker- und Bauernmilieu, therapiert und nach 1 Jahr nachuntersucht (Hillebrand u. Wirth 1996). In der Klinik absolvierten 89 von ihnen eine Kombinationstherapie aus Ernährungsumstellung, Bewegungstherapie und Verhaltenstherapie in Kleingruppen mit Therapeuten der jeweiligen Fachdisziplin. Nach 1 Jahr hatten nur 21% einen langfristigen Erfolg (Gewichtskonstanz bzw. weitere Gewichtsreduktion). Wurden die Patienten hingegen 2mal telefonisch kontaktiert und einmal zu Hause besucht, lag die Erfolgsrate bei 33% (Abb. 8.35). Die Zusatzkosten für diese Intervention entsprachen dem Klinikaufenthalt von 2 Tagen. Mit einem Mehraufwand von 6% der Gesamtkosten konnte der langfristige Erfolg um 57% verbessert werden.

In einer weiteren Studie erfolgte die Nachsorge in der Klinik. Nach 3 und 6 Monaten wurde eine „Auffrischung" von Lerninhalten und eine Besprechung des Gesundheitsverhaltens durch das Therapieteam vorgenommen (halbtägig). Die Nachsorgegruppe hatte auch nach 1 Jahr ihr Gewicht noch reduziert (−4,5 kg), während die Kontrollgruppe das Ausgangsgewicht wieder erreicht hatte.

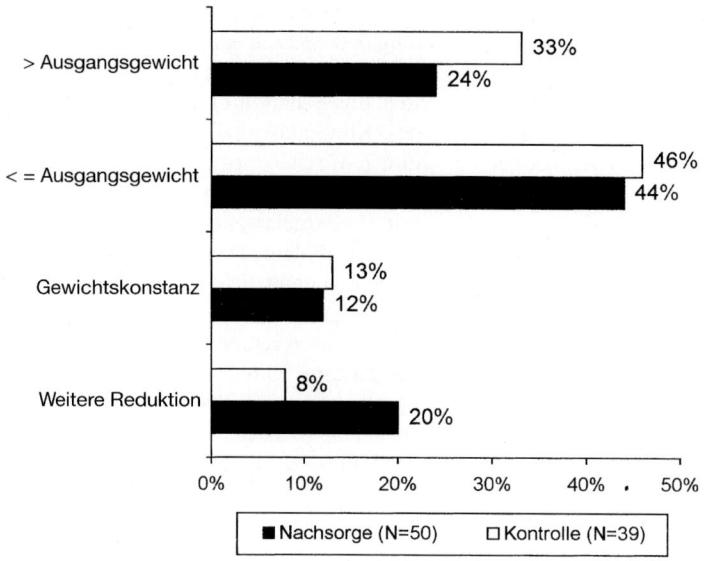

**Abb. 8.35.** Gewichtsveränderungen bei 89 Adipösen der unteren Sozialschicht im Anschluß an eine 4wöchige Rehabilitationsmaßnahme mit Adipositasschulung. Die Gruppe wurde im Folgejahr 2mal telefonisch kontaktiert und einmal zu Hause besucht. (Nach Hillebrand u. Wirth 1996)

3. *Bewegungstherapie:* In allen Reha-Kliniken ist die Bewegungstherapie etabliert und wird differenziert durchgeführt. Reha-Kliniken sind in der BRD fast die einzigen Orte, in denen Adipösen professionell ein Ausdauer- und Krafttraining vermittelt wird.
4. *Defizite:* Nachteilig für eine langfristige Änderung des Eßverhaltens ist die artifizielle Umgebung in einer Klinik, in der viele Auslösereize und die Einflüsse durch die häusliche oder betriebliche Umgebung entfallen. Viele Themen können daher nur als Rollenspiele abgehandelt werden.

Dringend erforderlich und effektiv ist eine Nachbetreuung im Anschluß an eine stationäre Reha-Maßnahme. Diese wird leider von niedergelassenen Ärzten zu selten durchgeführt und von den Kostenträgern nicht finanziert.

# 9 Adipositas in der Kindheit und im Jugendalter

**INHALT**

9.1 Definition und Häufigkeit
 der Adipositas *307*
9.2 Ätiologie *308*
9.3 Organmedizinische
 und psychosoziale Folgen
 der Adipositas *310*
9.4 Prävention und Therapie *312*

In diesem Buch wurde bisher nur die Adipositas im Erwachsenenalter abgehandelt. Viele Inhalte können jedoch auch auf Kinder und Jugendliche übertragen werden. Dennoch gibt es in dieser jüngeren Altersgruppe spezielle adipositas-assoziierte Konstellationen und Probleme, auf die im folgenden eingegangen werden soll. Die Beschäftigung mit dem Gewichtsproblem bei Kindern und Jugendlichen ist v. a. deshalb so wichtig, da die Therapie im Erwachsenenalter in der Regel versagt und eine Prävention grundsätzlich den besseren Therapieansatz darstellt.

## 9.1 Definition und Häufigkeit der Adipositas

*Definition*
Bei Kindern und Jugendlichen kann man sich hinsichtlich der Definition der Adipositas nicht – wie bei Erwachsenen – an der Morbidität und Mortalität orientieren; adipositas-assoziierte Krankheiten treten meist erst mit dem frühen Erwachsenenalter auf. Als Maß für die Adipositas ist sicherlich der relative Fettanteil an der Gesamtkörpermasse am besten geeignet. Dieser ändert sich jedoch in dieser Altersgruppe relativ rasch, ist stark geschlechtsabhängig und läßt sich mit einfachen Methoden nicht zuverlässig bestimmen. Man sollte sich daher an anderen Größen orientieren.

*Entwicklung von Gewicht und Fettverteilung*
Die Entwicklung des Körperfettanteils während des Wachstums ist bei Jungen und Mädchen unterschiedlich. Bei Kleinkindern gibt es noch keine wesentlichen Unterschiede. Vom 10. bis zum 15. Lebensjahr nimmt bei Jungen der Fettanteil durchschnittlich von 18% auf 12% ab, während er bei Mädchen von 17% auf 24% ansteigt. Da in diesen Jahren eine deutliche Gewichtszunahme erfolgt, nimmt bei Jungen die Körperfettmasse nur leicht zu, bei Mädchen jedoch erheblich. Die Zunahme der Körperfettmasse erfolgt weniger durch Größenzunahme der Fettzellen als vielmehr durch Vermehrung der Anzahl. Der BMI steigt in den ersten Lebensmonaten stark an, fällt in den Folgejahren ab (Verlust von „Babyspeck") mit einem Tiefstand vom 4.–8. Lebensjahr und steigt danach wieder an (Abb. 9.1). Zwischen dem 17. und 19. Lebensjahr kommt es nochmal zu einem kleinen Abfall.

*Klassifikation von Übergewicht und Adipositas*
Eine international akzeptierte Klassifikation gibt es bisher nicht, da viele Unklarheiten bestehen. Zur Definition von Übergewicht

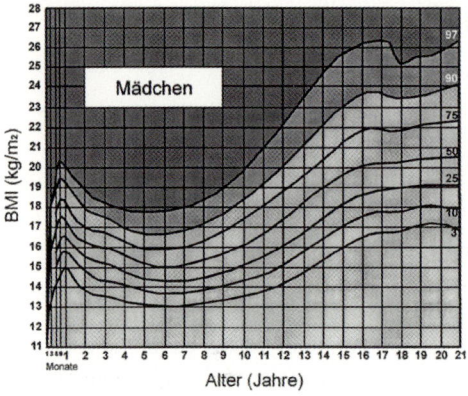 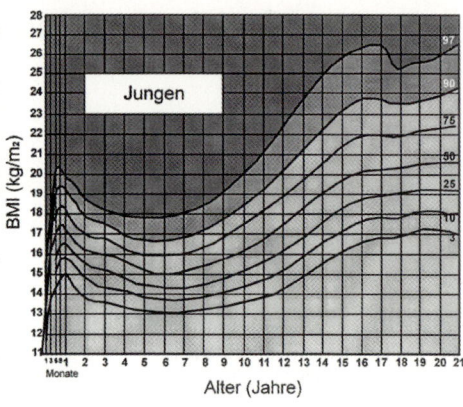

**Abb. 9.1.** BMI-Somatogramm für Mädchen (*links*) und Jungen (rechts) von der Geburt bis zum 21. Lebensjahr, das von der EUROPEAN CHILDHOOD OBESITY GROUP zur Klassifizierung empfohlen wird. Kinder und Jugendliche mit Übergewicht befinden sich zwischen der 90. und 97. Perzentile, solche mit Adipositas >97. Perzentile. (Aus Rolland-Cachera et al. 1991)

und Adipositas hat sich in den letzten Jahren der *Body Mass Index (BMI)* durchgesetzt (Ermittlung s. Abschn. 2.1). Aus den oben genannten Gründen muß er alters- und geschlechtsabhängig angegeben werden. Bewährt hat sich eine Orientierung an Perzentilen, wobei die European Childhood Obesity Group die Adipositas oberhalb der 97. und Übergewicht zwischen der 90. und 97. Perzentile definiert, die International Task Force of Obesity abweichend davon andere Perzentilen empfiehlt. Abb. 9.1 ermöglicht die Klassifikation nach Empfehlungen der Europäischen Arbeitsgruppe.

In einem Subkollektiv des National Health and Nutrition Examination Survey (NHANES II) wurden neben dem BMI auch der Taillenumfang, die Hautfaltendicke und die elektrische Impedanz ermittelt (Himes 1999). Der Cut-off zur 5. Perzentile ist dort für Jungen und Mädchen vom 12. bis 18 Lebensjahr angegeben. Es wird u. a. erwähnt, daß alle genannten Methoden erhebliche Schwächen aufwiesen.

*Häufigkeit*

In einer österreichischen Studie an 5.145 Kindern und Jugendlichen im Alter von 5 bis 18 Jahren nahm man die 85. Perzentile als Kriterium für Übergewicht. Danach waren 12% der weiblichen und 13% der männlichen Probanden übergewichtig (Zarfl u. Elmadfa 1995). Im oben erwähnten NHANES III-Survey waren 22% der Kinder und Jugendlichen übergewichtig und 11% adipös, wenn man die 85. bzw. 95. Perzentile als Kriterium benutzte. Weitere Daten aus den USA zeigen, daß in den letzten 10 Jahren die Häufigkeit von Übergewicht um 54% und von extremer Adipositas um 98% zugenommen hat (Zwiauer 1998).

Viele Kinder und Jugendliche haben ihr „Sollgewicht" überschritten. Ihre Anzahl nimmt besorgniserregend schnell zu.

## 9.2 Ätiologie

Ursachen für vermehrtes Körpergewicht sind bei Kindern, Jugendlichen und Erwachsen in vielerlei Hinsicht ähnlich, da sie mit unserem Lebensstil zusammenhängen, welcher jedoch in jedem Lebensalter eine etwas andere Ausprägung erfährt. Auf Besonderheiten der jungen Generation wird im folgenden eingegangen.

*Vererbung*
Eine genetische Prädisposition für Übergewicht und Adipositas spielt bei Jüngeren die gleiche Rolle wie bei Älteren. Übergewicht ist zu etwa 30–50% vererbt (s. Abschn. 5.1).

*Kritische Lebensphasen*
Bereits die *pränatale Situation* ist für die Entstehung von Übergewicht wichtig. Schwangere mit Diabetes oder Glukoseintoleranz gebären schwerere Babys, die auch in der Folgezeit mehr Gewicht aufweisen. Eine hohe Gewichtszunahme während der Schwangerschaft erhöht das Geburtsgewicht des Kindes. Kinder, die *gestillt* werden, wiegen weniger als andere. Ob hier die Ernährung die Hauptrolle spielt oder psychosoziale Faktoren ausschlaggebend sind, ist nicht geklärt. In der *Pubertät* verlieren die Jungen ca. 40% ihres Körperfetts, während Mädchen ca. 20% „zulegen". In der Folgezeit gelingt es 20% der Mädchen nicht, das Gewicht zu normalisieren. Eine frühe *Menstruation* erhöht die Wahrscheinlichkeit für eine Adipositas im Erwachsenenalter um das Doppelte (Strauss 1999).

*Ernährung*
Übergewichtige haben in der Regel eine höhere *Energieaufnahme* als Normalgewichtige. Berichte, denen zufolge Übergewichtige weniger essen als Normalgewichtige, liegt in der Regel der methodische Erhebungsfehler zugrunde, daß Übergewichtige in Protokollen und bei Interviews zu wenig angeben. Dieses sog. „underreporting" ist seit langem bei Erwachsenen bekannt (Abschn. 5.2.2).

Ob übergewichtige Kinder eine andere *Nahrungszusammensetzung* hinsichtlich der Makronährstoffe bevorzugen, ist schwer zu beurteilen. Wenngleich der Fettkonsum in den Industrieländern in den letzten Jahren abgenommen hat, muß das nicht zwangsläufig für Kinder und Jugendliche zutreffen, da „Außer-Haus-Mahlzeiten" oft sehr fetthaltig sind und von vielen Heranwachsenden immer häufiger eingenommen werden. Kinder und Jugendliche bevorzugen – wie Erwachsene – Speisen, die sowohl fett als auch süß sind.

Ob die Bevorzugung bestimmter Speisen und Eßgewohnheiten in Familien tradiert wird, wird in letzter Zeit vielfach bezweifelt. Erwähnt wird in vielen Berichten, daß sich Kinder und Jugendliche bezüglich des Essens und Eßverhaltens an Gleichaltrigen und Trends orientieren – weniger an der Familie.

*Bewegung*
Die Vorstellung, Kinder und Jugendliche seien „von Natur aus" körperlich aktiv, gehört in das Reich der Märchen. Tatsache ist, daß sie sich deutlich weniger als ihre Altersgenossen vor 10 oder 20 Jahren bewegen. Die Arbeitsgruppe von Dietz konnte überzeugend zeigen, daß zwischen dem täglichen Fernsehkonsum und der Häufigkeit der Adipositas eine „Dosis-Wirkungs-Beziehung" besteht (Gortmaker et al. 1996). Innerhalb von 4 Jahren wurden Jugendliche mit >5 h Fernsehkonsum pro Tag 4,6mal häufiger adipös als solche mit einem Konsum <2 h. Ob allein die körperliche Inaktivität durch Fernsehen zur Gewichtszunahme führte oder die erhöhte Nahrungsaufnahme (z. B. fettreiche Chips), bleibt dahingestellt (Abb. 9.2). Jugendliche verbringen vor dem Fernsehen und dem Computer in der USA inzwischen insgesamt 8 h pro Tag durchschnittlich. Bekannt ist auch, daß Kinder von körperlich aktiven Eltern 2- bis 3,4mal aktiver sind als Kinder von inaktiven Eltern (Moore et al. 1991). Im Unterschied zur Ernährung geht man bei körperlicher Aktivität davon aus, daß sie in erster Linie vererbt ist.

*Psychosoziale Faktoren*
Werden Kinder vom Elternhaus wenig unterstützt oder werden sie gar vernachlässigt, erhöht sich das Adipositasrisiko um ein Mehrfaches (Strauss 1999). Kinder und Ju-

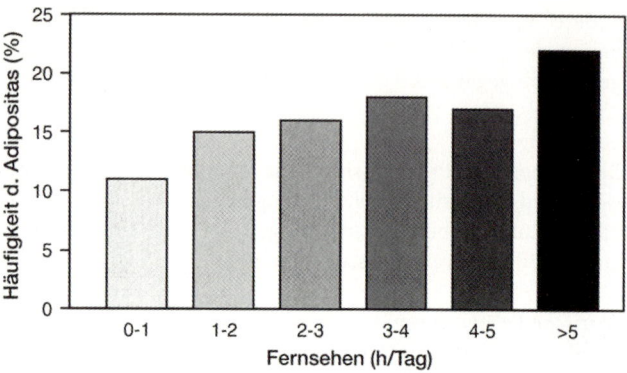

**Abb. 9.2.** Fernsehkonsum und Häufigkeit der Adipositas bei Jugendlichen. (Aus Gortmaker et al. 1996)

gendliche mit Lernschwierigkeiten in der Schule und Problemen beim Umgang mit Gleichaltrigen haben ein höheres Gewicht als solche ohne diese Probleme. Gut belegt ist, daß sexueller Mißbrauch häufig zu einer Adipositas im Erwachsenenalter führt. Wie bei Erwachsenen gibt es psychodynamische Theorien zur Erklärung einer Hyperphagie (Fellitti 1993).

*Persistenz der Adipositas im Kinder- und Jugendalter*
Werden aus übergewichtigen Kindern übergewichtige Erwachsene? Die Datenbasis hierzu ist umfassend und überzeugend. Das Risiko für die Persistenz einer Adipositas hängt vom Manifestationsalter der Adipositas und dem Gewicht der Eltern ab. Übergewicht im jugendlichen Alter wird stärker in das Erwachsenenalter transferiert als im Kindesalter. Junge Erwachsene im Alter von 21 bis 29 Jahren waren 1,3- bis 22,3mal häufiger adipös, wenn sie als Kinder oder Jugendliche übergewichtig waren (Abb. 9.3). War ein Elternteil adipös, verdoppelte sich das Risiko, waren beide adipös, war es 6fach höher (Whitaker et al. 1997). Viele Studien zeigen, daß etwa ein Drittel der Kinder und die Hälfte der Jugendlichen mit Adipositas im Erwachsenenalter ebenfalls adipös sind. Diese hohe „Transferrate" unterstreicht die Notwendigkeit einer Prävention der Adipositas in den frühen Lebensjahren.

## 9.3
## Organmedizinische und psychosoziale Folgen der Adipositas

Nicht nur Erwachsene können vom Übergewicht organisch krank werden und psychosoziale Nachteile erleiden, auch Kinder und Jugendliche sind nicht selten davon schon betroffen.

*Hypertonie*
Ungefähr 20–30% der übergewichtigen Kinder sind bereits hyperton. In der BOGALUSA HEART STUDY und der MUSCATINE HEART STUDY entwickelten junge Erwachsene 8- bis 10mal häufiger eine Hypertonie, wenn sie als Jugendliche adipös waren (Srinivasan et al. 1996). Bereits bei adipösen Jungen und Mädchen im Alter von 12 Jahren ist die linksventrikuläre Muskelmasse um 27 bzw. 26% im Vergleich zu normalgewichtigen Gleichaltrigen erhöht (Yoshinaga et al. 1995).

*Lipide und Lipoproteine*
Das Risiko für die Entwicklung eines erhöhten Gesamtcholesterins, Triglyzeriden, LDL-Cholesterins und erniedrigtem HDL-Chole-

> **!** Eine Adipositas im Kindes- und Jugendalter bleibt häufig im Erwachsenenalter bestehen.

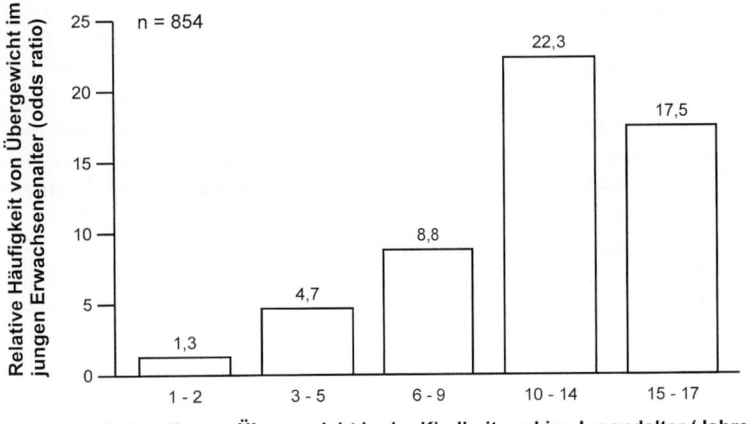

**Abb. 9.3.** Relatives Risiko („odds ratio") für eine Adipositas im jungen Erwachsenenalter (21–29 Jahre), wenn in der Kindheit und Jugend ebenfalls eine Adipositas bestand. (Aus Whitaker et al. 1997)

sterin im jungen Erwachsenenalter war 2,5-, 8,3-, 3,1- und 5,4fach erhöht, wenn im Jugendalter eine Adipositas bestand (Srinavasan et al. 1996).

*Diabetes mellitus*
Bei Kindern und Jugendlichen besteht in der Regel ein Typ-1-Diabetes. Beim Übergang von Jugend- zum Erwachsenenalter entwickelten in der BOGALUSA HEART STUDY mit 783 Probanden nur adipöse Kinder einen Diabetes. Ihre Insulinspiegel waren im Mittel um mehr als das Doppelte erhöht als Ausdruck einer Insulinresistenz (Srinavasan et al. 1996). Bereits bei adipösen Kindern ist die Prävalenz eines Diabetes ca. 10fach erhöht, etwa 90% von ihnen überschreiten gewichtsmäßig die 90. Perzentile und ca. 40% weisen einen BMI über 40 kg/m² auf (Strauss 1999).

*Pulmonale Erkrankungen*
Asthma und Schlafapnoe kommen bei adipösen Kindern und Jugendlichen häufiger vor als bei normalgewichtigen Gleichaltrigen. Dyspnoe und Tagesmüdigkeit sind somit oft nicht nur durch die erhöhte Fettmasse bedingt, sondern können auch Folgekrankheiten der Adipositas sein.

*Mortalität*
Wenn eine Reihe von Krankheiten aufgrund eines erhöhten Gewichts vom Kindes- und Jugendalter in das Erwachsenenalter tradiert werden, ist ein Anstieg der Mortalität zu erwarten. Aufgrund langjähriger Beobachtungen von adipösen Jugendlichen zeigten sich in der NHANES I STUDY und der HARVARD GROWTH STUDY eine deutlich erhöhte Mortalität im Erwachsenenalter durch die Entwicklung kardiovaskulärer Krankheiten (Dietz 1998).

*Psychosoziale Folgen*
Schon Kinder und Jugendliche – nicht nur Erwachsene – können aufgrund ihres vermehrten Gewichts erhebliche Nachteile durch die Umwelt verspüren. Gortmaker und Mitarbeiter (1993) untersuchten 10.039 Jugendliche und junge Erwachsene beiderlei Geschlechts. Nach 7 Jahren zeigte sich, daß insbesondere junge übergewichtige Frauen durch ihre Körperstatur erhebliche Nachteile hatten. Weniger als die Hälfte von ihnen hatten inzwischen das College abgeschlossen, ihr Einkommen war um 40% niedriger, und geheiratet hatten nur halb so viele. Von den jungen Männern hatten 20% weniger gehei-

ratet, aber auch ihr Einkommen war um 15% niedriger, und nicht einmal halb so viele hatten das College erfolgreich abgeschlossen.

Besonders Mädchen haben in der Regel ein Problem mit ihrem „body image". Bei einer Befragung stellte sich heraus, daß 43% der Mädchen von sich annahmen, übergewichtig zu sein, obwohl das objektiv nicht zutraf. 63% hatten schon Gewichtsabnahmeversuche hinter sich und alle (!) wollten abnehmen (Tienboon et al. 1994). Der psychosoziale Druck hinsichtlich eines überzogenen Schlankheitsideals wird hier überdeutlich.

Ein vermindertes Selbstwertgefühl, Probleme mit dem eigenen Körper und Angst vor dem Dickwerden treiben vorwiegend Mädchen regelrecht zu Diäten der verschiedensten Provenienz. Es wundert daher nicht, daß einige von ihnen eine Eßstörung entwickeln. Nach Daten der OXFORD COMMUNITY STUDY waren 40% der Bulimikerinnen in der Kindheit adipös und 20% gaben an zu rauchen, um nicht noch dicker zu werden (Strauss 1999).

Besonders adipöse Mädchen leiden unter ihrem „body image" und probieren unzählige Crash-Diäten aus.

## 9.4 Prävention und Therapie

Prävention der Adipositas, Gewichtsabnahme und Gewichtserhaltung sind bei Kindern und Jugendlichen möglich. In einer sorgfältig durchgeführten Langzeitstudie über 10 Jahre mit verhaltenstherapeutischem Ansatz zeigten Epstein und Mitarbeiter (1994), daß sich bestimmte Therapieelemente günstig und andere ungünstig auf den Gewichtsverlauf auswirken. Wurden die Eltern in die Therapie integriert, sank das Gewicht um 15%, wurden sie nicht beteiligt, blieb es unverändert. Die alleinige Ernährungsumstellung war der Kombination aus Lifestyle-Exercise plus Ernährungsumstellung ebenbürtig (−10 bzw. −9%). Ausdauersport und Lifestyle-Exercise verringerten das Gewicht deutlicher (−11% bzw. −20%) als Calisthenics (+13%). Waren die Eltern normalgewichtig, war ein guter Therapieerfolg zu erzielen (−11%), waren sie adipös, ging das Gewicht nach oben (+3%).

Aufgrund dieser und anderer Erfahrungen sollte ein Programm zur Verhinderung eines weiteren Gewichtsanstiegs, zur Gewichtsreduktion und Gewichtserhaltung nach erfolgter Gewichtsabnahme folgende Elemente beinhalten:

- Gruppentherapie,
- Teilnahme der Eltern,
- Langzeitbetreuung,
- Selbstkontrolle,
- Integration der Umgebung,
- realistische Zielsetzung,
- fettarme Kost,
- Bewegung/Sport,
- Management von Risikosituationen,
- Rückfallprophylaxe.

*Gruppentherapie*
Eine Behandlung in der Gruppe ist nicht nur preiswerter, sondern auch effektiver. Kinder und Jugendliche lernen viel voneinander, kopieren andere und brauchen die Unterstützung in der Gruppe. Nicht nur Sport in der Gruppe, auch gemeinsame Kochstunden motivieren und stabilisieren.

*Partizipation der Eltern*
Am Programm sollten nach Ansicht vieler Experten Eltern und Kinder getrennt teilnehmen. Kinder empfinden die direkte Präsenz der Eltern als störend, sie wollen unter sich sein. Sie sind jedoch auch stolz darauf, wenn die Eltern am Programm beteiligt sind. Gefordert ist die Familie auch zu Hause. Gemeinsame Mahlzeiten, keine Mahlzeiten im Stehen oder vor dem Fernseher sowie der Einkauf und die Zubereitung einer fettarmen Kost gehören mit zum Programm.

## Langzeitbetreuung

Die Adipositas ist kein kurzlebiges Problem. Langzeitprogramme sollten so angelegt sein, daß die Therapiedichte am Anfang höher ist als in den Folgemonaten. Bewährt haben sich nach mehreren Monaten intensivere Behandlungsphasen über eine kurze Zeit.

## Selbstkontrolle

Um eine Selbstkontrolle ausüben zu können, ist eine Selbstbeobachtung und eine Selbstbeurteilung nötig. Die Selbstbeobachtung sollte hinsichtlich der Ernährung, der Bewegung und des Körpergewichts in Form von Protokollen erfolgen; die Dokumentation fördert die Selbstreflexion. In der Therapiegruppe werden viele Inhalte bezüglich Ernährung und Bewegung besprochen, so daß eine Selbstbeurteilung des eigenen Verhaltens möglich ist.

## Integration der Umgebung

Wichtig für Kinder und Jugendliche sind Freunde und die Schule. Wann immer möglich, sollten auch – normalgewichtige – Freunde in das Programm integriert werden. Die Einbeziehung der Schule ist sicher sinnvoll, die Ergebnisse von Studien sind jedoch vielfach enttäuschend (Robinson 1999).

## Realistische Zielsetzung

Das Therapieziel ist nicht – wie bei Erwachsenen – Schlankheit. Da sich Kinder und Jugendliche in der Wachstumsphase befinden, heißt das Ziel: Verhinderung einer weiteren Gewichtszunahme, was bei Größenzunahme eine Abnahme des BMI bedeutet. Ist eine Gewichtsabnahme erforderlich, sollte ein Ziel von ca. 1 kg in einem Monat angestrebt werden. Therapieziele können auch eine Änderung des familiären Einkaufskorbs, eine verbesserte sportliche Leistung oder eine kleinere Kleidergröße sein.

Das Therapieziel ist in der Regel die Gewichtskonstanz/Verhinderung einer Gewichtszunahme

## Fettarme Kost

Das Zählen von Kalorien oder Fettpunkten ist für Kinder langweilig und nicht akzeptabel. Die Ernährung sollte grundsätzlich fettarm hinsichtlich der wichtigsten Fettträger, also auch Süßigkeiten, sein. Eltern sollten gemeinsam mit ihren Kindern den familiären Warenkorb und die Gerichte besprechen sowie den Kindern Gestaltungsmöglichkeiten einräumen.

## Bewegung/Sport

Die Bewegung sollte sowohl bei alltäglichen körperlichen Aktivitäten (z.B. Gehen, Radfahren, Treppensteigen) als auch in Form von Sport gesteigert werden. Beim Sport kommen grundsätzlich alle Arten in Frage. Wenn sich Kinder die Sportart selbst wählen können, sind sie besser compliant. Gemeinsamer Sport mit Freunden und Eltern ist optimal. Auch die Beschneidung von Zeiten körperlicher Inaktivität (z. B. Fernsehen) soll zu gesteigerter Aktivität führen.

## Management von Risikosituationen

Übergewichtige Kinder können auf Partys, in den Ferien, bei Verwandten, in der Schule, in der Freizeit und in Restaurants in schwierige Situationen geraten. Aber auch kritische Lebensphasen, Probleme in der Schule und mit den Eltern sowie Zeiten einer depressiven Verstimmung haben Einfluß auf das Gewicht. Möglichkeiten des Managements von Problemsituationen sollte integrativer Bestandteil jedes Programms sein.

## Rückfallprophylaxe

Die Adipositas ist auch für Kinder und Jugendliche in der Regel kein lösbares Problem, sondern eine Situation, mit der sie langfristig leben müssen. Phasen der Gewichtsabnahme folgen daher oft Phasen der Gewichtszunahme. Um Gegenreaktionen zu verhindern („es nutzt alles nichts, ich gebe auf"), sollten diese Situationen thematisiert werden.

# Literatur

Abenhaim L, Moride Y, Brenot F et al. (1996) Appetite suppressants drugs and the risk of primary pulmonary hypertension. N Engl J Med 335: 609–616

Abrams BF, Parker I (1987) Overweight and pregnancy complications. Int J Obesity 12:293–298

Acheson KJ, Campbell IT, Edholm OG, Miller S, Stock MJ (1980) Measurement of food and energy intake in man – an evaluation of some techniques. Am J Clin Nutr 33:1147–1154

Acheson KJ, Schutz Y, Bessard T (1988) Glycogen storage capacity and de novo lipogenesis during massive carbohydrate overfeeding in man. Am J Clin Nutr 48:240–247

Acheson KJ, Ravussin E, Schoeller DA et al. (1988) Two-week stimulation for blockade of the sympathetic nervous system in man: influence of body weight, body composition, and twentyfour-hour energy expenditure. Metabolism 37:91–98

Aggarwal AM, Camilleri M, Phillips SF, Schlagheck TG, Brown ML, Thomforde GM (1993) Olestra, a nondigestible, nonabsorbable fat. Effects on gastrointestinal and colonic transit. Dig Dis Sci 38:1009–1014

Ahlquist RP (1980) Historical perspective: classification of adrenoreceptors J Auton Pharmacol 1:101–106

Ailhaud G, Grimaldi P, Négrel R (1992) Cellular and molecular aspects of adipose tissue development. Annu Rev Nutr 12:207–233

Alexander JK (1991) Cardiac structure and function in obesity. Medicographia 13:9–12

Alpert MA, Terry BE, Kelly DL (1985) Effect of weight loss on cardiac chamber size, wall thickness and left ventricular function in morbid obesity. Am J Cardiol 55:783–786

Alpert MA, Singh A, Terry BE, Kelly DL, Villarreal D, Mukerji V (1989) Effect of exercise on left ventricular systolic function and reserve in morbid obesity. Am J Cardiol 63:1478–1482

Alpert S (1990) Growth, thermogenesis, and hyperphagia. Am J Clin Nutr 52:784–792

Alpert MA, Lambert CR, Terry BE, Cohen MV et al. (1995) Interrelationship of left ventricular mass, systolic function and diastolic filling in normotensive morbidly obese patients. Int J Obes 19:550–557

American Heart Association (1998) American Heart Association call to action: Obesity as a major risk factor for coronary heart disease. Circulation 97:2099–2100

Andres R, Elahi D, Tobin JD, Muller DC, Brant L (1985) Impact of age on weight goals. Ann Intern Med 103:1030–1033

Apfelbaum M, Vague P, Ziegler O, Hanotin C, Thomas F, Leutenegger E (1999) Long-term maintenance of weight loss after a very-low calorie diet: a randomized blinded trial of the efficacy and tolerability of sibutramine. Am J Med 106:179–184

Archer JA, Gorden P, Roth V (1975) Defect in insulin binding to receptors in obese men. Amelioration with caloric restriction. J Clin Invest 55:166–174

Armellini F, Zamboni M, Rigo L et al. (1990) The contribution of sonography to the measurement of intra-abdominal fat. J Clin Ultrasound 18:563–567

Arner P (1988) Control of lipolysis and its relevance to development of obesity in man. Diabetes Metab Rev 4:507–515

Arner P, Kriegholm E, Engfeldt P, Bolinder J (1990) Adrenergic regulation of lipolysis in situ at rest and during exercise. J Clin Invest 85:893–898

Arner P (1993a) Regulation of adipose tissue lipolysis, importance for the metabolic syndrome. In: Stenson CG et al. (eds) New concepts in the pathogenesis of NIDDM. Plenum, New York, pp 259–267

Arner P, Bülow J (1993b) Assessment of adipose tissue metabolism in man: comparison of Fick and microdialysis techniques. Clin Sci 85:247–256

Arnold C-R, Weimann G (1974) Kardiorespiratorische Belastbarkeit Adipöser bei kalorienfreier und kalorienarmer Diät. Herz/Kreisl 6:669–674

Asin KE, Bednarz L, Nikkel AL, Gore PA, Nadzan AM (1992) CCK-A receptor agonist, suppresses foodintake in the mouse, dog, and monkey. Pharm Biol B 76:699–704

Assmann G (1982) Lipidstoffwechsel und Atherosklerose. Schattauer, Stuttgart

Assmann G, Schulte H (1992) Obesity and hyperlipidemia: results from the Prospective Cardiovascular Münster (PROCAM) Study. In: Björntorp P, Brodoff BN (eds) Obesity. Lippincott, Philadelphia, pp 502–511

Assmann G, Schulte H (1993) Results and conclusions of the Prospective Cardiovascular Münster (PROCAM) Study. In: Assmann G (ed) Lipid metabolism disorders and coronary heart disease. MMV, München, pp 19–67

Astrup A, Buemann B, Christensen N, Toubro S (1994) Failure to increase lipid oxidation in response to increasing dietary fat in formerly obese women. Am J Physiol 266:E592–E599

Astrup A, Hansen DL, Lundsgaard C, Toubro S (1998) Sibutramin and energy balance. Int J Obes Relat Metab Disord 22:S30–S35

Astrup A, Breum L, Toubro S, Hein P, Quaade F (1992) The effect and safety of an ephedrine/caffein compound compared to ephedrine and placebo in obese subjects on an energy restricted diet. A double blind trial. Int J Obes Relat Metab Disord 16:269–277

Backman L, Freyschuss U, Hallberg D, Melcher A (1973) Cardiovascular function in extreme obesity. Acta Med Scand 193:437–446

Ballor DL, Keesey RE (1991) A meta-analysis of the factors affecting exercise-induced changes in body mass, fat mass and fat-free mass in males and females. Int J Obes 15:717–726

Ballor DL, Poehlman ET (1994) Exercise-training enhances fat-free mass preservation during diet-induced weight loss: a meta-analytical finding. Int J Obes 18:35–40

Barth CA, Gertmann U, Karst H, Noack R (1994) Triglyceridaufnahme mit der Nahrung und Fettbilanz beim Menschen – Neues zur Prävention des Übergewichtes. Ernährung/Nutrition 18:101–104

Basdevant A, Le Barzig M, Guy-Grand B (1993) Eating patterns. From normal to pathological. PIL, Paris

Bättig K (1993) Acute and chronic cardiovascular and behavioral effects of caffeine, aspirin and ephedrine. Int J Obes 17 [Suppl 1]:S61–S64

Baumgartner RN, Roche AF, Chumlea WC, Siervoge RM, Glueck CJ (1987) Fatness and fat patterns: associations with plasma lipids and blood pressure in adults, 18 to 57 years of age. Am J Epidemiol 126:614–628

Bender R, Trautner C, Spraul M, Berger M (1997) Die Übersterblichkeit bei Übergewicht. Die Düsseldorf Obesity Mortality Study (DOMS). In: Muche R et al. (Hrsg) Medizinische Information, Biometrie und Epidemiologie GMDS '97. MMV, München

Benedict FG (1907) Influence of inanition on metabolism. Carnegie Institute Publication 77

Benedict FG (1915) A study of prolonged fasting. Washington Publications, Washington DC, p 280

Berchtold P, Jörgens V, Finke C, Berger M (1981) Epidemiology of obesity and hypertension. Int J Obes 5 [Suppl 1]:1–7

Berg A, Halle M, Baumstark MW, Keul J (1994a) Bedeutung der Lipoproteine bei der Pathogenese der KHK. Dtsch Ärztebl 91:C547–C552

Berg A, Halle M, Bauer S, Korsten-Reck U, Keul J (1994b) Körperliche Aktivität und Eßverhalten: Strategien zur Verbesserung des Serumlipidprofils bei Kindern und Jugendlichen. Wien Med Wochenschr 144:138–144

Berger M, Granz M, Berchtold P, Krüskemper GM, Zimmermann H (1976a) Verlaufsuntersuchungen zum Langzeiteffekt der Nulldiät. Dtsch Med Wochenschr 101:601–605

Berger M (1991) Risks and risk factors of obesity. In: Oomura Y, Tarui S, Inoue S, Shimazu T (eds) Progress in obesity research. Libbey, London, pp 659–661

Berger M (1992) Pharmacological treatment of obesity: digestion and absorption inhibitors – clinical perspective. Am J Clin Nutr 55:318S–319S

Bergmann KE, Menzel R, Bergmann E, Tietze K, Stolzenberg H, Hoffmeister H (1989) Verbreitung von Übergewicht in der erwachsenen Bevölkerung in der Bundesrepublik Deutschland. Aktuel Ernährung 14:205–208

Berken GH, Weinstein DO, Stern WC (1984) Weight gain: a side effect of tricyclic antidepressants. J Affective Disord 7:133–137

Bernstein JG (1992) Management of psychotropic drug-induced obesity: In: Björntorp P, Brodoff BN (eds) Obesity. Lippincott, Philadelphia, pp 445–453

Bernstein RA, Giefer EE, Rimm AA (1976) Gallbladder disease – I Assessment of validity and reliability of data derived from a questionnaire. A study of 62739 weight conscious women. J Chron Dis 29:51–78

Bieger WP, Michel G, Barwich D, Biehl K, Wirth A (1984) Diminished insulin receptors on monocytes and erythrocytes in hypertriglyceridemia. Metabolism 33:982–987

Bienek B, Kottmann U, Wirth A (1990) Geschlechtsspezifische Änderung der Körperzusammensetzung bei Gewichtsreduktion. Dtsch Med Wochenschr 115:993–966

Biesalski HK (1992) Therapie des Übergewichtes. Nur langfristig und kontinuierlich effizient. Therapiewoche 42:1506–1511

Bingham SA, Cummings JH (1985) Urine nitrogen balance in individuals consuming their normal diet. Am J Clin Nutr 42:1276–1289

Bingham SA (1991) Limitations of the various methods for collecting dietary intake data. Ann Nutr Metab 35:117–127

Björntorp P, de Jounge K, Sjöström L, Sullivan A (1970a) Effect of physical training on insulin production in obesity. Metabolism 19:631–638

Björntorp P, Carlgren G, Isaaksson B, Krotkiewski M, Larsson B, Sjöström L (1975) Effect of energy-reduced dietary regimen in relation to adipose tissue cellularity in obese women. Am J Clin Nutr 28:445–452

Björntorp P, Smith U (1976a) The effect of fat cell size on subcutaneous adipose tissue metabolism. Front Matrix Biol 2:37–61

Björntorp P (1976b) Exercise in the treatment of obesity. Clin Endocr Metab 5:431–453

Björntorp P, Holm G, Jacobsson B et al. (1977) Physical training in human hyperplastic obesity. IV. Effects on the hormonal status. Metabolism 26: 319-328

Björntorp, P (1994) Fatty acids, hyperinsulinemia, and insulin resistance: which comes first? Curr Opin Lipidol 5:166-174

Björntorp P (1998) Etiology of the metabolic syndrome. In: Bray GA, Bouchard C, James WPT (eds) Handbook of obesity. Dekker, New York, pp 573-600

Bloom WL, Mitchell WR (1960) Salt excretion in fasting patients. Arch Intern Med 106:321-326

Blundell JE (1989) Serotonin and eating pattern: pharmacological studies in animals and humans. Medicographia 11:8-12

Blundell J, Burley V, Cotton J, Lawton C (1993) Dietary fat and the control of energy intake: evaluating the effects of fat on meal size and postmeal satiety. Am J Clin Nutr 57:772S-778S

Bogardus C, LaGrange BM, Horton ES, Sims EAH (1981) Comparison of carbohydrate-containing and carbohydrate-restricted hypocaloric diets in the treatment of obesity. J Clin Invest 68:399-404

Bogardus C, Lillioja S, Ravussin E et al. (1986) Familial dependence of the resting metabolic rate. N Engl J Med 315:96-100

Bolinder J, Kager L, Östman J (1983) Differences at the receptor and post-receptor levels between human omental and subcutaneous adipose tissue in the action of insulin on lipolysis. Diabetes 43: 207-210

Bollinger RE, Lukert BP, Brown RV, Guevara RW, Steinberg R (1966) Metabolic balance of obese subjects during fasting. Arch Intern Med 118:3-8

Bolton-Smith C, Woodward M (1994) Dietary composition and fat to sugar ratios in relation to obesity. Int J Obes Relat Metab Disord 18: 820-828

Bonadonna RC, DeFronzo RA (1993) Glucose metabolism in obesity and type II diabetes. In: Björntorp P, Brodoff BN (eds) Obesity. Lippincott, Philadelphia, pp 474-501

Bönner G (1994) Hyperinsulinemia, insulin resistance, and hypertension. J Cardiovasc Pharmacol 24 [Suppl 2]:39-49

Bouchard C, Pérusse L, Leblanc C, Tremblay A, Theriault G (1988) Inheritance of the amount and distribution of human body fat. Int J Obes 12: 205-215

Bouchard C, Tremblay A, Deprés J-P (1990b) The response to long-term overfeeding in identical twins. N Engl J Med 322:1477-1482

Bouchard C, Després J-P, Mauriège P, Marcotte M, Chagnon M, Dionne FT, Bélanger A (1991) The genes in the constellation of determinants of regional fat distribution. Int J Obes 15:9-18

Bouchard C (1992) Genetic aspects of human obesity. In: Björntorp P, Brodoff BN (eds) Obesity. Lippincott, Philadelphia, pp 343-351

Bray GA (1985) Obesity: definition, diagnosis and disadvantages. Med J Aust 142:S2-S8

BBray GA (1989) Obesity, overweight and related eating disorders: an overview. Medicographia 11: 3-7

Bray GA (1991) The inheritance of corpulence. In: Cioffi LA, James WPT, Itallie TB van (eds) The body weight regulatory system. Raven, New York, pp 41-49

Bray GA (1992) An approach to the classification and evaluation of obesity. In: Björntorp P, Brodoff BN (eds) Obesity. Lippincott, Philadelphia, pp 294-308

Bruch, H (1973) Eating disorders: obesity, anorexia and the patient within. Basic Books, New York

Brunetti P, Bolli GB (1992) The role of obesity in the pathogenesis of non-insulin-dependent diabetes mellitus. In: Belfiore F, Jeanenaud B, Papalia D (eds) Obesity: basic concepts and clinical aspects. Karger, Basel, pp 157-164

Brunzell JD, Goldberg AP, Schwartz RS (1980) Cigarette smoking and adipose tissue lipoprotein lipase. Int J Obes 4:101-103

Buchinger O (1935) Das Heilfasten und seine Hilfsmethoden, 20. Aufl. Hippokrates, Stuttgart

Burton BT, Foster WR, Hirsch J, Itallie T van (1985) Health implication of obesity: an NIH Concensus Development Conference. Int J Obes 9:155-169

Cabanac M, Rabe EF (1976) Influence of a monotonous food on body weight regulation in humans. Physiol Behav 17:675-682

Cahill GF (1970) Starvation in man. N Engl J Med 19: 668-675

Campbell IW, Menzies DG, Chalmers J, McBain AM, Brown IR (1994) One year comparative trial of metformin and glipizide in type 2 diabetes mellitus. Diabete Metab 20:394-400

Capani F, Consoli A, Vitacolonna E (1992) Effect of weight loss on glycemic control in obese type 2 (NIDDM) diabetic subjects: In: Belfiore F, Jeanrenaud B, Papalia D (eds) Obesity: basic concepts and clinical aspects. Karger, Basel, pp 177-189

Cardon LR, Carmelli D, Fabsitz RR, Reed T (1994) The genetic determination of body fat distribution. Hum Biol 66:465-479

Caro JF, Sinha MK, Raju SM et al. (1987) Insulin receptor kinase in human skeletal muscle from obese subjects with and without noninsulin-dependent diabetes. J Clin Invest 79:1330-1337

Caviezel R, Croci M, Tufano A, Mazzocchi M, Longari V, Greco M (1992) Role of nutrient intake in childhood obesity. In: Belfiore F, Jeanrenaud B, Papalia D (eds) Obesity: basic concepts and clinical aspects. Karger, Basel, pp 85-94

Charles S, Ketekslegers J, Lambert A (1981) Hyperglycemic effect of nifedipine. Br Med J 283:19-20

Chomé J, Menden E, Pau T, Scharm M, Schlaf G, Tischner G, Weddige A (1984) Psychosoziale Bewertung der Ernährung in Familien mit Kindern. Eine Repräsentativerhebung in der Bundesrepublik Deutschland. In: Deutsche Gesellschaft für Ernährung (Hrsg) Ernährungsbericht 1984. Heinrich, Frankfurt, S 103-144

Cianflone K, Sniderman AD, Walsh MJ, Vu H, Gagnon J, Rodriguez MA (1989a) Purification and characterization of acylation stimulating protein. J Biol Chem 264:426-430

Cianflone K, Sniderman AD, Walsh MJ, Vu H, Gagnon J, Rodriguez MA (1989b) Purification and characterization of acylation stimulating protein. J Biol Chem 264:426-430

Cianflone K, Kalant D, Marliss EB, Gougeon R, Sniderman AD (1995) Response of plasma ASP to a prolonged fast. Int J Obes 19:604-609

Cianflone K (1997) Obesity and the adipocyte: Acylating stimulating protein on the adipocyte. J Endocrin 155:203-206

Clement K, Vaisse C, Lahlou N et al. (1998) A mutation in the human leptin receptor gene causes obesity and pituitary dysfunction. Nature 392: 398-401

Colditz GA, Willett WC, Stampfer MR (1990) Weight as a risk factor for clinical diabetes in women. Am J Epidemiol 132:501-513

Colditz GA (1992) The economic costs of obesity. Am J Clin Nutr 55:503S-507S

Colditz GA, Willett WC, Rotnitzky A, Manson JE (1995) Weight gain as a risk factor for clinical diabetes mellitus in women. Ann Intern Med 122: 481-486

Committee for proprietary medicinal products (CMP) (1997) Note for guidance on clinical investigation of drugs used in weight control. hppt:/www.eudra.org/emea.html.:.

Connally HM (1997) Valvular heart disease associated with fenfluramine-phentermin. N Engl J Med 337:581-588

Connoley JP, Heal DJ, Stock MJ (1994) The thermogenetic effect of sibutramine. 7th Int Congress on Obesity, Satellite symposium in Quebec

Considine RV, Shinha MK, Heiman ML et al. (1996) Serum immunoreactive-leptin concentrations in normal-weight and obese humans. N Engl J Med 334:292-295

Conway JM, Norris KH, Bodwell CE (1984) A new approach for the estimation of body composition: infrared interactance. Am J Clin Nutr 40: 1123-1130

Coppack SW, Jensen MD, Miles JM (1994) In vivo regulation of lipolysis in humans. J Lipid Res 35: 177-193

Cotton JR, Burley JM, Blundell JE (1994) Fat and satiety: effect of fat in combination with either protein or carbohydrate. In: Ditschuneit H, Gries FA, Hauner H et al. (eds) Obesity in Europe 1993. Libbey, London, pp 349-355

Craig AH, Zipf WB (1991) Elevated blood pressure in obese children: influence of gender, age, weight and serum insulin levels. Int J Obes 15: 453-459

Cremer P, Nagel D, Mann H, Labrot B, Müller-Berninger R, Elstner H, Seidel D (1997) Ten-year follow up results from the Göttingen risk, insicence and revalence study (GRIPS). I. Risk factors for myocardial infarction in a cohort of 5790 men. Atherosclerosis 129:221-230

Cushman SW, Wardzala LJ (1980) Potential mechanism of insulin action on glucose transport in the isolated rat adipose cell. Apparent translocation of intracellular transport systems to the plasma membrane. J Biol Chem 255:4758-4762

Dale D van, Saris WHM, Hoor F ten (1990) Weight maintenance and resting metabolic rate 18-40 months after a diet/exercise treatment. Int J Obes 14:347-359

Daly PA, Landsberg L (1991) Hypertension in obesity and NIDDM. Role of insulin and sympathetic nervous system. Diabetes Care 14:240-248

Danahue RP, Abbott RD, Bloom E, Reed DM, Yano K (1987) Central obesity and coronary heart disease in men. Lancet 1:821-824

Daniell HW (1993) Larger prostatic adenomas in obese men with no associated increase in obstructive uropathy. J Urol 149:315-317

Das Gupta P, Ramhanmdany E, Bridgen G, Lahiri A, McLean Baird I, Raftery EB (1992) Improvement in left ventricular function after rapid weight loss in obesity. Eur Heart J 13:1060-1066

Davenport CB (1923) Body build and its inheritance. Carnegie Institute, Washington, pp 329-333

Davie M, Abraham RR, Godsland IZ, Moore P, Wynn V (1982) Effect of high and low-carbohydrate diets on nitrogen balance during calorie restriction in obese subjects. Int J Obes 6:457-461

Dawson-Hughes B, Shipp C, Sadowski L, Dallal G (1987) Bone density of the radius, spine, and hip in relation to percent of ideal body weight postmenopausal women. Calcif Tissue 40:310-314

DeFronzo RA (1981) The effect of insulin on renal sodium metabolism. A review with clinical implications. Diabetologia 21:165-171

DeFronzo RA, Ferrannini E (1991) Insulin resistance. A multifaceted syndrome responsible for NIDDM, obesity, hypertension, dyslipidemia, and atherosclerotic cardiovascular disease. Diabetes Care 14:73-194

DeHaven J, Sherwin R, Hendler R, Felig P (1980) Nitrogen and sodium balance and sympathetic-nervous-system activity in obese subjects treated with a low-calorie protein or mixed diet: N Engl J Med 302:477-482

Dela F, Ploug T, Handberg A, Petersen LN, Larsen JJ, Mikines KJ, Galbo H (1994) Physical training increases muscle GLUT4 protein and mRNA in patients with NIDDM. Diabetes 43:862-865

Dequeker J, Goris P, Uytterhoeven R (1983) Osteoporosis and osteoarthritis (osteoarthrosis). JAMA 249:1448-1451

Després J-P, Tremblay A, Nadeau A, Bouchard C (1988) Physical training and changes in regional adipose tissue distribution. Acta Med Scand [Suppl] 723:205-212

Després J-P, Moorjani S, Ferland M et al. (1989) Adipose tissue distribution and plasma lipoprotein levels in obese women. Importance of intra-abdominal fat. Arteriosclerosis 9:203-210

Després J-P, Tremblay A, Moorjani S, Lupien PJ, Thériault G, Nadeau A, Bouchard C (1990) Long-term exercise training with constant energy intake.

3: effects on plasma lipoprotein levels. Int J Obes 14:85-94

Després J-P (1991) Obesity and lipid metabolism: relevance of body fat distribution. Curr Opin Lipidol 2:5-15

Després J-P, Marette A (1994) Relation of components of insulin resistance syndrome to coronary disease risk. Curr Opin Lipidol 5:274-289

Després J-P, Tremblay A, Thériault G, Pérusse L, Leblanc C, Bouchard C (1988) Relationship between body fatness, adipose tissue distribution and blood pressure in men and women. J Clin Epidemiol 41:889-897

Deurenberg P, Westrate JA, Hautvast JGAJ (1989) Changes in fat-free mass during weight loss measured by bioelectrical impedance and by densitometry. Am J Clin Nutr 49:33-36

Deurenberg P, Schutz Y (1995) Body composition: overview of methods and future directions of research. Ann Nutr Metab 39:325-333

Deutsche Adipositas-Gesellschaft (1995) Richtlinien zur Therapie der Adipositas. Adipositas 5:6-10

Deutsche Gesellschaft für Ernährung (1992) Ernährungsbericht 1992 Hrsg. Deutsche Gesellschaft für Ernährung, Henrich Frankfurt

Devereux RB (1998) Appetite suppressants and valvular heart disease. N Engl J Med 339:765-766

Devitis de O, Fazio S, Petitto M, Maddalena G, Contaldo F, Mancini M (1981) Obesity and cardiac function. Circulation 64:477-482

Diehl, JM, Paul T (1985) Relativgewicht und Persönlichkeit. Analysen mit dem Freiburger Persönlichkeitsinventar. Akt Ernährungsmed 10:14-23

Diehl JM (1991) Ernährungspsychologie. In: Kutsch Th (Hrsg) Ernährungsforschung. Wiss Buchgesellschaft, Darmstadt, S 91-123

Dieterle P, Fehm H, Ströder W, Henner J, Bottermann P, Schwarz K (1967) Asymptomatischer Diabetes mellitus bei normalgewichtigen Hypertonikern. Untersuchungen über die Glukosetoleranz, das Seruminsulin und die nicht veresterten Fettsäuren bei der essentiellen Hypertonie. Dtsch Med Wochenschr 92:2376-2381

Dietz WH (1992) Genetic syndromes. In: Björntorp P, Brodoff BN (eds) Obesity. Lippincott, Philadelphia, pp 589-593

Dietz WH (1998) Prevalence of obesity in children. In: Bray GA, Bouchard C, James WPT (eds) Handbook of obesity. Dekker, New York, pp 93-102

Dinnendahl V (1987) Adipositas, Fettsucht, besser nicht medikamentös behandeln. Transparenzliste für die Indikation Fettsucht. Mitteilung des Berufsverbandes Deutscher Internisten 2:33-42

Ditschuneit H, Ditschuneit HH, Wechsler JG (1979) Adipositasbehandlung – Nulldiät oder kalorienreduzierte Diät? Internist 20:151-158

Ditschuneit HH, Wechsler JG, Ditschuneit H (1993) Welche Reduktionsdiät? Dtsch Ärztebl 90: 1932-1939

Donahoe CP Jr, Lin DH, Kirschenbaum DS, Keesey RE (1984) Metabolic consequences of dieting and exercise in the treatment of obesity. J Cons Clin Psychol 52:827-836

Donnelly JE, Pronk NP, Jacobsen DJ, Pronk SJ, Jakicic JM (1991) Effects of a very-low calorie diet and physical-training regimens on body composition and resting metabolic rate in obese females. Am J Clin Nutr 54:56-61

Drenick EF, Bale GS, Seltzer FSA, Johnson DG (1980) Excessive mortality and causes of death in morbidy obese men. JAMA 243:443-445

Drenick EF, Fischer JS (1988) Sudden cardiac arrest in morbidly obese surgical patients unexplained after autopsy. Am J Surg 155:720-725

Drent ML, Veen EA van der (1993) Lipase inhibition: a novel concept in the treatment of obesity. Int J Obes 17:241-244

Drewnoski A, Greenwood M (1983) Cream and sugar: human preferences for hight-fat foods. Physiol Behav 30:629-633

Drewnowski A (1987) Changes in mood after carbohydrate consumption. J Can Inst Food Sci Technol 20:327-330

Dunaif A, Segal KR, Futterweit W (1989) Profound peripheral insulin resistance, independent of obesity, in the polycystic ovary syndrome. Diabetes 38:1165-1170

Dunaif A, Givens JR, Haseltine F (1991) The polycystic ovarian syndrome. Blackwell Scientific, Cambridge/MA

Durnin JVGA, Womersley J (1974) Body fat assessed from total body density and its estimation from skinfold thickness: measurements on 481 men and women aged 16-72 years. Br J Nutr 32:77-97

Durrant, ML, Ryoston JP, Wolch RT (1982) Effect of exercise on energy intake and eating patterns in lean and obese humans. Physiol Behav 20: 449-454

Eckel RH, Yost TJ (1987) Weight reduction increases adipose tissue lipoprotein lipase responsiveness in obese women. J Clin Invest 80:992-997

Eckel RH, Yost TJ, Jensen DR (1995) Alterations in lipoprotein lipase in insulin resistance. Int J Obes 19 [Suppl 1]:S16-S21

Edwards LE, Dickes WE, Alton IR (1978) Pregnancy in the massively obese: course, outcome, and obesity prognosis of the infant. Am J Obest Gynecol 131:431-437

Elizalde G, Sclafani A (1990) Flavor preferences conditioned by intragastric polycose: a detailed analysis using an electronic oesophagus preparation. Physiol Behav 47:63-77

Ellrott T, Pudel V (1997) Adipositastherapie. Thieme, Stuttgart

Entenmann G, Hauner H (1992) Die Fettzellentwicklung beim Menschen. Teil 1: Fettgewebszellularität und Charakterisierung von Fettgewebsvorläufern. Adipositas 3:18-20

Emorine LJ, Marullo S, Briend-Sutren M-M, Patey G, Tate K, Delavier-Klutchko C, Strosberg AD (1989) Molecular characterization of the human beta-3-adrenergic receptor. Science 245:1118-1221

Epstein FH, Higgins M (1992) Epidemiology of obesity. In: Björntorp P, Brodoff BN (eds) Obesity. Lippincott, Philadelphia, pp 330-342

Epstein LH, Valoski A, Wing RR, McCurely J (1994) Ten-year outcome of behavioral family-based treatment for childhood obesity. Health Psychol 13:373-383

Ernst E (1987) Normalization of hemorheological abnormalites during weight reduction in obese patients. Nutrition 3:337-339

Ernst E (1991) Fibrinogen: ein „neuer" kardiovaskulärer Risikofaktor. Wiener Med Wochenschr 17:375-382

Everhart JE (1993) Contributions of obesity and weight loss to gallstone disease. Ann Intern Med 119:1029-1035

Fanari P, Somazzi R, Nasrawi F, Ticozzelli P, Grugni G, Agosti R, Longhini E (1993) Haemorheological changes in obese adolescents after short-term diet. Int J Obes 17:487-494

Faulhaber JD, Petruzzi EN, Eble H, Ditschuneit H (1969) In-vitro-Untersuchungen über den Fettstoffwechsel isolierter menschlicher Fettzellen in Abhängigkeit von der Zellgröße. Die durch Adrenalin induzierte Lipolyse. Hormon Metab Res 1:80-86

Felber JP, Ferrannini E, Golay A, Meyer HU, Thiébaud D, Churchod B, Maeder E (1987) Role of lipid oxidation in pathogenesis of insulin resistance of obesity and type II diabetes. Diabetes 36:1341-1350

Felber J-P (1992) From obesity to diabetes. Pathophysiological considerations. Int J Obes 16:937-952

Fellitti VJ (1993) Childhood sexual abuse, depression, and family dysfunction in adult obese patients. South Med J 86:732-736

Felson DT, Anderson JJ, Naimark A, Walker AM, Meenan RF (1988) Obesity and knee osteoarthritis. The Framingham Study. Ann Intern Med 109:18-24

Felson DT, Zhang Y, Anthony JM, Naimark A, Anderson JJ (1992) Weight loss reduces the risk for symptomatic knee osteoarthritis in women. Ann Intern Med 116:535-539

Fernstrom JD (1992) Brain serotonin, food intake regulation, and obesity. In: Björntorp P, Brodoff BN (eds) Obesity. Lippincott, Philadelphia, pp 411-423

Ferrannini E, Buzzigoli G, Bonadonna R et al. (1987) Insulin resistance in essential hypertension. N Engl J Med 317:350-357

Filipiak B, Schneller H, Döring A, Härtel U, Hense HW, Stieber J, Keil U (1993) Monica-Projekt Augsburg. GSF-Bericht. Hrsg. von GSF-Forschungszentrum

Fischer H, Lembcke B (1991) Die Anwendung der bioelektrischen Impedanzanalyse (BIA) zur Beurteilung der Körperzusammensetzung und des Ernährungszustandes. Inn Med 18:13-17

Fisler JS, Drenick EJ, Yoshimura NN, Swendseid ME (1985) Plasma concentration of amino acids in obese men consuming very-low-calorie diets composed of soy or collagen protein. Int J Obes 9:335-346

Flegal KM, Troiano RP, Pamuk ER, Kuczmarski RJ, Campbell SM (1995) The influence of smoking cessation on the prevalence of overweight in the United States. N Engl J Med 333:1165-1170

Folsom AR, Eckfeldt JH, Weitzman S et al. for the Atherosclerosis Risk in Communities (ARIC) Study Investigators (1994) Relation of carotid artery wall thickness to diabetes mellitus, fasting glucose and insulin, body size, and physical activity. Stroke 25:66-73

Fontbonne A, Charles MA, Thibult N, Richard JL, Claude JR, Warnet JM, Rosselin GE, Eschwege E (1991) Hyperinsulinemia as a predictor of coronary heart disease mortality in a health population: the Paris Prospective Study, 15-year follow-up. Diabetologia 34:356-361

Foreyt JP (1977) Behavioral treatments of obesity. Pergamon, Oxford

Frank S, Colliver JA, Frank A (1986) The electrocardiogram in obesity: statistical analysis of 1,029 patients. J Am Coll Cardiol 7:295-299

Franz IW, Eismann D, Mellerowitz H (1983) Einfluß von Training und Gewichtsabnahme auf koronare Risikofaktoren. In: Heck H, Hollmann W, Liesen H, Rost R (Hrsg) Leistung und Gesundheit. Deutscher Ärzteverlag, Köln, S 373-376

Frayn KN, Coppack SW, Humphreys M (1993) Subcutaneous adipose tissue metabolism studied by local catheterization. Int J Obes 17 [Suppl 3]:S18-S21

Frederich RC, Kahn BB, Peach MJ, Flier JS (1992) Tissue-specific nutritional regulation of angiotensinogen in adipose tissue. Hypertension 19:339-344

Frey-Hewitt B, Vranizan KM, Dreon DM, Wood PD (1990) The effect of weight loss by dieting or exercise on resting metabolic rate in overweight men. Int J Obes 14:327-334

Fried SK, Russell CD (1998) Diverse roles of adipose tissue in the regulation of systemic metabolism and energy balance. In: Bray GA, Bouchard C, James WPT (eds) Dekker, New York, pp 397-413

Friedman CI, Falko JM, Patel ST, Kim MH, Newman HAI, Barrows H (1982) Serum lipoprotein responses during active and stable weight reduction in reproductive obese females. J Clin Endocrinol Metab 55:258-262

Fumeron F, Durack-Brown F, Cassard-Doulcier A-M et al. (1996) Polymorphisms of uncoupling protein (UCP) and beta-3 adrenoreceptor genes in obese people submitted to a low calorie diet. Int J Obes Relat Metab Disord 20:1051-1054

Funnell IC, Bornman PC, Weakley SP, Terblanche J, Marks IN (1993) Obesity: an important prognostic factor in acute pancreatitis. Br J Surg 80:484-486

Galvao-Teles A, Baptista F, Do Carmo I (1991) Obesity and cancer. Medicographia 13:16-18

Gamble JL (1946) Physiological information gained from studies on the life raft ration. Harvey Lect 42:247-251

Garattini S, Mennini T, Bendotti C, Invernizzi R, Samanin R (1986) Neurochemical mechanism of action of drugs which modify feeding via the serotoninergic system. Appetite 7 [Suppl I]:15-38

Garbaciak JA, Richter M, Miller S (1985) Maternal weight and pregnancy complications. Am J Obstet Gynecol 152:238-244

Garrow JS, Stalley S, Diethelm R, Pittet P, Hesp R, Halliday D (1979) A new method of measuring the body density of obese adults. Br J Nutr 42:173-183

Garrow JS, Webster J (1985) Quetelet's Index as a measure for fatness. Int J Obes 9:147-153

Gaudet D, Vohl M-C, Perron P et al. (1998) Relationships of abdominal obesity and hyperinsulinemia to angiographically assessed coronary artery disease in men with known mutations in the LDL receptor gene. Circulation 97:871-877

Gavin JR III, Roth J, Neville DM, de Meyts P, Buell DN (1974) Insulin-dependent regulation of insulin receptor concentrations: a direct demonstration in cell cultures. Proc Natl Acad Sci USA 42:71-84

Geliebter A (1988) Gastric distention and gastric capacity in relation to food intake in humans. Physiol Behav 44:665-668

Geliebter A, Melton PM, McCray RS, Gage D, Heymsfield St.B, Abiri M, Hashim SA (1991) Clinical trial of silicone-rubber gastric balloon to treat obesity. Int J Obes 15:259-266

Gercke H (1972) Fettsucht in sozialmedizinischer Sicht. Verband Dtsch Rentenversicherungsträger 13:208

Gillessen-Kaesbach G, Gross S, Kaya-Westerloh S, Passarge E, Horsthemke B (1995) DNA methylation based testing of 450 patients suspected of having Prader-Willi syndrome. J Med Genet 32:88-92

Giovannucci E, Rimm EB, Chute CG (1994) Abdominal obesity and benign prostatic hyperplasia. Am J Epidemiol 140:989-1002

Givens JR (1992) Reproductive and hormonal alterations in obesity. In: Björntorp P, Brodoff BN (eds) Obesity. Lippincott, Philadelphia, pp 540-549

Gleichmann S, Gleichmann U (1991) Patientenedukation bei Hypertonie – Welche Methoden sind praxisgerecht? Internist 32:119-126

Glinsman WH, Irausquin H, Park YK (1986) Evaluation of health aspects of sugars contained in carbohydrate sweeteners. Report from FDA's Sugar Task Force. J Nutr 116 [Suppl]:107-111

Golay A (1994) Blunted glucose-induced thermogenesis: a factor contributing to relapse of obesity. Int J Obes 17 [Suppl 1]:23-27

Goldblatt PB, Moore ME, Stunkard AJ (1965) Social factors in obesity. JAMA 192:97-102

Goldstein DJ (1992) Beneficial health effects of modest weight loss. Int J Obes 16:397-415

Gortmaker SL, Must A, Perrin JM, Sobol AM, Dietz WH (1993) Social and economic consequences of overweight in adolescence and young adulthood. N Engl J Med 329:1008-1012

Gortmaker SL, Must A, Sobol AM, Peterson K, Colditz CA, Dietz WH (1996) Televion viewing as a cause of increasing obesity among children in the United States, 1986-1990. Arch Pediatr Adolesc Med 150:356-362

Göschke H (1976) Kritische Betrachtung der Nulldiät. Aktuel Ernährungsmed 2:56-60

Goto T, Onuma T, Takebe K, Kral JG (1995) The influence of fatty liver on insulin clearance and insulin resistance in non-diabetic Japanese subjects. Int J Obes 19:841-845

Gottdiener JS, Reda DJ, Materson BJ et al. (1994) Importance of obesity, race and age to the cardiac structural and functional effects of hypertension. J Am Coll Cardiol 24:1492-1498

Grauer WO, Moss AA, Cann CE, Goldberg HI (1984) Quantification of body fat distribution in the abdomen using computed tomography. Am J Clin Nutr 39:631-637

Gray DS, Fujioka K, Devine W, Bray GA (1992) Fluoxetine treatment of the obese diabetic. Int J Obes 16:193-198

Green LJ, Desor JA, Maller O (1975) Preference of food. J Comp Physiol Psychoth 89:279-284

Green SM, Burley VJ, Blundell JE (1994) Comparison of the effect of sucrose and fat-containing food on the control of appetite: In: Ditschuneit H, Gries FA, Hauner H et al. (eds) Obesity in Europe 1993. Libbey, London, pp 357-362

Gries FA, Berger M, Neumann M et al. (1972) Effects of norepinephrine, theophylline and dibutyryl cyclic AMP on in vitro lipolysis of human adipose tissue in obesity. Diabetologia 8:75-83

Gries FA (1987) Problems with unusual methods of obesity control. In: Bender AE, Brookes LJ (eds) Body weight control. Livingstone, Edinburgh, pp 147-159

Gries A, Berchtold P, Berger M (1976) Adipositas Pathophysiologie, Klinik und Therapie. Springer, Berlin Heidelberg New York

Griffiths J, Brynes AE, Frost G, Bloom SR, Finer N, Jones SP, Romanec FM (1995) Sibutramine in the treatment of overweight non-insulin dependent diabetics. Int J Obes 19 [Suppl 2]:41

Griffiths M, Payne PR, Stunkard AJ, Rivers JPW, Cox M (1990) Metabolic rate and physical development in children at risk of obesity. Lancet 336:76-77

Grilo CM, Brownell KD, Stunkard AJ (1993) The metabolic and psychological importance of exercise in weight control. In: Stunkard AJ, Wadden TA (eds) Obesity: theory and therapy. Raven, New York, pp 253-273

Gromus B, Kahlke W, Koch U (1985) Interdisziplinäre Therapie der Adipositas – Forschungsbericht. Kohlhammer, Stuttgart (Schriftenreihe des Bundesministers für Jugend, Familie und Gesundheit, Bd 177)

Großklaus R (1988) Die Bedeutung des braunen Fettgewebes im Zusammenhang mit der Energiebilanz bei Adipositas. Aktuel Ernähr 13:98-108

Grossman E, Eshkol A, Rosenthal T (1985) Diet and weight loss: their effect on norepinephrine renin and aldosterone levels. Int J Obes 9:107-114

Grundstein K, Wilcox I, Yang T-S, Gould Y, Hedner J (1993) Snoring and sleep apnoea in men: association with central obesity and hypertension: Int J Obes 17:533–540

Grunert S (1989) Ein Inventar zur Erfassung von Selbstaussagen zum Ernährungsverhalten. Diagnostica 35:167–179

Guerciolini R (1997) Mode of action of orlistat. Int J Obes Relat Metab Disord 21 [Suppl 3]:S12–S23

Gumbiner B, Polonsky KS, Beltz WF, Griver K, Wallace P, Brechtel G, Henry RR (1990) Effects of weight loss and reduced hyperglycemia on the kinetics of insulin secretion in obese non-insulin dependent diabetes mellitus. J Clin Endocrinol Metab 70:1594–1602

Guzick DS, Wing R, Smith D (1994) Endocrine consequences of weight loss in obese, hyper-androgenic, anovulatory women. Fertil Steril 61:598–604

Haffner SM, Stern MP, Hazuda HP, Pugh JA, Patterson JK (1986) Hyperinsulinemia in a population at high rist for non-insulin-dependent diabetes mellitus. N Engl J Med 315:220–224

Hagan RD, Upton SJ, Wong L, Whittam J (1986) The effects of aerobic conditioning and/or caloric restriction in overweight men an women. Med Sci Sports Med 18:87–94

Hagenfeldt, L, Wahren J (1971) Human forearm muscle metabolism during exercise. I. Substrate utilization in prolonged fasting. Scand J Clin Invest 27:299–306

Hakala K, Mustajoki P, Aitoomäki J, Sovijärvi ARA (1995) Effect of weight loss and body position on pulmonary function and gas exchange in morbid obesity. Int J Obes 19:343–346

Halaas JL, Gajiwala KS, Maffei M et al. (1995) Weight-reducing effects of the plasma protein encoded by the obese gene. Science 269:543–546

Hall JE, Brands MW, Hillebrandt DA, Mizelle HL (1992) Obesity-associated hypertension Hyperinsulinemia and renal mechanisms. Hypertension 19:45–55

Hall JE, Summers RL, Brands MW, Keen H, Alonso Galicia M (1994) Resistance to metabolic actions of insulin and its role in hypertension. Am J Hypertens 7:772–788

Hallgren P, Sjöström L, Hedlund L, Lundell L, Olbe L (1989) Influence of age, fat cell weight, and obesity on O2 consumption of human adipose tissue. Am J Physiol 256:E467–E474

Hamann A, Benecke H, Lowell BB, Flier JS (1994) Development of severe insulin resistance in transgenic mice with brown fat deficiency. Diabetologia 37 [Suppl 1]:A71

Hamann A, Matthaei S (1995) Braunes Fettgewebe und Adipositas. Diabetes Stoffwechsel 4:321–326

Hamann A, Busing b, Kausch C, Ertl J, Preibisch G, Greten H, Nattaei S (1997) Chronic leptin treatment does not prevent the development of obesity in transgenic mice with brown fat deficiency. Diabetologia 40:10–15

Handberg A, Vaag A, Vinten J, Beck-Nielsen H (1993) Decreased tyrosine kinase activity in partially purified insulin receptors from muscle of young, non-obese first degree relatives of patients with type 2 (non-insulin-dependent) diabetes mellitus. Diabetologia 36:668–674

Han TS, Schouten JSAG, Lean MEJ, Seidell JC (1997) The prevalence of low back pain and associations with body fatness, fat distribution and height. Int J Obes Relat Metab Disord 21:600–607

Hanefeld M, Naumann JH, Renger F (1968) Statistische Untersuchungen zur Pathogenese der Fettleber. II Pathogenetische Faktoren der Steatosis hepatis. Dtsch Gesundheitswesen 23:2467–2472

Hanefeld M, Leonhardt W (1980) Das metabolische Syndrom. Dtsch Gesundheitswesen 36:545–551

Hanefeld M, Breidert M (1998) Das metabolische Syndrom – Adipositas und Hypertonie. In: Wechsler JG (Hrsg) Adipositas. Blackwell, Berlin, S 131–146

Hardinghaus W, Wirth A (1989) Fahrradergometrie in der Praxis. Hippokrates, Stuttgart

Häring HU (1993) Das metabolische Syndrom Skelettmuskels. Der Bay Internist 13:8–12

Harris Peeples L, Carpenter JW, Israel RG, Barakat HA (1989) Alterations in low-density lipoproteins in subjects with abdominal obesity. Metab 38:1029–1036

Hartz AJ, Barboriak PN, Wong A (1979) The association of obesity with infertility and related menstrual abnormalities in women. Int J Obes 3:3–10

Hauner D, Hauner H (1996) Leichter durchs Leben. Trias, Thieme/Hippokrates/Enke, Stuttgart 269 S.

Hauner H (1987a) Fettgewebsverteilung und Adipositasrisiko. Dtsch Med Wochenschr 112:731–734

Hauner H, Ditschuneit H, Pal SB, Pfeiffer EF (1987b) Fettgewebsverteilung und Adipositaskomplikationen bei übergewichtigen Frauen mit und ohne Hirsutismus. Dtsch Med Wochenschr 112:709–713

Hauner H, Ditschuneit HH, Pal SB, Moncayo R, Pfeiffer EF (1988) Fat distribution, endocrine and metabolic profile in obese women with and without hirsutism. Metabol 37:281–286

Hauner H, Pfeiffer EF (1989a) Bedeutung von Körperfettverteilung und Hyperinsulinämie. Dtsch Ärztebl 86:A2087–A2091

Hauner H, Entenmann G, Wabitsch M, Gaillard D, Ailhaud G, Négrel R, Pfeiffer EF (1989b) Promoting effect of glucocorticoids on the differentiation of human adipocytes precursor cells in a chemical defined medium. J Clin Invest 84:1663–1670

Hauner H (1995) Abdominelle Adipositas und koronare Herzkrankheit. Pathophysiologie und klinische Bedeutung. Herz 20:47–55

Hauner H (1997) Strategie der Adipositastherapie. Internist 38:44–50

Hauner H, Bender M, Haastert B, Hube F (1998) Plasma concentrations of soluble TNF-alpha receptor in obese subjects. Int J Obes Relat Metab Disord 22:1239–1243

Haupt E, Petzoldt R, Probst S, Schöffling K (1981) Oraler Glukosetoleranztest – mit oder ohne Seruminsulinbestimmung? Dtsch Med Wochenschr 106:798–803

Hautzinger M, Kaul S (1978) Verhaltenstraining bei Übergewicht. Müller, Salzburg
Havrankova J, Roth J, Brownstein MJ (1979) Concentrations of insulin and of insulin receptors in the brain are independent of peripheral insulin levels. J Clin Invest 64:636–642
He JH, Kryger MH, Zorick FJ, Conway W, Roth T (1988) Mortality and apnoea index in obstructive sleep apnoea. Experience in 385 male patients. Chest 94:9–14
Heal DJ, Prow MR, Jackson HC, Martin KF, Cheetham SC (1998) Sibutramine: a novel anti-obesity drug. A review of the pharmacological evidence to differentiate it from d-amphetamine and d-fenfluramine. Int J Obes Relat Metab Disord 22 [Suppl 1]:S18–S28
Heatherton TF, Herman CP, Polivy J, King GA, McGree ST (1988) The (mis)measurement of restraint: an analysis of conceptual and psychometric issues. J Abnorm Psychol 97:19–28
Hebebrand J, Hinney A, Roth H, Ziegler A (1998) Genetische Aspekte der Adipositas. In: Wechsler JG (Hrsg) Adipositas. Blackwell, Berlin, S 105–118
Hedebrand J, Heseker H, Himmelmann W, Schäfer H, Remschmidt H (1994) Altersperzentilen für den Body-Mass-Index aus Daten der Nationalen Verzehrsstudie einschließlich einer Übersicht zu relevanten Einflußfaktoren. Aktuel Ernährungsmed 19:259–265
Hebebrand J, Remschmidt H (1995) Genetische Aspekte der Adipositas. Adipositas 5:20–24
Heitmann BL (1992) The variation in blood lipid levels described by various measures of overall and abdominal obesity in Danish men and women aged 35–65 years. Eur J Clin Nutr 46:597–605
Heitmann J, Schneider H, Grote L, Peter JH (1993) Schlafapnoe und Adipositas. Adipositas 5:12–18
Helmrich SP, Ragland DR, Leung RW, Paffenbarger RS (1991) Physical activity and reduced occurrence of non-insulin-dependent diabetes mellitus. N Engl J Med 325:147–152
Hell E (1990) Gastroplastik zur Behandlung der morbiden Adipositas. Wien Klin Wochenschr 22:659–663
Hems DA (1977) Short-term hormonal control of fat metabolism in the liver. Bioch Soc Trans 5:886–890
Henning AE (1979) Ambulante Gewichtsreduktion durch einen intragastral applizierten Ballon – erste Erfahrungen. Inn Med 6:149–152
Henrichs HR (1990) Effects of ACE-inhibitors in hypertensive and normotensive diabetic patients with diabetic nephropathy. Horm Metab Res 22 [Suppl]:57–65
Henry RR, Wallace P, Olesky JM (1986) Effects of weight loss on mechanisms of hyperglycemia in obese non-insulin-dependent diabetes mellitus. Diabetes 35:990–998
Hepp KD (1995) Food consumption habits in Germany – the clinician's point of view. Metabolism 44:14–17
Herman CP, Mack D (1975) Restrained and unrestrained eating. J Pers 43:647–660
Hervey GR (1959) The effects of lesions in the hypothalamus in parabiotic rats. J Physiol 145:336–352
Herxheimer WH, Wissing E, Wolff E (1926) Spätwirkungen erschöpfender Muskelarbeit auf den Sauerstoffverbrauch. Ges Exp Med 51:916–920
Heseker H, Kohlmeier M, Schneider R (1992) Verbreitung ernährungsabhängiger Gesundheitsrisiken und objektivierbarer Zeichen von Fehlernährung – Ergebnisse der VERA-Studie 1987/88. Ernährungsbericht 1992. Henrich, Frankfurt, S 30–37
Heymsfield SB, Wang J, Heshka S, Kehayias JJ, Pierson RN (1989) Dual-photon absorptiometry: comparison of bone mineral and soft tissue mass measurement in vivo with established methods. Am J Clin Nutr 49:1283–1289
Heymsfield SB, Lichtman S, Baumgartner RN, Dilmanian FA, Kamen Y (1992) Assessment of body composition: an overview. In: Björntorp P, Brodoff BN (eds) Obesity. Lippincott, Philadelphia, pp 37–66
Hill AJ, Rogers PJ, Blundell JE (1995) Techniques for the experimental measurement of human eating behaviour and food intake: a practical guide. Int J Obes 19:361–375
Hillebrand Th, Wirth A (1996) Betreuung von Adipösen im Anschluß an die stationäre Rehabilitation. Präv Rehab 8:83–87
Himes J (1999) Agreement among anthropometric indicators identifying the fattest adolescents. Int J Obes Relat Metab Disord 23 [Suppl 2]:S18–S21
Himms-Hagen J, Recquier D (1998) Brown adipose tissue. In: Bray GA, Bouchard C, James WPT (eds) Handbook of obesity. Dekker, New York, pp 415–441
Hirsch J, Gallian E (1968) Methods for the determination of adipose cell size in man and animals. J Lipid Res 9:110–119
Hoebel BG (1988) Neuroscience and motivation: pathways and peptides that define motivation. In: Atkinson RC et al. (eds) Steven's handbook of experimental psychology. John Wiley, New York, pp 547–625
Hoebel BG, Hernandez L (1993) Basic neural mechanisms of feeding and weight regulation. In: Stunkard AJ, Wadden TA (eds) Obesity: theory and therapy. Raven, New York, pp 43–62
Hoffmeister H, Thefeld W, Stolzenberg H (1992) Untersuchungsbefunde und Laborwerte Nationaler Gesundheits-Survey 1984–1986. MMV, München (Schriftenreihe des Bundesgesundheitsamtes 1/92)
Hoffmeister H (1993) Welche Relevanz hat das Übergewicht für die Gesundheit? Adipositas 3:8–11
Hoffmeister H, Mensink GBM, Stolzenberg H (1994) National trends in risk factors for cardiovascular disease in Germany. Prevent Med 23:197–205
Hofstetter A, Schutz Y, Jéquier E, Wahren V (1986) Increased 24-hour energy expenditure in cigarette smokers. N Engl J Med 314:79–82
Hohlweg-Majert P, Schwab H, Wittlinger H (1975) Entbindung bei übergewichtigen Frauen. Ther Umsch 32:571–578

Hoit BD, Gilpin EA, Maisel AA, Henning H, Carlisle J, Ross J (1987) Influence of obesity on morbidity and mortality after acute myocardial infarction. Am Heart J 114:1334-1341

Hollander PA, Elbein SC, Hirsch IB (1998) Role of orlistat in the treatment of obese patients with type 2 diabetes. Diabetes Care 21:1288-1294

Hollmann W, Hettinger T (1980) Sportmedizin Arbeits- und Trainingsgrundlagen. Schattauer, Stuttgart

Hollmann W (1986) Zentrale Themen der Sportmedizin, 3. Aufl. Springer, Berlin Heidelberg New York Tokyo

Hönig JF (1992) Möglichkeiten und Risiken der Körperkonturierung im Bereich des Körperstammes und der Hüften. Adipositas 3:9-17

Horton ES (1986) Metabolic aspects of exercise and weight reduction. Med Sci Sports Exerc 18:10-17

Hotamisligil GS, Shargill NS, Spiegelman BM (1993) Adipose expression of tumor necrosis factor alpha: direct role of obesity-linked insulin resistance. Science 259:87-91

Howard AN (1981) The historical development, efficacy and safety of very-low-calorie diets. Int J Obes 5:195-208

Howard BV (1987) Lipoprotein metabolism in diabetes mellitus. J Lipid Res 28:613-628

Hubert HB, Feinlieb M, McNamara PM, Castelli WP (1983) Obesity as an independent risk factor for cardiovascular disease: a 26-year follow-up of participants in the Framingham heart study. Circulation 67:968-977

Hudgel DW (1992) Mechanisms of obstructive sleep apnoe. Chest 101:541-549

Husemann BJ (1994) The surgeon's role in the treatment of morbid obesity. In: Ditschuneit H, Gries FA, Hauner H, Schusdziarra V (eds) Obesity in Europe 1993. Libbey, London, pp 173-178

Husemann B (1998) Chirurgische Therapie der extremen Adipositas. In: Wechsler JG (Hrsg) Adipositas. Ursachen und Therapie. Blackwell, Oxford, S 267-289

Huth J, Burkard M (1993) Medikamentöse Therapie der Adipositas unter besonderer Berücksichtigung von Fluoxetin. Adipositas 3:10-12

Huttunen JK, Ehnholm E, Nikkilä EA, Ohta M (1975) Effect of fasting on two postheparin plasma triglyceride lipases and triglyceride removal in obese subjects. Eur J Clin Invest 5:435-445

Irsigler K, Schmid P, Schlick W, Heitkamp H (1975) A new method of measuring body composition, using a buoyancy scale and pressure volumetry. Newman, London (Recent advances in obesity research I, p 110)

Isaacs JD, Magann EF, Martin RW, Chauhan SP, Morrsison JC (1994) Obstetric challenges of massive obesity complicating pregnancy. J Perinatol 14:10-14

Itallie TB van (1990) The glucostatic theory 1953-1988: Roots and branches. Int J Obes 14:110

Jalkanen L (1994) Das Optifast-Programm. Gesamt-Auswertung des Kernprogramms. Mitteilung der Fa Wander

Janka HU, Grünwald P, Waldmann G, Standl E, Mehnert H (1983) Kardiovaskuläre Risikofaktoren für schwere atherosklerotische Komplikationen bei Typ I- und Typ II-Diabetikern: Die Schwabinger Studie. Aktuel Endokrinol Stoffwechsel 4:85-97

Jarow JP, Kirkland J, Koritnik DR, Cefalu V (1993) Effect of obesity and fertility status on sex steroid levels in men. Urology 42:171-174

Jebb SA, Elia M (1993) Techniques for the measurement of body composition: a practical guide. Int J Obes 17:611-621

Jensen MD, Haymond MW, Rizza RA, Cryer PE, Miles JM (1989) Influence of body fat distribution on free fatty acid metabolism in obesity. J Clin Invest 83:1168-1173

Jéquier E, Schutz Y (1985) New evidence for a thermogenic defect in human obesity. Int J Obes 9 [Suppl 2]:1-7

Jéquier, E, Schutz Y (1988) Energy expenditure in obesity and diabetes. Diabetes Metab Rev 4: 583-593

Jéquier E (1991) Nutrient balance in body weight regulation. Its importance in the development of obesity in man. In: Oomura Y, Tarui S, Inoue S, Shimazu T (eds) Progress in obesity research 1990. Libbey, London, pp 157-160

Jéquier E (1992) Regulation of thermogenesis and nutrient metabolism in the human: relevance to obesity. In: Björntorp P, Brodoff BN (eds) Obesity. Lippincott, Philadelphia, pp 130-135

Jones SP, Smith IG, Kelly F, Gray JA (1995) Long term weight loss with sibutramine. Int J Obes Relat Metab Disord 19 [Suppl 2]:41

Jones SP, Smith IG, Kelly F, Gray JA (1995) Long-term weight loss with sibutramine. Int J Obes 19 [Suppl 2]:41

Joost HG, Hellwig B, Kaimulainen H, Schürmann A (1992) Molekulare Grundlagen der Regulation des Glukosetransports in insulinpflichtigen Zellen. Diabetes Stoffwechsel 1:320-325

Julius U (1995) Gerinnungs-/Fibrinolysestörungen bei Diabetikern. Versicherungsmed 47:60-63

Jung RT, Shetty PS, James WPT (1979) Reduced thermogenesis in obesity. Nature 279:322-323

Kahn CR, White MF (1988) The insulin receptor and the molecular mechanisms of insulin action. J Clin Invest 82:1151-1156

Kalker U, Hovels O, Kolbe-Saborowski H (1993) Adipöse Kinder und Jugendliche Taillen-Hüft-Ratio und kardiovaskuläres Risiko. Monatsschr Kinderheilkd 141:36-41

Kalkhoff RK (1992) Obesity in pregnancy. In: Björntorp P, Brodoff BN (eds) Obesity. Lippincott, Philadelphia, pp 550-562

Kanai H, Tokunaga K, Rujioka S, Yamashita S, Kameda-Takemura A, Matsuzawa Y (1996) Decrease in intra-abdominal visceral fat may reduce blood pressure in obese hypertensive women. Hypertension 27:125-129

Kannel WB, Wolf PA, Verter J (1983) Manifestations of coronary disease predisposing stroke risk. JAMA 250:2942-2946

Kannel WB, Wolf PA, Castelli WP, D'Agostino RB (1987) Fibrinogen and risk of cardiovascular disease. JAMA 258:1183-1186

Kaplan NM (1989) The deadly quartet upper-body obesity, glucose intolerance, hypertriglyceridemia and hypertension. Arch Intern Med 149:359-364

Kather H, Zöllig K, Simon B, Schlierf G (1977) Human fat cell adenylate cyclase: regional differences in adrenaline-responsiveness. Eur J Clin Invest 10:595-597

Kather H, Schröder F (1982) Adrenergic regulation of fat-cell lipolysis in multiple symmetric lipomatosis. Eur J Clin Invest 12:471-474

Kather H, Wieland E, Fischer B, Wirth A, Schlierf G (1985) Adrenergic regulation of lipolysis in abdominal adipocytes of obese subjects during caloric restriction: reversal of catecholamine action caused by relief of endogenous inhibition. Eur J Clin Invest 15:30-37

Kather H (1995) Adipositas, Depotfettmobilisation und Energiehaushalt. Diabetes Stoffwechsel 4:233-234

Katz AM (1990) Cardiomyopathy of overload: a major determinant of prognosis in congestive heart failure. N Engl J Med 322:100-110

Keim NL, Barbieri TF, Belko AZ (1990) The effect of exercise on energy intake and body composition in overweight women. Int J Obes 14:335-346

Kern PA, Ong JM, Saffari B, Carty J (1990) The effects of weight loss on the activity and expression of adipose-tissue lipoprotein lipase in very obese humans. N Engl J Med 322:1053-1059

Keul J, Haralambie G, Trittin G (1974) Intermittent exercise: arterial lipid substrates and arteriovenous differences. J Appl Physiol 36:159-162

Keys A, Brozek J, Henschel A, Mickelsen O, Taylor HL (1950) The biology of human starvation, vol 1. Minnesota, Minneapolis

Keys A, Taylor HL, Grande F (1987) Basal metabolism and age of adult man. Metabolism 22:5979-5987

Kindermann W, Hort W (1981) Sportmedizin für Breiten- und Leistungssport. Demeter

King AC, Frey-Hewitt B, Dreon DM, Wood PD (1989) Diet vs exercise in weight maintenance. The effects of minimal intervention strategies on long-term outcomes in men. Arch Intern Med 149:2741-2746

Kinner B, Ries W, Sauer I, Reuter W, Krosse B (1985) Veränderungen nichtinvasiver Herz-Kreislauf-Parameter unter stationärer Gewichtsreduktion. Z Ges Inn Med 40:369-372

Kirschner MA, Schneider G, Ertel NH, Gorman J (1988) An eight-year experience with a very-low calorie formula diet for control of major obesity. Int J Obes 12:69-80

Kirschner MA, Samojlik E, Drejka M, Szmal E, Schneider G, Ertel N (1990) Androgen-estrogen metabolism in women with upper body versus lower body obesity. J Clin Endocr Metab 70:473-479

Kissebah AH, Vydelingum N, Murray R, Evans DJ, Hartz AJ, Kalkhoff RK, Adams PW (1982) Relation of body fat distribution to metabolic complications of obesity. J Clin Endocr 54:254-260

Klip A, Tsakiridis T, Marette A, Ortiz P (1994) Regulation of expression of glucose transporters by glucose: a review of studies in vivo and in cell cultures. FASEB J 8:43-53

Klipstein-Grobusch K, Voss S, Boeing H, Kroke A (1995) Sie essen – wir messen! – Prävalenz von Adipositas in der Potsdamer Ernährungsstudie. Aktuel Ernährungsmed 20:284

Klör HU (1990) Das Chylomikronämie-Syndrom – Pathophysiologie, Klinik und Therapie. Klin Wochenschr 68:68-75

Klör HU (1998) Epidemiologie der Adipositas. In: Wechsler JG (Hrsg) Adipositas. Blackwell, Berlin, S 63-76

Klose G (1989) Arteriosklerose. Springer, Berlin Heidelberg New York Tokyo

Klose P (1998) Adipositas und Hyperlipidämie. In: Wechsler JG (Hrsg) Adipositas. Blackwell, Berlin, S 157-170

Koivisto VA, Yki-Järvinen H, DeFronzo RA (1986) Physical training and insulin sensitivity. Diabetes Metab Rev 4:445-481

Kooy K van der, Seidell JC (1993) Techniques for the measurement of visceral fat: a practical guide. Int J Obes 17:187-196

Kopelman PG (1992) Altered respiratory function in obesity: sleep disorded breathing and the Pickwickian Syndrome. In: Björntorp P, Brodoff BN (eds) Obesity. Lippincott, Philadelphia, pp 568-575

Korsten Reck U, Bauer S, Keul J (1993) Sport und Ernährung – ein ambulantes Programm für adipöse Kinder. Paediatr Paedol 28:145-152

Kortelainen M-L, Särkioja T (1997) Extent and composition of coronary lesions and degree of cardiac hypertrophy in relation to abdominal fatness in men under 40 years of age. Arterioscler Thromb Vasc Biol 17:574-579

Koschinsky T, Gries FA (1971) Glycerin-Kinase und Lipolyse des menschlichen Fettgewebes in Abhängigkeit vom relativen Körpergewicht. Hoppe-Seyler's Z Physiol Chem 352:430-432

Kral JG (1992) Surgical treatment of obesity. In: Björntorp P, Brodoff BN (eds) Obesity. Lippincott, Philadelphia, pp 731-741

Kral JG, Schaffner F, Pierson RN Jr, Wang J (1993) Body fat topography as an independent predictor of fatty liver. Metabolism 42:548-451

Krobot K, Hense HW, Cremer P, Eberle E, Keil U (1992) Determinants of plasma fibrinogen: relation to body weight, waist-to-hip ratio, smoking, alcohol, age, and sex. Arterioscl Thrombosis 12:780-788

Krone W, Greten H (1984) Evidence for post-transcriptional regulation by insulin of 3-hydroxymethylglutaryl coenzyme A reductase and sterol synthesis in human mononuclear leukocytes. Diabetologia 26:366-369

Krone W, Nägele H (1988a) Effects of antihypertensives on plasma lipids and lipoprotein metabolism. Am Heart J 16:1729-1734

Krone W, Naegele B, Behnke B, Greten H (1988b) Opposite effects of insulin and catecholamines on LDL-receptor activity in human mononuclear leukocytes. Diabetes 37:1386–1391

Krone W, Müller-Wieland D, Wirth A (1993) Dyslipoproteinämie und metabolisches Syndrom. Fortschr Med 110:645–648

Krotkiewski M, Aniansson A, Grimby G, Björntorp P, Sjöström L (1979a) The effect of unilateral isokinetic strength training on local adipose and muscle tissue morphology, thickness, and enzymes. Eur J Appl Physiol 42:271–281

Krotkiewski M, Mandroukas K, Sjöström L, Sullivan L, Wetterqvist H, Björntorp P (1979b) Effects of long-term physical training on body fat, metabolism, and blood pressure in obesity. Metabolism 28:650–658

Krotkiewski M, Toss L, Björntorp P, Holm G (1981) The effect of a very-low-calorie diet with and without chronic exercise on thyroid and sex hormones, plasma proteins, oxygen uptake, insulin and c-peptide concentration in obese women. Int J Obes 5:287–293

Krotkiewski M, Björntorp P, Sjöström L, Smith U (1983) Impact of obesity on metabolism in men and women. Importance of regional adipose tissue distribution. J Clin Invest 72:1150–1162

Kuczmarski RJ, Fanelli MT, Koch GG (1987) Ultrasonic assessment of body composition in obese adults: overcoming the limitations of the skinfold caliper. Am J Clin Nutr 45:17–24

Kunath U, Memari B (1995) Laparoskopisches „Gastric Banding" zur Behandlung der pathologischen Adipositas. Chirurg 66:1263–1267

Kunath U, Susewind M, Klein S, Hofmann T (1998) Erfolg und Mißerfolg beim laparoskopischen „gastric banding". Ein 3-Jahres-Erfahrungsbericht. Chirurg 69:180–185

Kunkel W, Haupt E, Fröhlich A, Schöffling K (1973) Der Einfluß einer Gewichtsreduktion auf Verlauf und Behandlung des Erwachsenendiabetes. Erfahrungsbericht an 228 Patienten. Med Welt 23:679–674

Kurtz BR, Givens JR, Komindr S (1987) Maintenance of normal circulating levels of Delta-4-androstenedione and dehydroepiandrosterone in simple obesity despite increased metabolic clearance rate. J Clin Endocrinol Metab 64:1261–1266

Kushner RF, Kunigk A, Alspaugh M, Andronis PT, Leitch CA, Schoeller DA (1990) Validation of bioelectrical-impedance analysis as a measurement of change in body composition in obesity. Am J Clin Nutr 52:219–223

Kuzmak LI (1991) Stoma adjustable silicone gastric banding. Surgical Rounds 14:45–56

Laakso M, Edelman SV, Brechtel G, Baron AD (1990) Decreased effect of insulin to stimulate skeletal muscle blood flow in obese man: a novel mechanism for insulin resistance. J Clin Invest 85:1844–1852

Lafontan M, Berlan M (1993) Fat cell adrenergic receptors and the control of white and brown fat cell function. J Lipid Res 34:1057–1091

Lakka TA, Venäläinen JM, Rauramaa R, Salonen R, Tuumilehteo J, Salonen JT (1994) Relation of leisure-time physical activity and cardiorespiratory fitness to the the rist of acute myocardial infarction in men. N Engl J Med 330:1549–1554

Lamarche B, Déprés JP, Moorjani S et al. (1993) Evidence for a role of insulin in the regulation of abdominal adipose tissue lipoprotein lipase response to exercise training in obese women. Int J Obes 17:255–261

Lamarche B, Tchernof A, Moorjani S, Lupien PJ, Déprés J-P (1997) small, dense low-density lipoprotein particles as a predictor of the risk of ischemic heart disease in men. Circulation 95:69–75

Landsberg L, Young JB (1985) The influence of diet on the sympathetic nervous system. In: Müller EE, MacLeod RM, Frohman LA (eds) Neuroendocrine perspectives. Elsevier, Amsterdam, pp 191–218

Landsberg L (1986) Diet, obesity and hypertension: an hypothesis involving insulin, the sympathetic nervous system, and adaptive thermogenesis. Q J Med 236:1081–1090

Lantigua RA, Amatruda JM, Biddle TL, Forbes GB, Lockwood DH (1980) Cardiac arrhythmias associated with a liquid protein diet for the treatment of obesity. N Engl J Med 303:735–739

Lapidus L, Bengtsson C, Larsson B, Pennert K, Rybo E, Sjöström L (1984) Distribution of adipose tissue and risk of cardiovasculare disease and death: a 12 year follow up of participants in the population study of women in Gothenburg, Sweden. Br Med J 289:1257–1261

Larsson B, Svärsund K, Welin L, Wilhelmsen L, Björntorp P, Tibblin G (1984) Abdominal adipose tissue distribution, obesity, and risk of cardiovascular disease and death: 13 year follow up of participants in the study of men born in 1913. Br Med J 288:1401–1404

Lauer MS, Anderson KM, Kannel WB, Levy D (1991) The impact of obesity on left ventricular mass and geometry. JAMA 266:231–236

Lauterbach K, Hauner H, Wirth A, Westenhöfer J (1998) Evidenz-basierte Leitlinien zur Behandlung der Adipositas. Adipositas in Deutschland. Foglio Medien, Köln

Leahy JL, Bonner-Weir S, Weir GC (1988) Minimal chronic hyperglycemia is a critical determinant of impaired insulin secretion after an incomplete pancreatectomy. J Clin Invest 81:1407–1410

Lean MEJ, Han TS, Morrison CE (1995) Waist circumference as a measure for indicating need for weight management. BMJ 311:158–161

Lean MEJ (1997) Sibutramin – a review of clinical efficacy. Int J Obes Relat Metab Disord 21:116–123

Lean MEJ, Powrie JK, Anderson AS, Garthwaite PH (1990) Obesity, weight loss and prognosis in type 2 diabetes. Diabet Med 7:228–233

Lean MEJ, Han TS, Seidell JC (1998) Impairment of health and quality of life in people with large waist circumference. Lancet 351:853–856

LeBlanc J, Diamond P, Còté J, Labrie A (1984) Hormonal factors in reduced postprandial heat production of exercise-trained subjects. J Appl Physiol 56:772-776

Leenen R, Kooy K van der, Meyboom S, Seidell JC, Deurenberg P (1993) Relative effects of weight loss and dietary fat modification on serum lipid levels in the dietary treatment of obesity. J Lipid Res 34:2183-2191

Leibel RL, Rosenbaum M, Hirsch J (1995) Changes in energy expenditure resulting from altered body weight. N Engl J Med 332:621-628

Leibowitz SF (1987) Hypothalamic neurotransmitters in relation to normal and disturbed eating patterns. Ann NY Acad Sci 499:137-143

Leon AW, Conrad V, Hunninghake VB, Serfass R (1979) Effects of a vigorous exercise walking program on body composition, and carbohydrate and lipid metabolism of obese young men. Am J Clin Nutr 32:1776-1787

Leonhardt W, Hanefeld M, Fischer S, Schulze J, Spengler M (1991) Beneficial effects on serum lipids in noninsulin dependent diabetics by acarbose treatment. Arzneimittelforschung 41:35-38

Lew EA, Garfinkel L (1979) Variation in mortality by weight among 750 000 men and women. J Chron Dis 32:563-576

Licata G, Scaglione R, Barbagallo M et al. (1991) Effect of obesity on left ventricular function studied by radionuclide angiocardiography. Int J Obes Relat Metab Disord 15:295-302

Lichtman SW, Pisarska K, Berman ER et al. (1992) Discrepancy between self-reported and actual caloric intake and exercise in obese subjects. N Engl J Med 327:1893-1898

Liebermeister J, Jahnke K, Voss HJ, Engelhardt A, Probst G (1968) Initial- und Spätergebnisse der Diätbehandlung bei Fettsucht. Dtsch Med Wochenschr 93:2149-2155

Liebermeister H (1992) Genetische Faktoren in der Pathogenese der Adipositas. Aktuel Ernährungsmed 17:192-195

Liebermeister H (1994) Novelties and curiousities: miracle diets in the treatment of obesity. In: Ditschuneit H, Gries FA, Hauner H, Schusdziarra V, Wechsler JG (eds) Obesity in Europe 1993. Libbey, London, pp 263-267

Liebermeister H (1995) Prognose der Adipositas, was hat sich geändert? Versicherungsmed 47:17-23

Lillioja S, Young AA, Culter CL (1987) Skeletal muscle capillary density and fiber type are possible determinants of in vivo insulin resistance in man. J Clin Invest 80:415-419

Lissner L, Levitsky DA, Strupp BJ, Kackwarf H, Roe DA (1987) Dietary fat and the regulation of energy intake in human subjects. Am J Coin Nutr 46:886-892

Lissner L, Odell PM, D'Agostino RB et al. (1991) Variability of body weight and health outcomes in the Framingham population. N Engl J Med 324:1839-1844

Lithell H, Hellsing K, Lundqvist G, Malmberg P (1979) Lipoprotein-lipase activity of human skeletal-muscle and adipose tissue after intensive physical exercise. Acta Physiol Scand 105:312-315

Liu Y-L, Toubro S, Astrup S, Stock MJ (1995) Contribution of beta-3-adrenoceptor activation to ephedrine-induced thermogenesis in humans. Int J Obes 19:678-685

Löffler G, Mirter G, Herberg L, Steinhaus A (1993) Fettreiche Kost verursacht eine Fettzellhyperplasie. Adipositas 6:13-18

Löffler G (1997) Pathophysiologie des Fettgewebes. Dtsch Ärztebl 94:C1495-C1498

Lönnroth P, Jansson PA, Smith U (1987) A microdialysis method allowing characterization of intercellular water space in humans. Am J Physiol 253:228-231

Lönnroth P, Smith U (1992) Intermediary metabolism with an emphasis on lipid metabolism, adipose tissue, and fat cell metabolism: a review. In: Björntorp P, Brodoff BN (eds) Obesity. Lippincott, Philadelphia, pp 3-14

Lukasi HC (1992) Body composition assessment using impedance methods. In: Björntorp P, Brodoff BN (eds) Obesity. Lippincott, Philadelphia, pp 67-79

Maclure KM, Hayes KC, Colditz GA, Stampfer MJ, Speizer FE, Wilett WC (1989) Weight, diet, and the risk of symptomatic gallstones in middle-aged women. N Engl J Med 321:563-569

MacMahon SW, Wilcken DEL, Macdonald GJ (1986) The effect of weight reduction on left ventricular mass. A randomized controlled trial in young, overweight hypertensive patients. N Engl J Med 314:334-339

Maddox GL, Leiderman VR (1969) Overweight as a social disability with medical implications. J Med Educ 44:214-220

Manninen V, Tenkannen L, Koskinen P, Huttunen JK, Mänttäri M, Heinonen OP, Frick MH (1992) Joint effects of serum triglyceride and LDL cholesterol and HDL cholesterol concentrations on coronary heart disease risk in the Helsinki Heart Study. Circulation 85:37-45

Manson JE, Colditz GA, Stampfer MJ et al. (1990) A prospective study of obesity and risk of coronary heart disease in women. N Engl J Med 322:882-889

Manson JE, Willett WC, Stampfer MJ (1995) Body weight and mortality among women. N Engl J Med 333:677-685

Marin P, Holmäng S, Jönsson L et al. (1992a) The effects of testosterone treatment on body composition and metabolism in middle-aged men. Int J Obes 16:991-997

Marin P, Andersson B, Ottosson M et al. (1992b) The morphology and metabolism of intraabdominal adipose tissue in men. Metabolism 41:1242-1248

Markiefka E, Wolf AM, Kuhlmann H-W, Baekken T (1994) Erfahrungen aus der chirurgischen Therapie der morbiden Adipositas. Vortrag in Salzburg, Juni 1994

Markgraf J (1998) Motivation von Arzt und Patient. In: Berufsverband der Allgemeinärzte (Hrsg) Adipositas. Manual, S 4.2/1–4.2/11

Marlatt GA, Gordon JR (1985) Relapse prevention: maintenance strategies in the treatment of addictive behaviors. Guilford, New York

Martin BC, Warram JH, Krolewski AS, Bergman RN, Soeldner JS, Kahn CR (1992) Role of glucose and insulin resistance in development of type 2 diabetes mellitus: results of a 25-year follow-up study. Lancet 340:925–929

Mason EE, Doherty C (1993) Surgery. In: Stunkard AJ, Wadden TA (eds) Obesity: Theory and Therapy. Raven Press, New York, pp 313–325

Mathus-Vliegen EM, Tytgat GN, Veldhuyzen-Offermans EA (1991) Intragastric balloon in the treatment of supermorbid obesity. Double-blind, sham-controlled, crossover evaluation of 500-milliliter balloon. Gastroenterol 100:847–848

Mayer J (1953) Glucostatic mechanism of regulation of food intake. N Engl J Med 249:13–16

Mayer J, Marhall NB, Vitale JJ, Chirstensen JH, Mashayakhi MB, Stare FJ (1954) Exercise food intake and body weight in normal rats and genetically obese adult mice. Am J Physiol 177:544–548

Mayer J (1957) Some advances in the study of the physiologic basis of obesity. Metabolism 6:435–439

McCann UD, Seiden LS, Rubin LJ, Recaurte GA (1997) Brain serotonin neurotoxicity and primary pulmonary hypertension from fenfluramine and dexfenfluramine. A systematic review of the evidence. JAMA 278:666–672

McMahon S, MacDonald G, Bernstein G, Andrews G, Blacket RB (1985) Comparison of weight reduction with metoprolol in treatment of hypertension in young overweight patients. Lancet 1:1233–1236

Mehnert H (1984a) Die diätetische Behandlung des Diabetes mellitus. In: Mehnert H, Schöffling K (Hrsg) Diabetologie in Klinik und Praxis. Thieme, Stuttgart, S 186–219

Mehnert H (1984b) Behandlung mit Biguaniden. In: Mehnert H, Schöffling K (Hrsg) Diabetologie in Klinik und Praxis. Thieme, Stuttgart, S 240–250

Mehrabian M, Peter JB, Barnard RJ, Lusis AJ (1990) Dietary regulation of fibrinolytic factors. Atherosclerosis 84:25–32

Meilahn EN, Kuller LH, Wing RR, Matthews KA, Nowalk MP (1994) Menopausal changes in lipids and weight. Relationship to diet. Int J Obes 18:150 (abstract)

Messerli FH (1986) Cardiopathy of obesity – a not-so-Victorian disease. N Engl J Med 314:378–380

Meyer JM, Stunkard AJ (1993) Genetics and human obesity. In: Stunkard AJ, Wadden TA (eds) Obesity: theory and therapy. Raven, New York, pp 137–149

Michaelis D, Jutzi E (1991) Epidemiologie des Diabetes mellitus in der Bevölkerung der ehemaligen DDR: Alters- und geschlechtsspezifische Inzidenz- und Prävalenztrends im Zeitraum 1960–1987. Z Klin Med 46:59–64

Middeke M, Richter WO, Schwandt P, Holzgreve H (1997) The effects of antihypertensive combination therapy on lipid and glucose metabolism: hydrochlorothiazide plus sotalol vs. hydrochlorothiazide plus captopril. Int J Clin Pharmacol Ther 35:231–234

Ministery of Agriculture, Fisheries and Foods (1992) Housefold food consumption and expenditure. HMSO, London 1990–1994

Mitchell BD, Stern MP, Haffner SM (1990) Risk factors for cardiovascular mortality in Mexican Americans and non Hispanic whites: The San Antonio Heart Study. Am J Epidemiol 131:423–433

Miura J, Arai K, Tsukahara S, Ohno M, Ikeda Y (1989) The long term effectiveness of combined therapy by behavior modification and very low calorie diet: 2 years follow-up. Int J Obes 13:73–77

Mizutani T, Nishikawa Y, Adachi H et al. (1994) Identification of estrogen receptor in human adipose tissue and adipocytes. J Clin Endocrinol Metab 78:950–954

Moerman CJ, Berns MPH, Smeets FWM, Kromhout D (1994) Regional fat distribution as risk factor for clinically diagnosed gallstones in middle-aged men: a 25-year follow-up study (the Zutphen Study). Int J Obes 18:435–439

Mohamed-Ali, Pinkney JH, Coppack SW (1998) Adipose tissue as an endocrine and paracrine organ. Int J Obes Relat Metab Disord 22:1145–1158

Molé PA, Stern JS, Schultz CL, Bernauer EM, Holcomb BJ (1989) Exercise reverses depressed metabolic rate produced by severe caloric restriction. Med Sci Sports Exercise 21:29–33

Moller H, Mellemgaard A, Lindvig K, Olsen JH (1994) Obesity and cancer risk: a Danish record-linkage study. Eur J Cancer 30 A/3:344–350

Montague CT, Farooqi IS, Whitehead JP et al. (1997) congenital leptin deficiency is associated with severe earl-onset obesity in humans. Nature 387:903–908

Moore ME, Stunkard AJ, Srole L (1962) Obesity, social class and mental illness. JAMA 181:962–966

Moore LL, Lombardi DA, White MJ, Campbell JL, Oliveria SA, Ellison RC (1991) Influence of parents' physical activity level on activity levels of young children. J Pediatr 118:236–242

Mossberg H-O (1989) 40-year follow-up of overweight children. Lancet 491–493

Mourier A, Gautier J-F, de Kerviler E et al. (1997) Mobilization of visceral adipose tissue related to the improvement in insulin sensitivity in response to physical training in NIDDM. Diabetes Care 20:385–391

Müller MJ, von zur Mühlen A, Lautz HU, Schmidt FW (1988) Klinische Bedeutung des Energiestoffwechsels. Dtsch Med Wochenschr 113:1853–1858

Müller-Wieland D, Krone W (1995) Fettstoffwechselstörungen bei Insulinresistenz. Herz 20:33–46

Müller-Wieland D, Krone W, Wirth A, Lochow P, Jürgens G, Greten H (1990) Regelmechanismen: Hyperlipidämie – Hyperinsulinämie – Hyperglykämie – Hypertonie, eine Hypothese? In: Bretzel RG, Wilk S (Hrsg) Hypertonie und Nierenfunktionsstörungen. Hypertonie und Diabetes. Wolf, München, S 49-68

Müller-Wieland D, Krone W (1997) Adipositas und Hypertonie. Internist 38:237-243

Munro JF, Stolared IH (1992) Indication for treatment. In: Björntorp P, Brodoff BN (eds) Obesity. Lippincott, New York, pp 643-652

Murata M (1985) Obesity. Acta Paediatr Jpn 27: 415-425

Murgatroyd PR, Shetty PS, Prentice AM (1993) Techniques for the measurement of human energy expenditure: a practical guide. Int J Obes 17:549-568

Must A, Jaques PF, Dallal GE, Bajema CJ, Dietz WH (1992) Long term morbidity and mortality of overweight adolescents. A follow-up of the Harvard Growth Study of 1922 to 1935. N Engl J Med 327:1350-1355

Nakajima T, Fujioka S, Tokunaga K, Matsuzawa Y, Tarui S (1989) Correlation of intraabdominal fat accumulation and left ventricular performance in obesity. Am J Cardiol 64:369-373

Nestler JE, Jakubowitz DJ (1996) Decreases in ovarian cytochrome P450c17alpha activity and serum free testosterone after reduction of insulin secretion in polycystic ovary syndrome. N Engl J Med 335:617-623

Neumann RO (1902) Experimentelle Beiträge zur Lehre von dem täglichen Nahrungsbedarf des Menschen unter besonderer Berücksichtigung der notwendigen Eiweißmenge. Arch Hyg XLV: 1-87

NIH Consensus Program Information Service (1996) Bioelectrical impedance analysis in body composition measurement: National Institutes of Health Technology Assessment Conference Statement. Am J Clin Nutr 64 [Suppl]:524S-532S

Nies C, Bartsch D, Rothmund M (1994) Laparoskopische Cholezystektomie bei schwerer Adipositas – Indikation oder Kontraindikation? Chirurg 65:29-32

Niesten-Dietrich U, Simon G, Blome B, Schulte H, Schmidt A, Assmann G (1994) Wirkungen eines Geh-, Lauf- und Krafttrainings auf Leistungsfähigkeit und Fettstoffwechselparameter. Dtsch Zeitschr Sportmed 45:18-30

Nikkilä EA, Taskinen MR, Rehunen S, Härkönen M (1978) Lipoprotein lipase activity in adipose tissue and skeletal muscle of runners. Metabolism 27:1661-1671

Nisbett RE (1972) Hunger, obesity, and the ventromedial hypothalamus, Psychol Rev 79:433-453

Noack R, Barth CA (1993) Kohlenhydrate unbegrenzt? Ernährungswissenschaft 40:440-444

O'Sullivan AJ, Hoffman DM, Ho KKY (1995) Estrogen, lipid oxidation, and body fat. N Engl J Med 33:669-670

O'Sullivan AJ, Hoffman DM, Ken KY (1995) Estrogen, lipid oxidation, and body fat. N Engl J Med 333:669-670

Olefsky J, Reaven GM, Farquhar JW (1974) Effects of weight reduction in obesity. Studies of lipid and carbohydrate metabolism in normal and hyperlipoproteinemic subjects. J Clin Invest 53:64-76

Olefsky J (1976) Effects of fasting on insulin binding, glucose transport, and glucose oxidation in isolated rat adipocytes. J Clin Invest 58:1450-1460

Olivecrona T, Bengtsson-Olivecrona B (1990) Lipoprotein lipase and hepatic lipase. Curr Opin Lipidol 1:222-230

Olschewski P, Wülker S, Schmitt G, Scholten T (1992) Medikamenteneinsparung durch Gewichtsreduktion. Vortrag anläßlich der 8. Jahrestagung der Deutschen Adipositasgesellschaft, Marburg 1992

Oster P, Mordasini R, Raetzer H, Schellenberg B, Schlierf G (1977) Komplikationen bei Nulldiät. Schweiz Med Wochenschr 107:1313-1317

Ostlund ED, Staten M, Kohrt WM, Schultz J, Malley M (1990) The ratio of waist-to-hip circumference, plasma insulin, and glucose tolerance as independent predictors of the HDL2-cholesterol level in older adults. N Engl J Med 322:229-234

Östman J, Backman L, Hallberg D (1975) Cell size and the antilipolytic effect of insulin in human subcutaneous adipose tissue. Diabetologia 11: 1159-1164

Owen OE, Morgan AP, Kemp HG, Sullivan JM, Herreara MG, Cahill GF Jr (1967) Brain metabolism during fasting. J Clin Invest 46:1589-1595

Pankow W, Hijjeh N, Schuttler F, Penzel T, Peter JH, Wichert P von (1997) Der Einfluß der nichtinvasiven Beatmung auf die Atemarbeit bei Adipösen. Med Klin 92 [Suppl 1]:54-60

Parrinello G, Scalione R, Pinto A et al. (1996) Central obesity and hypertension. The role of endothelin. Am J Hypertens 9:1186-1191

Parizkova J, Stankova L (1964) Influence of physical activity on a treatmill on the metabolism of adipose tissue in rats. Br J Nutr 18:325-332

Pasquali R, Colella P, Cirignotta F et al. (1990) Treatment of obese patients with obstructive sleep apnea syndrome (OSAS): effect of weight loss and interference of otorhinolaryngoiatric pathology. Int J Obes 14:207-217

Paul T, Jacoby C (1989) Verhaltenstherapeutische Maßnahmen bei Eßstörungen. In: Hand I, Wittchen H-U (Hrsg) Verhaltenstherapie in der Medizin. Springer, Berlin Heidelberg New York Tokyo, S 327-347

Pavlou KN, Steffee WP, Lerman RH, Burrows BA (1985) Effects of dieting and exercise on lean body mass, oxygen uptake, and strength. Med Sci Sports Exerc 17:466-471

Pavlou KN, Krey S, Steffee S (1989) Exercise as an adjunct to weight loss and maintenance in moderately obese subjects. Am J Clin Nutr 49:1115-1123

Pedersen SB, Borglum JD, Schmitz O, Bak JF, Sorensen N, Richelsen B (1993) Abdominal obesity is associated with insulin resistance and reduced glycogen synthase activity in skeletal muscle. Metabolism 42:998-1005

Peiris AN, Struve MF, Mueller RA, Lee MB, Kissebah AH (1988) Glucose metabolism in obesity: influence of body fat distribution. J Clin Endocrinol Metab 67:760-767

Peiris AN, Mueller RA, Smith GA, Struve MF, Kissebah AH (1986) Splanchnic insulin metabolism in obesity. J Clin Invest 78:1648-1657

Perri MG (1987) Maintenance strategies for the management of obesity. In: Johnson WG (ed) Advances in eating disorders. JAI Press, Greenwicht/CT, pp 77-194

Perri MG, Nezu AM (1993a) Preventing relapse following treatment for obesity. In: Stunkard AJ, Wadden TA (eds) Obesity: theory and therapy. Raven, New York, pp 287-299

Perri MG, Sears SF, Clark JE (1993b) Strategies for improving maintenance of weight loss. Diabetes Care 16:200-209

Peterson HR, Rothschild M, Weinberg CR, Fell RD, McLeish KR, Pfeifer MA (1988) Body fat and the activity of the autonomic nervous system. N Engl J Med 318:1077-1083

Pfeifle B, Ditschuneit H (1981) Effect of insulin on growth of cultured human arterial smooth muscle cells. Diabetologia 20:155-159

Pollare T, Lithell H, Berne C (1988a) A comparison on the effects of hydrochlorothiazide and captopril on glucose and lipid metabolism in patients with hypertension. N Engl J Med 321:868-873

Pollare T, Lithell H, Selinus I, Berne C (1988b) Application of prazosin is associated with an increase of insulin sensitivity in obese patients with hypertension. Diabetologia 31:415-420

Pollare T, Lithell H, Berne C (1990) Insulin resistance is a characteristic feature of primary hypertension independent of obesity. N Engl J Med 39:167-174

Polonsky KS, Sturis J, Bell GI (1996) Non-insulin dependent diabetes mellitus – a genetically programmed failure of the beta cell to compensate for insulin resistance. N Engl J Med 334:777-783

Pooling Project Research Group (1978) Relationship of blood pressure, serum cholesterol, smoking habits, relative weight and ECG abnormalities to incidence of major coronary events: final report of the pooling project. J Chronic Dis 31:201-206

Pooter van Loon BJ, Kluft C, Radder JK, Blankenstein MA, Meinders AE (1993) The cardiovascular risk factor plasminogen activator inhibitor type 1 is related to insulin resistance. Metabolism 42:945-949

Prader A, Labhart A, Willi H (1956) Ein Syndrom von Adipositas, Kleinwuchs, Kryptorchismus und Oligophrenie nach myotonieartigem Zustand im Neugeborenenalter. Schweiz Med Wochenschr 86:1260-1266

Prentice AM, Black AE, Coward WA et al. (1986) High levels of energy expenditure in obese women. Br Med J 292:983-987

Prentice AM, Goldberg GR, Jebb SA (1991) Physiological response to slimming. Proc Nutr Soc 50:441-458

Price RA, Cadoret RJ, Stunkard AJ, Troughton E (1987) Genetic contribution to human fatness: an adoption study. Am J Psychiatry 144:1003-1008

Primrose JN, Davies JA, Prentice CR, Hughes R, Johnston D (1992) Reduction in factor VII, fibrinogen and plasminogen activator inhibitor-1 activity after surgical treatment of morbid obesity. Thromb Haemost 68:396-399

Pudel V, Chomè J, Menden E et al. (1984) Psychosoziale Bewertung der Ernährung in Familien mit Kindern. Eine Repräsentativerhebung in der Bundesrepublik Deutschland. Ernährungsbericht 84:103-144

Pudel V, Westenhöfer J (1989) Fragebogen zum Eßverhalten: Handanweisung. Hogrefe, Göttingen

Pudel V (1991a) Praxis der Ernährungsberatung. Springer, Berlin Heidelberg New York Tokyo

Pudel V, Westenhöfer J (1991) Ernährungspsychologie. Hogrefe, Göttingen

Pudel V (1998) Ernährungsstrategie und Verhaltensmodifikation: Grundlagen – Anwendungen. In: Berufsverband der Allgemeinärzte (BDA) (Hrsg) Adipositas-Manual, S 4.1/1-4.1/26

Pudel V, Westenhöfer J (1992) Dietary and behavioural principles in the treatment of obesity. International Monitor on Eating Patterns and Weight Control 1:2-7

Pyörälä K (1979) Relationship of glucose tolerance and plasma insulin to the incidence of coronary heart disease: results from two population studies in Finland. Diabetes Care 2:131-141

Quetelet LAJ (1969) Physique social. Muquardt, Brüssel

Rabinowitz D, Zierler KL (1962) Forearm metabolism in obesity and its response to intraarterial insulin. Characterization of insulin resistance and evidence for adaptive hyperinsulinism. J Clin Invest 41:2173-2181

Raison J, Conard J, Basdevant A, Samama M-M, Guy-Grand B (1994) Sex differences in fibrinolytic activity of obese patients. In: Ditschuneit H, Gries FA, Hauner H, Schusdziarra V, Wechsler JG (eds) Obesity in Europe 1993. Libbey, London, pp 327-331

Raison JM, Safar ME, Cambien FA (1988) Forearm hemodynamics in obese normotensive and hypertensive subjects. J Hypertens 6:299-303

Randle PJ, Hales CN, Garland PB, Newsholme EA (1963) The glucose fatty-acid cycle. Its role in insulin sensitivity and the metabolic disturbance of diabetes mellitus. Lancet I:785-789

Rao RB, Ely SF, Hoffmann RS (1998) Deaths related to liposuction. N Engl J Med 340:1471

Rapoport SM (1977) Medizinische Biochemie Hrsg VEB, Berlin

Ratzman K-P, Zander E, Witt S, Schulz B (1981) Investigation on insulin sensitivity in early diabetes III. The effect of a combined physical training and diet programme on body weight, serum lipids and insulin sensitivity in obese asymptomatic diabetes. Endokrinologie 77:233-241

Ratzmann K-P, Zander E, Witt S, Schulz B (1982) Effekt eines kombinierten Diät-Trainingsprogramms auf die Insulinsensitivität bei adipösen Personen mit normaler und gestörter Glukosetoleranz. Z Ges Inn Med 37:304-308

Ravussin E, Schutz Y, Acheson KJ, Dusmet M, Bourquin L, Jéquier E (1985) Short-term, mixed diet overfeeding in man: no evidence for „luxus consumption". Am J Physiol 249:E470–E477

Ravussin E, Bogardus C, Schwartz RS (1983) Thermic effect of infused glucose and insulin in man. Decreased response with increased insulin resistance in obesity and noninsulin-dependent diabetes mellitus. J Clin Invest 72:893–902

Ravussin E, Lillioya S, Knowler WC et al. (1988) Reduced rate of energy expenditure as a risk factor for body-weight gain. N Engl J Med 318:467–472

Ravussin E, Swinburn BA (1992a) Pathophysiology of obesity. Lancet 340:404–408

Ravussin E, Swinburn BA (1992b) Effect of caloric restriction and weight loss on energy expenditure. In: Wadden TA, Itallie TB van (eds) Treatment of the seriously obese patient. Guilford, New York, pp 163–189

Ravussin, E, Swinburn BA (1993) Energy metabolism. In: Stunkard AJ, Wadden TA (eds) Obesity: theory and therapy. Raven, New York, pp 97–123

Reaven GM (1988) Role of insulin resistance in human disease. Diabetes 37:1495–1607

Rebuffé-Scrive M, Enk L, Crona N (1985) Fat cell metabolism in different regions in women: effects of menstrual cycle, pregnancy and lactation. J Clin Invest 75:1973–1976

Rebuffé-Scrive M, Brönnegard M, Nilsson A, Eldh J, Gustafsson J-A, Björntorp P (1990) Steroid hormone receptors in human adipose tissues. J Clin Endocrinol Metab 71:1215–1219

Reisin E, Abel R, Modan M, Silverberg DS, Eliahou HE, Modan B (1978) Effect of weight loss without salt restriction on the reduction of blood pressure in overweight hypertensive patients. N Engl J Med 298:1–6

Rett K, Lotz N, Wicklmayr M, Fink E, Jauch K-W, Günther B, Dietze G (1988) Verbesserte Insulinwirkung durch ACE-Hemmung beim Typ-II-Diabetiker. Dtsch Med Wochenschr 113:243–249

Reynisdottir S, Allerfeldt K, Wahrenberg H, Lithell H, Arner P (1994) Multiple lipolysis defects in the insulin resistance (metabolic) syndrome. J Clin Invest 93:2590–2599

Rice T, Després JP, Daw EW et al. (1997) Familial resemblance for abdominal visceral fat: the HERITAGE family study. Int J Obes Relat Metab Disord 21:1024–1031

Richelsen B, Petersen SB, Moller-Pedersen T, Schmitz O, Moller N, Borglum JD (1993) Lipoprotein lipase activity in muscle tissue influenced by fatness, fat distribution and insulin in obese females. Eur J Clin Invest 23:226–233

Richter WO (1993) Gewichtsreduktion mit Außenseiter-Diäten. Fortschr Med 111:299–302

Rigaud D, Merrouche M, Le Moel G (1995) Factors of gastroesophageal acid reflux in severe obesity. Gastroenterol Clin Biol 19:18–25

Rissanen AM, Heliövaara M, Knekt P, Reunanen A, Aromaa A (1991) Determinations of weight gain and overweight in adult Finns. Eur J Clin Nutr 45:419–430

Ristow M, Müller-Wieland D, Pfeiffer A, Krone W, Kahn CR (1998) Obesity associated with a mutation in a genetic regulator of adipocyte differentiation. N Engl J Med 339:953–959

Ritz E, Bühler FR (1991) Insulin – Nebensache oder gar Ursache der Hypertonie? Dtsch Med Wochenschr 116:1930–1932

Roberts SB, Savage J, Coward WA, Chew B, Lucas A (1988) Energy expenditure and intake in infants born to lean and overweight mothers. N Engl J Med 318:461–466

Robertson RP, Gavareski DJ, Henderson JD, Porte D Jr, Bierman EL (1973) Accelerated triglyceride secretion. A metabolic consequence of obesity. J Clin Invest 52:1620–1626

Robinson TN (1999) Behavioral treatment of childhood and adolescent obesity. Int J Obes Relat Metab Disord 23 [Suppl 2]:S52–S57

Rocchini AP, Key J, Bondie D, Chico R, Moorehead C, Katch V, Martin M (1989) The effect of weight loss on the sensitivity of blood pressure to sodium in obese adolescents. N Engl J Med 321:580–585

Rochew AF, Chumlea WMC (1992) New approaches to the clinical assessment of adipose tissue. In: Björntorp P, Brodoff BN (eds) Obesity. Lippincott, Philadelphia, pp 55–66

Rockstroh JK, Schmieder RE, Schächinger H, Messerli FH (1992) Stress response pattern in obesity and systemic hypertension. Am J Cardiol 70:1035–1039

Rodin J (1992) Determinants of food intake regulation in obesity. In: Björntorp R Brodoff BN (eds) Obesity. Lippincott, Philadelphia, pp 220–230

Roger J, Mitchell GW Jr (1952) The relation of obesity to menstrual disturbances. N Engl J Med 247:53–59

Rohner-Jeanrenaud F (1995) A neurodendocrine reappraisal of the dual-centre hypothesis: its implications for obesity and insulin resistance. Int J Obes 19:517–534

Rolland-Cachera M-F, Cole TJ, Sempé M, Tichet J, Rossignol C, Charraud A (1991) Body mass index variations: centiles from birth to 87 years. J Clin Nutr 45:13–21

Rolls BJ (1993) Effects of intense sweeteners on hunger, food intake, and body weight: a review. Am J Clin Nutr 58:120–122

Rolls BJ, Kim-Harris S, Fischman MW, Foltin RW, Moran TH, Stoner SA (1994) Satiety after preloads with different amounts of fat and carbohydrate: implications for obesity. Am J Clin Nutr 60:476–487

Romano M, Carella G, Cotecchia MR, Di Maro T, Indolfi C, Ferro G, Chiariello M (1986) Abnormal systolic time intervals in obesity and their relationship with the amount of overweight. Am Heart J 112:356–360

Romijn JA, Cyle EF, Sidossis LS, Gastaldelli A, Horowitz JF, Endert E, Wolfe RR (1993) Regulation of endogenous fat and carbohydrate metabolism in relation to exercise intensity and duration. Am J Physiol 265:E380–E391

Roschal H, Lang B, Hell E (1992) Auswirkungen der chirurgischen Therapie extremer Adipositas of körperliches und physisches Befinden. Wien Klin Wochenschr 15:467-473

Ross R, Rissanen J (1994) Mobilization of visceral and subcutaneous adipose tissue in response to energy restriction and exercise. Am J Clin Nutr 60:695-703

Rossner S, Taylor CL, Byington RP, Furberg CD (1990) Long term propranolol treatment and changes in body weight after myocardial infarction. Br Med J 300:902-903

Rost R, Sonntag F (1991) Stellenwert der körperlichen Aktivität zur Prävention der KHK. Fortschr Med 109:41-44

Rubinstein I, Colapinto N, Rotstein LE, Brown IG, Hoffstein V (1988) Improvement in upper airway function after weight loss in patients with obstructive sleep apnea. Am Rev Respir Dis 138:1192-1195

Ryde SJS, Saunders NH, Birks JL et al. (1993) The effects of VLCD on body composition. In: Kreitzman S, Howard A (eds) The SWANSEA-TRIAL. Whitstable, Kent, pp 31-54

Sailer D, Dierigl G, Plotz U (1981) Stickstoffbilanzen und Gewichtsverhalten unter einer kohlenhydratbetonten 700-kcal-(2930 kJ-)Minimaldiät. Therapiewoche 31:2943-2947

Sailer D (1994) Außenseiterdiäten In: BfA (Hrsg) Zur Ernährung in Rehabilitationskliniken. BfA, Berlin, S 49-52

Sasaki A, Suzuki T, Horiuchi N (1982) Development of diabetes in Japanese subjects with impaired glucose tolerance: a seven year follow-up study. Diabetes 22:154-157

Sasson Z, Rasooly Y, Bhesania T, Rasooly I (1993) Insulin resistance is an important determinant of left ventricular mass in the obese. Circulation 88:1431-1436

Scaglione R, Dichiara MA, Indovina A et al. (1992) Left ventricular diastolic and systolic function in normotensive obese subjects: influence of degree and duration of obesity. Eur Heart J 13:738-742

Scaglione R, Ganguzza A, Corrao S et al. (1995) Central obesity and hypertension: pathophysiologic role of renal haemodynamics and function. Int J Obes 19:403-409

Schachter S (1968) Obesity and eating. Science 161:751-756

Schapira DV, Clark RA, Wolff PA, Jarrett AR, Kumar NB, Aziz NM (1994) Visceral obesity and breast cancer risk. Cancer 74:632-639

Schick RR, Schusdziarra V (1993) Regulation of food intake. In: Ditschuneit H, Gries FA, Hauner H, Schusdziarra V, Wechsler JG (eds) Obesity in Europe 1993. Libbey, London, pp 335-348

Schick RR, Walde T vorm, Zimmermann JP, Schusdziarra V, Classen M (1994) Glucagon-like peptide 1 - a novel brain peptide involved in feeding regulation. In: Ditschuneit H, Gries FA, Hauner H, Schusdziarra V, Wechsler JG (eds) Obesity in Europe 1993. Libbey, London, pp 363-367

Schick RR (1995) Regulation von Nahrungsaufnahme und Sättigung durch Gastrointestinaltrakt und Zentralnervensystem. Adipositas 9:11-19

Schick RR, Schusdziarra V (1998) Appetit- und Sättigungsregulation. In: Wechsler JG (Hrsg) Adipositas. Blackwell, Berlin, S 119-130

Schindler AE, Ebert A, Friedrich E (1972) Conversion of androstendione to estrone by human fat tissue. J Clin Endocrinol Metab 35:627-630

Schlierf G, Kohlmeier L (1991) Ernährungsabhängige Krankheiten des Erwachsenen. Zentralbl Hyg Umweltmed 191:307-315

Schmidt-Wilcke A (1980) Ernährungsanamnese - Bedeutung und praktische Hinweise. Ernährungsumschau 27:269-273

Schmieder RE, Gatzka C, Schächinger H, Schobel H, Rüddel H (1993) Obesity as a derminant for response to antihypertensive treatment. Br Med J 307:537-540

Schneider R, Potthoff P, Brüggenjürgen B, Bullinger M (1998) Adipositas und Lebensqualität. Eine Untersuchung mit dem SF 36 zur Beschreibung und Evaluation des Gesundheitszustandes (zur Publikation eingereicht)

Schoeller DA, Santen E van (1982) Measurement of energy expenditure in humans by doubly labeled water method. J Appl Physiol 53:955-959

Schoeller DA (1992) Isotope dilution methods. In: Björntorp P, Brodoff BN (eds) Obesity. Lippincott, Philadelphia, pp 80-88

Scholze J (1997) Prinzipien und Variationen einer kombinierten antihypertensiven Therapie. Z Ärztl Fortbild Qualitätssich 91:155-163

Schorr U, Blaschke K, Turan S, Distler A, Sharma AM (1998) Relationship between angiotensinogen, leptin, and blood pressure in young normotensive men. J Hypertens 16:1475-1480

Schotte DE, Stunkard AJ (1990) The effects of weight reduction on blood pressure in 301 obese patients. Arch Intern Med 150:1701-1704

Schulz LO, Schoeller DA (1994) A compilation of total daily energy expenditures and body weight in healthy adults. Am J Clin Nutr 60:676-681

Schusdziarra V (1992) The physiological role of somatostatin in the regulation of nutrient homeostasis. Basic and clinical aspects of neuroscience, vol 4. Springer, Berlin Heidelberg New York Tokyo, pp 43-54

Schusdziarra V (1998) Pharmakotherapie der Adipositas. In: Wechsler JG (Hrsg) Adipositas. Blackwell, Berlin, S 261-265

Schutz I (1993) The adjustment of energy expenditure and oxidation to energy intake: the role of carbohydrate and fat balance. Int J Obes 17 [Suppl 3]:S23-S27

Schwandt P (1990) Triglyzeridreiche Lipoproteine als Risikofaktor für die Atherosklerose. Klin Wochenschr 68:54-58

Schwartz RS, Brunzell JD (1978) Increased adipose-tissue lipoprotein-lipase activity in moderately obese men after weight reduction. Lancet 1230-1231

Segal KR, Gutin B (1983) Thermic effects of food and exercise in lean and obese women. Metabolism 32:581–589

Segal KR, Gutin B, Nyman AM, Pi-Sunyer FX (1985a) Thermic effect of food at rest, during exercise, and after exercise in lean and obese men of similar body weight. J Clin Invest 76:1107–1112

Segal KR, Gutin B, Presta E, Wang J, Itallie TB van (1985b) Estimation of human body composition by electrical impedance methods: a comparative study. J Appl Physiol 58:1565–1571

Segal KR, Dunaif A, Gutin B, Albu J, Nyman A, Pi-Sunyer FX (1987) Body composition, not body weight, is related to cardiovascular disease risk factors and sex hormone levels in men. J Clin Invest 80:1050–1055

Segal KR, VanLoan M, Fitzgerald P, Hodgsdon J, VanItallie TB (1988) Lean body mass estimation by bioelectrical impedance analysis: a four-site cross-validation study. Am J Clin Nutr 47:7–14

Segal KR (1994) Impact of exercise on insulin mediated glucose metabolism in lean and obese men. Int J Obes 18 [Suppl 2]:96 (abstract)

Seidell JC, Oosterlee A, Deurenberg P, Hautvast P (1988) Abdominal fat depots measured with computed tomography: effects of degree of obesity, sex and age. Eur J Clin Nutr 42:805–815

Seidell JC, Andres R, Sorkin JD, Muller DC (1994) The sagittal waist diameter and mortality in men: the Baltimore Longitudinal Study on Aging. Int J Obes 18:61–67

Seidell JC, Rissanen AM (1998) Time trends in the worldwide prevalence of obesity. In: Bray GA, Bouchard C, James WPT (eds) Handbook of obesity. Dekker, New York, pp 79–91

Shapiro B, Chowers I, Rose G (1957) Fatty acid uptake and esterification in adipose tissue. Biochim Biophys Acta 23:115–120

Shiffman ML, Sugerman HJ, Kellum JH, Brewer WH, Moore EW (1993) Gallstones in patients with morbid obesity. Relationship to body weight, weight loss und gallbladder bile cholesterol solubility. Int J Obes 17:153–158

Shimomura I, Tokunaga K, Kotani K et al. (1993) Marked reduction of acyl-CoA-synthetase activity and mRNA in intraabdominal visceral fat by physical exercise. Am J Physiol 265:E44–E50

Shulman GI, Rothman DL, Jue T, Stein P, DeFronzo RA, Shulman RG (1990) Quantitation of muscle glycogen synthesis in normal subjects and subjects with non-insulin-dependent diabetes by 13-C nuclear magnetic resonance spectroscopy. N Engl J Med 322:223–228

Sichert W, Oltersdorf U (1984) Ernährungserhebungsmethoden – Methoden zur Charakterisierung der Nahrungsaufnahme des Menschen. Umschau, Frankfurt/Main (Schriften der AGEV eV, Bd 4)

Sims EAH (1976) Experimental obesity, dietary induced thermogenesis and their clinical implications. Clin Endocrinol 5:377–395

Simsolo RB, Ong JM, Kern PA (1993) The regulation of adipose tissue and muscle lipoprotein lipase in runners by detraining. J Clin Invest 92:2124–2130

Siri WE (1956) The gross composition of the body. Adv Biol Med Phys 4:239–243

Sittaro N-A (1994) Bewertung und Tarifierung von Übergewicht mit Hilfe des Body-Mass-Index. Versicherungsmed 46:216–221

Sjöström L, Björntorp P, Vrana J (1971) Microscopic fat cell size measurements on frozen-cut adipose tissue in comparison with automatic determinations of osmium-fixed fat cells. J Lipid Res 12:521–530

Sjöström L (1991) A computer-tomography based multicompartment body composition technique and anthropometric predictions of lean body mass, total and subcutaneous adipose tissue. Int J Obes 15:19–30

Sjöström L (1993) Impacts of body weight, body composition, and adipose tissue distribution on morbidity and mortality. In: Stunkard AJ, Wadden TA (eds) Obesity: theory and therapy. Raven, New York, pp 13–41

Sjöström L, Rissanen T, Andersen T, Boldrin M, Golay A, Koppeschaar HPF, Krempf M, for the European Multicentre Study Group (1998) Randomized placebo-controlled trial of orlistat for weight loss and prevention of weight regain in obese patients. Lancet 352:167–173

Smith GP, Gibbs J (1987) The effect of gut peptides on hunger, satiety, and food intake in humans. Ann NY Acad Sci 499:132–136

Smith HL, Willius FA (1933) Adiposity of the heart. Arch Intern Med 52:911–918

Society of Actuaries (1959) Build and blood pressure study, vol 1. Society of Actuaries, Chicago

Society of Actuaries and Association of Life Insurance Medical Directors of America (1979) Build Study, Society of Actuaries, Chicago

Sönnichsen AC, Lindlacher U, Richter WO, Schwandt P (1990) Adipositas, Körperfettverteilung und Inzidenz von Mamma-, Zervix-, Endometrium- und Ovarialcarcinomen. Dtsch Med Wschr 115:1906–1910

Sörensen TIA, Holst C, Stunkard AJ (1992) Childhood body mass index – genetic and environmental influences assessed in a longitudinal adoption study. Int J Obes 16:705–714

Speiser W, Langer W, Pschaick A et al. (1988) Increased blood fibrinolytic activity after physical exercise: Comparative study in individuals with different sporting activities and in patients after myocardial infarction. Thromb Res 51:543–555

Spitzweg C, Joba W, Heufelder AE (1998) Leptin – neue Erkenntnisse zur Pathogenese der Adipositas. Med Klin 93:478–485

Spraul M, Ravussin E, Fontvielle AM, Rising R, Larson DE, Anderson EA (1993) Reduced sympathetic nervous activity. A potential mechanism predisposing to body weight gain. J Clin Invest 92:1730–1735

Srinivasa SR, Bao W, Wattigney WA, Berenson GS (1996) Adolescent overweight is associated with adult overweight and related multiple cardiovascular risk factors: The Bogalusa Heart Study. Metabolism 45:235–240

Standl E (1991) Insulinspiegel – Parameter für Arterioskleroserisiko? Versicherungsmed 43:48–52

Steenbergen W van, Lanckmans S (1995) Liver disturbances in obesity and diabetes mellitus. Int J Obes 19 [Suppl 1]:S27–S36

Stegmann H, Wagner D, Lau A (1964) Schwangerschaft, Geburtsverlauf und Nachgeburtsgewicht bei adipösen Frauen. Med Welt 2195:165–170

Steinbach G, Heymsfield S, Olansen NE, Tighe A, Holt PR (1994) Effect of caloric restriction on colonic proliferation in obese persons: implications for colon cancer prevention. Cancer Res 54:1194–1197

Steinmetz A (1992) Störungen des Fettstoffwechsels im Rahmen des metabolischen Syndroms. Z Ärztl Fortbild 86:895–900

Steinmetz A, Maisch B, Noll B (1997) Effects of lipid lowering measures on coronary perfusion. Z Kardiol 86 [Suppl 1]:43–55

Stevens J, Cai J, Pamuk ER, Williamson DF, Thun MJ, Wood JL (1998) The effect of age on the association between body-mass index and mortality. N Engl J Med 338:1–7

Stoddard MF, Tseuda K, Thomas M, Dillon S, Kupersmith J (1992) The influence of obesity on left ventricular filling and systolic function. Am. Heart J 124:694–699

Strain GW, Herschopf RJ, Zumoff B (1992) Food intake of very obese persons: quantitative and qualitative aspects. J Am Diet Assoc 92:199–203

Strauss R (1999) Childhood Obesity. Curr Probl Pediatr 29:5–29

Stuart RB (1967) Behavioral control of overeating. Behav Res Ther 5:357–365

Stumpner J, Häußinger K (1989) Schlafapnoe: Grundlagen, Diagnostik, Therapie. Bay Internist 9:256–261

Stunkard AJ, Sörensen TIA, Hanis C, Teasdale TW, Chakraborty R, Schull WJ, Schulsinger F (1986) An adoption study of human obesity. N Engl J Med 314:193–198

Stunkard AJ, Wadden TA (1992) Psychological aspects of human obesity. In: Björntorp P, Brodoff BN (eds) Obesity. Lippincott, Philadelphia, pp 352–360

Sudi KM, Möller R, Tafeit E, Vrecko K, Horejsi R, Reibnegger G, Hoffmann P (1998) Die Beschreibung der subkutanen Fett-Topographie (SFTop). Dtsch Z Sportmed 49:46–52

Sugerman H, Windsor A, Bessos M, Wolfe L (1997) Intra-abdominal pressure, sagittal abdominal diameter and obesity morbidity. J Intern Med 241:71–79

Suter PM, Schutz Y, Jéquier E (1992) The effect of ethanol on fat storage in healthy subjects. N Engl J Med 326:983–987

Svedberg J, Björntorp P, Smith U, Lönnroth P (1990) Free fatty acid inhibition of insulin binding, degradation, and action in isolated hepatocytes. Diabetes 39:570–574

Svedberg J, Strömblad G, Wirth A, Smith U, Björntorp P (1991) Fatty acids in the portal vein of the rat regulate hepatic insulin clearance. J Clin Invest 88:2054–2058

Swanson CA, Potischman N, Wilbanks GD et al. (1993) Relation of endometrial cancer risk to past and contemporary body size and body fat distribution. Cancer Epid Biom Prev 2:321–327

Swobodnik W, Wenzel H, Wechsler JG, Hoch A, Ditschuneit H (1984) Ultraschall-Untersuchungen bei Adipositas zur Kalkulation der Fettgewebsmasse. In: Ditschuneit H, Wechsler JG (Hrsg) Ergebnisse der Adipositasforschung. perimed, Erlangen, S 79–89

Tartaglia LA, Dembski M, Weng X, Deng N, Culpepper J, Devos R, Richards. Campfield LA, Clark FT, Deeds J, Muir C, Sanker S, Moriarty A, Moore KJ (1995) Identification and expression cloning of a leptin receptor, OB-R

Tenkanen L, Mänttari M, Mattinen V (1995) Some coronary risk factors related to the insulin resistance syndrome and treatment with gemfibrozil. Circulation 92:1779–1785

Thorin D, Golay A, Simonson DC, Jéquier E, Felber JP, DeFronzo RA (1986) The effect of selective beta andrenergic blockade on glucose-induced thermogenesis in man. Metabolism 35:524–528

Thrompson SG, Kienast J, Pyke SDM, Haverkate F, Loo JGW van de for the European Action on Thrombosis and Disabilities Angina Pectoris Study Group (1995) Hemostatic factors and the risk of myocardial infarction or sudden death in patients with angina pectoris. N Engl J Med 332:635–641

Tienboon R, Rutishauser IHE, Wahlqvist ML (1994) Significant gender differences in attitude to body weight and weight loss behavior in adolescents. J Adolesc Health 15:263–268

Toeller M, Gries FA, Dannehl K (1982) Natural history of glucose intolerance in obesity. A ten year observation. Int J Obes 6 [Suppl 1]:145–149

Tornaghi G, Raiteri R, Pozzato C, Rispoli A, Bramani M, Cipolat M, Craveri A (1994) Anthropometric or ultrasonic measurement in assessment of visceral fat? A comparative study. Int J Obes 18:771–775

Tornberg SA, Carstensen JM (1994) Relationship between Quetelet's index and cancer of breast and female genital tract in 47,000 women followed for 25 years. Br J Cancer 69:358–361

Toubro S, Astrup A (1995) The selective beta-3-Agonist ZD2079 stimulates 24-hour energy expenditure through increased fidgetting. A 14-day, randomized placebo-controlled study in obese subjects. Int J Obes 19 [Suppl 2]:41

Tremblay A, Fontaine E, Poehlman ET, Mitchell D, Perron L, Bouchard C (1986) The effect of exercise-training on resting metabolic rate in lean and moderately obese individuals. Int J Obes 10:511–517

Troiano RP, Levitsky DA, Kalkwarf HJ (1990) Effect of dl-fenfluramine on the thermic effect of food in humans. Int J Obes 14:647–655

Tuck ML, Sowers J, Dornfeld L, Kledzik G, Maxwell M (1981) The effect of weight reduction on blood pressure, plasma renin activity, and plasma aldosterone levels in obese patients. N Engl J Med 304:930-933

Turcotte LP, Richter EA, Kiens B (1992) Increased plasma FFA uptake and oxidation during prolonged exercise in trained vs untrained humans. Am J Physiol 262:E791-E799

Tuschl RJ, Platte P, Lacssle RG, Stichler W, Pirke KM (1990) Energy expenditure and everyday eating behavior in healthy young women. Am J Clin Nutr 52:81-86

Tuschoff T, Benecke-Timp A, Vogel H (1995) Adipositas. In: Petermann F (Hrsg) Verhaltensmedizin in der Rehabilitation. Hogrefe, Göttingen, S 337-369

UK Prospective Diabetes Study (UKPDS) Group (1998) Intensive blood-glucose control with sulphonylureas or insulin compared with conventional treatment and risk of complications in patents with type 2 diabetes (UKPDS 33). Lancet 352:837-853

Vague J (1947) La différenciation sexuelle facteur déterminant des formes de l'obésité. Presse Méd 55:339-340

Vague P, Raccah D, Scelles V (1995) Hypofibrinolysis and the insulin resistance syndrome. Int J Obes 19 [Suppl 1]:S11-S15

Van Gaal LF, Brown JI, Enzi G, Toplak H (1998) Efficacy and tolerability of orlistat in the treatment of obesity: a 6-months dose-ranging study. Orlistat Dose-Ranging Study Group. Eur J Clin Pharmacol 54:125-132

Van Gaal LF, Wauters MA, Pfeiffer FW, De Leeuw IH (1998) Subitramine and fat distribution: is there a role for pharmacotherapy in abdominal/visceral fat reduction? Int J Obes Relat Metab Disord 22 [Suppl 1]:S38-S40

Vendsborg PB, Bech P, Rafaelsen OJ (1976) Lithium treatment and weight gain. Acta Psychiatr Scand 53:139-144

Viehweg B, Neitz U (1998) Geburtshilfliche Probleme bei adipösen Frauen. Adipositas 8:10-12

Vogelberg KH, Berchtold P, Berger H, Gries FA, Klinger H, Kübler W, Stolze Th (1975) Primary hyperlipoproteinemia as risk factors in peripheral artery disease. Atherosclerosis 22:271-275

Völker K, Lagerström D, Matheis L (1989) Einfluß einer 8wöchigen Bewegungstherapie auf die Gewichtsabnahme und die Leistungsfähigkeit adipöser Frauen und Männer. Med Welt 36:72-76

Waaler HT (1984) Height, weight and mortality. The Norwegian experience. Acta Med Scand [Suppl] 679:1-56

Wabitsch M, Heinze E (1993) Body fat in GH-deficient children and the effect of treatment. Horm Res 40:5-9

Wabitsch M (1995) Untersuchungen über die Entwicklung des Fettgewebes im Kindesalter. Adipositas 5:12-18

Wabitsch M, Jensen PB, Blum WF et al. (1996) Insulin and cortisol promote leptin production in cultured human fat cells. Diabetes 45:1435-1438

Wadden TA, Stunkard AJ (1993) Psychosocial consequences of obesity and dieting. In: Stunkard AJ, Wadden TA (eds) Obesity: theory and therapy. Raven, New York, pp 163-177

Wade AJ, Marbut MM, Round JM (1990) Muscle fibre type and aetiology of obesity. Lancet 335:805-808

Wahrenberg H, Lönnqvist F, Arner P (1989) Mechanisms underlying regional differences in lipolysis in human adipose tissue. J Clin Invest 84:458-462

Walker J, Collins LC, Nannini L, Stamford BA (1992) Potentiating effects of cigarette smoking and moderate exercise on the thermic effect of a meal. Int J Obes 16:341-347

Walston J, Silver K, Bogardus C et al. (1995) Time of onset of non-insulin-dependent diabetes mellitus and genetic variation in the beta-3-adrenergic-receptor gene. N Engl J Med 333:343-347

Warnes CA, Roberts WC (1984) The heart in massive (more than 300 pounds or 136 kilograms) obesity: analysis of 12 patients studied at necropsy. Am J Cardiol 54:1087-1091

Ward KD, Sparrow D, Landsberg L, Young JB, Vokonas PS, Weiss ST (1996) Influence of insulin, sympathetic nervous system activity, and obesity on blood pressure: the Normative Aging Study. J Hypertens 14:301-308

Wassertheil-Smoller S, Blaufox MD, Oberman A et al. (1991) Effect of antihypertensives on sexual function and quality of life: The TAIM Study. Ann Intern Med 114:613-620

Wechsler JG, Ditschuneit HH, Malfertheimer P, Ditschuneit H (1980) Stickstoffbilanzen während modifizierten Fastens. Dtsch Med Wochenschr 105:58-62

Wechsler JG (1981) Komplikationen bei totalem und modifiziertem Fasten. In: Ditschuneit H, Wechsler JG (Hrsg) Das modifizierte Fasten. Witzstrock, Baden-Baden, S 67-81

Wechsler JG, Wenzel H, Wobodnik WS, Ditschuneit H (1984) Proteinverlust bei Adipositas während Gewichtsreduktion. In: Ditschuneit H, Wechsler JG (Hrsg) Ergebnisse der Adipositasforschung. perimed, Erlangen, S 179-196

Wechsler JG, Schusziarra V, Husemann B, Willmen HR (1991) Magenballon und Gastroplastik: Interventionelle Therapie der Adipositas per magna. Adipositas 1:12-15

Wechsler JG, Wenzel H (1994) Protein substituted modified fasting in obesity. In: Gries FA, Hauner H, Schusdziarra V, Wechsler JG (eds) Obesity in Europe 1993. Libbey, London, pp 285-288

Wechsler JG (1997) Adipositas und Fettstoffwechsel. Internist 38:231-236

Wechsler JG (1998) Diätetische Therapie der Adipositas. In: Wechsler JG (Hrsg) Adipositas. Blackwell, Berlin, S 215-232

Weck M, Fischer S, Karst H et al. (1991) Wechselbeziehungen zwischen Energieverwertung, Na-K-ATPase-System und Fettgewebslipolyse bei Adipositas. Akt Ernährungsmed 16:118-124

Weck M, Hanefeld M (1995) Protein-substituiertes, modifiziertes Fasten (PSMF) bei Adipositas und Typ-II-Diabetes. Diabetes Stoffwechsel 4:14–20

Weck M, Fischer S (1997) Ätiologie der Adipositas. Internist 38:204–213

Weidmann P, Ferrari P (1991) Central role of sodium in hypertension in diabetic subjects. Diabetes Care 14:220–232

Weidmann P, Müller-Wieland D, de Courten M, Krone W (1995) Insulinresistenz und arterielle Hypertonie. Herz 20:16–32

Weigle DS, Sande KJ, Iverius PH, Monsen ER, Brunzell JD (1988) Weight loss leads to a marked decrease in nonresting energy expenditure in ambulatory human subjects. Metabolism 37:930–936

Weissleder H, Schuchardt C, Gesell F (1995) Fettgewebsabsaugung – eine zeitgemäße Therapieform? Vasomed 7:127–133

Welch IM, Sauders K, Read NW (1985) Effect of ileal and intravenous infusions of fat emulsions on feeding and satiety in human volunteers. Gastroenterology 89:1293–1297

Wenzel H (1998) Definition, Klassifikation und Messung der Adipositas. In: Wechsler JG (Hrsg) Adipositas. Ursachen und Therapie. Blackwell, Berlin, S 45–61

Westenhöfer J (1991a) Dietary restraint and disinhibition: Is restaint a homogenous construct? Appetite 16:45–55

Westenhöfer J (1991b) Gezügeltes Essen und Störbarkeit des Eßverhaltens. Hogrefe, Göttingen

Whelton PK (1992) The effects of nonpharmacological interventions on blood pressure of persons with high normal levels. Results of the Trials of Hypertension Prevention. JAMA 267:1213–1220

Whitaker RC, Wright JA, Pepe MS, Seidel KD, Dietz WH (1997) Predicting obesity in young adulthood from childhood and parental obesity. N Engl J Med 337:869–873

Wicklmayr M, Rett K, Standl E (1994) Wie kann die Primärprävention der koronaren Herzerkrankung in der Praxis verbessert werden? Med Klin 89:184–186

Widdowson EM (1936) A study of English diets by an individual method. Part I Men. J Hygiene 36:269–292

Willet WC (1998) Is dietary fat a major determinant of body fat? Am J Clin Nutr 67:556S–562S

Willett WC, Manson JE, Stampfer MJ, Colditz GA, Rosner B, Speizer FE, Hennekens CH (1995) Weight, weight change, and coronary heart disease in women. Risk within the „normal" weight range. JAMA 273:461–465

Williamson DF, Kahn H, Worthman CM, Burnette JC, Russell CM (1993) Precision of recumbent anthropometry. Am J Hum Biol 15:159–167

Williamson DF, Pamuk E, Thun M, Flanders D, Byers T, Heath C (1995) Prospective study of intentional weight loss and mortality in never-smoking overweight US white women aged 40–64 years. Am J Epidemiol 141:1128–1141

Willmen HR, Schneider W, Löffler A (1984) Der „Magenballon" in der Behandlung der Adipositas permagna. Dtsch Med Wochenschr 109:1200–1203

Willms B (1991) Resorptionsverzögerung der Kohlenhydrate in der Therapie des Typ-II-Diabetes: Vergleich zwischen diätetischer (Müsli) und pharmakologischer (alpha-Glukosidasehemmung) Beeinflussung. Schweiz Med Wochenschr 121:379–382

Wing RR, Jeffery RW (1995) Effect of modest weight loss on changes in cardiovascular risk factors: are there differences between men and women or between weight loss and and maintenance? Int J Obes 19:67–73

Wing RR, Blair EH, Bononi P (1994) Caloric restriction per se is a significant factor in improvements in glycemic control and insulin sensitivity during weight loss in obese NIDDM patients. Diabetes Care 17:30–36

Wirth A, Neermann G, Eckert W, Heuck CC, Weicker H (1979a) Metabolic response to heavy physical exercise before and after a 3-month training period. Eur J Appl Physiol 41:51–59

Wirth A, Heuck CC, Holm G, Björntorp P (1980a) Changes in the composition of fatty acids of total lipids in various tissues and serum due to physical training and food restriction in the rat. Scand J Clin Lab Invest 40:55–62

Wirth A, Holm G, Nilsson B, Smith U, Björntorp P (1980b) Insulin kinetics and insulin binding to adipocytes in physically trained and food-restricted rats. Am J Physiol 238: E108–E115

Wirth A, Holm G, Lindstedt G, Lundberg PA, Björntorp P (1981a) Thyroid hormones and lipolysis in physically trained rats. Metab 30:237–241

Wirth A, Diehm C, Mayer H, Mörl H, Vogel I, Björntorp P, Schlierf G (1981b) Plasma C peptide and insulin in trained and untrained subjects. J Appl Physiol 50:71–77

Wirth A, Holm G, Björntorp P (1982) Effect of physical training on insulin uptake by the perfused rat liver. Metabolism 31:457–462

Wirth A (1985a) Blutdrucksenkung durch Ausdauersport. Inn Med 12:226–230

Wirth A, Diehm C, Hanel W, Welte J, Vogel I (1985b) Training-induced changes in serum lipids, fat tolerance, and adipose tissue metabolism in patients with hypertriglyceridemia. Atherosclerosis 54:263–271

Wirth A (1986a) Therapie der Adipositas durch Ausdauertraining. Med Welt 37:444–448

Wirth A, Kern E, Vogel I, Nikolaus T, Schlierf G (1986b) Kombinationstherapie der Adipositas mit Reduktionskost und körperlichem Training. Dtsch Med Wochenschr 11:972–977

Wirth A (1987a) The role of exercise. In: Bender AE, Brookes JL (eds) Body weight control. Churchill Livingstone, Edinburgh, pp 188–200

Wirth A, Vogel I, Schömig A, Schlierf G (1987b) Metabolic effects and body fat mass changes in obese subjects on a very-low-calorie diet with and without intensive physical training. Ann Nutr Metab 31:378–386

Wirth A, Kottmann U, Bienek A, Däke H, Kohlmeier M (1988) Vergleich einer Mischkost mit einer Formeldiät von 700 kcal/d. Inn Med 15:77-82

Wirth A, Krone W (1988c) Insulin: ein kardiovaskulärer Risikofaktor? Dtsch Med Wochenschr 113: 1250-1254

Wirth A, Kottmann U, Wechsler J-G (1989) Adipositas als Gesundheitsrisiko Änderung von Körperzusammensetzung und kardiovaskulären Risikofaktoren unter Reduktionskost mit und ohne Training. MMW 131:404-406

Wirth A (1990) Nichtmedikamentöse Therapie der arteriellen Hypertonie. Herz Kreisl 22:178-184

Wirth A, Krone W (1993a) Therapie der Insulinresistenz beim metabolischen Syndrom durch körperliches Training. Dtsch Z Sportmed 44: 305-310

Wirth A, Krone W (1993b) Abdominale Adipositas. Metabolisches Syndrom, Arteriosklerose und Mortalität. Dtsch Med Wochenschr 118:595-601

Wirth A (1993c) Die koronare Herzkrankheit und das metabolische Syndrom. In: Baumann G (Hrsg) Koronare Herzkrankheit. Pia, Nürnberg, S 12-19

Wirth A (1994a) Diagnostik bei Adipositas. Z Allgemeinmed 70:1-10

Wirth A (1994b) Therapeutisches Vorgehen bei Adipositas. Z Allgemeinmed 70:226-230

Wirth A, Koch H (1994c) Therapie des Diabetes mellitus durch körperliches Training. In: Bühring M, Kemper FH (Hrsg) Naturheilverfahren. Springer, Berlin Heidelberg New York Tokyo, S 1-18

Wirth A, Bienek A (1994d) Therapie der Adipositas durch körperliches Training. In: Bühring M, Kemper FH (Hrsg) Naturheilverfahren. Springer, Berlin Heidelberg New York Tokyo, S 1-13

Wirth A (1995a) Kur oder Rehabilitation? Dtsch Ärztebl 92A:582-587

Wirth A, Kröger H (1995b) Improvement of left ventricular morphology and function in obese subjects following a diet and exercise program. Int J Obes 19:61-66

Wirth A, Lehr D, Pangritz M (1996) Gewichtsveränderung im Anschluß an eine stationäre Rehabilitation durch Nachbetreuung. Zur Publikation eingereicht

Wirth A (1998) Adipositas-Fibel. Springer, Berlin Heidelberg New York Tokio

Wirth A, Steinmetz B (1998) Gender difference in changes in subcutaneous and intra-abdominal fat during weight reduction: an ultrasound study. Obes Res 6:393-399

Wirth A (1999) Cardiac adaptation in obese subjects with and without hypertension – therapeutic implications. Progress in obesity research 8, edited by B. Guy-Grand and G. Ailhaud, Libbey, New York, 533-604

Wirth A, Kanel H (1999) Improvement of systolic and diastolic function and reduction of pulmonary resistance due to weight reduction (submitted for publication)

Wissenschaftliche Tabellen Geigy. Somatometrie, Biochemie (1985). Hrsg. v. Ciba-Geigy, Basel

Wolf AM, Markiefka E, Kuhlmann H-W (1994) Experiences in obesity surgery. In: Ditschuneit H, Gries FA, Hauner H, Schusdziarra V, Wechsler JG (eds) Obesity in Europe 1993. Libbey, London, pp 191-199

Wolfram G (1990) Fettsucht: Neubewertung des Risikos Abhängigkeit von relativem Körpergewicht, Lebensalter und Fettgewebsverteilung. Ernährung Umsch 37:347-354

Wolfram G (1994) Recommendation on nutrient intake in Germany. Bibl Nutr Dieta 51:183-184

Woo R (1985) The effect of increasing physical activity on voluntary food intake and energy balance. Int J Obes 9:155-160

Wood PD, Stefanik L, Dreon DM et al. (1988) Changes in plasma lipids and lipoproteins in overweight men during weight loss through dieting as compared with exercise. N Engl J Med 319:1173-1179

Wood PD, Stenanick ML, Williams PT, Haskell WL (1991) The effects on plasma lipoproteins of a prudent weight-reducing diet, with or without exercise, in overweight men and women. N Engl J Med 325:461-466

World Health Organization (1997) Obesity. Preventing and managing the global epidemic. Geneva

Wurtman JJ (1988) Carbohydrate cravings: a disorder of food intake and mood. Clin Neuropharmacol 11 [Suppl 1]:S139-S145

Wurtman RJ, Fernstrom JD (1976) Control of brain neurotransmitter synthesis by precursor availability und nutritional state. Biochem Pharmacol 25:1691-1696

York DA (1992) Genetic models of animal obesity. In: Björntorp P, Brodoff BN (eds) Obesity. Lippincott, Philadelphia, pp 233-240

Yoshinaga M, Yuasa Y, Hafano H et al. (1995) Effect of total adipose weight and systemic hypertension on left ventricular mass in children. Am J Cardiol 76:785-787

Young T, Palta M, Dempsey J, Skatrud J, Weber S, Badr S (1993) The occurence of sleep-disordered breathing among middle-aged adults. N Engl J Med 328:1230-1235

Zahorska-Markiewicz B, Kuagowska E, Kucio C, Klin M (1993) Heart rate variability in obesity. Int J Obesity 17:21-23

Zhang Y, Proenca R, Maffei M, Barone M, Leopold L (1994) Positional cloning of the mouse obese gene and its human homologue. Nature 372: 425-432

Zarfl B, Elmadfa I (1995) Body Mass Index (BMI) als Indikator für das Übergewicht bei Kindern und Jugendlichen – Ergebnisse der ASNS. Aktuelle Ernährungs-Medizin 20:201-206

Zhi J, Melia AT, Guerciolini R, Chung J, Kinberg J, Hauptmann JB, Patel IH (1994) Retrospective population-based analysis of the dose-response (fecal fat excretion) relationship of orlistat in normal and obese volunteers. Clin Pharmacol Ther 56:82-85

Zuber J, Kepplinger J (1991) Therapie der Adipositas permagna. Praxis Klin Verhaltensmed Rehab 13: 5-21

Zurlo F, Lillioja S, Esposito-Del Puente A (1990) Low ratio of fat to carbohydrate oxidation as a predictor of weight gain: study of 24-h RQ. Am J Physiol 259:E650–E657

Zurlo F, Ferraro R, Fontvieille AM, Rising R, Bogardus C, Ravussin E (1992) Spontaneous physical activity and obesity: cross-sectional and longitudinal studies in Pima Indians. Am J Physiol 263: E296–E300

Zuti WB, Golding LA (1976) Comparing diet and exercise as weight reduction tools. Physician Sportsmed 49–53

Zwiauer K, Szvjakto E, Widhalm K (1988) Langzeiterfolge der Diätferien in der Behandlung übergewichtiger Kinder. Ernährung/Nutrition 12: 563–567

Zwiauer K, Schmidinger H, Klicpera M, Mayr H, Widhalm K (1989) 24 hours electrocardiographic monitoring in obese children and adolescents during a 3 weeks low calorie diet (500 kcal). Int J Obes 13 [Suppl 2]:101–105

Zwiauer K (1998) Adipositas im Kindes- und Jugendalter – Prävention und Therapie. In: Wechsler JG (Hrsg) Adipositas. Ursachen und Therapie. Blackwell, Berlin, S 181–198

# Sachverzeichnis

## A

Adipositas
- abdominale 9, 150
- alimentäre 71–84
- Definition 7, 8, 307
- Fettverteilung 184, 195
- Formen 8–11
- gynoide 8
- regionale und sekundäre (*Übersicht*) 15

abdominaler Durchmesser 22
Abführtees 280
Abnehmen, xenicalculiertes 304
Absorptionssymmetrie
- duale Photonen (DPA) 27, 33
- X-ray (DXA) 27, 33

ACE-Hemmer 189
Achard-Thiers-Syndrom 111
Adenosin 123
Adenosinmonophosphat, zyklisches (cAMP) 121
Adenylatzyklase 121
Adipositas-Praxis 302
Adipozyt 132
Adipsin 121, 127
Adoptionsstudien 59
Ahlström-Hallgren-Syndrom 63
Ahlström-Oslon-Syndrom 63
Aktivität, körperliche 14, 62, 234, 266, 309
- Anamnese (*s. auch dort*) 14
- Bewegungstherapie 135
- Genetik 62
- Kinder 309
- Protokoll (*Übersicht*) 102
- Spontanaktivität 101
- sportliche (*s. dort*) 39, 252, 253, 257–261
- sympathische Aktivität 104, 136, 181, 184
- Thermogenese 101
- verminderte 101, 102

Aldosteron 71
- Renin-Angiotensin-Aldosteron-System (RAAS) 181, 184

Alkohol 39, 103
- Häufigkeit des Alkoholkonsums 39

Alpha
- $α_2$-Agonisten 113
- α-Blocker 188
- α-Glukosidasehemmer 278

Aminosäuren 126

Amphetamine 68, 269
Anamnese 13–15
- Aktivitätsanamnese 14
- Ernährungsanamnese 14, 72
- Familienanamnese 13
- Gewichtsanamnese 13
- Medikamentenanamnese 14

Androgene 109, 113, 214
- Hyperandrogenämie 148

android / viszerale Adipositas 9
Angiotensin 71
- Renin-Angiotensin-Aldosteron-System (RAAS) 181, 184

Angiotensinogen 130
Anthropometrie 20–23
- Gewicht-Längen-Indizes 20
- Hautfaltendickemessung 21, 22
- Umfangsmessungen 20, 21

Antidepressiva 111, 112
Antihypertensiva 169, 189
Apfelessig-Diät 245
Apnoe 204
- Schlafapnoe 204–207

Apolipoprotein 127, 160, 163, 164
- Apo A-I 163
- Apo A-II 163
- Apo B-100 164
- Apo E 127, 160, 163

Apoplex 196, 197
Appetit, Regulation 67
Appetithemmer / Sättigungsverstärker 269
Aquafitness 257
arterielle Verschlußkrankheit (AVK) 197
Arteriosklerose 191
- koronare 191
- periphere 197
- zerebrale 196

Arthrosen / Gelenkarthrose 208
ASP („acylation stimulating protein") 121, 127, 134
assoziierte Krankheiten 47, 141–218
- *Übersicht* 47, 141

Ätiologie 57–114, 308–310
- Energieaufnahme (*s. dort*) 64–93
- Energieverbrauch (*s. dort*) 93–107
- Genetik (*s. dort*) 57–64
- Kinder 308–310
- sekundäre Adipositas 108–114

Atkins-Diät 245
Atmungsstörungen, schlafbezogene 204–207
Ausbildung / Schulbildung 52
Außenseiterdiäten 244
AVK (arterielle Verschlußkrankheit) 197

# B

Ballaststoffe 281
Bardet-Biedl-Syndrom 63, 64
Basistherapie 268
Bauchband 291
Befinden 14
Begleitkrankheiten (s. Morbidität)
Behandlung (s. Therapie)
Belastungsblutdruck 186
Berentung, vorzeitige 53
Beschwerden 14
Beta
– $\beta_2$- und $\beta_3$-Agonisten 279
– β-Blocker 113, 188
– β-Rezeptoren 121
Beverly-Hills-Diät 245
Bewältigungsstrategien 264
Bewegungsapparat / orthopädische Erkrankungen 207–211
– Arthrosen (s. dort) 208
– Dorsopathie 209
– Knochenfrakturen 210, 211
– Osteoporose 210
Bewegungstherapie 135, 156–158, 249–257
– Diabetes mellitus 156–158
– Fettstoffwechselstörung 167, 168
– Hypertonie 186
– Lipogenese 135
– Lipolyse 135
BIA (bioelektrische Impedanzanalyse) 25–27
Bierdiät 245
Biguanide 280
biliopankreatischer Bypass 289, 290
„binge eating disorder" (Eßanfälle) 90
Blutdruck 172, 174, 182
– Belastungsblutdruck 186
– Diagnostik 198
Blutvolumen 174, 175
Blutzucker 154
BMI (Körper-Masse-Index / „body mass index") 6, 20, 48
– Genetik 59
– und relative Kranheitsrisiken (Übersicht) 50
bösartige Erkrankungen 211–213
braunes Fettgewebe 136–139
Broca-Index 20
Brotdiät 245
Buchinger-Fasten 245
Bulimia nervosa 90, 91
Bundeszentrale für gesundheitliche Aufklärung (BzgA) 295
Bypass
– biliopankreatischer 289, 290
– jejunoilealer 284
– Roux-en-Y-Bypass 289

# C

Caliper 21
cAMP (zyklisches Adenosinmonophosphat) 121
Cholesterin 160, 161, 164–166
– CETP (Cholesterin-Ester-Transfer-Protein) 127, 164
– Gesamtcholesterin 165
– HDL-Cholesterin 160, 163
– LDL-Cholesterin 165
Cholecystokinin (CCK) 66, 70, 280
Choriongonadotropin 280
Chylomikronen 161
Cohen-Syndrom 63
Computertomographie (CT), Körperfettmasse 31, 32
Corticotropin-releasing-Faktor (CRF) 70
C-Peptid 154
Crash- und Außenseiterdiäten 244
CRF (Corticotropin-releasing-Faktor) 70
Cushing-Erkrankung 15, 109

# D

Definition der Adipositas 7, 8, 307
Densitometrie (s. Dichtemessung) 23, 24
Depottriglyzeride 120
Dermolipektomie 291
Deuterium 28
Deutsche Gesellschaft
– für Ernährung (DGE) 295
– für gesundes Leben (DGGL) 296, 297
Diabetes mellitus 147, 148–159, 311
– adipositas-assoziierter Diabetes 149
– Häufigkeit 149
– Insulin (s. dort) 109, 112, 123, 143, 150, 151
– Inzidenz 158
– Kinder 311
– Prävention 156, 157
– Schwangerschaft 215
– Therapie 152–159
– – Bewegungstherapie 156–158
– – Reduktionskost 154, 155
Diagnostik 15–17, 32–33, 197–200
– Absorptionssymmetrie (s. dort) 27, 28, 33
– CT (Computertomographie), Körperfettmasse 31, 32
– IVNAA (in-vivo-Neutronenaktivierungsanalyse) 29
– kardiovaskuläre Erkrankungen 197–200
– – Blutdruck 198
– – Echokardiographie 199
– – Elektrokardiographie 197
– – Ergometrie 199
– – Röntgenthorax 199
– laborchemische und technische Untersuchungen 15–17
– NIRI (Infrarotspektrometrie) 29
– NMR (Kernspintomographie) 32
– SAD (sagittaler abdominaler Durchmesser) 31, 32, 228

- Ultraschalluntersuchung (s. dort) 29–31
- Umfangsmessung 33
diätetische Maßnahmen (s. Reduktionskost) 133, 134, 154, 165–167, 182–186, 224–234
Dichtemessung (Densitometrie) 23, 24
- Meßapparatur („Ulmer Faß") 24
Dickmacher 243
Dilatation / Herzdilatation 175, 176
- linksventrikuläre 175
Diskriminierung 86
Diuretika 188, 280
Dopamin 68
doppelt markiertes Wasser 77, 78, 97
Dorsopathie 209
DPA (duale Photonen-Absorptionssymmetrie) 27, 33
Druck
- Blutdruck (s. dort) 172, 174, 182
- intraabdominaler 202
- pulmonalarterieller 176
duale Photonen-Absorptionssymmetrie (DPA) 27, 33
Durchmesser
- abdominaler 22
- sagittaler abdominaler (SAD) 31, 32, 228
DXA (X-ray-Absorptionssymmetrie) 27, 33
Dyslipidämie (s. Fettstoffwechselstörung) 146, 159–164

# E

Echokardiographie 199
Einkommen 52
Eiweißabbau 231
Eklampsie / Präeklampsie 216
elektrischer Widerstand 25
Elektrokardiographie 197
Elektrokoagulation, stereotaktische 291
Elektrolyte 227, 236
Endometriumkarzinom 212
Energieaufnahme 64–93, 254, 269
- Gehirnläsionen 65
- Kinder 309
- neurale Mechanismen 66
- neurohumorale Regulation, Hunger und Sättigung 64
- psychosoziale Aspekte 85–92
Energiedichte 79
Energiegehalt 79
energiereduzierte Kost (s. a. Reduktionskost)
Energieverbrauch 61, 62, 93–107, 232, 258
- Aktivität, körperliche (s. dort) 100, 102
- Fettoxidation, verminderte 103
- Gewichtszunahme, Prädiktoren (s. dort) 98–106
- Grundumsatz (s. dort) 61, 94, 98–100, 106, 232, 255
- Kalkulation 97
- körperliche Aktivität 62
- nichtbasaler 102
- Ruheenergieumsatz 94

- Stimulatoren 278–279
- Thermogenese (s. dort) 62, 94, 100, 101, 136, 233, 255, 256
Energievorräte 225
Energiezufuhr 82
Enthemmung 91
Entkopplungsprotein 137
Enzyme
- Fettgewebe 126
- des Fettstoffwechsels 164
Epidemiologie der Adipositas 37–56
- Häufigkeit (s. dort) 37–41
- Kosten 54–56
- Lebensqualität 14, 51
- Morbidität 46–51, 274, 276
- Mortalität (s. dort) 41–46
- sozialmedizinische Aspekte (s. dort) 51–54
Erbrechen 90
Ergometrie 199
Ernährung (s. auch Nahrung)
- Anamnese (s. dort) 14, 72
- – 24 h „recall" 72
- – strukturelles Interview 72
- Deutsche Gesellschaft für Ernährung (DGE) 295
- Fragebögen/-protokoll 73–75
- – Verzehrshäufigkeit-(„food frequency")-Tabellen 75, 76
- Kinder, Nahrungszusammensetzung 309
- Lebensmittelkreis 293
- Überernährung 104
- unterkalorische 107
- überkalorische 106
Erwerbsunfähigkeit 53
Essen
- abnormes 89
- Eßanfälle („binge eating disorder") 90
- Eßkontrolle 265
- – flexible 265
- – rigide 265
- Eßkultur 85
- Eßverhalten, gezügeltes („restrained eating") 91
- Eßzentrum 65

# F

Familienanamnese (s. auch Anamnese) 13
Familienstand 52
Fasten (s. auch Reduktionskost) 133, 134
- Buchinger-Fasten 245
- PSMF (proteinsubstituiertes modifiziertes Fasten) 231
- Saftfasten 247
- totales Fasten / Nulldiät 235–237
FdH („Friß die Hälfte") 245
Fertilität 213
Fett / Fettmasse / Fettschicht 19
- abdominales 184
- intraabdominale 28, 184
- Verteilung 195

- Kohlenhydrat-Fett-Relation 83
- Körperfett (s. dort) 23
- Nahrungsfett 80
- subkutanes 29, 59, 228, 229, 254
- - Genetik 59
- - Ultraschalluntersuchung 29
- viszerale 32, 60, 212
- - Bestimmung 32
- - Genetik 60
Fettabsaugung (Liposuktion) 290
fettfreie Körpermasse 19, 25, 230, 253
Fettgewebe 115-140
- Bewegungstherapie 135
- braunes 136-139
- als endokrines Organ 145
- Entwicklung im Laufe des Lebens 131
- Fasten und Reduktionskost 133, 134
- Gewebsstücke („fat pads") 117
- Lipogenese (s. dort) 116-120
- Lipolyse (s. dort) 116, 117, 121-124
- peripheres 125
- Produktion
- - von Hormonen und Zytokinen 127
- - von Substraten und Enzymen 126
Fetthals, Madelung-Fetthals 15
Fettkonsum 83
Fettleber 201
- Fettleberhepatitis 201
Fettoxidation 84, 147
- verminderte 103
Fettparadoxon 80
Fettsäure
- freie 116, 126, 144, 167, 226
- Oxydation 260
- Synthese 118
Fettschürze 291
Fettspaltung, Hemmung 275
Fettstoffwechsel, Enzyme 164
Fettstoffwechselstörung (Dyslipidämie) 146, 159-164
- Bewegungstherapie 167, 168
- Häufigkeit 159
- Reduktionskost 165-167
Fettverteilung 149
- abdominale, periphere 8-10, 195
Fettzellen
- Fettzellularität 10
- Entwicklung 130-133
- Entwicklungsstadien 132
- Zellanzahl 117
- Zellgröße 117
- Zellvolumen 117
Fettzufuhr 104
Fibrinogen 148, 170
- Hyperfibrinogenämie 170
Fischdiät 245
„fit for life" 245
Fluoxetin 69, 271
Focus Adipositas 302
Folgekrankheiten 142-218
Folgen, psychosoziale bei Kindern 311
„food"
- „dispenser" 72

- „frequency"-(Verzehrshäufigkeit)-Tabellen 75, 76
Formen der Adipositas 8-11
- abdominale 9, 150
- alimentäre 71-84
- android / viszerale 9
- gluteal-femorale 8
- gynoide 8
- hyperplastische 10
- hypertrophe 10
- kindliche 11
- sekundäre und regionale (Übersicht) 15
- viszerale 9
Formuladiäten 239
Fröhlich-Syndrom 110
Funktionsfähigkeit
- körperliche 51
- soziale 51

## G

Galanin 70
Gallenblasenkarzinom 213
Gallensteine 200
Ganzkörperkalium 28
Ganzkörperleitfähigkeit (TOBEC, TRIM) 27
Ganzkörperrespirationskammer 96
Ganzkörperwasser 28
Gastrin 71
gastrointestinale Erkrankungen 200-203
Gastroplastik 287, 288
- nach Eckhout 287, 288
- nach Mason 285
Geburt (s. auch Schwangerschaft) 216, 217
- Gewichtsentwicklung 217
- Makrosomie 217
- Mortalität, materne 217
Gefäßwiderstand 176
Gehirnläsionen 65
- Hypothalamus, Läsionen 65
Gelenkarthrose 208
Gemüsediät 246
Genetik / Vererbung 57-114
- Befunde beim Menschen 58
- BMI („body mass index") 59
- formalgenetische 58-61
- Körperfettmasse 60
- molekulargenetische 58
- viszerales Fett 60
- Energieverbrauch 61, 62, 93-107
- Syndrome (s. dort) 62-64
- Tiermodelle 57
Gerinnung / Hämostase 148, 169-171
- Fibrinogen 148, 170
- Plasminogenaktivator-Inhibitor (s. PAI) 148, 171
- von Willebrand-Faktor 171
Geschmacksgipfel 79
Geschmacksqualität 87
gesundheitliche Aufklärung, Bundeszentrale (BzgA) 295

Gewicht
- Adipositas 7
- Änderung 192
- Anamnese (*s. auch dort*) 13
- Durchschnittsgewicht 3
- Entwicklung 217
- Erhaltung 250, 251
- Idealgewicht 4
- Normalgewicht 3
- Reduktion 153, 250, 272, 276
- - Programme zur Gewichtsreduktion (*s. dort*) 292–304
- Stabilisierung 273
- Übergewicht 3, 6, 7
- Untergewicht 3, 6
- Verlauf 223
- Wohlfühlgewicht 4
- wünschenswertes 4
- Zunahme, Prädiktoren 98–106
- - erniedrigter Grundumsatz 98, 99
- - reduzierte Thermogenese 100
Gewicht-Längen-Indizes 20
Gewichtstabellen (*Übersicht*) 5, 6
- „body mass index" (*s.* BMI) 6, 20, 48, 50, 59
gezügeltes Eßverhalten („restrained eating") 91
GH (Wachstumshormon) 124
GLP-1 („glukagon-like" Peptid) 70
Glukagon 226
Glukoseaufnahme 155, 157
Glukoseclearance 158
Glukoseintoleranz 148
Glukoseoxidation 147
Glukoseproduktion 144, 151, 155, 226
- hepatische 144, 155
Glukosetoleranz 156
Glukosetransport 156
Glukosetransporter 145, 157
Glukoseutilisation 151
α-Glukosidasehemmer 278
gluteal-femorale Adipositas 8
Glykogenspeicherung 147
Glyzerin, freies 116, 126, 167
Gonadotropin 215
Grade der Adipositas (*Übersicht*) 223
Grundumsatz 61, 94, 98–100, 106, 232, 255
- erniedrigter 98, 99
- Steigerung 255
- Vererbung 106
Gruppentherapie, Kinder 312
Gymnastik 258

## H

Dr. Haas-Top-Diät 246
Hämodynamik
- kardiale 175
- renale 177, 178
Hämostasestörung (*s.* Gerinnung) 148, 169–171
Häufigkeit
- Adipositas 37–41, 307, 308
- Alkoholkonsum 39
- internationaler Vergleich 40

- Kinder 307, 308
- Nahrungsaufnahme 39
- Rauchen 40
- sportliche Aktivität 39
Hautfaltendickemessung 21, 22
- *Übersicht* 22
$HbA_{1c}$ 154, 158
HDL („high-densitiy"-Lipoprotein) 165
- HDL-Cholesterin 160, 163
Heißhunger 90
hepatische
- Glukoseproduktion 144, 155
- Insulinresistenz 144
- Triglyzeridlipase, hepatische (HTGL) 164
Herbalife 246
Hernien 203
Herzdilatation 175, 176
Herzfunktion 177, 185, 187, 257
Herzinfarkt 191–194
Herzinsuffizienz 174, 177
Herzkrankheit, koronare (*s.* KHK) 191
Herzminutenvolumen 176, 181
Herzmorphologie 176, 184, 187
Hirsutismus 214
Hollywood-Kur 246
Hormone 112, 113, 226
- Androgene 113
- Fettgewebe, Hormonproduktion 126
- HSL („hormone sensitive lipase") 121
- Insulin 112
- Kontrazeptiva 113
- Kortisol 112
- luteinisierend 109
- Neurohormone 67–71
- Östrogene 113, 130, 213
- Schilddrüsenhormone 123, 279
- Sexualhormone 213–215
- Wachstumshormon (GH) 124
HSL („hormone sensitive lipase") 121
HTGL (hepatische Triglyzeridlipase) 164
Hüfte, Taille-Hüft-Relation (WHR) 8, 227
Hunger
- Heißhunger 90
- neurohumorale Regulation, Hunger und Sättigung, 64
Hyperandrogenämie 148
Hyperfibrinogenämie 170
Hyperglykämie 145
Hyperinsulinämie (*s. auch* Insulin) 109, 143, 146, 147, 178
hyperplastische Adipositas 10
Hypertonie 147, 172–190, 310
- adipositas-assoziierte, Pathogenese 178–182
- Antihypertensiva 169, 189
- arterielle 172–190
- Bewegungstherapie 186
- Kinder 310
- Reduktionskost 182–186
- Schwangerschaft 216
Hypertriglyzeridämie 160
Hypertrophie
- Adipositas, hypertrophe 10
- exzentrische 176

– linksventrikuläre (LVH) 173, 174, 187
Hypothalamus 110
– Läsionen 65
– Symptomenkomplex, hypothalamischer 15, 110, 111
Hypothyreose 15, 108

## I

Impedanzanalyse, bioelektrische (BIA) 25–27
Information 266
Infrarotspektrometrie (NIRI) 29
Insulin (s. auch Diabetes mellitus) 109, 112, 123, 226
– Bedarf 155
– Herzinfarkt 194
– Hyperinsulinämie 109, 143, 146, 147, 178
– IGF-I („insulin-like growth factor") 180
– Plasmainsulin 143, 152, 154, 156, 179
– Resistenz 109, 125, 143, 150, 151, 178, 179
– – hepatische 144
– – manifester Diabetes 151
– – der Muskulatur 144
– Rezeptor 145, 154
– Sekretion 150
– Sensitivität 154–156
Interleukin (IL) 130
Interview, strukturelles / Ernährungsanamnese 14, 72
intraabdominaler Druck 202
Isotopenverdünnungsmethoden 28, 29
IVNAA (in-vivo-Neutronenaktivierungsanalyse) 29

## J

jejunoilealer Bypass (s. auch Bypass) 284

## K

Kalium 28
– Ganzkörperkalium 28
Kalorien
– Aufnahme 254
– überkalorische Ernährung 106
– unterkalorische Ernährung 107
Kalorimetrie 95, 96
Kalzium 179
Kalziumantagonisten 189
kardiale Hämodynamik 175
Kardiomyopathie, adipositas-assoziierte 172
kardiovaskuläre
– Erkrankungen, Diagnostik (s. dort) 197–200
– Mortalität 43
– Risikofaktoren 48, 166, 191
Kartoffel-Ei-Diät 246
Karzinome 211–213
– Endometriumkarzinom 212
– Gallenblasenkarzinom 213

– kolorektales Karzinom 213
– Mammakarzinom 211, 212
– Ovarialkarzinom 212
– Prostatakarzinom 212
– Zervixkarzinom 212
Katecholaminagonisten 269
Katecholamine 122
Kernspintomographie (NMR) 32
Ketonkörper 226, 236
KHK (koronare Herzkrankheit) 191
– arterielle Verschlußkrankheit (AVK) 197
– Arteriosklerose (s. dort) 191
Kieferverdrahtung 291
Kindheit und Jugendalter / kindliche Adipositas 11, 86, 88, 131, 307–313
– Ätiologie 308–310
– Energieaufnahme 309
– Diabetes mellitus 311
– Gewichtsentwicklung 217
– Hypertonie 310
– körperliche Aktivität 309
– Lipide 310
– Lipoproteine 310
– Nahrungszusammensetzung 309
– Prävention 312, 313
– Rückfallprophylaxe 313
– psychosoziale
– – Faktoren 309, 310
– – Folgen 311
– pulmonale Erkrankungen 311
– Therapie 312, 313
– – Gruppentherapie 312
– – Langzeitbetreuung 313
– – Selbstkontrolle 313
Klassifikation 3–11, 307
– ätiologische 10
– Einteilung nach der Fettzellularität 10
– Formen (s. dort) 8–11, 71
– Gewicht (s. dort) 3–7
– Kinder 307
Kniegelenkprothese 209
Knochenfrakturen 210, 211
Koffein 279
kognitive Umstrukturierung 265
kohlenhydratreiche Kost 242, 243
Kohlenhydrate 80
– Bedeutung, Kohlenhydrat-Fett-Relation 83
– Konsum 83
– Oxidation 84
– Zufuhr 104
kolorektales Karzinom 213
Kontrazeptiva 113
Kontrolle
– flexible 92
– rigide 92
Kontrollverlust 91
koronare Herzkrankheit (s. KHK) 191
Körper (s. auch Ganzkörper)
Körperdichte 23
Körperfett 23
Körperfettmasse 32, 60, 229
– CT-Untersuchung 32
– Genetik 60

Körpergewicht, Genetik  59
Körper-Image  87
körperliche
– Aktivität (s. auch Aktivität)  14, 39, 62, 234, 266, 309
– Funktionsfähigkeit  51
– Untersuchung (s. auch Diagnostik)  14, 15
Körpermasse, fettfreie  19, 25, 230, 253
Körper-Masse-Index („body mass index"; s. BMI)  6, 20, 48, 50
Körperwasser  19, 28
Körperzellmasse  26
Körperzusammensetzung  17–35, 227, 252
– Absorptionssymmetrie (s. dort)  27, 28
– Anthropometrie (s. dort)  20–23
– chemische Komponenten  18, 19
– Computertomographie (CT)  31, 32
– Dichtemessung (Densitometrie)  23, 24
– Ganzkörperleitfähigkeit (TOBEC, TRIM)  27
– Impedanzanalyse (s. dort)  25–27
– Infrarotspektrometrie (NIRI)  29
– Isotopenverdünnungsmethoden  28, 29
– Kernspintomographie (NMR)  32
– Lipometer  29
– Methodenvergleich  33
– Modelle  19
– Neutronenaktivierungsanalyse, in-vivo- (IVNAA)  29
– Stickstoffbilanz  227, 240
– Ultraschalluntersuchung (s. dort)  29–31
– viszerale Fettmasse  32
Kortisol  112
kosmetische Operationen  290, 291
– Dermolipektomie  291
– Fettabsaugung (Liposuktion)  290
Kost (s. auch Reduktionskost / diätetische Maßnahmen)  234, 235
– energiereduzierte  235
– fettarme  241, 242
– hypoenergetische  234, 250
– kohlehydratreiche  242, 243
– makrobiotische  246
– Mischkost  240
– – hypokalorische (LCD)  241
– Schnitzler-Intensivkost  248
Kosten der Adipositas  54–56
Kostformen / Diäten  234–249
Krafttraining  253, 258
Kurkliniken  304

## L

laborchemische und technische Untersuchungen  15–17
Laktat  126
Langzeitbetreuung, Kinder  313
LCAT (Lecithin-Cholesteryl-Acyl-Transferase)  164
LCD (hypokalorische Mischkost)  241
LDL („low-densitiy"-Lipoprotein)  162, 165
– LDL-Cholesterin  165

Lebenserwartung  153
Lebensmittelkreis  293
Lebensqualität  14, 51
Lebensstil und Lebensphasen  114
– Aufgabe des Rauchens  114
– Menopause  114
Leitfähigkeit, Ganzkörperleitfähigkeit (TOBEC, TRIM)  27
Leptin  70, 128–130, 280
Leptingen  58
linksventrikuläre
– Dilatation  175
– Hypertrophie (LVH)  173, 174, 187
– Muskelmasse (LVM)  173, 180, 185, 188
Lipase, HSL („hormone sensitive lipase")  121
Lipazidogenese  104
Lipide (s. auch Fett)  168
– Dyslipidämie (s. Fettstoffwechselstörung)  146, 159–164
– Kinder  310
– Lipidstörungen  146
Lipidsenker  168
Lipogenese  116–121
– ASP („acylation stimulating protein")  121, 127, 134
– Bewegungstherapie  135
– Depottriglyzeride  120
– Fasten und Reduktionskost  133, 134
– Fettsäuresynthese  118
– Messung, in vivo und in vitro  116, 117
Lipolyse  116, 117, 121–124
– Adipositas  124, 125
– adrenerge Regulation  121, 122
– Bewegungstherapie  135
– Fasten und Reduktionskost  133, 134
– Insulinresistenz  125
– Messung, in vivo und in vitro  116, 117
– metabolisches Syndrom  124, 125
– Regulatoren  122
Lipomatosis (L.)
– L. cordis  176
– symmetrische  15
Lipometer  29
Lipoproteine  146, 160, 162, 165, 168
– „high-density"-Lipoprotein (s. HDL)  165
– Kinder  310
– „low-densitiy"-Lipoprotein (s. LDL)  162, 165
– VLD-Lipoprotein  160
Lipoproteinlipase (LPL)  119, 133, 164, 166
Liposuktion (Fettabsaugung)  290
LPL (Lipoproteinlipase)  119, 133, 164, 166
Lungenfunktion  203
LVH (linksventrikuläre Hypertrophie)  173, 174, 187
LVM (linksventrikuläre Muskelmasse)  173, 180, 185, 188

## M

Madelung-Fetthals  15
Magen- / Gastroplastik, vertikale  283, 287, 288

Magenballon 281–283
Magenband 288
Magenrestriktionen, operative 285, 289
Magermasse 19
makrobiotische Kost 246
Makrosomie 217
Malabsorptionstechniken, operative 284, 285
maligne Erkrankungen 211–213
Mammakarzinom 211, 212
Markert-Diät 246
Mayo-Diät 247
Mayr-Kur 247
Medikamentenanamnese (s. auch Anamnese) 14
medikamentöse Therapie 268–281
- Amphetamine 269
- Appetithemmer / Sättigungsverstärker 269
- Ballaststoffe 280
- $\beta_2$- und $\beta_3$-Agonisten 279
- Biguanide 280
- Cholecystokinin (CCK) 66, 70, 280
- Choriongonadotropin 280
- Diuretika / Abführtees 280
- Energieverbrauch, Stimulatoren 278–279
- α-Glukosidasehemmer 278
- Hemmer der gastrointestinalen Digestion / Resorption (Orlistat) 275–278
- Katecholaminagonisten 269
- Koffein 279
- Kombination: Sympathikomimetika und Serotoninagonist (Sibutramin) 271–275, 278
- Leptin 70, 128–130, 280
- Olestra 281
- Pharmaka mit adipogener Wirkung (s. dort) 111–114
- Quellmittel 280
- Schilddrüsenhormone 123, 279
- Serotoninantagonisten 271
- Sympathikomimetika 269, 270, 278
- Testosteron 109, 214, 280
- Übersicht, antiadipöse Pharmaka 270
Menopause 114
Menses 215
metabolisches Syndrom 124, 142–148
Mikrodialyse 117
Morbidität, adipositasassoziierte (Folgekrankheiten) 46–51, 148–218, 274, 276
- Übersicht 47
Morbus (siehe Syndrome / Morbus)
Morgagni-Trias 111
Mortalität (Sterblichkeit) 41–46
- Gesamtmortalität 43
- Gewichtsabnahme 46
- Gewichtszunahme 46
- kardiovaskuläre 43
- materne 217
- Studien mit erhöhter Mortalität 42–45
- Studien ohne erhöhte Mortalität 45
Motivation 264
Muskelmasse 253
- linksventrikuläre (LVM) 173, 180, 185, 188
Muskulatur, Insulinresistenz 144

# N

Nahrung (s. auch Ernährung)
- Aufnahme
- - Determinanten 78
- - Häufigkeit 39
- - Methoden zur Erhebung 71, 72
- fettarme Nahrungsprodukte 243
- Thermogenese, nahrungsinduzierte 100
- Zusammensetzung 255
- - für Kinder 309
Nahrungsfett 80
Nahrungspräferenz 87
Nahrungsvolumen 78
Naschen 89
Natrium 227
Natriumretention 179
Nebenwirkungen
- Orlistat 278
- Sibutramin 275
- Amphetamine 269
Neoplasien 211–213
Neurohormone 67–71
neurohumorale Regulation, Hunger und Sättigung 64
Neuroleptika 112
Neuropeptide 69
Neuropeptid Y (NPY) 69
Neurotransmitter 67
Neutronenaktivierungsanalyse, in-vivo- (IVNAA) 29
Nikotinsäure 124
NIRI (Infrarotspektrometrie) 29
NMR (Kernspintomographie) 32
Noradrenalin 67
Nußdiät 247

# O

Obstipation 202
obstruktives Schlafapnoe-Syndrom 204
Öko-Test-Diät 247
Olestra 281
operative Therapie 283–291
- Bauchband 291
- Bypass 284, 289
- - biliopankreatischer 289, 290
- - jejunoilealer 284
- - Roux-en-Y-Bypass 289
- Elektrokoagulation, stereotaktische 291
- Kieferverdrahtung 291
- kosmetische Operationen (s. dort) 290, 291
- Magen- / Gastroplastik, vertikale 283, 287, 288
- Magenband 288
- Magenrestriktionen 285, 289
- Malabsorptionstechniken, operative (s. dort) 284, 285
Optifast-Programm 297–300
Orlistat 275–278
orthopädische Erkrankungen (s. Bewegungsapparat) 207–211

Ösophagitis 203
Osteoporose 210
Östradiol 214
Östrogene 113, 130, 212, 213
Ovarialkarzinom 212
Ovar-Syndrom, polyzystisches 15, 109

## P

PAI (Plasminogenaktivator-Inhibitor) 148, 171
– PAI-1 171
Pankreatitis 201
Persönlichkeitsmerkmale 88
„Pfund um Pfund" 294
Pharmaka mit adipogener Wirkung (s. auch medikamentöse Therapie) 111–114
– $\alpha_2$-Agonisten 113
– Androgene 113, 214
– antiadipöse (Übersicht) 270
– Antidepressiva 111, 112
– β-Blocker 113
– Hormone 112
– Kontrazeptiva 113
– Kortisol 112
– Neuroleptika 112
– Östrogene 113, 130, 212, 213
– Sulfonylharnstoffe 113
Pickwick-Syndrom 204
Plasminogenaktivator-Inhibitor (s. PAI) 148, 171
Porstaglandine 123
Präadipozyt 132
Prader-Willi-Syndrom 62, 63
Prävention
– des Diabetes 156, 157
– Kinder 312, 313
– Rückfallprophylaxe 313
„preload" 175
Pritikin-Diät 247
Programme zur Gewichtsreduktion 292–304
Prostatahypertrophie 213
Prostatakarzinom 212
PSMF (proteinsubstituiertes modifiziertes Fasten) 231
psychosoziale Aspekte
– Energieaufnahme 85–92
– Enthemmung 91
– Kinder 309–311
– Persönlichkeitsmerkmale 88
– Streß 88
Psychotherapie / Verhaltensmodifikation 261–264
– Bewältigungsstrategien 264
– psychodynamische Therapie 262
– Selbstbeobachtung 264
– tiefenpsychologische Therapie 262
– Verhaltenstherapie 262
pulmonalarterieller Druck 176
pulmonale Erkrankungen, Kinder 311
Punktdiät 247

## Q

Quarkdiät 247
Quellmittel 280

## R

RAAS (Renin-Angiotensin-Aldosteron-System) 181, 184
Rauchen
– Aufgabe 114
– Häufigkeit 40
„reactance" 26
„recall", 24 h– 72
ReducTeam 302
Reduktionskost / diätetische Maßnahmen 133, 134, 154, 165–167, 182–186, 224–234
– Apfelessig-Diät 245
– Atkins-Diät 245
– Beverly-Hills-Diät 245
– Bierdiät 245
– Brotdiät 245
– Buchinger-Fasten 245
– Crash- und Außenseiterdiäten 244–248
– deutlich niedrigkalorische Diäten 239
– Diabetes mellitus 154, 155
– energiereduzierte Kost 235
– extrem niedrigkalorische Diäten (VLCD) 237–240
– Fasten 133, 134
– – PSMF (proteinsubstituiertes modifiziertes Fasten) 231
– – totales Fasten / Nulldiät 235–237
– FdH („Friß die Hälfte") 245
– fettarme Kost 241, 242
– Fettstoffwechselstörung 165–167
– Fischdiät 245
– „fit for life" 245
– Formuladiäten 239
– Gemüsediät 246
– Dr. Haas-Top-Diät 246
– Herbalife 246
– Hollywood-Kur 246
– Hypertonie 182–186
– hypoenergetische Kost 234, 250
– hypokalorische Mischkost (LCD) 241
– Kartoffel-Ei-Diät 246
– kohlehydratreiche Kost 242, 243
– Kostformen / Diäten 234–249
– Lipogenese 133
– Lipolyse 134
– makrobiotische Kost 246
– Markert-Diät 246
– Mayo-Diät 247
– Mayr-Kur 247
– Mischkost 240
– Nußdiät 247
– Öko-Test-Diät 247
– Pritikin-Diät 247
– Punktdiät 247
– Quarkdiät 247

- Reisdiät 247
- Rohkostdiät 247
- Saftfasten 247
- Schnitzler-Intensivkost 248
- Schroth-Kur 248
- „sunshine"-Diät 247
- Traubenkur 248
- Treffpunkt-Diät 300
- Trennkost 246
- Vier-Jahreszeiten-Kur 292
- Warland-Kur 248
- Weizendiät 248
- Wunderdiäten 244
Refluxösophagitis 203
Rehabilitation 53
Rehabilitationskliniken 304–306
Reisdiät 247
Reizkontrolltechniken 265
renale Hämodynamik 177, 178
Renin-Angiotensin-Aldosteron-System (RAAS) 181, 184
Rente, vorzeitige 53
Report, „under-reporting" 77, 97
„resistance" 26
Respirationskammer, Ganzkörperrespirationskammer 96
respiratorisches System 203–207
„restrained eating" (gezügeltes Eßverhalten) 91
Rhythmusstörungen 174
rigide Kontrolle 92
Risikofaktoren
- Alkoholkonsum 39
- kardiovaskuläre 48, 166, 191
- Rauchen 40
Rohkostdiät 247
Röntgenthorax 199
Roux-en-Y-Bypass 289
Rückenschmerzen 209
Rückfallverhütung / Rückfallprophylaxe 266
- Kinder 313
Ruheenergieumsatz (s. Grundumsatz) 94

## S

SAD (sagittaler abdominaler Durchmesser) 31, 32, 228
Saftfasten 247
Salzrestriktion 183
Salzsensitivität 182, 183
Sanatorien 304
Sattheit 69
Sättigung 69
- neurohumorale Regulation 64
Sättigungskaskade 82
Sättigungsverstärker / Appetithemmer 269
Säuglinge 105
Schicht, soziale 52
Schilddrüsenhormone 123, 279
Schlafapnoe 204–207
- obstruktives Schlafapnoe-Syndrom 204
- Pickwick-Syndrom 204

Schlaganfall (s. Apoplex) 196, 197
Schlagvolumen 174, 175
Schmackhaftigkeit 79
Schnarchen 204
Schnitzler-Intensivkost 248
Schroth-Kur 248
Schulbildung / Ausbildung 52
Schwangerschaft 215, 216
- Diabetes mellitus 215
- Geburt (s. dort) 216, 217
- Hypertonie 216
- Präeklampsie / Eklampsie 216
- Thrombose 216
Schwimmen 257
sekundäre Adipositas 15, 108–114
- Übersicht 15
Selbstbehauptung 264
Selbstbeobachtung 264
Selbstkontrolle, Kinder 313
Serotonin 68
Serotoninagonisten 271
- Kombination: Sympathomimetika und Serotoninagonist (Sibutramin) 271–275, 278
- Nebenwirkungen 271
Sexualhormone 213–215
- „sex hormone binding globuline" 214
Sibutramin 271–275, 278
Somatostatin 71
soziale
- Funktionsfähigkeit 51
- Schicht 52, 85
- Unterstützung 265
sozialer Status 52
sozialmedizinische Aspekte 51–54
- Ausbildung 52
- Einkommen 52
- Erwerbsunfähigkeit 53
- Familienstand 52
- vorzeitige Berentung 53
soziokulturelle Faktoren 85
sozioökonomische Faktoren 105
Spontanaktivität (s. auch Aktivität) 101
sportliche Aktivität 39, 252, 253, 257–261
- Aquafitness 257
- Ausdauersport 252
- geeignete Sportarten bei Adipositas (Übersicht) 258
- Gymnastik 258
- Häufigkeit 39
- Krafttraining 253, 258
- Schwimmen 257
- Trainingsarten 257
- Trainingsdauer 259
- Trainingshäufigkeit 260
- Trainingsintensität 259
- Walking 258
- Wandern 258
Stein-Leventhal-Syndrom 109
Sterblichkeit (s. Mortalität) 41–46
Stickstoffausscheidung im Urin 78
Stickstoffbilanz 227, 230, 231, 240
Störbarkeit 92

Streß 88
subkutane Fettschicht (s. Fett) 29, 59, 228, 229, 254
Substrate, Fettgewebe, Substrateproduktion 126
Sulfonylharnstoffe 113
„Sunshine"-Diät 247
Süßstoffe 82
Sympathikomimetika 269, 270, 278
– Kombination: Sympathomimetika und Serotoninagonist (Sibutramin) 271–275, 278
– Nebenwirkungen 270
sympathische Aktivität 104, 136, 181, 184
Symptomenkomplex, hypothalamischer 15, 110, 111
Syndrom X 142
Syndrome / Morbus (nur namenbenannte)
– Achard-Thiers- 111
– Ahlström-Hallgren- 63
– Ahlström-Oslon- 63
– Bardet-Biedl- 63, 64
– Cohen- 63
– M. Cushing 15, 109
– Fröhlich- 110
– Madelung-Fetthals 15
– Morgagni-Trias 111
– Pickwick- 204
– Prader-Willi- 62, 63
– Stein-Leventhal- 109

## T

Taille-Hüft-Relation (WHR) 8, 227
Taillenumfang 9, 10, 50
technische und laborchemische Untersuchungen (s. auch Diagnostik) 15–17
Testosteron 109, 214, 280
Therapie
– Aktivität, körperliche (s. dort) 14, 62, 234, 266, 309
– Basistherapie 268
– Bewältigungsstrategien 264
– Bewegungstherapie (s. dort) 135, 156–158, 167, 168, 186, 249–257
– diätetische Maßnahmen (s. Reduktionskost) 133, 134, 154, 165–167, 182–186, 224–234
– Indikation 220
– Information 266
– Kinder (s. dort) 312, 313
– Magenballon 281–283
– Management 219–224
– – Prinzipien („10 Gebote") 224
– Maßnahmen 223
– medikamentöse (s. dort) 268–281
– Motivation 264
– operative (s. dort) 283–291
– Programme zur Gewichtsreduktion (s. dort) 292–304
– Psychotherapie / Verhaltensmodifikation (s. dort) 261–264
– Therapieerfolg / -ergebnisse 221, 267

– Therapiesetting 266
– Therapieziele 222–224, 263
Thermogenese 62, 94, 100, 101, 136, 233, 255, 256
– aktivitätsinduzierte 101
– nahrungsinduzierte 100
– reduzierte 100
Thrombose, Schwangerschaft 216
Thyroxin 123
tiefenpsychologische Therapie 262
Tiermodelle, Genetik 57
TOBEC / TRIM (Ganzkörperleitfähigkeit) 27
Tod 236
Training (s. auch sportliche Aktivität) 257–260
– Arten 257
– Dauer 259
– Häufigkeit 259, 260
– Intensität 259
Traubenkur 248
Treffpunkt-Diät 300
Trennkost 246
Trickteller 72
„tri-fit"-Therapie 300, 301
Triglyzeride 160, 166
– Depottriglyzeride 120
– Hypertriglyzeridämie 160
– Produktion 167
Triglyzeridlipase, hepatische (HTGL) 164
TRIM / TOBEC (Ganzkörperleitfähigkeit) 27
Tritium 18
TSH 123
Tumornekrosefaktor α (TNF-α) 130

## U

Überernährung 104
Übergewicht (s. auch Gewicht) 3, 6, 7
überkalorische Ernährung 106
Überkompensation 80
„Ulmer Faß" 23, 24
Ultraschalluntersuchung 29–31
– sagittaler abdominaler Durchmesser (SAD) 31, 228
– subkutane Fettschicht 29
Umfangsmessung 20, 21, 33
Umstrukturierung, kognitive 265
„uncoupling protein" (UCP) 136
„under-reporting" 77, 97
Untergewicht (s. auch Gewicht) 3, 6
unterkalorische Ernährung 107
Unterstützung, soziale 265
Untersuchungsmethoden (s. auch Diagnostik) 13–35
– Anamnese (s. dort) 13–15
– körperliche Untersuchung 14, 15
– Körperzusammensetzung (s. dort) 17–35, 227, 252
– laborchemische und technische Untersuchungen 15–17
Urin, Stickstoffausscheidung 78
Ursachen, sekundäre 16

## V

Vagus 66
Vererbung (s. Genetik) 57–114
Verhaltensmodifikation (s. Psychotherapie) 261, 262
Verhaltensregeln 265
Verhaltenstherapie 262, 363
Verschlußkrankheit, arterielle (AVK) 197
Verstärkungstechniken 265
Verzehrshäufigkeit-(„food frequency")-Tabellen 75, 76
Vier-Jahreszeiten-Kur 292
viszerale
– Adipositas 9
– Fettmasse 32, 60, 212
– CT- / NMR-Untersuchung 32
– Genetik 60
VLCD (extrem niedrigkalorische Diäten) 237–240
– Indikation 237
– Kontraindikationen 238
VLD-Lipoproteine 160
Vorurteile 86, 87

## W

Wachstumsfaktoren, IGF-I („insulin-like growth factor") 180
Wachstumshormon (GH) 124
Wägung 72

Walking 258
Wandern 258
Warland-Kur 248
Wärmeproduktion 137
Wasser
– doppelt markiertes 77, 78, 97
– Ganzkörperwasser 28
„Weight Watchers" 302–304
Weizendiät 248
WHR (Taille-Hüft-Relation) 8, 227
Widerstand
– elektrischer 25
– peripherer 174
von Willebrand-Faktor 171
Wunderdiäten 244

## X

Xeni-Calculiertes Abnehmen 304
X-ray, Absorptionssymmetrie (DXA) 27, 33

## Z

zerebrale Arteriosklerose 191
Zervixkarzinom 212
Zuckerkonsum 81
Zwillingsforschung, Genetik 59
Zysten, polyzystisches Ovar-Syndrom 15, 109
Zytokine, Fettgewebe 127

Druck: Mercedes-Druck, Berlin
Verarbeitung: Buchbinderei Lüderitz & Bauer, Berlin